難治性不整脈診療

エキスパートのアプローチ

編集
臨床難治性不整脈研究会

編集代表
奥山裕司
大阪大学大学院医学系研究科循環器内科学
先進心血管治療学寄附講座准教授

中外医学社

執筆者一覧 (執筆順)

奥山 裕司	大阪大学大学院医学系研究科循環器内科学／先進心血管治療学寄附講座 准教授
高木 雅彦	大阪市立大学大学院医学研究科循環器内科学 准教授
吉田 明弘	北播磨総合医療センター循環器内科 部長
中谷 晴昭	千葉大学 理事・副学長
井上 耕一	桜橋渡辺病院心臓・血管センター 不整脈科長, 内科部長
古川 善郎	大阪府立急性期・総合医療センター不整脈科 部長
増田 正晴	関西労災病院循環器内科
豊島 優子	桜橋渡辺病院心臓・血管センター 内科医長
小堀 敦志	神戸市立医療センター中央市民病院循環器内科 医長
江神 康之	大阪労災病院循環器内科不整脈科 部長
平田 明生	大阪警察病院循環器内科 副部長
南口 仁	大阪大学大学院医学系研究科循環器内科学
水野 裕八	大阪大学大学院医学系研究科循環器内科学
光野 正孝	兵庫医科大学心臓血管外科 教授
春名 徹也	公益財団法人田附興風会医学研究所北野病院心臓センター不整脈科 部長
藤原 竜童	大阪府中津済生会病院循環器内科
平田 健一	神戸大学大学院医学研究科内科学講座循環器内科学分野 教授
岡嶋 克則	兵庫県立姫路循環器病センター循環器内科 部長
小西 正三	大阪大学大学院医学系研究科循環器内科学
川﨑 真佐登	大阪府立急性期・総合医療センター心臓内科 診療主任
福沢 公二	神戸大学大学院医学研究科内科学講座循環器内科学分野不整脈先端治療学部門 特命准教授
今村 公威	豊橋ハートセンター循環器内科
芦原 貴司	滋賀医科大学循環器内科 学内講師
渡部 徹也	八尾市立病院循環器内科 部長
牧山 武	京都大学大学院医学研究科循環器内科学
鈴木 健太郎	松江生協病院循環器内科 部長
小竹 康仁	近畿大学医学部循環器内科
栗田 隆志	近畿大学医学部附属病院心臓血管センター 教授
元木 康一郎	近畿大学医学部循環器内科 講師
岡野 光真	公益財団法人田附興風会医学研究所北野病院心臓センター循環器内科
田中 彰博	大阪労災病院循環器内科
辰巳 裕亮	大阪市立大学大学院医学研究科循環器内科学 病院講師

推薦の言葉

　本書は関西在住の若手から中堅の不整脈・心電図専門医が，自らの経験を基に，不整脈治療のあり方を論じたものである．

　初期の不整脈治療は主に重篤な心室頻拍，強い症状をもたらす上室性頻拍に対して行われた．やがて突然死の回避に抗不整脈薬治療の限界が明らかにされ，カテーテルアブレーションや植え込み型除細動器（ICD）が主役の時代となった．

　一方，心房細動はと言うと，WPW症候群で心房細動時に偽性心室頻拍をきたす例が副伝導路のアブレーションの対象となったが，それ以外の心房細動例の殆どは放置に近い状態であった．したがって，この時点の不整脈専門医の活躍する分野は極めて限定されていた．

　やがて心細動治療に大きな変化が生じた．その最大の理由は，発作性心房細動は肺静脈の心房筋に由来する興奮がトリガーとなること，およびこれをアブレーションすることで治癒できるという発見である．アブレーション法は肺静脈隔離術として確立し，今では心房細動がカテーテルアブレーションの対象の殆どを占めるに至った．また，心房細動における心房筋の電気生理学的，構造的リモデリングの概念も確立し，予後を悪化させる最大の原因は脳塞栓であることが改めて認識され新しい抗凝固薬が開発されるという時代に入った．これからの不整脈治療は，もはや心房細動の治療を抜きしては語ることはできない．

　執筆陣はこれまでの不整脈治療の変遷を知り，今日日常的に行われる心房細動のアブレーションの確立に活躍してきた第一人者達である．その内容は，目下最大の関心事である心房細動のアブレーションから始まり，これと切り話すことのできない抗凝固療法を含めた実践と理論が論じられている．そしてしばしば困難を伴う上室性および心室性不整脈へのアブレーション例，ICDやCRTなどのデバイス治療における適応の決定のあり方がこれまでに判明した長期成績とともに論じられている．また，本執筆陣のいわば母体である臨床難治性不整脈研究会の発表例から選り抜かれたかつ示唆に富む症例が呈示されている．最後に近未来の医学／学問の発展の可能性にも触れている．本書を通じて，カテーテルおよびデバイス治療を中心とした不整脈治療の実践に関する現在の考え方がよく理解できることは間違いがない．本書の執筆陣のこれまでの研鑽に敬意を表し，かつこれからの不整脈治療の第一人者として一層の発展を祈念しつつ推薦の言葉とさせて頂く．

　　2016年2月

立川メデイカルセンター 研究開発部長
前日本不整脈学会理事長
相 澤 義 房

序

　私たちの世代が臨床心臓電気生理を勉強し始めた1990年ごろは，日本語で書かれた教科書は少数しかなかった上，Josephson先生の教科書も第1版が絶版となっている時期であった．筆者は，推薦の辞をいただいた相澤義房先生に貴重な原書第1版をお借りして，全ページコピーしてハードカバーの製本を施し，薄暗いCCUのモニターの前でむさぼるように読んだころのことを今でも時々思い出す．アブレーションのエネルギーが直流通電から高周波通電に移行する時期で，まだ保険承認が得られていないこともあって国内でも少数の施設が取り組みを始めたいわゆる黎明期であった．

　治療手段，特に非薬物的な治療が導入されるとその分野は大いに活気づいて，多くのやる気にあふれた若い医師が集まってくる．頻脈性不整脈治療のカテーテルアブレーションが保険承認されてから20年余りが経過した．心房細動症例でのアブレーション治療が行われるようになったこの10年での賑わいは以前には想像できなかったほどである．多くの医師が多くの患者さんに治療を行い，生活の質の向上につながる結果となっている．それに合わせて様々な切り口，範囲での教科書や解説本がたくさん出版されている．また医学雑誌には不整脈分野での新しい方法や発見に関する論文が毎号のように掲載されている．

　情報過多になりかねないこの時代に我々は本書『難治性不整脈診療 エキスパートのアプローチ』を出版する機会に恵まれた．本書はいくつもの特徴を備えており，必ずや何らかの有益な情報や考え方を得ることができると思う．その特徴をいくつか挙げたい．まず関西で毎年2回開催されている"臨床難治性不整脈研究会"の世話人，一般演題・特別講演発表者が執筆している点が大きな特徴である．本会は数題の一般演題の発表と討論に続いて，最新の研究についての特別講演を拝聴するというものである．毎回活発な討論がなされ，スライドにされて止まっているはずの心内心電図が動いているかのような活気あふれた会となっており，その臨場感が紙面から感じ取ってもらえるのではないかと思う．紹介されている症例は，巻末に提示した全発表リストの中から厳選されたものであり，いわゆるリアルワールドの症例である．また様々な"困る状況"を解説した部分も通り一遍の解説にとどまらず，各執筆者の経験に基づく確固たるメッセージが散りばめられている．またトピックとして，今後発展が期待される事柄について最前線の研究者に最新情報を提供していただいた．これも読み通す際の一服の清涼剤となるとともに新たな研究へのヒントとなるだろう．本書は関西での研究会が基盤となったと書いた．地域にこだわる必要はないかもしれないが，どんな分野でも首都東京が情報発信源となることが多いのが実情である．大阪，関西が政治的副都心となれるかどうかはわからないが，不整脈領域では少なくとも副都心

でありたいと思う．

　今後も医学，不整脈領域の新たな知見，従来の見解を変えるような研究が行われるであろうし，そうあらねばならない．本書に記載されていることも例外ではなく，書き換えられる事柄もあるだろう．そのような制限があったとしても，実際に悩み，懸命に治療してきた難治性不整脈へのアプローチから普遍的ななんらかのメッセージを掴み取っていただければ，執筆者・編者としてこの上ない幸せである．

　　　2016年2月

執筆者を代表して
臨床難治性不整脈研究会代表世話人
奥 山 裕 司

　追記：幸いなことに臨床難治性不整脈研究会は，日本不整脈心電学会認定不整脈専門医の資格更新に使用できる更新単位が得られる研究会として公認された．研究会に興味を持たれた方は，日本不整脈心電学会ホームページに掲載される開催情報をご確認いただき，ぜひ熱い議論に加わっていただければと思う．

目 次

Ch.1 心房細動：リズムコントロール，レートコントロール

1 心房細動の成因・機序 〈奥山裕司〉 2
  心房細動の発症機序：基本は心房の老化現象 2
  心房細動と高血圧の疫学研究 5
  いわゆる"upstream 治療"と真の"upstream 治療" 5
  そのほかの危険因子への介入 6

2 心房細動をどうとらえるか？―落とし穴に陥ってはならない― 〈奥山裕司〉 8
  心房細動は最もありふれた不整脈ではあるが… 8
  心房細動は生命を脅かす危険な不整脈ではあるが… 9

3 レートコントロールの方法と効果 〈髙木雅彦〉 11
  レートコントロールにおける薬物療法 11
  レートコントロールにおける非薬物療法 13

4 リズムコントロール（薬物）の方法と効果 〈吉田明弘〉 17
  心房細動に対するリズムコントロールとレートコントロール 17
  レートコントロール治療の問題点 18
  リズムコントロールの薬物治療 18
  アミオダロン投与時の注意点 20

  Topic 1 心房特異的抗不整脈薬への期待 〈中谷晴昭〉 23

5 心房細動アブレーションの問題点（目的，評価法，結果の整合性など） 〈奥山裕司〉 26
  心房細動患者でのカテーテルアブレーションの目的 26
  心房細動の根治とは？ 27
  Holter 心電図でどれくらいの心房細動が捉えられるか？ 28
  アブレーション後の再発について―評価法による違い― 28
  WPW 症候群が根治するのだから AF も根治する？ 29
  心房細動患者で"心電図を治療する"意味があるのか？ 30

6 持続性，長期持続性心房細動への挑戦（beyond PVI を含めて） 〈井上耕一〉 33
  AF アブレーションの成績が不良な持続性 AF 患者像 34
  beyond PVI の各論 34

7 CKD および透析患者の心房細動 〈古川善郎〉 43
  CKD と AF の関係 43
  レートコントロール 44
  リズムコントロール 44
  アブレーションに関して 44

i

8 心筋症合併症例（HCM，DCM など） 〈増田正晴〉 49
拡張型心筋症 49
肥大型心筋症 51
催不整脈性右室心筋症 52
心サルコイドーシス 52
線維性心房性心筋症 53
抗凝固療法について 53

9 再発を繰り返す症例への適応と戦略（薬物併用などの工夫を含めて） 〈豊島優子，井上耕一〉 57
再発の頻度 57
再発のリスクファクター 57
再発の機序 57
再発症例への対応 58
症例 59

10 遠隔期 AT の問題 〈小堀敦志〉 63
アブレーション術後 AT の分類 63
術後 AT の診断 64
マクロリエントリー性 AT 65
巣状興奮性 AT 68
マイクロリエントリー性 AT 71

11 心不全（左心機能低下）合併例 〈江神康之〉 73
発生率と有病率 73
急性期管理 73
慢性期管理 74
リズムコントロール vs レートコントロール 77

12 高齢者 〈平田明生〉 84
高齢者の心房細動 84
高齢者における心房細動の臨床的特徴，合併疾患およびその予後 85
高齢者心房細動におけるレートコントロールとリズムコントロール 87
高齢者におけるカテーテルアブレーション 89

13 植え込みデバイスによるモニタリングのAF 診断・治療への影響・効果 〈南口 仁〉 92
植え込みデバイスによる AF の検出 92
"AF" 持続時間と血栓塞栓症 95

Topic 2 心房細動抑制におけるペーシングの意義 〈水野裕八〉 97

14 心房細動の外科治療 〈光野正孝〉 101
MAZE 手術開発の歴史 101
1990 年代の数々の改良手術 105
2000 年以降の各種デバイスの開発と手術の低侵襲化など 106
心房細動手術の成績 110
左心耳閉鎖手術 112

Topic 3 腎動脈内アブレーションと不整脈 〈奥山裕司〉 115

Ch. 2 心房細動：抗凝固療法

1 心原性塞栓予防におけるワルファリンを総括する 〈奥山裕司〉120
ワルファリンの作用機序と"過凝固状態"の問題　120
ワルファリン治療の質と心原性塞栓予防　121
臨床的有益性（net clinical benefit）について　122
ワルファリンによる脳卒中予防　123
ワルファリン治療中の出血性合併症　124
出血合併症の対処法　124
手術時などの対処法，内視鏡検査などに関連して　125
現段階でNOACよりもワルファリンが選択される状況　126

2 新規経口抗凝固薬概説 〈奥山裕司〉128
新規抗凝固薬の特徴と大規模試験の評価ポイント　128
直接トロンビン阻害薬：ダビガトラン　128
第Xa因子阻害薬①：リバーロキサバン　130
第Xa因子阻害薬②：アピキサバン　131
第Xa因子阻害薬③：エドキサバン　133

3 高齢者における抗凝固療法 〈奥山裕司〉135
ワルファリン治療における net clinical benefit と年齢　135
新規抗凝固薬の特徴と net clinical benefit　136
高齢者での抗凝固療法の使い分け　140

4 腎機能障害合併時の抗凝固療法 〈奥山裕司〉141
CKD 患者での抗凝固療法　141
透析患者における抗凝固療法　142

5 抗血小板薬併用時の抗凝固薬 〈奥山裕司〉144
心房細動と動脈硬化性疾患の合併　144
心房細動患者でPCIの適応を考える場合　144
PCI後の患者で抗凝固療法を開始する場合　146

6 抗凝固療法の将来展望 〈奥山裕司〉150
新規機序の抗凝固薬　150
左心耳への介入　151

Ch. 3 上室性頻拍：AP, AVNRT, SANRT, inappropriate sinus tachycardia など

1 副伝導路：焼灼困難あるいはセッション内再発を繰り返す場合 〈高木雅彦〉156
WPW症候群（Kent束）に対するカテーテルアブレーション　156
Mahaim 線維束に対するカテーテルアブレーション　163

Case 1 診断・治療の難渋した long RP' 頻拍の一例 〈春名徹也〉168

2 房室結節リエントリー性頻拍（AVNRT）
—アブレーション困難例— 〈吉田明弘〉173

- 房室結節の解剖 　173
- AVNRT の診断 　174
- slow pathway のバリエーション 　176
- 稀有型 AVNRT 　177
- slow-slow AVNRT の診断 　179
- 洞調律時Ⅰ度房室ブロックを合併した AVNRT のアブレーション 　180
- 頻拍が誘発されない場合 　182

Case 2 洞調律時に著明な PQ 延長を伴う房室結節リエントリー性頻拍（AVNRT）に対し CARTO system を用いた ablation により房室ブロックを回避して根治しえた一例 〈藤原竜童，吉田明弘，平田健一〉184

3 心臓術後の心房頻拍治療 〈岡嶋克則〉189

- 開心術後心房頻拍の特徴 　189
- 薬物治療 　190
- カテーテルアブレーション 　190

Case 3 心臓移植後に徐脈および頻脈発作を認め，治療を必要とした 1 例 〈小西正三，南口 仁〉196

4 非通常型 AFL 〈川﨑真佐登〉200

- 心房粗動の術前評価 　200
- アブレーションを行う前に知っておくこと 　201
- activation mapping の作成と ablation における tips and tricks 　201
- 症例 　203

Ch.4 心室頻拍，心室細動，VPC などに対するアブレーション，外科手術

1 心外膜アプローチによるアブレーション 〈水野裕八〉208

- 心外膜アプローチの実態と適応 　208
- 外膜アプローチの方法 　210
- 外膜アブレーションの実際 　215

Case 4 心外膜アブレーションにて救命できた右室心室頻拍ストームの一例 〈吉田明弘，福沢公二，平田健一〉217

Case 5 心サルコイドーシスに合併した左室乳頭筋起源心室頻拍に対して，カテーテルアブレーションを施行した一例 〈今村公威〉221

2 心室頻拍の外科治療（開胸手術） 〈光野正孝〉224

- VT 手術の歴史的変遷 　224
- 適応 　224
- マッピングとアブレーション機器 　225
- 手術のエンドポイントと術後不整脈管理 　226
- 合併症 　227

　　　　長期成績　227
　　　　今後の展望　228

　　Topic 4　難治性不整脈治療のイノベーション実現に向けた
　　　　in silico arrhythmology ································〈芦原貴司〉229

3 心室性頻脈性不整脈の診断・治療 ························〈渡部徹也〉235
　　　　心室性期外収縮，心室頻拍の分類　235
　　　　心室性期外収縮，心室頻拍を有する患者での検査　235
　　　　器質的心疾患を認めない場合の心室性期外収縮・非持続性心室頻拍　238
　　　　器質的心疾患を有する場合の心室性期外収縮・非持続性心室頻拍　238
　　　　心室性期外収縮および心室頻拍に対する薬物療法および非薬物療法　238
　　　　心室性不整脈に対するカテーテルアブレーション治療　244

　　Topic 5　iPS 細胞研究の不整脈領域における展望 ············〈牧山　武〉248

　　Case 6　左右心房中隔，大動脈弁無冠尖・右冠尖，および左室流出路から
　　　　アプローチを試みるも根治しえなかった内臓逆位（右胸心）に
　　　　合併した His 束近傍心房頻拍の一例 ··········〈鈴木健太郎，高木雅彦〉251

Ch. 5　心室頻拍，心室細動に対する ICD 治療（特にストーム）

1 ICD の適応：現状のエビデンスでは明確になっていない点，
　　今後の適応の問題について ························〈小竹康仁，栗田隆志〉256
　　　　ICD の適応―二次予防―　256
　　　　ICD の適応―一次予防―　257
　　　　Brugada 症候群に対する適応　259
　　　　wearable cardioverter defibrillator（着用型自動除細動器；WCD）　261

　　Topic 6　ICD の適応となる患者の自動車運転について ············〈奥山裕司〉263

2 ストーム症例への総合的治療戦略 ···············〈元木康一郎，栗田隆志〉265
　　　　ストームの定義　265
　　　　ストームの臨床的意義　265
　　　　ストームの治療　266

　　Case 7　合併する心室性不整脈に対照的な反応がステロイド投与急性期に
　　　　観察された心臓サルコイドーシスの 2 例 ·······〈岡野光真，春名徹也〉273

　　Case 8　アミロイドーシスに合併した致死的不整脈 ············〈田中彰博〉277

3 植え込み型除細動器の突然死予防効果と諸問題 ··············〈奥山裕司〉283
　　　　植え込み型除細動器の突然死予防効果　283
　　　　海外のデータでも未だ不足しているエビデンスがあること　284
　　　　ICD ショックは予後を悪化させるのか？　284
　　　　ICD ショック後の評価と対策　285

　　Case 9　CRT-D 植え込み時 high DFT を呈した拡張型心筋症の一例 ·········〈辰巳裕亮〉288

Ch. 6 心不全に対するデバイス治療

1 心不全に対するCRTの適応 ……〈春名徹也〉294
- CRTのメカニズムから適応を考える　295
- 主な無作為化比較対照試験におけるCRTの患者選択の変遷と問題点　296
- 今後の新たなCRT適応拡大または現在のCRT適応の縮小の可能性について　299

2 植え込み時の技術的問題（リード誘導，感染も含め），ペーシング閾値高値の場合への対処 ……〈南口　仁〉305
- 血腫　305
- 感染　306
- 横隔膜刺激　306
- 左室リード挿入　307
- 左室ペーシング部位　307
- 左室ペーシング閾値上昇　307
- 左室リード位置移動（dislodgement）　308
- 左室リード抜去　308

3 デバイス設定の最適化について ……〈南口　仁〉311
- 心エコー図によるAV・VV delayの設定　311

4 心臓再同期療法はどれほどの効果があるのか？未解決の問題を含めて ……〈奥山裕司〉317
- CRT（特にペーシングのみ）の効果　317
- 洞調律・左脚ブロックパタンの低心機能・重症心不全症例以外で効果が期待できるか？　317
- あくまで修正できるのは電気的な問題だけ　318
- CRTにまつわるその他の問題点　318

付録：臨床難治性不整脈研究会，一般演題症例リスト・特別講演演題リスト …… 321

索引 …… 328

心房細動:
リズムコントロール，レートコントロール

Ch. 1

Ch.1 心房細動: リズムコントロール, レートコントロール

1 心房細動の成因・機序

　心房細動の成因・機序については約 1 世紀前から様々な研究がなされているが，未だ「群盲象を評す」の段階を超えることができていないように思われる．森の木々の一本一本は，かなり詳細に検討がなされ，実験的にも裏付けのある一定の解釈がなされているが，森全体が見えているとは言い難い状況であろう．本項では成因・機序について簡潔にまとめるとともに，心房細動が俯瞰的にはどう理解できるのかについて私見を交えて解説したい．また詳細な治療各論の導入として，治療概説を付記する．

I 心房細動の発症機序: 基本は心房の老化現象

　心房細動の電気生理学的機序は，以前より異所性興奮，リエントリーなどの説が提唱されてきた．現在のところ，心房細動の開始は異所性興奮，維持はリエントリーが主な電気生理学的機序であると信じられている[1]．

　そもそもの心房細動の発症機序は明確ではないが，筆者は"心房細動の発症しやすさ指数（以下，しやすさ指数）"という概念を用いて以下のように説明している 図1．この"しや

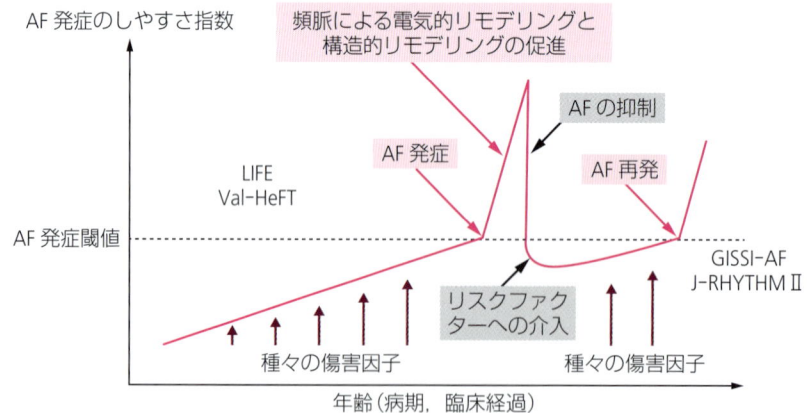

図1　心房細動の疾患イメージ
横軸は年齢，病期，臨床経過といった時間軸，縦軸は"心房細動の発症しやすさ指数"を示す．加齢そのもののほか，高血圧などの傷害因子があるとしやすさ指数の増加は加速される．心房細動が発症すると心房の頻脈によってしやすさ指数は著増するが，何らかの方法で洞調律とすると一旦しやすさ指数は減る．しかし，一旦心房細動を発症した後も，傷害因子によるしやすさ指数の増加を止める手段は今のところないため，いずれ発症閾値に達し，心房細動が再発する．LIFE 試験，Val-HeFT 試験は左半分のしやすさ指数の増加に介入できる可能性を提示した試験である（あくまで後付け）．GISSI-AF 試験，J-RHYTHM II 試験は右側の心房細動発症後のしやすさ指数の増加にアンギオテンシン受容体拮抗薬が少なくとも短期的には有効でないことを示した試験にすぎない．

表1　心房細動発症の危険因子

●心血管系	●非心血管系
・高血圧症 　（高血圧性心疾患） ・冠動脈疾患 ・心筋症 ・弁膜症 ・洞不全症候群 ・心不全 ・心臓手術	・加齢 ・ストレス ・自律神経緊張 ・アルコール ・糖尿病 ・メタボリック症候群 ・慢性腎臓病 ・甲状腺機能障害 　（T3/T4 →，TSH ↓）

　すさ指数"は加齢などの正常の老化過程でもある程度のペースで増加していく．具体的には線維化などが進行してくる様を想像していただきたい．これまでの疫学研究で心房細動の発症と関連がある様々な因子が明らかにされている 表1．例えば高血圧があると，"しやすさ指数"の増加率が高まり，早期に心房細動発症閾値に達し，心房細動が発症する（図1 の左）．高血圧以外の，例えば糖尿病，アルコールなどもこの増加率を高める．心房細動が発症した後は，種々の実験で示されているように心房の頻脈のために線維化が一層進行し，心房の拡大も生じるため，この"しやすさ指数"が一気に増える．注意するべきことは，薬剤やアブレーションによって，一時（かつ現実的には"一見"であるが）心房細動が出ていない状態になったとしても，背景ではこの"しやすさ指数"が増え続けているということである．言い換えると，心房細動そのものがいわゆる進行性の病態変化を呈すること，すなわち発作性→持続性→永続性と推移することが多いのは間違いないが，実は背景では"しやすさ指数"の増加が進行しているのである．"洞調律が洞調律を生む（SR begets SR）"というのは正しく病態を表現できていない．洞調律が維持できた場合，心房細動によって付加される"しやすさ指数"の増加が軽減される（完全抑制できれば0になる？）だけであって，心房細動発症前から続く"しやすさ指数"の増加は続くと考えるべきであろう．そう考えなければ，そもそも心房細動が発症する機序が想像できない．

　アブレーションで広く隔離術を行って，左心房の興奮できる領域を小さくすると心房細動は起こりにくくなるが，その後も心房の線維化は進行するはずであるから，十分な線維化によって興奮伝導が遅くなれば，小さな心房（肺静脈隔離後に残された本体側の心房）でも心房細動が発生できるようになる可能性があろう．十分に大きく隔離を行うか，線維化の進行速度をある程度抑制できるような介入を加えることで，何らかの疾患で死亡するまでに，"しやすさ指数"が閾値に達しないようにすることが，心房細動の完全抑制を達成するための方策である．

　正常な心房に，ある日突然異常な電気的興奮が起きるようになり，そして心房細動となって"くせになる"のであるから，早期にアブレーションで異常な電気興奮の部位を隔離してしまおうというような考えもあるようであるが，多くの患者に当てはまることであろうか？　顕著な年齢依存性と種々の発症リスク因子から考えてもそのようなことは例外的な患者にのみ当てはまることであろう．大多数の年齢依存性に発症する心房細動は正常な心房に起こるわけでは

Ch.1 心房細動：リズムコントロール，レートコントロール

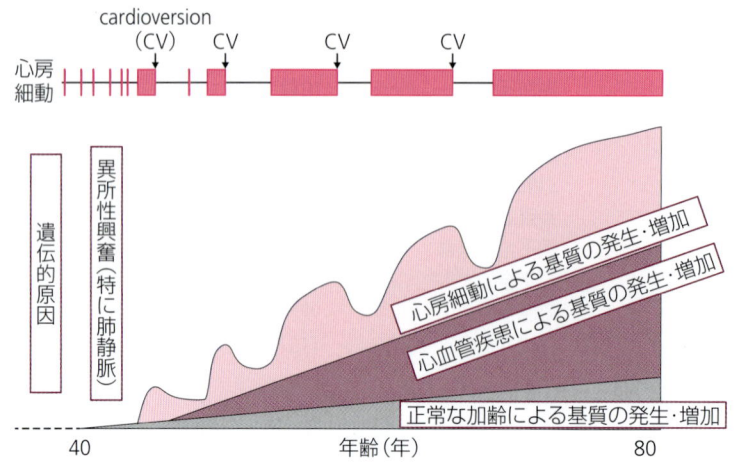

図2 心房細動発症とその基質の進展過程を示した概念図
40歳未満ではイオンチャネルや輸送体の遺伝子変異といった遺伝的要因が心房細動の発生に関与する割合が大きいが，年齢が増加するとともに，加齢による基質の発生・増加，心血管疾患による基質の発生・増加の関与が大きくなってくる．洞調律維持によって，"心房細動による基質の発生・増加"は取り除くことができても，加齢・心血管疾患による基質の発生・増加は有効な抑制手段が確立されていない．
(Nattel S, et al. Lancet. 2006; 367: 262-72 より引用改変)[1]

ない．正常な心房にある日突然異所性興奮を起こす心筋が現れて心房細動になるのであれば，アブレーション治療で副伝導路の焼灼を行った場合のごとく，ほぼ100%の症例で，即座に心房細動が消失し（blanking periodなど置く必要はない），再発も隔離再伝導以外にはないはずである．また隔離した領域以外から異所性興奮が新規に出現する病態を考えるのであれば，それこそアブレーション治療では心房細動が根治することはないという結論につながるであろう．

　心房細動の機序解明に大きな進歩をもたらした実験モデルの開発（頻回刺激を自動的に繰り返すペースメーカを植え込んだ実験動物）以来，分子レベルの機序解明が進んだ[2]．それまで的確な実験モデルがなかったため研究を大きく進めた．しかしながら，これはあくまで心房細動が生じるようになった後に，慢性化する機序についての検討ができるモデルに過ぎない．このモデルではそもそもなぜ心房細動が発生するようになるかはわからない．人には頻回刺激を自動的に繰り返すペースメーカは植え込まれていないのである．

　最近の総説でも40歳未満といった若年で発生する心房細動はイオンチャネルや輸送体の遺伝子変異といった遺伝的要因が大きいが，加齢とともに，いわゆる"aging process"による線維化を中心とするリエントリー基質，心血管疾患によって生じる基質などの関与が大きくなってくると論じられている[3]．電気的な現象としての心房細動を抑制するだけでは本質的な流れ（基質の増加）を抑えることができないことが明瞭に読み取れる　図2．

II 心房細動と高血圧の疫学研究

　心房細動発症に関わる危険因子 表1 は，心房細動の"しやすさ指数"の増加に関わっていると述べた．最も代表的な危険因子である高血圧についてここでは考察してみる．国内外を問わず大規模臨床試験に登録された心房細動患者の半数以上が高血圧罹患歴を持っている．有名な米国のコホート研究であるFramingham研究では[4]，高血圧の心房細動発症リスクは男性で1.5，女性で1.4とhazard比としてはそれほど大きくないが，高血圧患者数が膨大であるためその集団寄与リスクは14％と高い．また他の疫学研究では，収縮期血圧の高さと心房細動新規発症率の関係について男性・女性とも正相関があることが示されている[5,6]．このような"用量依存性"が示されていることも高血圧が心房細動発症の上流にある，すなわち原因あるいは心房細動の素地を発生させるものとして働いていることを示唆する．また高血圧患者で，治療開始後の到達血圧値によって心房細動発症リスクが異なり，収縮期血圧120mmHg以上の範囲では低下させればさせるほど心房細動発症率が低下することが示されている[7]．本研究は観察研究であって，あらかじめ種々の降圧目標を決めて心房細動の発症がどうであったかを検討したものではないが，高血圧の心房細動器質への関与と，どの程度かは不明であるが降圧が心房細動発症予防に有効であろうことを示唆するものと考えられる．

III いわゆる"upstream治療"と真の"upstream治療"

　高血圧と心房細動に関しては数年前にupstream治療という考え方がもてはやされた．左室肥大を伴った高血圧症例でロサルタンの臨床効果をβ遮断薬と比較したLIFE試験の後付け解析においてロサルタン群で新規心房細動発症率がβ遮断薬群に比べ低かったという結果が得られた．また心不全症例を対象にバルサルタンとβ遮断薬を比べた試験でも心房細動の新規発症が抑えられたという結果が後付け解析で得られた．これらの臨床的観察と心房頻回ペーシングで心房細動を誘発する実験モデルでの線維化抑制効果などから，アンギオテンシン受容体拮抗薬が心房細動の予防に有効であろうというのがこの"upstream治療"である．しかしながらその後実施されたほとんどの前向き試験ではアンギオテンシン受容体拮抗薬は無効という結果であった．これまでのところ実臨床で検証されたのは心房細動発症後の患者で（図1の右），再発までの時間といった指標での効果判定であった．これは"しやすさ指数"の考え方からすると，いったん心房細動の発生閾値まで達した"しやすさ指数"は容易には下げることができないということと解釈される．心房の"若返り"はなかなか難しいのである．

　真の"upstream治療"は，"しやすさ指数"の増加を心房細動が発生する閾値に達するまでの時間を遅くすることであろう（図1の左半分での介入）．高血圧であれば，高血圧発症早期に介入を開始し，とにかく血圧を低めに抑え続けるのである．積極的な降圧が10年，20年後の心房細動発症を抑えるだろうというのは，もちろん想像であるが，否定する材料はない上，"しやすさ指数"理論からいくと効果が大いに期待できる．その際，しっかりと降圧するということが第一義的なものであり，その降圧にアンギオテンシン受容体拮抗薬を使えば付加的効果があるかどうかは現段階では不明としか言いようがない．

Ⅳ そのほかの危険因子への介入

　心房細動の発症危険因子は，動脈硬化性疾患をはじめとする様々な心血管系疾患の危険因子でもあるので，積極的な是正が試みられている．一部には危険因子への介入が心房細動抑制に効果的であったという報告がある．ここでは肥満への介入を行った研究を紹介する[8]．BMI 27以上の心房細動患者で積極的な体重管理を行い，体重減少が10％を超える群（グループ1），3〜9％の群（グループ2），3％未満の群（グループ3）に分け，7日間心電図モニターによる心房細動負荷（AF burden）などを比較した．アブレーション，抗不整脈薬などの洞調律維持介入を含めて全体で解析した場合の総AF freedom（記録した中でAFが出ていない）は，明らかにグループ1が良好で，体重減少に用量依存的な心房細動減少効果が認められている 図3 ．上述の薬剤によるupstream的治療介入の研究は，心房細動の再発までに時間を中心として0か1といった評価が中心であった．それに比べこの肥満への介入の研究は，AF burdenの減少という定量的な評価を用いたという特徴があるが，非常に大きな効果が示されており，多施設で減量指導の効果を検証する価値があると評価できよう．

　疫学研究によって発症危険因子とされたものでも原因・結果の関係があるとは限らないため，危険因子是正が必ずしも心房細動抑制につながらない場合もあるかもしれない．しかしながら介入が容易で副作用が少ないもの，他の効果も期待できるものは積極的に行うべきであろう．

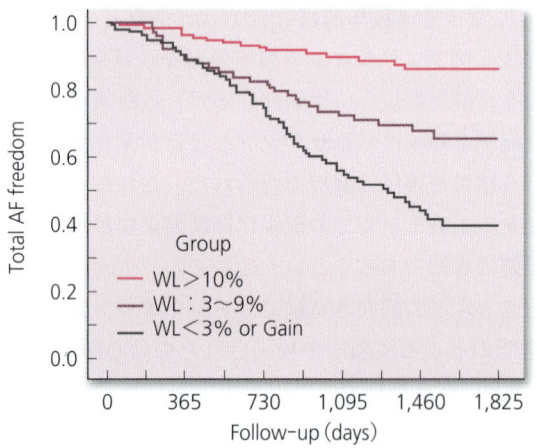

図3　減量による心房細動の抑制
減量の大きさ別の心房細動回避率を示す．体重減少が10％を超える群（WL＞10％），3〜9％の群（WL：3〜9％），3％未満の群（WL＜3％ or Gain）の間で有意な回避率の差を認める．
（Pathak RK, et al. J Am Coll Cardiol. 2015; 65: 2159-69 より引用改変）[8]

文 献

1) Nattel S, Opie LH. Controversies in atrial fibrillation. Lancet. 2006; 367: 262-72.
2) Wijffels MC, Kirchhof CJ, Dorland R, et al. Atrial fibrillation begets atrial fibrillation. A study in awake chronically instrumented goats. Circulation. 1995; 92: 1954-68.
3) Nattel S, Guasch E, Savelieva I, et al. Early management of atrial fibrillation to prevent cardiovascular complications. Eur Heart J. 2014; 35: 1448-56.
4) Benjamin EJ, Levy D, Vaziri SM, et al. Independent risk factors for atrial fibrillation in a population-based cohort. The Framingham Heart Study. JAMA. 1994; 271: 840-4.
5) Grundvold I, Skretteberg PT, Liestol K, et al. Upper normal blood pressures predict incident atrial fibrillation in healthy middle-aged men. A 35-year follow-up study. Hypertension. 2012; 59: 198-204.
6) Conen D, Tedrow UB, Koplan BA, et al. Influence of systolic and diastolic blood pressure on the risk of incident atrial fibrillation in women. Circulation. 2009; 119: 2146-52.
7) Thomas MC, Dublin S, Kaplan RC, et al. Blood pressure control and risk of incident atrial fibrillation. Am J Hypertens. 2008; 21: 1111-6.
8) Pathak RK, Middeldorp ME, Meredith M, et al. Long-term effect of goal directed weight management in an atrial fibrillation cohort: a long-term follow-up study (LEGACY Study). J Am Coll Cardiol. 2015; 65: 2159-69.

〈奥山裕司〉

Ch.1 心房細動: リズムコントロール，レートコントロール

2 心房細動をどうとらえるか？
─落とし穴に陥ってはならない─

　かつて心房細動は良性の不整脈で放置してよいと考えられていた．その後心房細動は脳梗塞の増加につながるため[1]，抗凝固療法が必要であることや[2]，薬物を使用して洞調律維持を試みても生命予後の点では心拍数調節と大差がないことも明らかとなってきた[3]．すなわち心房細動に関する認識は時代とともに大きく変わってきた．近年，リズムコントロールの方法としてカテーテルアブレーションが普及してきた．症状改善という点で抗不整脈薬に勝ることは多くの臨床医が実地臨床において感じていることであるが，"不整脈としての心房細動の発生（のみ）が脳梗塞，心不全・死亡を引き起こしている"という短絡的論理から 図1A ，"焼いて，心房細動が出ていないようにみえれば，すべて解決"というのは憂うべき風潮であろう．他項と一部重複はあるが，ここでは心房細動の捉え方や治療に際して陥りやすい落とし穴について触れたい．

I 心房細動は最もありふれた不整脈ではあるが……

　心房細動は最もありふれた不整脈であるが，単なる不整脈ではない．単なる不整脈，純粋に電気的な現象であるとすれば，それを生じさせないようにすればよいということになる．しかし，ある心房細動患者から何らかの魔法を使って心房細動を取り除いたとしても，心房細動をもともと発症していない同世代の人と同じになるわけではない．全身の老化現象の一部として心房の老化，例えば線維化などが進行した状態がまず存在し，その上で電気現象としての心房細動が生じているのである（p.2「心房細動の発症機序」参照）．明らかに加齢依存性に発生率が上昇するという特徴はその考えに合致する．

　"AF begets AF"という心房細動発生後のリモデリングについての研究[4]は大きな進歩で

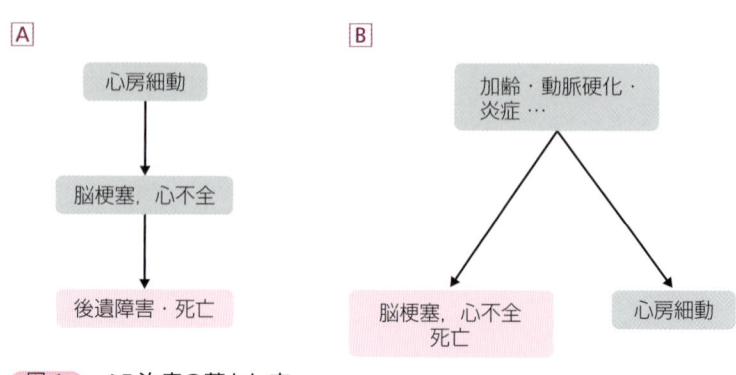

図1　AF 治療の落とし穴

あったが，誤解も生んでしまった．ついつい，"Sinus rhythm begets sinus rhythm"も正しいと考えてしまいがちであるが，それだけでは全体を理解できない．そもそも初発の心房細動がどうして発生するかという基盤についての考えが欠落している．AF begets AFは持続性となる過程をよく表現しているが，なぜ心房細動が出始めるかには何ら答えを与えてくれない．不明な点は多いが，炎症を含む何らかの原因で心房の線維化を中心とした心房細動の発生基盤が形成され，その状況で心房細動が発生するとAF begets AFの原理で心房の線維化・拡張が一層進む（いわゆるリモデリング）．アブレーションを含めた洞調律維持を行っても心房細動の発生基盤を生んだ"力"が消え去るわけではない．

II 心房細動は生命を脅かす危険な不整脈ではあるが……

　心房細動と高い死亡率の関係は大規模疫学研究で明らかにされており，適切な抗凝固療法がこの死亡率を低下させることはまず間違いないだろう．そのため多くのガイドラインでは心房細動治療の一丁目一番地に"抗凝固療法の適応を考えること"があげられている．この心房細動と高い死亡率の関係について，単純な因果関係を想像していないだろうか？

　抗不整脈薬治療の在り方を大きく変えたCAST試験（Cardiac Arrhythmia Suppression Trial）の結果が発表されて早四半世紀の時間が流れた[5]．心筋梗塞後に心室性期外収縮が多発している患者では突然死が多かったことから，抗不整脈薬で心室性不整脈を抑えれば突然死が減るであろうとの仮説を検証した試験である．誰もがその仮説を正しいと信じていたが，その仮説は覆されることとなった．心室性期外収縮抑制に使用された薬剤にその原因を求める考えもあるが，心室性期外収縮が突然死の原因であるというところが必ずしも正しくなかったのであろう 図2A ．このような単純な因果関係であれば，使用されたIc群抗不整脈薬の心機能低下作用を考慮しても少しは突然死が減ってもよいであろう．CAST試験の実薬群はHolter心電図などを行って，期外収縮数が減少することは確認している上，外来通院を定期的に行って心不全徴候が現れないことを確認しているのである．どちらか一方というわけではないが，心筋梗塞，特に大きな心筋梗塞がある，ということが心室性期外収縮の多発を引き起こし，かつ突然死を高頻度に生じる，というような関係もあるのだろう 図2B ．要するに直接の因果関係（cause & effectの関係）もあるが，付随関係（単にassociated withの関係）

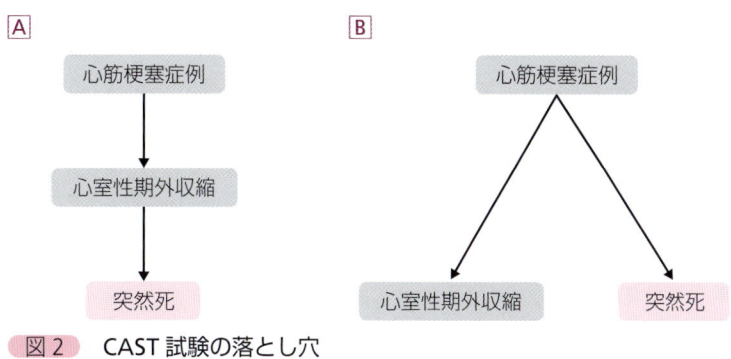

図2　CAST試験の落とし穴

も同時にあるということである．心室性期外収縮を見た目減らすという"もぐらたたき"ではなく，β遮断薬やレニン-アンギオテンシン-アルドステロン系拮抗薬を使用するなど，より根本的なところで介入する方が予後を改善することになるということは後々明らかになっている．やはりできる限り根本的なところにアプローチすべきなのである．

心房細動を単なる不整脈と考えると CAST 試験と同じ過ちを繰り返すことになる．心房細動という不整脈が出ている状態（だけ）が，脳梗塞や心不全を引き起こしていると思いがちである 図1A ．単純な因果関係ではなく，心房細動が出るほど心房の加齢が進んでいるということが心血管イベントの高危険群であることを表している要素もあるということである 図1B [6]．どちらか一方というわけではない．単純な因果関係だけではないということである．

持続性心房細動症例の生命予後が発作性心房細動よりも不良であることが近年の抗凝固薬の大規模試験のサブ解析で示された[7]．この結果をみて，持続性心房細動症例でカテーテルアブレーションを行って，発作性あるいは見た目心房細動が出ていない状態にすれば生命予後が良くなる，と考えるのは短絡的すぎないだろうか．AF burden が減ることで，ある程度は生命予後が良くなるのかもしれないが，持続性となっている症例は病期の進行や背景となる病態が異なる可能性もある．心房細動が発作性，持続性と移行していくのは表層的なもので，背景の心房の老化，線維化など，あるいは我々の知らないもっと上流の根本病態が進行すると考えた方が本質に近いのではないだろうか……．

文献

1) Wolf PA, Dawber TR, Thomas HE, et al. Epidemiologic assessment of chronic atrial fibrillation and risk of stroke: the Framingham study. Neurology. 1978; 28: 973-7.
2) Hart RG, Benavente O, McBride R, et al. Antithrombotic therapy to prevent stroke in patients with atrial fibrillation: a meta-analysis. Ann Intern Med. 1999; 131: 492-501.
3) Wyse DG, Waldo AL, DiMarco JP, et al. A comparison of rate control and rhythm control in patients with atrial fibrillation. The Atrial Fibrillation Follow-up Investigation of Rhythm Management (AFFIRM) investigators. N Engl J Med. 2002; 347: 1825-33.
4) Wijffels MC, Kirchhof CJ, Dorland R, et al. Atrial fibrillation begets atrial fibrillation. A study in awake chronically instrumented goats. Circulation. 1995; 92: 1954-68.
5) Echt DS, Liebson PR, Mitchell LB, et al. Mortality and morbidity in patients receiving encainide, flecainide, or placebo. The Cardiac Arrhythmia Suppression Trial. N Engl J Med. 1991; 324: 781-8.
6) Brambatti M, Connolly SJ, Gold MR, et al. Temporal relationship between subclinical atrial fibrillation and embolic events. Circulation. 2014; 129: 2094-9.
7) Steinberg BA, Hellkamp AS, Lokhnygina Y, et al. Higher risk of death and stroke in patients with persistent vs. paroxysmal atrial fibrillation: results from the ROCKET-AF Trial. Eur Heart J. 2015; 36: 288-96.

〈奥山裕司〉

Ch.1 心房細動: リズムコントロール，レートコントロール

3 レートコントロールの方法と効果

I レートコントロールにおける薬物療法

心房細動における心房興奮頻度は400～600/分になるが，房室結節の不応期により緩衝され心室への伝導は心房興奮頻度の1/3～1/6に抑制される．房室結節には自律神経が豊富に分布しその影響により不応期が短縮・延長する．身体的・精神的ストレス時，心不全時などのように交感神経活動および内因性カテコールアミンが賦活化した状態では，不応期が短縮し頻脈となる．一方，睡眠時など副交感神経活動が優位な状況では不応期が延長し徐脈となりやすい．したがって頻脈性心房細動のレートコントロールには賦活化した交感神経活動を抑制するか，副交感神経活動を賦活化することが最も理に適っている．前者にはβ遮断薬，後者にはジギタリス製剤が用いられる．また房室結節の不応期を延長させる効果を有するカルシウム拮抗薬も有効である[1]．図1．

薬物療法の実際

一般にジギタリスは副交感神経の活性化によって効果を発揮するため，交感神経賦活時の徐拍化作用は弱く即効性に乏しい．したがって心機能が良好な場合は即効性があり，交感神経が賦活化された状態でも効果があるβ遮断薬やカルシウム拮抗薬を優先する．心機能低下例では

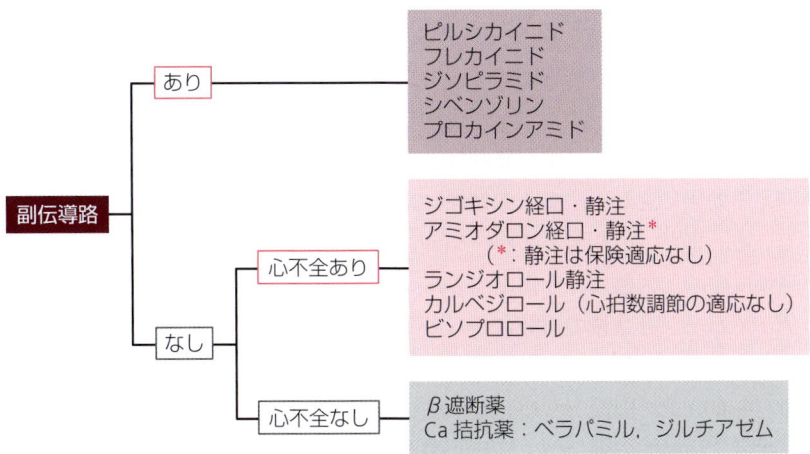

図1　心房細動の心拍数調節（薬物治療）
〔循環器病の診断と治療に関するガイドライン(2012年度合同研究班報告)．心房細動治療（薬物）ガイドライン(2013年改訂版)．http://www.j-circ.or.jp/guideline/pdf/JCS2013_inoue_h.pdf(2016年1月閲覧) より〕

少量のβ遮断薬から使用し，可能な限り増量し，なおレートコントロールが不十分な場合はジギタリスを併用する．

①β遮断薬

労作時など交感神経活動賦活時や内因性カテコールアミン過剰時のレートコントロール効果はジギタリスに比べて強く，特に静注薬は即効性を有する．また，労作時の心拍数上昇を有意に抑制することが示されている．心機能が良好な例では第一選択薬となり得る．心機能低下例に対しては，β遮断薬は陰性変力作用を有する点で注意を要するが，慢性心不全の治療薬としても用いられており，少量から開始し血圧や心機能を評価しながら可能な限り増量する．レートコントロールが不十分な場合はジギタリスを併用する．心不全急性期の症例に対しては，血行動態が安定していれば，まずは酸素投与，利尿薬を中心に心不全に対する治療を行う．心不全がある程度改善すると，内因性カテコールアミン過剰状態が改善し心拍数も低下することが多い．しかし，レートコントロールが不十分な場合は少量のβ遮断薬を追加し心拍数低下を図る．心房細動のレートコントロールには，$β_1$選択性を有し，内因性交感神経刺激作用（intrinsic sympathomimetic activity: ISA）のない，ビソプロロール[2]やランジオロールが有効との報告が多く，第一選択薬となる．

②カルシウム拮抗薬

ジルチアゼム，ベラパミルなどの非ジヒドロピリジン系カルシウム拮抗薬は房室結節の伝導を抑制し，安静時および労作時の心拍数を抑制する．レートコントロール効果はジギタリスに比べて強力であり，とくに静注薬は即効性があり，心機能が良好な例ではβ遮断薬と同様に第一選択薬となる．しかし，陰性変力作用を有するため，心機能低下例，心不全症例では十分な注意を要するが，上記β遮断薬の場合と同様に慎重に投薬を行う．

③ジギタリス製剤

かつてはジギタリスが心房細動のレートコントロールの主役であった．しかし，交感神経活動賦活時や内因性カテコールアミンが過剰な状態では，ジギタリスのみではレートコントロールが十分でないことが多い．副交感神経系の活性化を介して効果を発揮するため労作時の心拍上昇を抑える効果に乏しく，また即効性に乏しいため，あまり第一選択薬としては用いられなくなっている．また，カルディオバージョンを前提にレートコントロールを行う場合，ジギタリスが高頻度の心房興奮に伴う細胞内カルシウム過負荷を促進し，より心房筋の不応期が短縮しカルディオバージョン後の再発につながる可能性が指摘されているため[3]，望ましくない．近年，心不全合併のない心房細動症例において予後悪化の可能性を示唆する報告もある[4]．カルディオバージョンを前提としないレートコントロールにおいてジギタリス製剤が適応となるのは，高齢者，活動性の低い例，β遮断薬が心不全・低心機能で使用できない例や禁忌例，β遮断薬の効果が不十分な例が主である．

④特殊な状況下での心房細動に対するレートコントロール

- **WPW症候群**：顕性WPW症候群の15〜30%の症例に発作性心房細動を合併すると報告されており，WPW症候群のない集団での心房細動の頻度（約5%）よりも多い．副伝導路を構成する心筋細胞の興奮はNa電流に依存しており，房室結節の伝導を抑制するカルシウム拮抗薬，β遮断薬，ジギタリスは副伝導路の伝導抑制効果がなく，むしろ副伝導路の潜在性逆行性伝導を抑制するため副伝導路の順行伝導性が亢進し，心拍数の上昇による血圧低下をもたらし，時には心室細動に至ることもあるため投与禁忌である．したがって顕性WPW症候群に合併する心房細動のレートコントロール，カルディオバージョンには副伝導路の伝導抑制作用を有するNaチャネル遮断薬が選択される．
- **甲状腺機能亢進症**：甲状腺機能亢進症の約2%の症例に心房細動を合併すると報告されている．甲状腺機能がコントロールされて正常化すると自然停止することが多く，まずは甲状腺に対する治療が最優先であるが，正常化するまでの期間頻脈性心房細動となり，多くの症例でレートコントロールが必要となる．この場合，甲状腺ホルモンの全身臓器への影響を減弱させる効果を併せ持つβ遮断薬が第一選択薬となる．したがって，β_1選択性を有するβ遮断薬よりも非選択性のβ遮断薬が望ましい．

▍レートコントロールの目標値

頻脈性心房細動は心不全，頻脈誘発性心筋症をもたらす．多くは可逆的であり，心拍数を適切にコントロールすれば改善する．

レートコントロール目標値を安静時心拍数100/分未満としたRACE studyと，安静時心拍数80/分以下，6分間歩行直後110/分以下，Holter心電図での平均心拍数100/分以下かつ最大心拍数が年齢から計算した最大心拍数の110%以下と比較的厳格にコントロールしたAFFIRM studyを比較した検討では，死亡率，入院，脳血管障害，出血性合併症を併せた複合エンドポイント達成率や生存率，QOLに両者間で差を認めなかった．また，RACE II study[5]において，安静時心拍数110/分以下とゆるいレートコントロールを行った群と80/分以下と厳格にコントロールした群との比較で，心血管イベントの発生率で差を認めず，安静時心拍数110/分以下とゆるいレートコントロールの方が管理も容易であると報告された．これらの研究の対象はいずれも左心機能が良好な症例であり，左心機能が良好な症例では安静時心拍数110/分以下でよいと考えられるが，心機能低下例に関する確立されたエビデンスは未だない．

II レートコントロールにおける非薬物療法

実際の心房細動症例のうち，低血圧や急性心不全のために，上述のカルシウム拮抗薬やβ遮断薬が使用できない状況がしばしばある．また，薬物療法のみでは十分なレートコントロールが達成できない場合もある．このような症例に対して非薬物療法が必要となる．心房細動そのものを治療するカテーテルアブレーションを考慮するが，心房細動に対するカテーテルアブレーションが施行できない場合や不成功例では，レートコントロールのために房室ブロック作

表1 上室性頻脈性不整脈に対する房室ブロック作成術

ClassⅠ：
1. 重篤な症状あるいは頻拍による高度の心機能低下を伴う，薬物治療が無効または副作用のため使用不能な上室性頻脈性不整脈で，上室性不整脈に対するカテーテルアブレーションが不成功または施行できない場合

ClassⅡa：
1. QOLの著しい低下を伴う，薬物治療が無効または使用困難な上室性頻脈性不整脈で，上室性不整脈に対するカテーテルアブレーションが不成功または施行できない場合

ClassⅢ：
1. 房室伝導を温存した方が有益だと考えられる場合

〔循環器病の診断と治療に関するガイドライン（2010年度合同研究班報告）．不整脈の非薬物治療ガイドライン（2011年改訂版）．http://www.j-circ.or.jp/guideline/pdf/JCS2011_okumura_h.pdf（2015年1月閲覧）より〕

成術と恒久的ペースメーカ植え込みが必要となる．

房室ブロック作成術の実際

日本循環器学会による上室性頻脈性不整脈に対する房室ブロック作成術の適応（ガイドライン）を 表1 に示す[6]．この治療は，頻拍による心機能低下や心不全の悪化があり，薬物療法や心房細動に対するアブレーションが不成功あるいは実施困難な場合に必須となる．しかし，この治療では恒久的ペースメーカ植え込みが必要となること，高率の心室ペーシングによる非同期収縮がさらなる心機能低下をきたす可能性があることを理解しておく必要がある．近年のメタ解析[7]，ガイドライン[8]では，房室ブロック作成術後には両心室ペーシングによる心室再同期療法が推奨されている．房室結節の遅伝導路を選択的に焼灼して心室応答を減少させる房室結節修飾術も試みられているが，レートコントロールが不十分であることが多く，心拍が不規則になることよりあまり推奨されない．房室ブロック作成術の具体例を示す．

症例は58歳女性で，重度の僧帽弁逆流，三尖弁逆流に対し僧帽弁置換術，三尖弁輪縫縮術の既往を有し慢性心房細動であった．心室細動に伴う心肺停止をきたし，植え込み型除細動器植え込み後であった．心エコー図では左室駆出率30％と左室壁運動のびまん性の低下を認め中等度の僧帽弁逆流を伴っていた．心房細動に対しカルシウム拮抗薬（ベラパミル），β遮断薬（ビソプロロール）とアミオダロンが投薬されていたが，レートコントロールが不十分であり心不全を発症し入院となった．入院後も心拍数130〜150/分の心房細動が持続し心不全のコントロールに難渋したため，レートコントロール目的に房室ブロック作成術を施行した（図2 〜 図4）．完全房室ブロック作成後，両心室ペーシング機能付き植え込み型除細動器を植え込み，その後心不全もコントロールされている．

おわりに

心房細動のレートコントロールの方法について，薬物療法と非薬物療法について，実例を交えて概説した．心房細動のレートコントロールは各症例の状況，背景によって治療法もその効

❸ レートコントロールの方法と効果

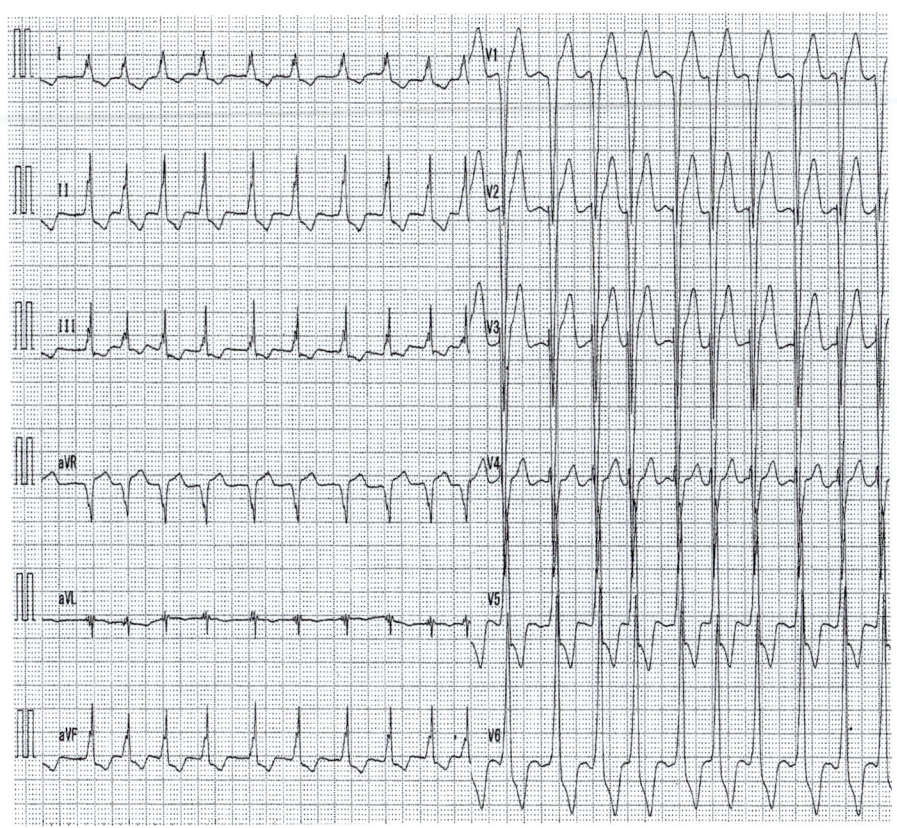

図2　房室ブロック作成術施行例の入院時心電図
心拍数 130/分の心房細動と完全左脚ブロックを認める（QRS 幅 140 msec）．

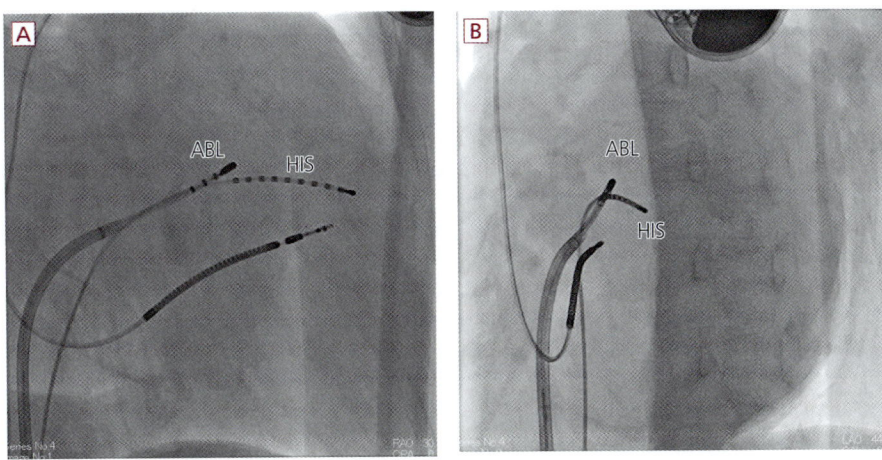

図3　房室ブロック作成術時のカテーテル配置図
A：右前斜位，B：左前斜位
ABL：アブレーション用カテーテル，HIS：His 束近傍留置カテーテル

Ch.1 心房細動: リズムコントロール, レートコントロール

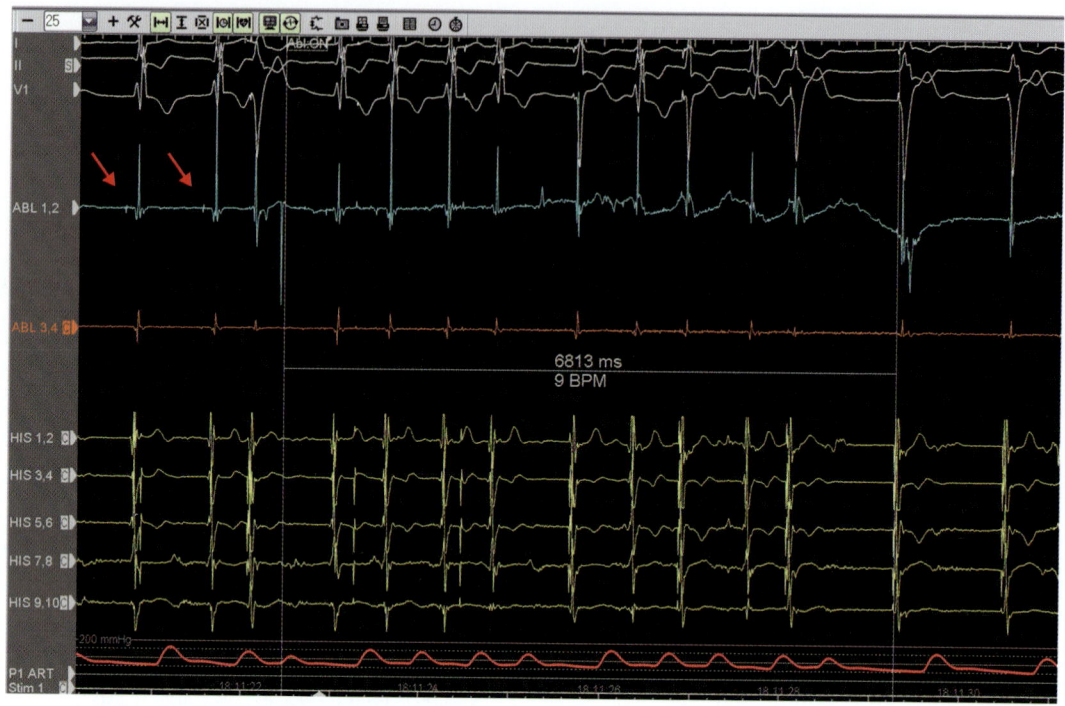

図4 房室ブロック作成時の心内電位
矢印: アブレーション用カテーテルにて記録された His 束電位. 通電 6.8 秒で完全房室ブロックとなった.

果も異なってくる. 各症例の心機能, 基礎心疾患, 心不全合併の有無などを十分評価した上で最善の治療法を選択するべきである.

文献

1) 循環器病の診断と治療に関するガイドライン（2012年度合同研究班報告）. 心房細動治療（薬物）ガイドライン（2013年改訂版）. http://www.j-circ.or.jp/guideline/pdf/JCS2013_inoue_h.pdf
2) Yamashita T, Inoue H. Heart rate-reducing effects of bisoprolol in Japanese patients with chronic atrial fibrillation: results of the MAIN-AF study. J Cardiol. 2013; 62: 50-7.
3) Guijarro-Morales A, Maldonado-Martín A, Guijarro-Huertas GM, et al. Transient reversion of atrial fibrillation during an episode of digitalis toxicity. Int J Cardiol. 2002; 83: 87-9.
4) Master J, Schweitzer P. Is there a role for digoxin in atrial fibrillation without heart failure? Cardiol J. 2009; 16: 483-6.
5) Van Gelder IC, Groenveld HF, Crijns HJ, et al. Lenient versus strict rate control in patients with atrial fibrillation. N Engl J Med. 2010; 362: 1363-73.
6) 循環器病の診断と治療に関するガイドライン（2010年度合同研究班報告）. 不整脈の非薬物療法ガイドライン（2011年改訂版）. http://www.j-circ.or.jp/guideline/pdf/JCS2011_okumura_h.pdf
7) Stavrakis S, Garabelli P, Reynolds DW. Cardiac resynchronization therapy after atrioventricular junction ablation for symptomatic atrial fibrillation: a meta-analysis. Europace. 2012; 14: 1490-7.
8) Brignole M, Auricchio A, Baron-Esquivias G, et al. The Task Force on cardiac pacing and resynchronization therapy of the European Society of Cardiology (ESC). Developed in collaboration with the European Heart Rhythm Association (EHRA): 2013 ESC Guidelines on cardiac pacing and cardiac resynchronization therapy. Europace. 2013; 15: 1070-118.

〈高木雅彦〉

Ch.1 心房細動: リズムコントロール, レートコントロール

4 リズムコントロール(薬物)の方法と効果

I 心房細動に対するリズムコントロールとレートコントロール

　心房細動における治療目標は3つあげられる．①自覚症状の軽減，②脳梗塞の予防，③生命予後の改善，である．古くより抗不整脈薬による洞調律維持療法（リズムコントロール）は，脳梗塞を予防し生命予後を改善させると信じられていたが，AFFIRM試験[1]，AF-CHF試験[2]をはじめとするランダム化比較試験により，レートコントロール治療と比較して予後改善効果を証明することはできなかった．AFFIRM試験の結果については，リズムコントロール群において十分な抗凝固療法が行われなかったために血栓塞栓症が多く発症した可能性と，抗不整脈薬の副作用による予後悪化が，リズムコントロール群のマイナス因子になったと考えられている．AF-CHF試験は，慢性心不全を合併した心房細動例においても，生命予後についてリズムコントロールとレートコントロールと差を認めなかったとしており，AFFIRM試験とAF-CHF試験のサブ解析で，心機能低下を伴う群，伴わない群に分けて検討を行っても，リズムコントロール群とレートコントロール群に心血管イベントおよび死亡率において両者に差がなかった[3]とされている．一方でAFFIRM試験のサブ解析において，新たな心不全の発現に限って検討した結果では，リズムコントロール群においてレートコントロール群よりも少なかったと報告されている[4]．日本で行われたJ-Rhythm試験においても，生命予後や心血管イベントにおいてはリズムコントロール群とレートコントロール群間に差は認めなかったものの，QOLの観点からは，各群治療における忍容性という点で発作性心房細動においてリズムコントロールが優れていたと報告された[5]．これら多くの結果から，現時点においてリズムコントロールは自覚症状の軽減という点でレートコントロールよりも優れている可能性があるが，脳梗塞の予防，生命予後の点からは差がないと考えるのが妥当ではないかと思われる．

　実臨床においては，心房細動の初回診察時の状況は実に様々である．まったくの無症状であるがたまたま健診で指摘され受診したという例から，急性心不全で救急受診する例，既往に心筋梗塞や心筋症，弁膜症の既往があって発症する例や，基礎心疾患を伴わずに発症する例など，これら複雑な病態を伴う心房細動の状態をリズムコントロールかレートコントロールかと二分して議論することは，やや乱暴と思われる．心房細動が生命予後にマイナスであることは多くの報告がなされているが，特に心房細動が見つかった最初の4カ月～1年以内の予後が不良であるとされており[6]，初期治療の重要性が指摘されている．心房細動に急性心不全を合併して緊急入院となった例が，その後の治療で洞調律に復帰し，心機能が劇的に改善したといったことは少なからず経験する．しかし発症時期が不明である場合には，すぐにカルディオバージョンを行うことはできないため，まずレートコントロールと抗凝固療法を行い心不全のコン

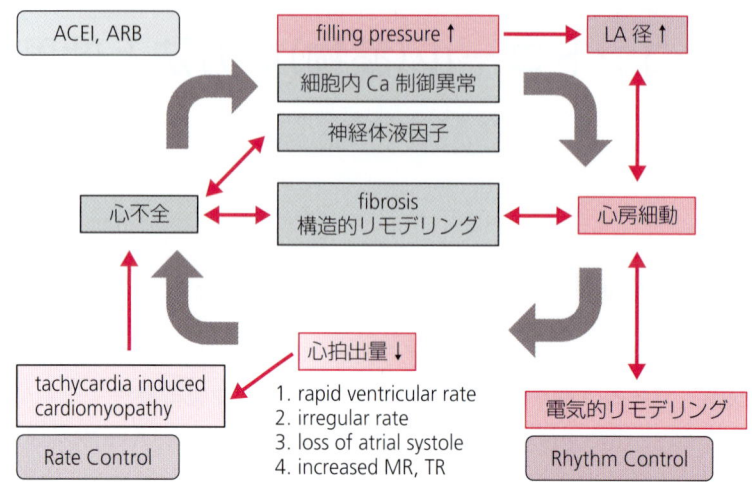

図1 心不全と心房細動の病態生理

心房細動は心拍数の上昇，心拍の不規則性，心房収縮の消失，心房拡大による房室弁の逆流増加などにより心不全をきたし得る．また心不全は，細胞内 Ca の制御不全や種々の神経体液因子の増加により，心房細動をきたす．したがって，心房細動と心不全は互いに増悪因子となり，心房・心室の構造的リモデリングを進めてしまう．この悪循環を断ち切るために，心房細動に対するリズムコントロール，心拍数増加に対するレートコントロール，心不全に対する ACE-I / ARB によるアップストリーム治療が行われる．

トロールを先行して行うこととなる．患者背景や病態生理に応じたリズムコントロールとレートコントロール治療の選択が求められる 図1．

II レートコントロール治療の問題点 [p.11, Ch1-3 レートコントロールの方法と効果を参照]

　過剰な頻脈の持続は心不全を誘発する可能性がある．したがってレートコントロール治療は，不快な自覚症状の軽減効果だけでなく，生命予後の改善効果もあると期待されてきた．しかしながら，これまでのところ生命予後改善のエビデンスは十分ではなく，予後改善につながる至適心拍数あるいは目標心拍数の設定については未解決である．日本循環器学会のガイドライン[7]では，安静時心拍数を60〜80/分，運動時心拍数を90〜115/分としているが，2010年に報告された RACE II 試験[8]では，安静時心拍数110/分未満と80/分未満を目指した2群間に心血管イベントおよび死亡に差を認めなかった．また心不全に対するβブロッカー療法の有用性を示した CIBIS II 試験や MERIT-HF 試験において，心房細動例では，洞調律例と異なり，必ずしも予後改善を示さなかった 図2 [9, 10]．すなわち，現時点において，リズムコントロールもレートコントロールも心房細動の予後を改善させるエビデンスは存在しないのである．

III リズムコントロールの薬物治療

　リズムコントロール治療とは，一般に抗不整脈薬を用いて洞調律を維持する治療を意味する

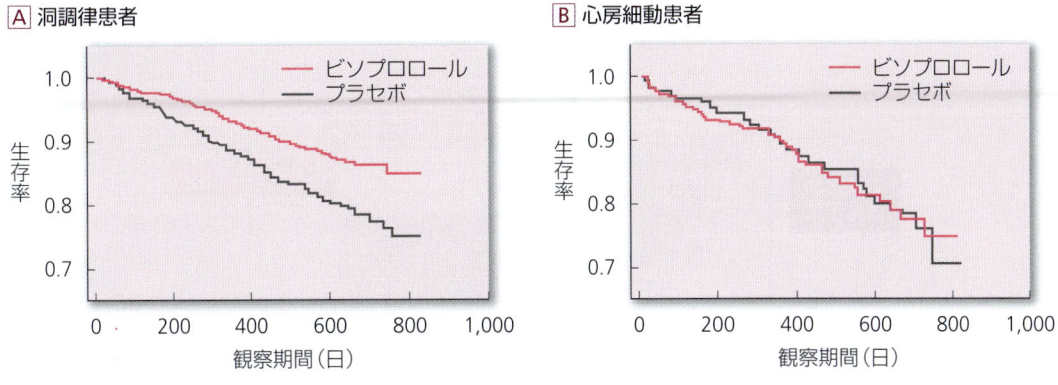

図2　CIBIS IIのサブ解析
心不全に対するβブロッカー療法（ビソプロロール）の有用性を示したCIBIS IIにおいて，登録時心電図において洞調律（2,018例）であったか心房細動（521例）であったかにより分けて解析を行ったところ，心房細動群では，βブロッカーによる予後改善効果を認めなかった．
(Van Gelder IC, et al. N Engl J Med. 2010; 362: 1363-73)[8]

が，カテーテルアブレーションによる肺静脈隔離術等も洞調律を維持する治療であるので，リズムコントロール治療の一つといえる．また薬物治療とアブレーションのハイブリッド治療の有効性についても報告されている．しかし，ここでは抗不整脈薬による薬物治療だけにフォーカスして話を進めたい．抗不整脈薬による治療の限界については，先ほども述べたが，心室性不整脈を誘発する催不整脈作用が最も問題と考えられる．古くは，SPAF試験のサブ解析において，心不全を合併した心房細動例に対する抗不整脈薬（主にキニジン）の使用が，プラセボ群に比し有意に生存率が不良であったことから，心不全合併時には抗不整脈薬が重篤な催不整脈作用をきたすと考えられた．CAST試験においては虚血性心疾患に対するIc群薬使用が予後を悪化させることが報告されており，心不全や虚血性心疾患を合併した心房細動に対するIa, Ic群抗不整脈の使用は避けるべきである．心不全に対するアミオダロンの使用はSCD-HeFT試験により，予後を改善させることはないが，悪化させはしないと報告された．したがって虚血性心疾患または心不全を合併した心房細動に対する抗不整脈薬の使用はアミオダロンのみが許されると考えられる．日本循環器病学会のガイドライン 図3 [7]ではベプリコールの使用も候補にあがっているが，エビデンスはなく，催不整脈作用出現の可能性には十分に注意が必要である．他のIII群薬としては，ドロネダロンのランダム化試験が行われたが，むしろ予後を悪化させる結果となり，早期に試験中止となった[11]．この試験では，冠動脈疾患や脳梗塞既往，心不全合併例といったハイリスク例の持続性心房細動が対象となったために，致死的不整脈の発生が多かったものと推測されるが，この試験で特記すべき点は，4カ月後のドロネダロンによる洞調律維持率がわずか3.7％であったことである．催不整脈作用が出現しやすいハイリスク患者を対象とする以上，そのマイナス因子に打ち勝つだけの洞調律維持による心機能改善などのプラス因子が得られなければ，このような結果になるのは当然かもしれない．

　一方，心不全や基礎心疾患の合併のない心房細動では，催不整脈作用出現の頻度が少なく，

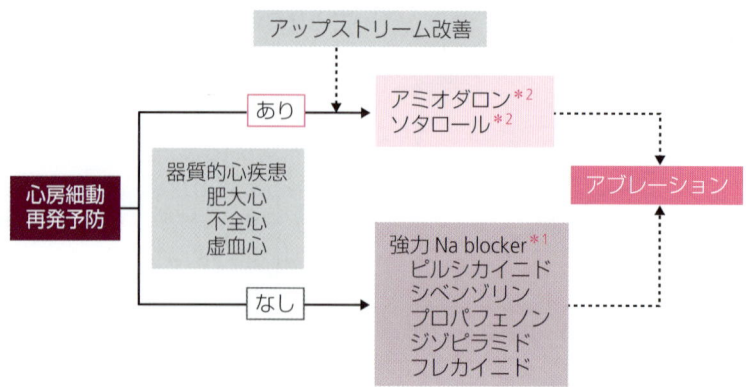

図3　心房細動の再発予防

点線は考慮を要する部分．Na blocker：Na チャネル遮断薬．
*1： Na チャネル遮断薬以外に，持続性心房細動の除細動がベプリジルで成功した場合には同剤を再発予防に使用することもある．アミオダロンやソタロールも除細動後の持続性心房細動の再発予防に有効なことがある．
*2： アミオダロンは肥大型心筋症か心不全に伴う心房細動以外の例には保険適応が認められていない．ソタロールは虚血性心疾患に伴う心房細動の再発予防に効果を示すが，保険適応は認められていない．またベプリジルやアプリンジンが心機能低下例において有効とする報告もある．
〔循環器病の診断と治療に関するガイドライン（2012 年度合同研究班報告）．心房細動治療（薬物）ガイドライン（2013 年改訂版）．http://www.j-circ.or.jp/guideline/pdf/JCS2013_inoue_h.pdf（2016 年 1 月閲覧）より〕

比較的安全に抗不整脈薬の使用が可能である．除細動作用，洞調律維持作用ともに Ic 群の効果が優れているとされ，多くの症例に使用されるが，時に心房細動から心房粗動へ移行し，かえって頻拍症状が増悪することがある．この場合には Ia 群でも同様な現象が起こるため，一旦抗不整脈薬を中止しレートコントロールのみとするかⅢ群薬のベプリジルへ変更する．ベプリジルも強力な抗不整脈薬であるが，基礎心疾患のない例であっても QT 延長作用による催不整脈作用のリスクが高く，投与中に心電図による QT 時間のチェックが必須と考えられる．200 mg/日の投与量では，ほとんどの例で QT が延長するため，100 mg または 150 mg/日で使用し，QT 延長のないことを確認する．同様にアミオダロンもまた，間質性肺炎や甲状腺機能障害などの多くの副作用があるため，本来予後のよい孤立性心房細動患者への使用は慎重に考えるべきである．

　リズムコントロール治療を行うにあたって重要なことは，心不全や基礎心疾患の合併がなく，催不整脈作用が出現しにくい例であるか，心不全や基礎心疾患の合併があっても抗不整脈薬による洞調律維持による心機能改善が期待される例であることであろう．

IV　アミオダロン投与時の注意点

　アミオダロンは，心房性不整脈にも心室性不整脈にも広く用いられる最も強力な抗不整脈薬であるが，間質性肺炎などの重篤な合併症も少なからず発生するため，諸刃の剣となる．しかしながら，心不全および器質的心疾患を合併した心房細動例には第一選択薬であり，アミオダロンをうまく使いこなせることが，臨床上きわめて重要である．

アミオダロンは肝代謝され胆汁を介した糞排泄が主排泄経路であるため，肝障害が強い患者での投与には注意が必要である．特に慢性心不全例では，うっ血肝や多剤投与による薬剤性の肝障害の起こりやすい素地があり，急性肝障害や劇症型肝障害の報告があり[12, 13]，時に致死的となる．また間質性肺炎も時に致死的となるため，投与前に閉塞性肺疾患などの肺疾患の合併を認める場合には投与を避けた方がよい．投与開始時の副作用は，主にアミオダンのNaチャネル遮断としての作用によるもので，房室ブロック，洞性徐脈があげられる．その際に下位中枢の補充収縮の抑制から心停止をきたすこともあり，投与初期には心電図モニターによる監視が望ましい．

慢性期の副作用としては，甲状腺機能障害の頻度が高い．多くは甲状腺機能低下症として出現するが，亢進症として発症することもある．甲状腺機能低下症は，甲状腺ホルモンの補充をすればアミオダロンの投与継続が可能である．甲状腺機能亢進症の場合には，潜在的な甲状腺機能亢進症がアミオダロンの含有するヨードにより顕在化する場合（Ⅰ型）と破壊性甲状腺炎による場合（Ⅱ型）に分けられ，Ⅰ型ではチアマゾールを，Ⅱ型ではプレドニンの投与が勧められる．甲状腺亢進症は，経過とともに低下症へ移行することが多い．

間質性肺炎は最も重篤な副作用の一つである[14, 15]．他の間質性肺炎に比べ多彩な病像を呈し，必ずしもびまん性の間質陰影だけではなく，偏在したスリガラス影で発症することが多い．また発症様式も徐々に発症する場合だけでなく，急速に進行し重篤化することも少なくない．徐々に進行する場合には，アミオダロンの減量や休薬にて改善することも多いが，急速に呼吸困難が出現し，悪化する場合には，早期にステロイド治療を開始しなければならない．アミオダロンの消失半減期は19〜53日と非常に長く，体内（主に脂肪組織）に蓄積するため，中止しても薬剤の肺障害は遷延する．ステロイド投与は症状が軽快しても数カ月継続しなければならず，ステロイド減量中の再燃も少なからず経験し，十分なケアが必要である．早期発見のため，呼吸苦や咳の症状に留意する．肺機能検査における%DLcoの低下や血液検査におけるKL-6やSP-Dの上昇も重要であるが，必ずしも発症前に上昇するとは限らず，自覚症状があった場合に胸部単純写真や胸部CT検査とこれらの検査を合わせて発症の診断に用いる．

文献

1) Wyse DG, Waldo AL, DiMarco JP, et al. Atrial Fibrillation Follow-up Investigation of Rhythm Management (AFFIRM) Investigators. A comparison of rate control and rhythm control in patients with atrial fibrillation. N Engl J Med. 2002; 347: 1825-33.

2) Roy D, Talajic M, Nattel S, et al. Atrial Fibrillation and Congestive Heart Failure Investigators. Rhythm control versus rate control for atrial fibrillation and heart failure. N Engl J Med. 2008; 358: 2667-77.

3) Cadrin-Tourigny J, Wyse DG, Roy D, et al. Efficacy of amiodarone in patients with atrial fibrillation with and without left ventricular dysfunction: a pooled analysis of AFFIRM and AF-CHF trials. J Cardiovasc Electrophysiol. 2014; 25: 1306-13.

4) Guglin M, Chen R, Curtis AB. Sinus rhythm is associated with fewer heart failure symptoms: insights from the AFFIRM trial. Heart Rhythm. 2010; 7: 596-601.

5) Ogawa S, Yamashita T, Yamazaki T, et al; J-RHYTHM Investigators. Optimal treatment strategy for patients with paroxysmal atrial fibrillation: J-RHYTHM Study. Circ J. 2009; 73: 242-8.
6) Miyasaka Y, Barnes ME, Bailey KR, et al. Mortality trends in patients diagnosed with first atrial fibrillation: a 21-year community-based study. J Am Coll Cardiol. 2007; 49: 986-92.
7) 循環器病の診断と治療に関するガイドライン（2012年度合同研究班報告）．心房細動治療（薬物）ガイドライン（2013年改訂版）．http://www.j-circ.or.jp/guideline/pdf/JCS2013_inoue_h.pdf
8) Van Gelder IC, Groenveld HF, Crijns HJ, et al. RACE II Investigators. Lenient versus strict rate control in patients with atrial fibrillation. N Engl J Med. 2010; 362: 1363-73.
9) Lechat P, Hulot JS, Escolano S, et al. Heart rate and cardiac rhythm relationships with bisoprolol benefit in chronic heart failure in CIBIS II Trial. Circulation. 2001; 103: 1428-33.
10) van Veldhuisen DJ, Aass H, El Allaf D, et al; MERIT-HF Study Group. Presence and development of atrial fibrillation in chronic heart failure. Experiences from the MERIT-HF Study. Eur J Heart Fail. 2006; 8: 539-46.
11) Connolly SJ, Camm AJ, Halperin JL, et al. PALLAS Investigators. Dronedarone in high-risk permanent atrial fibrillation. N Engl J Med. 2011; 365: 2268-76.
12) Chan AL, Hsieh HJ, Hsieh YA, et al. Fatal amiodarone-induced hepatotoxicity: a case report and literature review. Int J Clin Pharmacol Ther. 2008; 46: 96-101.
13) Huang X, Yang Y, Zhu J, et al. Clinical applications and acute hepatotoxicity of intravenous amiodarone. J Int Med Res. 2009; 37: 1928-36.
14) Mankikian J, Favelle O, Guillon A, et al. Initial characteristics and outcome of hospitalized patients with amiodarone pulmonary toxicity. Respir Med. 2014; 108: 638-46.
15) Schwaiblmair M, Berghaus T, Haeckel T, et al. Amiodarone-induced pulmonary toxicity: an under-recognized and severe adverse effect? Clin Res Cardiol. 2010; 99: 693-700.

〈吉田明弘〉

Topic 1
心房特異的抗不整脈薬への期待

　高齢化社会を迎え，心房細動に罹患する患者が確実に増加している．合併症として心原性脳塞栓症を引き起こすことも多いことから，その治療は臨床的に非常に重要となる．心房細動の治療には薬物療法と非薬物療法があり，近年，非薬物療法が非常に進歩してカテーテルアブレーションによる肺静脈隔離術などが積極的に試みられるようになってきた．しかしながら，すべての心房細動が非薬物療法の対象となるわけではなく，依然として薬物療法が基本となる．薬物療法には，心房細動を停止させ洞調律を回復させることを目標としたリズムコントロールと，心房細動そのものは放置しながらも心室の興奮頻度を適正化することを目標としたレートコントロールがある．2000年代，欧米において大規模臨床試験が行われ，AFFIRMを代表とする報告がなされ[1]，リズムコントロールでは必ずしも患者の予後改善につながらず，むしろ抗不整脈薬の副作用が出現する場合もあり，レートコントロールに比して危険性の高い治療法であるという結果が示された．しかしながら，本邦での医師主導型多施設共同無作為化比較試験であるJ-RHYTHM試験から明らかになったように[2]，心房細動患者，特に発作性心房細動で苦しむ患者に対してはレートコントロールで治療するよりリズムコントロールで治療することによって，その予後を悪化させることなくQOLを維持することが可能である．したがって，少ない副作用でより効果的にリズムコントロールを行うことのできる抗心房細動薬の開発が今後も重要であると思われる．心房細動の薬物療法には，イオンチャネルに直接的に作用して不整脈を治療するダウンストリームアプローチと，神経液性因子等を制御して心房細動発生基質の生成を阻止するアップストリームアプローチがある．ここでは心房細動のダウンストリームアプローチに焦点を絞り，心房筋細胞に特異的なイオンチャネルを標的とする心房特異的抗不整脈薬の開発状況について述べてみたい．

心房筋細胞の電気生理学的特徴と心房細動発生機序

　心房筋細胞活動電位は心室筋細胞活動電位と比べてその静止膜電位がやや浅く（−80〜−85 mV程度），活動電位持続時間（活動電位幅）も短い（100〜200 msec）図1．また，活動電位最大立ち上がり速度もPurkinje線維や心室筋細胞より小さく，その値は150 V/s程度である．活動電位の立ち上がりの第0相においては，心室筋細胞と同様にNa$^+$チャネルが活性化して速いNa$^+$電流（I_{Na}）が流れる．第1相では一過性外向き電流（I_{to}）が流れ，ノッチを形成し，その後L型Ca^{2+}電流（I_{Ca}）が流れてプラトー相（第2相）形成に寄与する．心房筋細胞活動電位の再分極相（第3相）にはいくつかの遅延整流K$^+$電流が関与するが，心房筋細胞に特有なものが非常に速い活性化過程を示す遅延整流K$^+$電流（I_{Kur}）であり，他に心室筋細胞と同様に遅延整流K$^+$電流の速い成分のI_{Kr}，および遅い成分のI_{Ks}が外向き電流として流れる．再分極相後半では内向き整流K$^+$電流（I_{K1}）が関与してくる．この電流は静止膜電位の維持に重要である．他に副交感神経興奮時に活性化するアセチルコリン感受性K$^+$電流（$I_{K.ACh}$）が存在し，活動電位幅および静止膜電位の維持に重要である．通常では心房筋細胞は第4相緩徐脱分極を示し自動能を発生することはないが，潜在的に過分極誘発内向き電流（I_f）を流す能力を持つ細胞も存在し，異所性自動能の原因となりうる 図1．

Ch.1 心房細動: リズムコントロール, レートコントロール

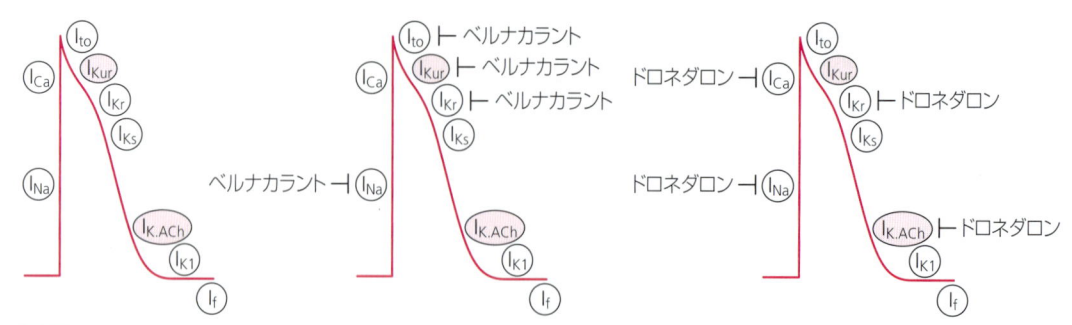

図1　心房筋活動電位形成に関与する主な膜電流とそれに対するベルナカラントとドロネダロンの作用
左には心房筋細胞の活動電位とその形成に関与する内向き電流および外向き電流を示している．心房特異的抗不整脈薬の標的となる心房筋細胞特有の膜電流（I_{Kur}と$I_{K.ACh}$）はグレーで示している．中央および右側には新しく開発された心房細動治療薬の標的とする膜電流を図示してある．これらの薬物は多くの心房筋特有の膜電流のみを標的とするものではなく，多くの膜電流に対して抑制作用を持つ薬物であることが理解できる．

　心房細動の発生機序としては古くは leading circle 説が提唱されていたが，最近は spiral wave reentry 説が提唱されており，いずれにしてもランダムリエントリーで起きる．リエントリー成立には興奮伝導速度と活動電位幅に比例する有効不応期という2つの電気生理学パラメーターが重要となり，治療はこの2つを標的として行われる．近年，心房細動発症の引き金として，肺静脈系と心房組織の境界部からの異所性自動能の発生が注目されている．この部分からの興奮が心房組織に伝導し，リエントリー発生のトリガーとなることを未然に防ぐためにカテーテルアブレーションによる肺静脈隔離術が行われる．心房細動が長期間続くと，それが一度停止しても再び心房細動が発生しやすくなる．心房細動の持続により，有効不応期が短縮して，伝導速度が減少し，これらのパラメーターの積として表される電気生理学的波長が短縮するので，リエントリーが成立しやすくなり，いわゆる電気的リモデリングが起きる．数週間の持続ではイオンチャネルの密度の変化にとどまるが，数カ月以上心房細動が持続すると，心房組織の間質線維化，心房筋細胞の変性，心房の拡大などの器質的変化が起きて，構造的リモデリングと呼ばれる状況となり，心房細動の慢性化が起きる．したがって，心房細動発生の早期に治療を行い，洞調律化を図ることが重要となる．

新たな心房特異的抗不整脈薬

　すでに述べたように，心房に特異的に発現するイオンチャネルとしては非常に速い活性化過程を持つ遅延整流K$^+$電流（I_{Kur}）を通過させる Kv1.5 チャネルとアセチルコリン感受性K$^+$電流（$I_{K.ACh}$）を通過させる K$_{ACh}$ チャネルがある　図1．既存の抗不整脈薬は，I_{Kr} や I_{Na} といった重要な電流に抑制作用を持つので，強力に作用して心房細動を治療することも可能だが，副作用が発現する可能性も高い．I_{Kr} の抑制は過度の QT 間隔延長，torsade de pointes の誘発につながることもあり，Brugada 症候群に併発した心房細動の際には I_{Na} の抑制は突然死に結びつく可能性もある．多くの既存の抗不整脈薬は $I_{K.ACh}$ を抑制するが，I_{Kur} を比較的強力に抑制するのは既存の抗不整脈薬の中ではベプリジル程度である．

　ここでは，世界において心房特異的K$^+$電流を標的として開発が試みられ，臨床に用いられるようになった心房特異的抗不整脈薬を中心に述べてみる．

Topic 1 心房特異的抗不整脈薬への期待

①ベルナカラント（RSD1235）

この薬物は I_{Kur} を主な標的とする薬物であるが，比較的近い濃度で I_{Kr}, I_{to} そして I_{Na} を抑制する[3]．図1．この薬物は比較的発症間もない心房細動に対して，静脈内投与によって高い停止効果を示すことが臨床治験において明らかにされている[4]．その電気生理学的作用から予想されるように，この薬物によって心電図 QRS 幅および QTc 間隔の延長が認められたが，torsade de pointes の発生は認められなかったとの報告がなされている[4]．この薬物の日本への導入はなされていない．

②ドロネダロン

ヨード基のないアミオダロン類似構造を持つ抗不整脈薬であり，多くのイオンチャネルに対して抑制効果を示す．この薬物はアミオダロンと同様に I_{Ca} や I_{Na} を抑制し，急性作用として I_{Kr} に対して抑制作用を示すが，I_{Ks} に対する抑制作用は弱い 図1 [5]．I_{K1} に対する抑制作用は弱いが，$I_{K.ACh}$ に対しては強力な抑制作用を示す 図1 [6]．ATHENA[7] と呼ばれる大規模臨床試験において心房細動患者の入院や死亡を減少させたと報告されたが，ANDROMEDA[8] と呼ばれる大規模臨床試験で，心不全患者へのドロネダロン投与が死亡率を上昇させたとの報告がなされたことから，海外で臨床使用されているものの，日本への導入は中止された．

これ以外にも国内外の製薬会社において，有効な心房特異的抗不整脈薬の開発を目指して開発され，現在進行中のものもあるが，動物実験レベルで中止になった薬物，臨床治験後に開発が断念された薬物等が多い．残念ながら，現段階でも最も有効な心房細動治療薬はアミオダロンという状況は変わりない．今後，真に有効な心房特異的抗不整脈薬の開発を期待したい．

📖 文　献

1) Wyse DG, Wald AL, DiMarco JP, et al. A comparison of rate control and rhythm control in patients with atrial fibrillation. N Engl J Med. 2002; 347: 1825-33.
2) Ogawa S, Yamashita T, Yamazaki T, et al. Optimal treatment strategy for patients with paroxysmal atrial fibrillation: J-RHYTHM Study. Circ J. 2009; 73: 242-8.
3) Fedida D, Orth PM, Chen GY, et al. The mechanism of atrial antiarrhythmic action of RSD1235. J Cardiovasc Electrophysiol. 2005; 16: 1227-38.
4) Roy D, Pratt CM, Torp-Pedersen C, et al. Vernakalant hydrochloride for rapid conversion of atrial fibrillation: a phase 3, randomized, placebo-controlled trial. Circulation. 2008; 117: 1518-25.
5) Gautier P, Guillemare E, Marion E, et al. Electrophysiologic characterization of dronedarone in guinea pig ventricular cells. J Cardiovasc Pharmacol. 2003; 41: 191-202.
6) Guillemare E, Marion E, Nisato D, et al. Inhibitory effects of dronedarone on muscarinic K+ current in guinea pig atrial cells. J Cardiovasc Pharmacol. 2000; 36: 802-5.
7) Hohnloser SH, Crijns HJ, van Eickels M, et al. Effect of dronedarone on cardiovascular events in atrial fibrillation. N Engl J Med. 2009; 360: 668-78.
8) Kober L, Torp-Pederson C, McMurray JJ, et al. Increased mortality after dronedarone therapy for severe heart failure. N Engl J Med. 2008; 358: 2678-87.

〈中谷晴昭〉

Ch.1 心房細動: リズムコントロール，レートコントロール

5 心房細動アブレーションの問題点
（目的，評価法，結果の整合性など）

　心房細動が肺静脈のアブレーション治療で治るというボルドーの Haissaguerre らの時代を変える論文が発表されたのは 1998 年のことであった[1]．以来様々な試行錯誤が繰り返されながらも，肺静脈隔離術を基本手技として，種々の付加的焼灼法が試みられている．今日までの多く臨床研究で，過半数の患者で自覚症状の改善が得られる素晴らしい治療であることが確認されている．また適応についても薬剤抵抗性の症候性発作性心房細動を中心として，持続性，症候の少ないものなどへも適応が広がりつつある．一方，適応の妥当性を考える場合には，何を目的として行うのか？ということを考え，そしてその目的達成の評価ができる適切な方法を用いなければ，「なんとなく実施して，やりっぱなし」ということになりかねないという危険性がある．本項では明瞭に語られることがあまりなかったアブレーションの問題点について述べる．

I 心房細動患者でのカテーテルアブレーションの目的

　目的を設定すれば，それが達成されたかどうかを判定する評価方法が自ずと決まる．もちろん現状の医療で使える評価法が見つからないこともあり得る．さて，心房細動症例におけるアブレーション治療は何を目的に行うのであろうか？　症状が強く日常生活に大きな支障がある心房細動をなんとかしたいという目的であれば，評価方法は外来での問診だけでよい．バイアスを減らすため手技を行った医師以外が問診を行う方がよいが，ニュートラルな気持ちで丁寧に問診するだけで，この目的が達成されたかどうかは評価できる．心不全の予防を目的として行うのであれば，BNP の値や左室駆出率ではなく，心不全入院・死亡を評価する必要がある．もちろん BNP 値を減らす目的であれば，アブレーションの前後で BNP 値を測ればよい．慢性心房細動を非慢性化させることを目的とするのであれば，随時心電図で評価が可能である．

　現在心房細動患者を対象とした多くのアブレーション治療の研究では，①外来での問診，②外来受診時の心電図，③Holter 心電図，を組み合わせて成績の評価が行われている[2-7]．①外来での問診は，自覚症状の評価がなされ，困った症状がアブレーションによってどうなったかがわかる．②受診時心電図が洞調律の場合，間違いなくいえることは，心房細動が慢性化していない，ということである．③Holter 心電図検査で検査中洞調律が維持されていれば，長い心房細動はなさそうである，くらいは評価できるであろう．問診はだれが行ったかによっても大きく成績が異なるであろうし，外来時心電図・Holter 心電図も実施頻度によって不整脈の検出率も異なってくる．有症候性の心房細動発作を減らし，生活の質を改善するという目的では，抗不整脈薬に比べ圧倒的にカテーテルアブレーションが有効であることは確立している 図1[8]．しかし"1 回のアブレーションで 85％成功"というのは，85％の患者で心房細動

❺ 心房細動アブレーションの問題点（目的，評価法，結果の整合性など）

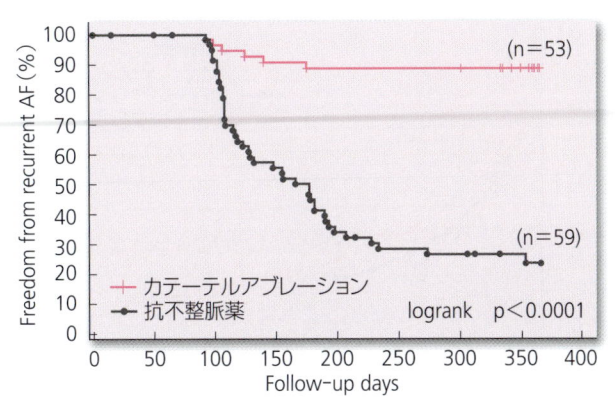

図1　肺静脈隔離術と抗不整脈薬の臨床効果
少なくとも1種類の抗不整脈薬を試しても症状が改善しない発作性心房細動患者112例を対象とし，カテーテルアブレーション治療と抗不整脈薬内服に割り付けを行って観察した．臨床効果の評価は外来での詳細な問診，受診時心電図，Holter心電図，および症状があって受診した際の心電図によって評価した．縦軸はこの評価方法で心房細動再発が捉えられなかった患者割合である．カテーテルアブレーション群で大きな有意差を持って心房細動再発が少ないことが示されたが，心房細動がまったく出ていないということが判断できる評価法ではないことに注意を要する．
（Jaïs P, et al. Circulation. 2008; 118: 2498-505 より）[8]

が出なくなっているということを意味するのではないことを明確に認識する必要がある．肺静脈隔離の精度を上げ，それぞれの付加的焼灼法の有効性を検証し，アブレーション治療をさらに発展させていくためには，統一的な評価法の確立とその限界の認識が必須である．

II 心房細動の根治とは？

　筆者の手元にある国語辞典によると，"根治"とは"しつこい病気などを根本から治すこと，また治ること."と書かれている．ある程度以上の観察期間において真にまったく出ていない状態となれば，数年後に再び出現するようになったとしても"根治"と呼ぶのは差し支えないのかもしれない（しかしこれを根治と言っては患者の感覚とずれているだろう）．しかしながら，まだ無症候性の心房細動が出ている状態で，それが発見されていないからといって"根治"と呼ぶことには大いに違和感がある．"根治"というのを"まったく出ていない状態"として，それを目的に治療を行うのであれば，上述の現在一般に使用されている評価法（①〜③の組み合わせ）では評価できない．その上，患者の理解する"根治"は将来のことを想像しているのである．どのような評価をすれば未来のことがわかるのかはまったく未解決の問題である．科学は評価方法が決まれば，結論としていえることが決まる．持続モニタリング以外の方法で，"出ていない"ということはいえないことを，いくつかの研究を紹介しながら確認したい．

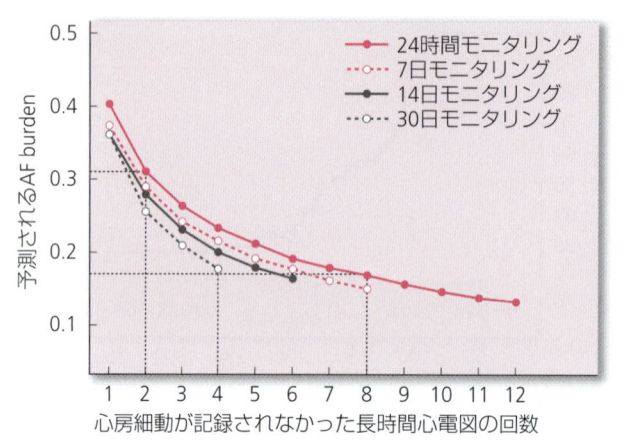

Ch.1 心房細動: リズムコントロール, レートコントロール

図2 長時間心電図の反復回数と予測される最大 AF burden の関係
24時間心電図モニタリング, 7日・14日・30日心電図モニタリングを行った場合のシミュレーション. いずれも心房細動が記録されなかった検査回数が増えれば増えるほど, 予測される最大 AF burden は減少していく. 詳細は本文参照.
(Charitos EI, et al. Circulation. 2012; 126: 806-14 より)[9]

III Holter 心電図でどれくらいの心房細動が捉えられるか？

　体内植え込みデバイスによって平均の AF burden が 12±22% であることが判明している 647 人の心房細動患者のデータを用いた研究がある[9]. 実際の発生時間のデータをもとに, 様々な時間の心電図記録を行った場合の心房細動の検知に関してコンピュータシミュレーションを行った 図2. 24時間 Holter 心電図を行って, 2回連続で心房細動が記録されなかった場合には, 90%の信頼区間を持って, AF burden が 32% 以下といえる. 同様に 30 日間長時間心電図を行って, 4回連続で心房細動が記録されなかった場合でも, AF burden が 17% 以下としかいえない. これは 24 時間心電図で 8 回連続心房細動が記録できなかった場合と同じである. 臨床的に植え込みデバイスが必要となった患者からのデータであるという限界はあるが, 実際に行える程度の回数の間欠的モニタリングでは心房細動が出ていないとは到底いえそうにない.

IV アブレーション後の再発について—評価法による違い—

　症候性の心房細動患者 113 人で肺静脈隔離を実施後, 皮下植え込みモニタリングデバイス (Reveal XT, Medtronic Inc.) を使用して心房細動再発について検討した報告がある[10]. 症状の問診と受診時の心電図記録を用いた場合, 35.4%（40/113）に症候性の心房細動再発が認められた 図3. 一方, 皮下植え込みデバイスで得られた情報を加えると, 66.4%（75/113）に心房性不整脈の再発が認められた. この皮下植え込みデバイスは RR 間隔の不整を捉えて心房性不整脈の検知を行っており, 心房性不整脈の相当数は心房細動再発であると推定される. 75 例のうち 35 例は無症候性の再発であったことは注目される所見である. 問診

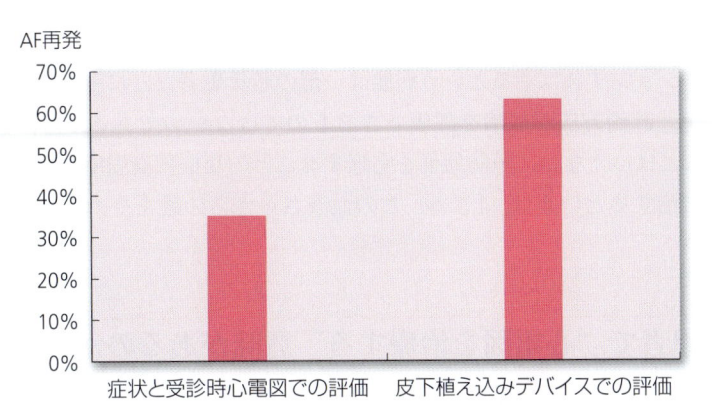

図3 フォローアップ方法による心房細動再発の検出率の差
問診による症状聴取と受診時心電図（左のカラム）では再発は35.4%と判断されたが，皮下植え込みデバイスのデータ（右のカラム）では再発は66.3%に認められた．
(Manganiello S, et al. Pacing Clin Electrophysiol. 2014; 37: 697-702 より)[10]

と受診時の心電図に何回かのHolter心電図検査を加えても，すべての再発を捉えているわけではないことは容易に想像できる．この無症候性心房細動の再発の有無は焼灼の方法，精度とは本質的に関係がないだろう．より的確に肺静脈隔離が行われれば，総再発数・時間は減るであろうが，無症候性の再発を0にすることはできない．

外科手術で肺静脈隔離などを行った45例で，術中に全例で皮下植え込みデバイスを植え込んで心房細動再発について評価した報告がある[11]．3カ月に1回の24時間Holter心電図と皮下植え込みデバイスでの持続モニタリグの結果を比べた場合，AF burden が低ければ（例えば10%），3カ月に1回の24時間Holter心電図では半分程度の症例にしか心房細動が発見できなかった．一般にカテーテルアブレーションよりも電気的隔離が行えている確率が高い外科治療の患者群においても，間欠的モニタリングでは心房細動を捉えるには不十分であることがわかる．

V WPW症候群が根治するのだからAFも根治する？

WPW症候群では房室副伝導路を基盤とする房室回帰性頻拍などが発生する．副伝導路の焼灼が達成されれば，"根治"といえる状況となる．副伝導路のアブレーション治療では，熱傷害で一時的に伝導しなくなったものが数カ月程度までの期間に再伝導することがありえることが知られている．しかしながら，1本1本は1mmにも満たない太さの心筋組織であるから，十分なエネルギーが付与されれば，永久に伝導しない状態，すなわち根治が可能であろう．一部に心筋炎後にもともとなかった副伝導路が出現したというような報告もあるが，真に新たに"生えてくる"副伝導路があるとは考えにくいのではないだろうか？　順方向のみならず逆方向の間欠的伝導というのもありえるので，新たに副伝導路が出現したというほとんどの症例は，たまたま以前の検査時に間欠的副伝導路ブロックが生じていたものであろう．

心房細動の成因のところで述べたように，不明な点はあるものの，心房細動は線維化などの

変化，誤解を恐れずにいえば加齢現象が基盤となって発生する．心房の一部だけが異常で，そこをアブレーションすれば治るという病態は一部の若年患者などに限定されるのではないだろうか．その上，評価方法が根治を評価できるものではないのであるから，根拠を持って"根治"ということはいえない．予防効果を実感することのない抗凝固療法を受けている患者に，心房細動が根治するといえば，「じゃ，この血液さらさらの薬をやめることができますね？」となる．

VI 心房細動患者で"心電図を治療する"意味があるのか？

一般に慢性心房細動と発作性心房細動では脳卒中の発生頻度は差がないとされる．しかしながら植え込みデバイスを植え込んだ数百人の検討結果からは，24時間以上続く心房細動発作がある患者では，24時間以内に停止する心房細動しかないあるいは心房細動が記録されない患者よりは高い心原性塞栓発症率が報告されている 図4 [12]．詳細にみればAF burden が小さい方が相対的には塞栓症が少ないということであろう．アブレーション後，有症候性の再発がない，いわゆる経過のよい患者では心房細動の時間的割合（AF burden）は減る傾向があると報告されている 図5 [10]．アブレーション後の経過がよい患者では，よい心房細動が減ることで塞栓症の減少効果が発揮されている可能性がある．当然ながらアブレーションや薬物治療で，AF burden を減らすことで，抗凝固療法の代わりとしようという考えは支持されない．AF burden が十分に小さくなれば，抗凝固療法を行った状態と同じ程度の脳卒中発生頻度となる可能性はあるが，そのような観点からの信頼できる臨床研究は行われていない．

心房細動患者では心房細動がない（とされる）患者よりも脳卒中が多く，生命予後も不良で

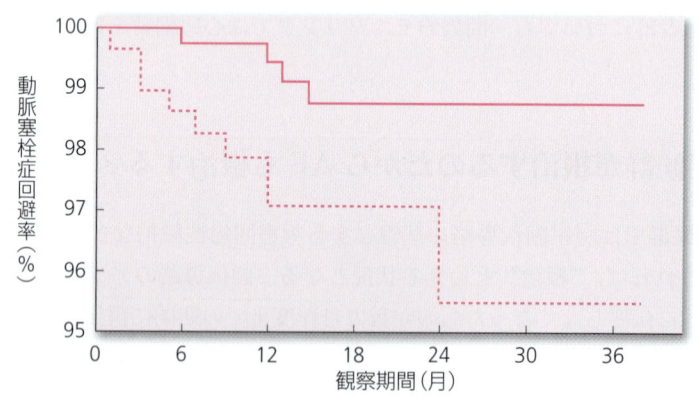

図4 心房細動持続時間と動脈塞栓症の関係
725人の患者（洞不全症候群83％，房室ブロック5％）で，AT500ペースメーカを植え込んだ．登録時87％に心房細動の既往があり，36％では抗凝固療法が実施されていた．心房リードから記録された心電図によって，心房細動なしまたは心房細動があっても持続時間が1日未満とされた群（実線）では，1日以上持続する心房細動が記録された群（破線）よりも動脈塞栓症回避率が高かった．
(Capucci A, et al. J Am Coll Cardiol. 2005; 46: 1913-20 より)[12]

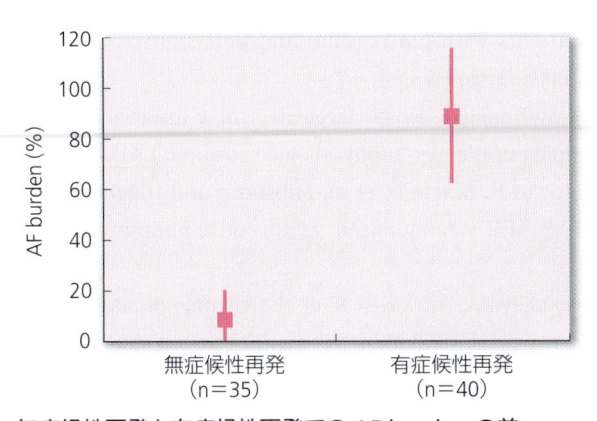

❺ 心房細動アブレーションの問題点（目的，評価法，結果の整合性など）

図5 無症候性再発と有症候性再発でのAF burdenの差
心房細動再発がみられたものを，無症候のみの患者と有症候の心房細動再発を持つ患者に分けて検討したところ，無症候のみの患者ではAF burdenが有意に小さかった．
(Manganiello S, et al. Pacing Clin Electrophysiol. 2014; 37: 697-702 より)[10]

ある．心房細動と予後不良の間に単純な因果関係があると考えれば，何らかの方法で心房細動が出ないようにすれば，生命予後が良くなるはずである．後ろ向き研究ではあるが，心房細動患者でカテーテルアブレーションを行った群は行わなかった群よりも脳卒中が少なく，死亡率も低かったという報告がある[13]．AF burdenがアブレーションによって減るというような機序が推定されるが，驚くことに心房細動がもともとないと診断された患者群と死亡率，脳卒中が同じか少ないという結果である．もともとないと診断されていた対照群に無症候性の心房細動が隠れていたためという議論もあるであろうが，このアブレーション群はどれほどAF burdenが減らせたかという評価は行っておらず，単にアブレーションを行ったという群である．7〜8割で有症候性の心房細動発作を抑制するという，現状のアブレーション治療の効果を考えると，あまりにもよい結果である．

心房細動の発症危険因子をみれば明らかなように，心房細動が出現するような患者は，より動脈硬化性疾患が進行し，組織の加齢が生じていると推定される．ほとんどの，特に壮年期以降に出てくる心房細動は全身の老化の一表現型として出ていると想定される．仮に心房細動がまったく出ていない状態にできたとしても，もともと心房細動が出ていない人と同じ生命予後・脳卒中頻度になるとは考えにくいのではないだろうか？　納得のいく前向き研究が待たれる．

📖 **文　献**

1) Haissaguerre M, Jais P, Shah DC, et al. Spontaneous initiation of atrial fibrillation by ectopic beats originating in the pulmonary veins. N Engl J Med. 1998; 339: 659-66.
2) Hocini M, Jaïs P, Sanders P, et al. Techniques, evaluation, and consequences of linear block at the left atrial roof in paroxysmal atrial fibrillation: a prospective randomized study. Circulation. 2005; 112: 3688-96.
3) Gaita F, Caponi D, Scaglione M, et al. Long-term clinical results of 2 different ablation

strategies in patients with paroxysmal and persistent atrial fibrillation. Circ Arrhythmia Electrophysiol. 2008; 1: 269-75.
4) Nademanee K, McKenzie J, Kosar E, et al. A new approach for catheter ablation of atrial fibrillation: mapping of the electrophysiologic substrate. J Am Coll Cardiol. 2004; 43: 2044-53.
5) Verma A, Mantovan R, Macle L, et al. Substrate and trigger ablation for reduction of atrial fibrillation (STAR AF): a randomized, multicentre, international trial. Eur Heart J. 2010; 31: 1344-56.
6) Mikhaylov E, Kanidieva A, Sviridova N, et al. Outcome of anatomic ganglionated plexi ablation to treat paroxysmal atrial fibrillation: a 3-year follow-up study. Europace. 2011; 13: 362-70.
7) Katritsis DG, Giazitzoglou E, Zografos T, et al. Rapid pulmonary vein isolation combined with autonomic ganglia modification: a randomized study. Heart Rhythm. 2011; 8: 672-8.
8) Jaïs P, Cauchemez B, Macle L, et al. Catheter ablation versus antiarrhythmic drugs for atrial fibrillation: The A4 Study. Circulation. 2008; 118: 2498-505.
9) Charitos EI, Stierle U, Ziegler PD, et al. A comprehensive evaluation of rhythm monitoring strategies for the detection of atrial fibrillation recurrence-insights from 647 continuously monitored patients and implications for monitoring after therapeutic interventions. Circulation. 2012; 126: 806-14.
10) Manganiello S, Anselmino M, Amellone C, et al. Symptomatic and asymptomatic long-term recurrences following transcatheter atrial fibrillation ablation. Pacing Clin Electrophysiol. 2014; 37: 697-702.
11) Hanke T, Chariots EI, Stierle U, et al. Twenty-four-hour Holter monitoring follow-up does not provide accurate heart rhythm status after surgical atrial fibrillation ablation therapy: up to 12 months experience with a novel permanently implantable heart rhythm monitor device. Circulation. 2009; 120[suppl]: S177-84.
12) Capucci A, Santini M, Padeletti L, et al. Monitored atrial fibrillation duration predicts arterial embolic events in patients suffering from bradycardia and atrial fibrillation implanted with antitachycardia pacemakers. J Am Coll Cardiol. 2005; 46: 1913-20.
13) Bunch TJ, May HT, Bair TL, et al. Atrial fibrillation ablation patients have long-term stroke rates similar to patients without atrial fibrillation regardless of CHADS2 score. Heart Rhythm. 2013; 10: 1272-7.

〈奥山裕司〉

Ch.1 心房細動: リズムコントロール，レートコントロール

6 持続性，長期持続性心房細動への挑戦
（beyond PVI を含めて）

　肺静脈隔離（PVI）は心房細動（AF）アブレーションの基礎（cornerstone）であることに異存のある者はいないであろう．発作性心房細動（PAF）においてはその約 90％が肺静脈起源であり，また再発の原因も多くが隔離した肺静脈の再伝導であることが知られている．PAF では durable PVI（頑丈な，再伝導しない肺静脈隔離）が最重要課題であり，有効さゆえにクライオバルーンアブレーションなどの PVI に特化した機材による確実で durable な PVI が広まりつつある．

　一方で持続性および長期持続性 AF（non-PAF）においては，初期の検討において PVI のみではよい成績が得られなかったため，肺静脈以外へのアプローチ（beyond PVI）が必要であるということが共通認識となり，線状焼灼や CFAE（complex fractionated atrial electrogram）アブレーションなどの substrate modification（基質修飾）が考案された．

　Tilz らは，AF の持続期間が 1 年以上である長期持続性 AF（LS-AF）症例において，PVI 後に電気的カルディオバージョンを行い，洞調律を維持できなかった症例にのみ beyond PVI の通電を行う方針でアブレーションを行い，5 年間のフォローを行った[1]．治療の結果はきわめて不良であり，再発を認めなかったのは，単回アブレーションでわずか 20％，複数回施行しても 45％であった 図1．空白期間を設けない解析であるが，PVI と最低限の substrate modification だけでは，治療効果は不十分であることが示された．

　これらの成績をよくするためには，①次項で述べるような治療成績が不良であると予想され

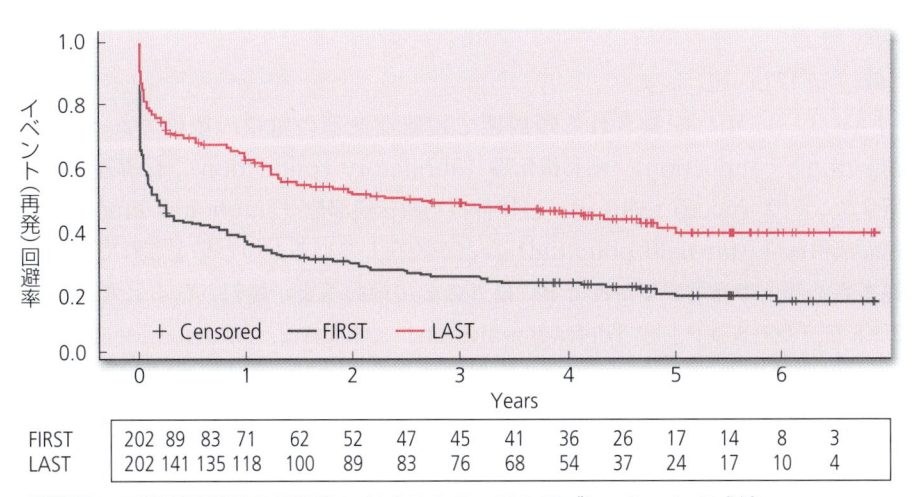

図 1　長期間持続性心房細動に対するカテーテルアブレーションの成績
（Tilz RR, et al. J Am Coll Cardiol. 2012; 60: 1921-9 より抜粋引用）[1]

る症例に対してはできるだけアブレーション以外の治療方針をとることと，② beyond PVI が必要な患者を適切に選んで最適な追加焼灼を行うことが，選択肢となる．しかし，この最適な追加通電の方法は必ずしも確立していない．

I AF アブレーションの成績が不良な持続性 AF 患者像

　一言に non-PAF といっても，その程度は様々である．持続期間が長くなることで，左（右）心房の解剖学的・電気的なリモデリングが進行してしまい，PV 以外の不整脈基質が増え，変化も非可逆的になってしまうため，アブレーションの効果が低くなる．先の Tilz らの検討では，2 年以内の持続期間ならば成績は比較的良好だが，それ以上では不良であった[1]．Matsuo らの検討では 21 カ月が，再発率が有意に高くなる cutoff であった[2]．non-PAF に対するアブレーションは持続期間が 2 年以内の患者を主な対象とするべきなのであろう．

　心房の線維化が進んだ症例は，アブレーション後の再発率が高いことも示されている[3,4] 図2．MRI で評価した時に左房の 35％以上の領域で線維化を示した症例は，経過中 96％の症例で再発したと報告された[3]．左房の線維化を伴う症例は PVI だけでは治療成績が悪いことが予想される．左房の線維化を術前に知ることは容易ではないが，MRI で評価した心房の線維化の部位はカテーテルによる voltage map に一致するといわれており[3]，低電位領域（low-voltage area: LVA）が認められる場合は，beyond PVI を行う方が好ましいのかもしれない．

II beyond PVI の各論

　PVI 以外の追加通電の方法として，いろいろなものが考案されている．三尖弁輪峡部のブロックや上大静脈隔離もその一つであるが，ここではそれ以外の主なものについて以下で紹介する．

▎CFAE アブレーション

　CFAE は，AF 中に記録される短周期で複雑な波形の電位の総称である．異方性伝導（anisotropic conduction），細動様伝導（fibrillatory conduction），伝導遅延・ブロック，局所リエントリ（micro reentry），自律神経刺激伝達部位（autonomic innervation），そして遠隔部位電位（far-field potential）などが混在しているものと想定されている．これらが記録される部位で通電することで PV 以外の心房細動基質が焼灼されると考えられており，「CFAE アブレーション」や「defragmentation」と呼ばれる．Nademanee や Haissaguerre らは，AF が停止する（AF termination）までこれらに対する通電を行うというプロトコルで良好な成績を報告している[5,6]．ただ，周知の通り，non-PAF を CFAE アブレーションで停止させることは容易ではなく，通電時間は長くなってしまう．CFAE の部位は洞調律中には正常電位であると報告されており[7]，このアブレーションにより心房心筋が失われることとなる．また，CFAE アブレーションはアブレーション合併症の独立した予測因子でもある

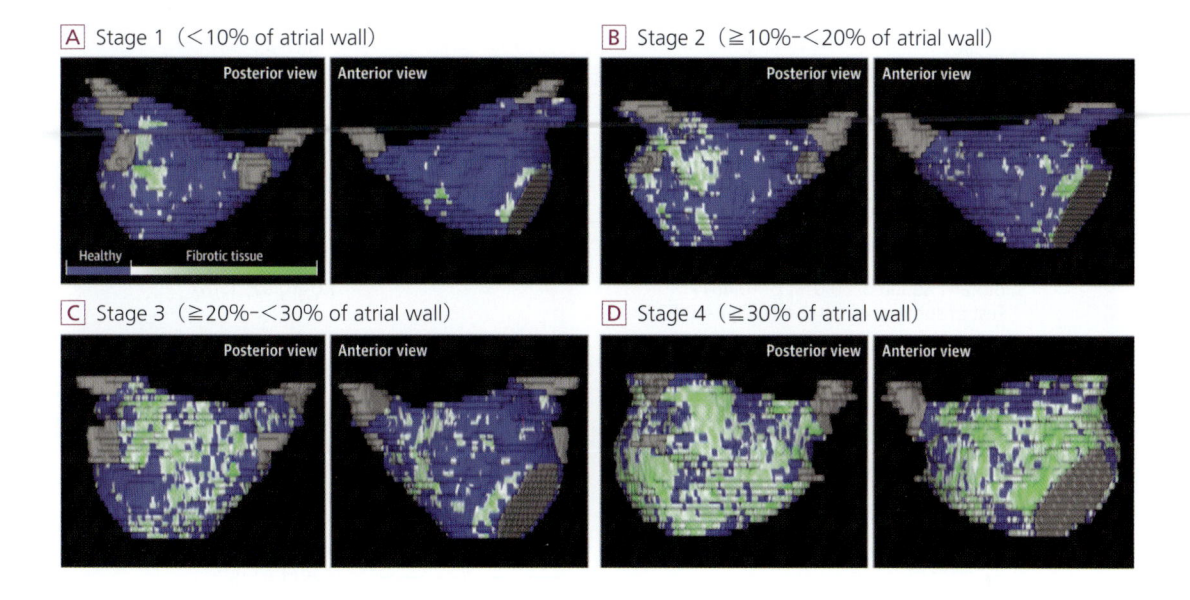

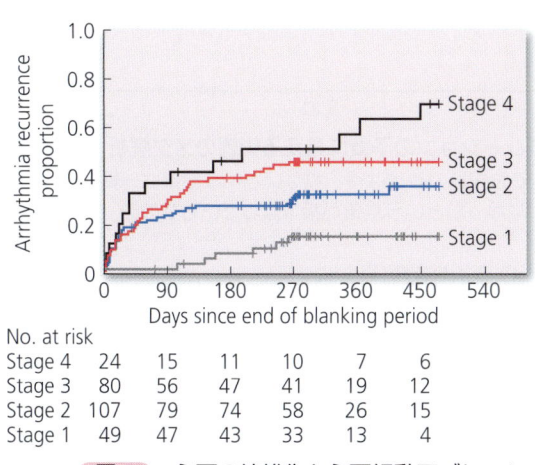

6 持続性，長期持続性心房細動への挑戦（beyond PVI を含めて）

A Stage 1（＜10% of atrial wall）
B Stage 2（≧10%-＜20% of atrial wall）
C Stage 3（≧20%-＜30% of atrial wall）
D Stage 4（≧30% of atrial wall）

図2　心房の線維化と心房細動アブレーションの成績
上図：MRI 画像を示す．青色は健常心筋を，白～緑色は線維組織である．線維化を示した部位の面積比で4つのステージに分かれている．
下図：線維化のステージが高くなるほど再発率が高くなっている．
(Marrouche NF, et al. JAMA. 2014; 311: 498-506 より抜粋引用)[4]

ため[8]，侵襲的なこの治療法には負の側面もある．
　効果に関しては，PVI に CFAE アブレーションを追加することにより，治療成績が有意に良くなったという報告から変わらなかったという報告までが混在している．治療成績改善効果に一貫性がないことに関しては様々な議論があるが，CFAE の診断，通電強度，通電密度，エンドポイントが研究ごとに違っていること，CFAE 定義が厳密でない（多くの場合は術者による見た目での判断である）ことが原因であろう．メタ解析によると，non-PAF において10％程度治療成績が良くなることが期待される[9]．図3．

035

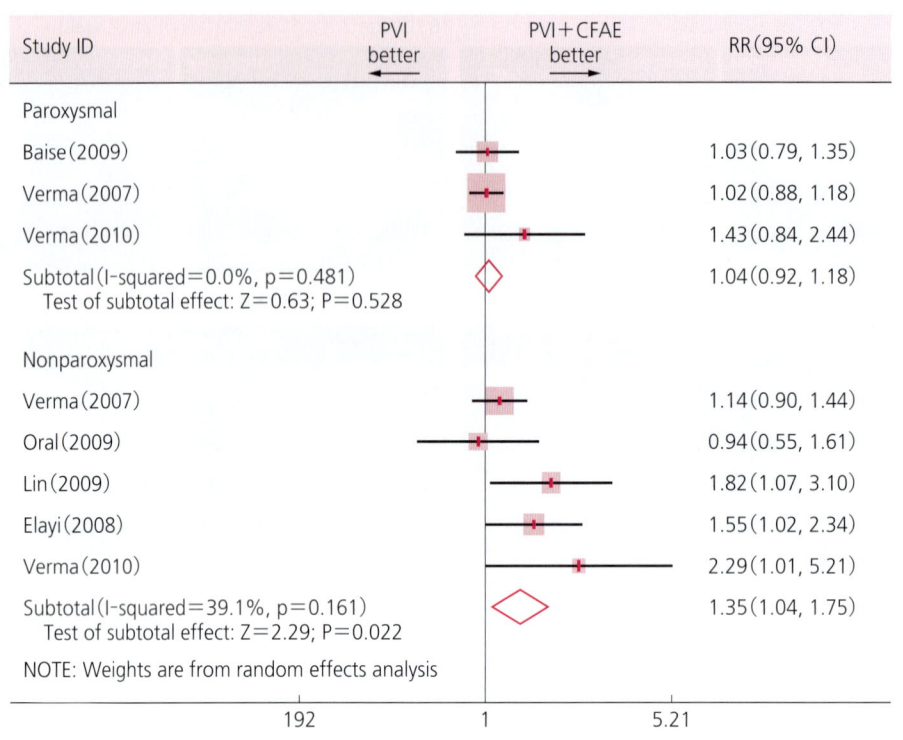

Study ID		RR(95% CI)
Paroxysmal		
Baise (2009)		1.03 (0.79, 1.35)
Verma (2007)		1.02 (0.88, 1.18)
Verma (2010)		1.43 (0.84, 2.44)
Subtotal (I-squared=0.0%, p=0.481)		1.04 (0.92, 1.18)
Test of subtotal effect: Z=0.63; P=0.528		
Nonparoxysmal		
Verma (2007)		1.14 (0.90, 1.44)
Oral (2009)		0.94 (0.55, 1.61)
Lin (2009)		1.82 (1.07, 3.10)
Elayi (2008)		1.55 (1.02, 2.34)
Verma (2010)		2.29 (1.01, 5.21)
Subtotal (I-squared=39.1%, p=0.161)		1.35 (1.04, 1.75)
Test of subtotal effect: Z=2.29; P=0.022		

NOTE: Weights are from random effects analysis

(PVI better ← | → PVI+CFAE better; x軸: .192, 1, 5.21)

図3 CFAE アブレーションの追加が AF アブレーションの予後に与える影響のメタ解析

発作性 AF では PVI に CFAE アブレーションを追加しても成績の改善は得られないという結果は一貫していた．持続性 AF では成績が改善したという結果としなかったという結果が相半ばしているものの，メタ解析では有意に改善していた．

(Li WJ, et al. Circ Arrhythm Electrophysiol. 2011; 4: 143-8 より抜粋)[9]

線状焼灼

　線状焼灼は本邦でも最も頻繁に行われている細動基質修飾法である[10]．線状焼灼により，左房内のランダムなマクロリエントリをブロックし，AF が持続しにくくなると期待される．左房天井（両上肺静脈間），僧帽弁輪峡部（左下肺静脈から僧帽弁輪）が主な線状焼灼の部位である．これらの部位は，PVI 後に認められるマクロリエントリ性心房頻拍の峡部ともなり，焼灼が必要とされることも少なくないため，これらの部位の通電には習熟しておく必要がある．不完全な線状焼灼はしばしば伝導遅延の原因となり，そこを峡部としたリエントリ回路を作ってしまう可能性がある．両方向性ブロック作成が目標となるが，術中はブロックが形成されていても遠隔期には再伝導してしまうことも多く，durable なブロックラインを形成するのは決して簡単ではない．

GP アブレーション

　心臓には主なもので 5 つの内因性自律神経節（ganglionated plexus: GP）がある．GP には交感神経と副交感神経の両方が分布しており，これらの興奮により，活動電位持続時間の短縮や calcium transient の増大と延長が起こり，これが不整脈の引き金となる[11]．

GPは心外膜側の脂肪（fat pad）内に存在するが，そこからPV内へ神経線維が伸びており，PV firingに関与していると考えられている．GPがある部位の心内膜を20Vで周期50 msecの高頻度刺激（high frequency stimulation: HFS）を行うと，徐脈や房室ブロックなどのvagal responseが認められる．この部位を心内膜側から通電すると，このvagal responseが消失するため，GPが通電の影響を受けていることがわかる．GPアブレーションの追加が治療成績を向上させたという報告はあるが[12, 13]，いまだコンセンサスを得るには至っていない．

non-PV トリガーアブレーション

トリガーは心房細動の持続のメカニズムにおいても重要な役割を果たしている[14]．心房細動を維持する基質が乏しい場合でも，活動性を増したトリガーが次々に心房細動を起こすことで，「先の心房細動が停止する前に次の心房細動が起こる」状態となり，持続するためである．特に長期持続性AFでは，肺静脈以外を起源とするトリガー（non-PVトリガー）の数が増えてしまう[15]．PVIに加えてnon-PVトリガーアブレーションを行うことがnon-PAFにも有効であることを示す報告が出ている[14, 16]が，逆に，頻回にAFを惹起するようなトリガーに関しては，このトリガーが焼灼できるか否かが治療の成否を分けてしまう[14]．一般的に言って，non-PVトリガーのアブレーションは難しい．安定して出ていればマッピングも可能であるが，数が少なかったり，複数の起源から不定期に出たり，すぐにAFに移行してしまったり，カテーテル刺激によるものとの判別が困難であったり，低電位領域が起源であったりという理由で，マッピングするのもしばしば困難である．

non-PVトリガーの好発部位としては，上大静脈，左房肺静脈近傍，左房後壁があげられる．マッピングしてfocalにアブレーションすることも難しいことが多いため，これらの起源が疑われた場合は，それぞれ上大静脈隔離，PVIの拡大，後壁隔離等でトリガーを隔離することが好ましい．

rotor アブレーション

AFが持続する機序として，興奮周期の非常に短い局在する小さなリエントリ（rotor）によるとする説（mother rotor仮説）がある．このrotorをアブレーションすることでnon-PAFの治療が可能であると考えられる．このrotorの同定方法がいくつか考案されている．

① DF アブレーション

rotorの部位は興奮周期が特に短いと想定されるが，心房内の興奮は不規則であるため，評価が難しい．このため局所電位波形を高速フーリエ（FFT）解析をすることでそこに含まれる周波数の成分比を得て，最も優位な周期性興奮（dominant frequency: DF）を計測し，これが最も高い部位（high DF site）にrotorがあるだろうと推定する方法である．ここを通電することでAFアブレーションの治療成績の改善が期待された．DFが高い部位（>8 Hz）はCFAEの部位と半分程度しか一致しておらず，同部位への通電を追加してもPVI単独と比べても臨床成績改善効果はなかったという報告がされている[17]．DFアブレーションがnon-

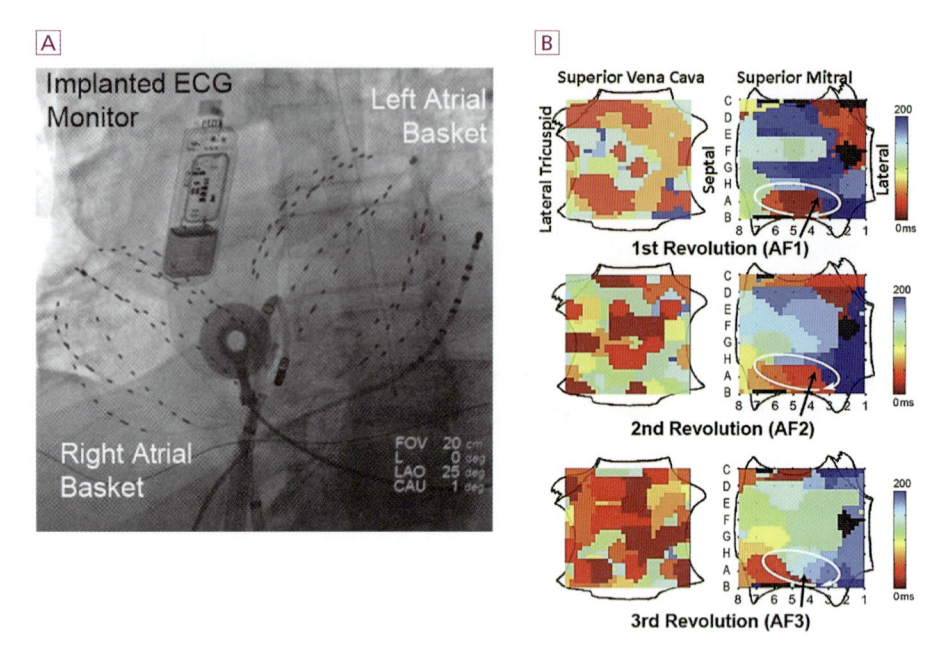

Ch.1 心房細動: リズムコントロール, レートコントロール

図4 FIRMシステムを用いたマッピングの例
A: 両心房にバスケットカテーテルを留置した図.
B: 左列は右房の電位を, 右列は左房の電位を示している. 赤, 橙, 黄, 緑, 青, 藍の順に興奮していることを示す.
(Narayan SM, et al. J Am Coll Cardiol. 2012; 60: 628-36 より引用抜粋)[18]

PAFの臨床経過を改善したという前向き試験は, 残念ながらまだない.

② FIRM法 (Focal Impulse and Rotor Modulation)

Narayanらは, 心房径にあった64極のバスケットカテーテルを左房に留置して多点同時マッピングを行い, この電位データを彼らが開発した独自のシステムで解析して, focal impulse (1点から広がる電位) とrotorを同定した 図4. さらに, これらの点をPVIに追加してアブレーションすることで, PVI単独よりも長期にわたってよい成績が得られたことを報告した[18,19].

③ ECVUEシステムを用いたアブレーション

ECVUEシステムはCardioinsight社による非侵襲的な心房興奮解析システムである. AF患者にAF中に252個の電極がついたベストを着てもらい, これらの電極でRR間隔が長いところの体表面心電図を繰り返し記録し, ベストを着たままで心臓CTを撮影して両心房の解剖を把握して, ここに先の体表面心電図のデータを反映させ, 心房表面の単極電位情報を得る. これをもとにしてrotorとfoci (1点から広がる電位) の位置を術前に同定し, 術中にここを通電するアプローチである 図5. Haissaguerreらは, 103名の持続性AF症例に対して, このアプローチを行ったところ, 3,802のrotorと918のfociを認めた. これらの通

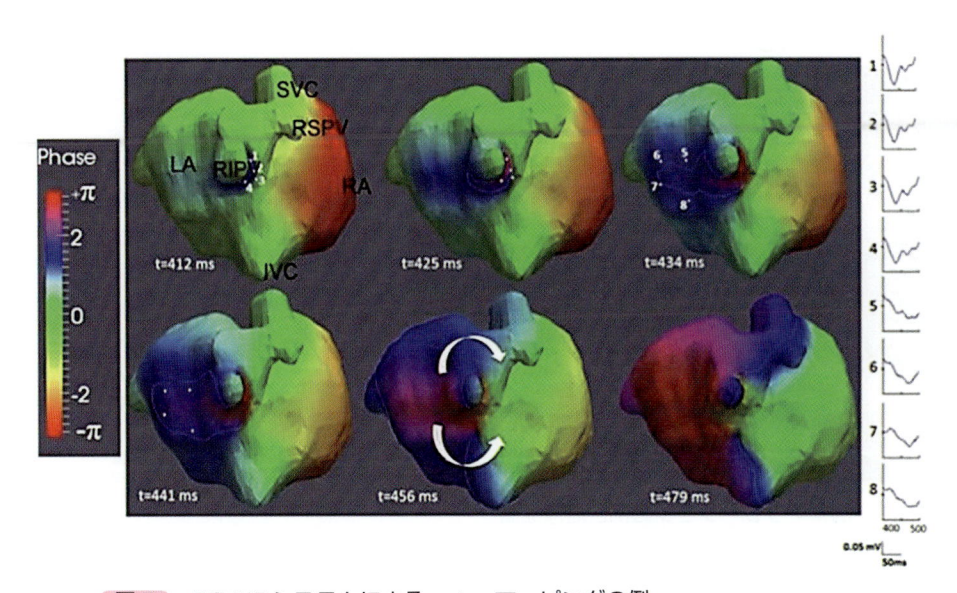

❻ 持続性，長期持続性心房細動への挑戦（beyond PVI を含めて）

図5 ECVUE システムによる rotor マッピングの例
興奮の時相を虹色に示している．青色が脱分極の時相である．
（Haissaguerre M, et al. Circulation. 2014; 130: 530-8 より抜粋引用）[20]

電により，75％の持続性 AF と 15％の長期持続性 AF で AF の停止が得られ，停止が得られた症例では，PVI を行わなくても 85％で再発なく経過するという良好な成績を報告した[20]．
　Narayan らと Haissaguerre らの報告は，rotor アブレーションの良好な成績示すものであり，やや閉塞感のある non-PAF に対するカテーテルアブレーションにとって朗報であるが，両者で報告された rotor の特徴が違っていること，特殊なシステムであり他の施設での検証ができないこと，現在の報告は COI のある単施設からのものであること，などの理由から，期待しつつも半信半疑であるというのが，多くの者の本音であろう．共に，多施設の前向き研究が現在進行中であり，その結果を待ちたいと思う．

low-voltage area（LVA）アブレーション
　上記の通り，LVA は線維化と不整脈基質の存在を示しており，特にこれを広範囲に認める症例の治療成績は悪い[3]．Rolf らは，EnSite NavX を用いて PVI 後洞調律下に LVA（局所電位＜0.5 mV）の有無および部位を明らかにし，その部位に対して面状焼灼もしくは線状焼灼，LVA 部位隔離等を行った[21]　図6A．発作性 AF の 10％，持続性 AF の 35％に LVA を認めたが，LVA アブレーションを追加した群は，しなかった群に比べて有意に再発が少なかった　図6B．他施設における追試験の報告が待たれる．

最後に：Which ablation strategy to which patients?
　10 年以上前から，様々な beyond PVI のアブレーションが考案されているが，未だ適応と効果が確立したものはない．STAR AF 2 試験は，PVI と PVI＋CFAE，PVI＋線状焼灼の

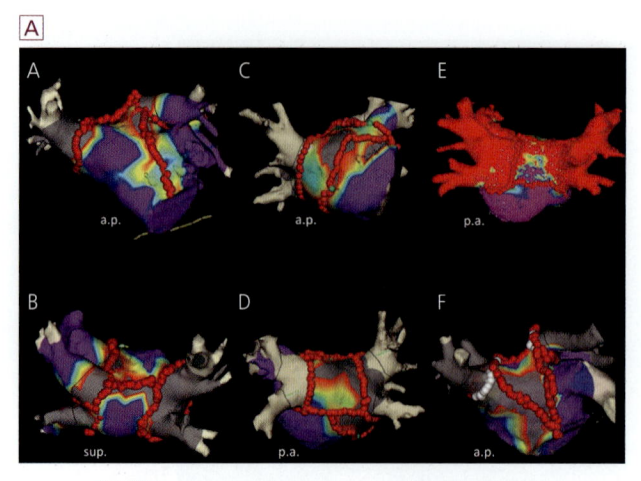

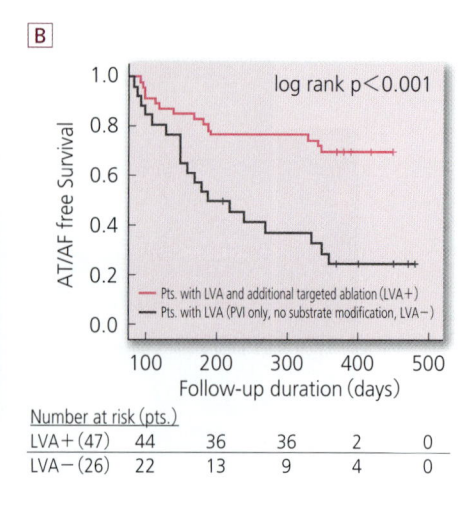

Ch.1 心房細動：リズムコントロール，レートコントロール

図6 LVA アブレーションの例と治療成績
A：AとB，CとDは同じ症例である．a.p. は前から，p.a. は後ろから，sup. は上から見た図である．
灰色，赤色の部位は電位が記録されない部位であることを示している．
B：LVA アブレーションを行った例で，しなかった場合よりも劇的に成績が良かった．
(Rolf S, et al. Circ Arrhythm Electrophysiol. 2014; 7: 825-33 からの抜粋)[21]

non-PV に対する効果を調べた多施設無作為化試験であったが，これらの追加通電を行っても成績は向上しなかった．また，僧帽弁手術時の MAZE 手術の有効性をみた無作為化試験では，両心房 MAZE 手術の群と PVI だけの群とで，成績は変わらなかった．「カテーテルによるものよりもより確実で効果的だと考えられる外科的な beyond PVI」ですら，「PVI だけ」に成績の上乗せができないという報告は，PVI のみで十分有効な non-PAF 症例も実は多いことを示している．一方で PVI だけでは治療できない症例が少なくないことも確かである．AF の病態は多様であり，治療方針が一律であるということはあり得ない．適応症例の中にも，CFAE アブレーションがよい症例，LVA アブレーションがよい症例，non-PV トリガーアブレーションを要する症例，beyond PVI が不要な症例など，いろいろな症例が含まれているはずである．今後は，どのような患者にどのようなアブレーション戦略で臨むのがよいのか，それを見出す術が求められていると思う．

文献

1) Tilz RR, Rillig A, Thum AM, et al. Catheter ablation of long-standing persistent atrial fibrillation: 5-year outcomes of the Hamburg Sequential Ablation Strategy. Am Coll Cardiol. 2012; 60: 1921-9.

2) Matsuo S, Lellouche N, Wright M, et al. Clinical predictors of termination and clinical outcome of catheter ablation for persistent atrial fibrillation. J Am Coll Cardiol. 2009; 54: 788-95.

3) Mahnkopf C, Badger TJ, Burgon NS, et al. Evaluation of the left atrial substrate in patients with lone atrial fibrillation using delayed-enhanced MRI: implications for disease progression and response to catheter ablation. Heart Rhythm. 2010; 7: 1475-81.

4) Marrouche NF, Wilber D, Hindricks G, et al. Association of atrial tissue fibrosis identified by delayed enhancement MRI and atrial fibrillation catheter ablation: the DECAAF study. JAMA. 2014; 311: 498-506.
5) Nademanee K, McKenzie J, Kosar E, et al. A new approach for catheter ablation of atrial fibrillation: mapping of the electrophysiologic substrate. J Am Coll Cardiol. 2004; 43: 2044-53.
6) O'Neill MD, Wright M, Knecht S, et al. Long-term follow-up of persistent atrial fibrillation ablation using termination as a procedural endpoint. Eur Heart J. 2009; 30: 1105-12.
7) Jadidi AS, Duncan E, Miyazaki S, et al. Functional nature of electrogram fractionation demonstrated by left atrial high-density mapping. Circ Arrhythm Electrophysiol. 2012; 5: 32-42.
8) Inoue K, Murakawa Y, Nogami A, et al; Japanese Heart Rhythm Society M. Clinical and procedural predictors of early complications of ablation for atrial fibrillation: analysis of the national registry data. Heart Rhythm. 2014; 11: 2247-53.
9) Li WJ, Bai YY, Zhang HY, et al. Additional ablation of complex fractionated atrial electrograms after pulmonary vein isolation in patients with atrial fibrillation: a meta-analysis. Circu Arrhythm Electrophysiol. 2011; 4: 143-8.
10) Inoue K, Murakawa Y, Nogami A, et al; Japanese Heart Rhythm Society Members. Current status of catheter ablation for atrial fibrillation—updated summary of the Japanese Catheter Ablation Registry of Atrial Fibrillation (J-CARAF). Circulation J. 2014; 78: 1112-20.
11) Nakagawa H, Scherlag BJ, Patterson E, et al. Pathophysiologic basis of autonomic ganglionated plexus ablation in patients with atrial fibrillation. Heart Rhythm. 2009; 6: S26-34.
12) Katritsis DG, Pokushalov E, Romanov A, et al. Autonomic denervation added to pulmonary vein isolation for paroxysmal atrial fibrillation: a randomized clinical trial. J Am coll Cardiol. 2013; 62: 2318-25.
13) Pokushalov E, Romanov A, Katritsis DG, et al. Ganglionated plexus ablation vs linear ablation in patients undergoing pulmonary vein isolation for persistent/long-standing persistent atrial fibrillation: a randomized comparison. Heart Rhythm. 2013; 10: 1280-6.
14) Inoue K, Kurotobi T, Kimura R, et al. Trigger-based mechanism of the persistence of atrial fibrillation and its impact on the efficacy of catheter ablation. Circ Arrhythm Electrophysiol. 2012; 5: 295-301.
15) Kurotobi T, Iwakura K, Inoue K, et al. Multiple arrhythmogenic foci associated with the development of perpetuation of atrial fibrillation. Circ Arrhythm Electrophysiol. 2010; 3: 39-45.
16) Dixit S, Marchlinski FE, Lin D, et al. Randomized ablation strategies for the treatment of persistent atrial fibrillation: RASTA study. Circ Arrhythm Electrophysiol. 2012; 5: 287-94.
17) Verma A, Lakkireddy D, Wulffhart Z, et al. Relationship between complex fractionated electrograms (CFE) and dominant frequency (DF) sites and prospective assessment of adding DF-guided ablation to pulmonary vein isolation in persistent atrial fibrillation (AF). J Cardiovasc Electrophysiol. 2011; 22: 1309-16.
18) Narayan SM, Krummen DE, Shivkumar K, et al. Treatment of atrial fibrillation by the ablation of localized sources: CONFIRM (Conventional Ablation for Atrial Fibrillation With or Without Focal Impulse and Rotor Modulation) trial. J Am Coll Cardiol. 2012; 60: 628-36.

19) Narayan SM, Baykaner T, Clopton P, et al. Ablation of rotor and focal sources reduces late recurrence of atrial fibrillation compared with trigger ablation alone: extended follow-up of the CONFIRM trial (Conventional Ablation for Atrial Fibrillation With or Without Focal Impulse and Rotor Modulation). J Am Coll Cardiol. 2014; 63: 1761-8.
20) Haissaguerre M, Hocini M, Denis A, et al. Driver domains in persistent atrial fibrillation. Circulation. 2014; 130: 530-8.
21) Rolf S, Kircher S, Arya A, et al. Tailored atrial substrate modification based on low-voltage areas in catheter ablation of atrial fibrillation. Circ Arrhythm Electrophysiol. 2014; 7: 825-33.

〈井上耕一〉

Ch.1 心房細動：リズムコントロール，レートコントロール

7 CKD および透析患者の心房細動

　近年，慢性腎臓病（chronic kidney disease: CKD）患者の心血管疾患発症率が高いことが明らかにされた．一方，心血管疾患が CKD の増悪因子であることも知られており，CKD と心血管疾患は互いに悪循環を形成する．いま，こうした心腎連関が注目されている．このような関係は CKD と心房細動（AF）でも成り立つ．本項では CKD と AF について概説する．

I CKD と AF の関係

　透析を要しない CKD では AF の罹患率が高く，一般成人の罹患率の 2～3 倍に当たる 7～18％と報告されている．一方，AF 患者の 10～15％は CKD を有していると報告されている[1]．10,000 人あまりを対象とした ARIC 研究のサブ解析では 10 年間の経過中，登録時の CKD stage が高いほど AF 新規発症が多いと報告している[2]．こうした CKD と AF の関連は CKD の初期から認められ，糸球体濾過率（GFR）の低下は AF の独立した危険因子とされている．CKD で AF が多い理由として，CKD 患者は高血圧や心血管疾患を多く合併しており，これが AF のリスクファクターとなりうること，CKD では左房径が大きいこと，レニン-アンギオテンシン-アルドステロン系が活性化していること，炎症や酸化ストレスが CKD の進行と AF の発症に関連していることなどがあげられる[3,4]．Bansal らは約 20 万例の CKD（eGFR<60 mL/min/1.73 m^2）のコホート研究で，AF を合併した CKD 患者は，多変量解析の結果，AF の合併がない患者に比して末期腎不全（end-stage renal disease: ESRD）への進展が 64％多かったと報告している[5]．このように CKD と AF の関係は CKD begets AF かつ AF begets CKD advancement といえるかもしれない．AF 例で ESRD が増加するのは AF が炎症を惹起し，心房筋だけでなく腎臓の線維化を促進する可能性が考えられるが，はっきりしたメカニズムはわかっていない．また彼らは，AF を合併する CKD 患者は AF を合併しない CKD 患者に比して 66％死亡率が高いと報告している（145/1,000 人年 vs 51/1,000 人年）[6]．

　末期腎不全である透析患者においても AF の罹患率，新規発症率が高いとの報告が多い．メタ解析によると透析患者では 11.6％の罹患率，新規発症率は年間 2.7％と報告している[7]．透析患者で AF が多い理由としては，CKD 患者に AF が多いという理由に加え，まず透析中に電解質レベルが急激に変化するため，その際に期外収縮が多く出現する可能性がある．Buiten らは透析患者の発作性 AF は透析日に多く，透析の後半に多いことを示している[8]．次に，mechano-electrical feedback（心筋伸展により心筋の活動電位が変化する現象）によりイヌ心房筋で容量負荷が心房の受攻性を増加させ，期外収縮による頻脈性不整脈を発生させやすくすることが報告されている．透析患者ではこうした容量負荷が容易に起こるため AF

発症要因となりうる．さらに透析自体が炎症を惹起したり酸化ストレスを増加させ AF 発症につながることも考えられる．またこのメタ解析では AF を合併した透析患者の死亡率は年間 26.9％で，AF を合併していない透析患者の年間死亡率 13.4％の約 2 倍であると報告している[7]．

CKD 患者，特に透析患者においては，AF の罹患率，新規発症率とも一般成人より高く，AF の合併がこれらの患者における独立した予後規定因子であると考えられる．

II レートコントロール

レートコントロールではβブロッカーが中心となる．CKD 患者，特に透析患者ではジゴキシン投与は容易にジゴキシン中毒をきたすことが知られており，安易なジゴキシン投与は避けるべきであろう．ベラパミルなどの非ジヒドロピリジン系 Ca 拮抗剤の使用は可能であるが，心機能が低下した患者では心抑制作用が強いため禁忌である．前述のように CKD 患者では心血管疾患を合併していることが多く注意を要する．

III リズムコントロール

急性期の治療において，薬理学的あるいは電気的な cardioversion の適応は非 CKD 患者と同様である．なかでも透析患者では日本透析学会の「血液透析患者における心血管合併症の評価と治療に関するガイドライン」[9] において原則としてワルファリンが禁忌とされており抗凝固療法がなされていないことが多い．このため透析患者に cardioversion を行う場合には，経食道エコーを行い血栓の存在を否定した上で行うべきである．リズムコントロールで使用する多くの抗不整脈薬は腎臓で代謝されるため，CKD 患者での投薬には注意が必要である．腎機能に合わせて投与量を変更したり，薬物血中濃度の測定や心電図検査を定期的に行う必要がある．

IV アブレーションに関して

通常，AF 症例でのアブレーションを実施する際は術前の 3D-CT や左房造影など造影剤を使用することが多いが，CKD 患者においては造影剤の使用による造影剤腎症の発症が問題となる．日本腎臓病学会，日本放射線学会，日本循環器学会が作成した「腎障害患者におけるヨード造影剤使用に関するガイドライン」[10] では eGFR が 45 mL/min/1.73 m^2 未満の患者は造影剤腎症の発症リスクが増加する可能性があるとしている．このため筆者らの施設では，eGFR＜30 mL/min/1.73 m^2 では造影剤使用は原則禁忌とし，30≦eGFR＜45 では造影剤を使用しないか，造影剤を使用するとしても施行前に十分に重炭酸ナトリウムと生理食塩水で輸液を行った上で施行している．造影剤を使用せずに心電図同期で CT を行っても左房形態がわかる場合もあり 図1 ，造影剤を使用できない場合でも CT を撮影した上でアブレーションを行っている．CT では十分に左房形態がわからない場合は 3 次元 mapping で左房の

❼ CKDおよび透析患者の心房細動

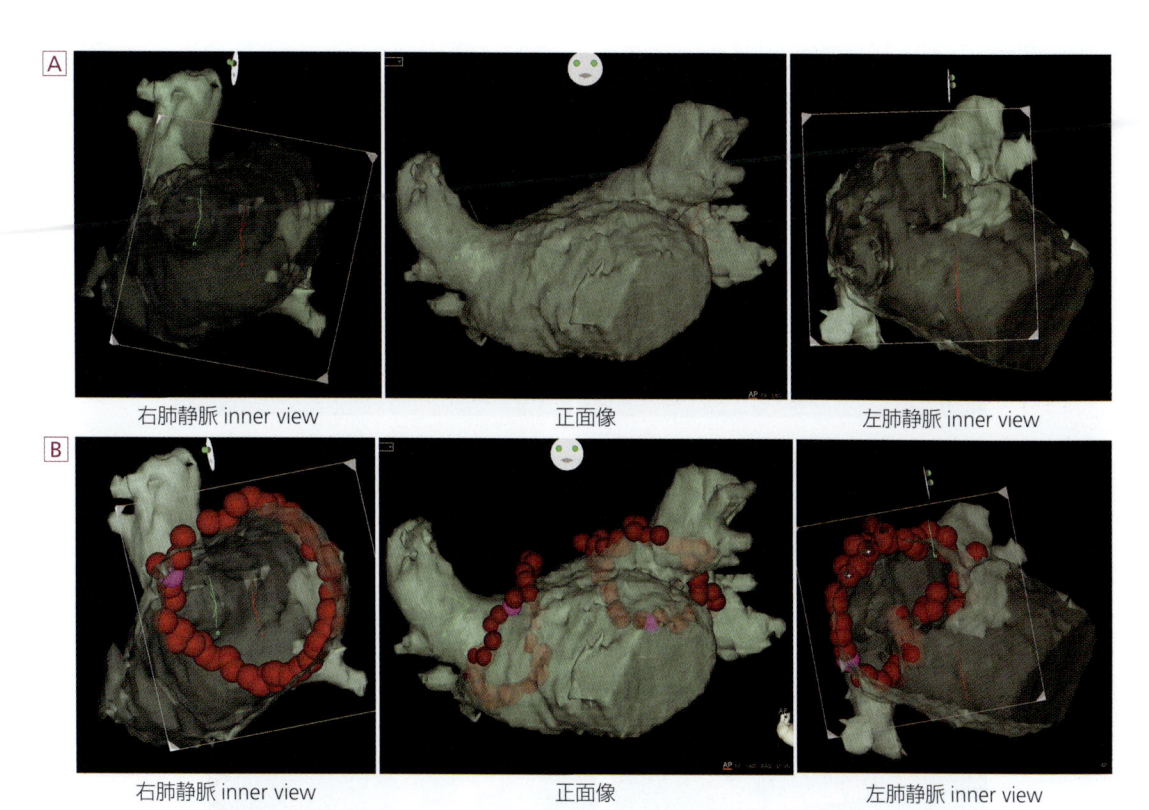

A　　　　右肺静脈 inner view　　　　　正面像　　　　　左肺静脈 inner view

B　　　　右肺静脈 inner view　　　　　正面像　　　　　左肺静脈 inner view

図1　慢性腎臓病患者に対する造影剤非使用での心電図同期CTでの左房3D構築とそれを用いた肺静脈隔離術
発作性心房細動症例（66歳，女性）における肺静脈隔離術のCARTOの画像である．術前の血液検査にてクレアチニン値1.81 mg/dLでありeGFRは20.7 mL/min/1.73 m^{2}であった．このため造影剤を使用せず心電図同期でCTを撮像し（A），これを用いて肺静脈隔離術を行った（B）．

geometryを構築した上でアブレーションを行っている　図2．NaruseらはAF症例でカテーテルアブレーションを施行した221例で約1/4の患者がCKDを合併しており，CKDはAF再発の独立した危険因子であると報告している[11]　図3A．

一方，透析患者においては前述のようにAFを合併すると死亡率が高くなるだけではなく，透析中に心室応答の速いAFが起こると血行動態が不安定になったり，患者の動悸症状のために透析の継続が困難になることをしばしば経験する．透析患者に対しては使用しにくい，あるいは使用できない抗不整脈薬が多くカテーテルアブレーションに期待がかかる．前述のガイドライン[9]においても透析患者のAFに対する治療戦略ではアブレーションのみ記載されている　図4．また透析患者においては造影剤腎症のリスクを考える必要がなくなるため造影剤を使用することが可能となる．しかし透析患者の発作性AFに対する肺静脈隔離術に関する報告では，透析患者は非透析患者に比してアブレーション後のAFの再発が多いとする報告が多い．Sairakuらはノンイリゲーションカテーテルを用いて30人の透析患者とその性，年齢をマッチさせた60人の非透析患者と比較してAFの非再発率が有意に低い（54% vs 78%，p＝0.01）と報告している[12]　図3B．同様の報告も散見され[13,14]，透析患者における発作性

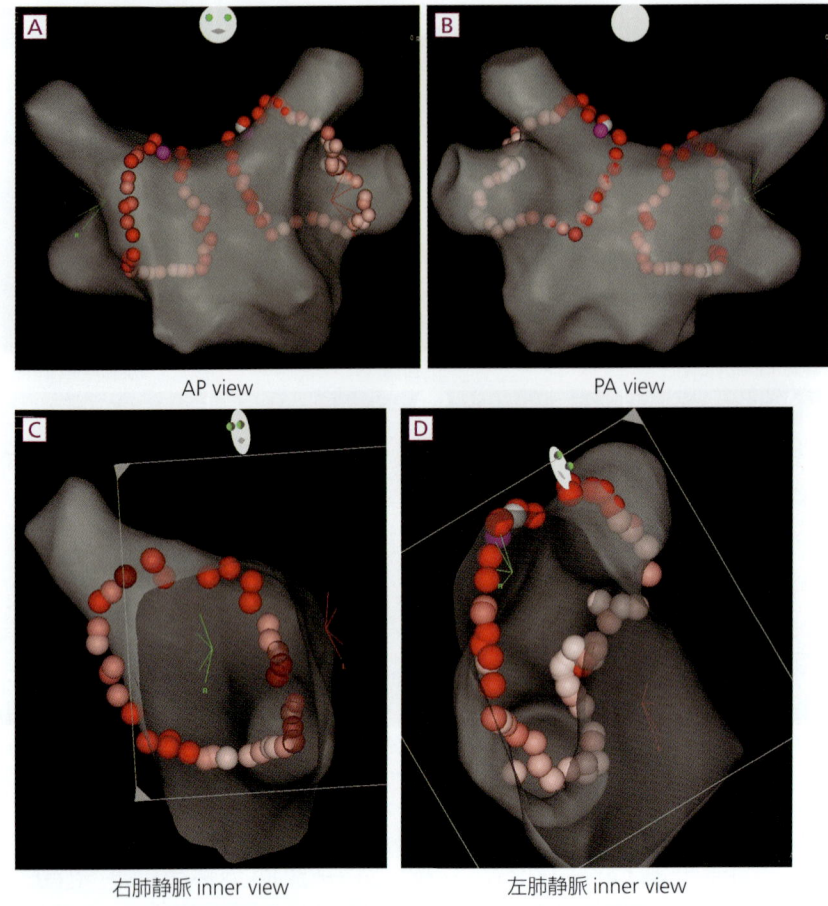

Ch.1 心房細動: リズムコントロール，レートコントロール

AP view　　　　　　　　　　PA view

右肺静脈 inner view　　　　　左肺静脈 inner view

図2　CARTO system の Fast Anatomical Map を用いた肺静脈隔離術
70歳男性の発作性心房細動．術前の血液検査にてクレアチニン値 2.29 mg/dL であり eGFR は 21.0 mL/min/1.73 m² であった．このため造影剤を使用せず心電図同期で CT を撮像したが十分な解像度が得られず，CARTO system の Fast anatomical map を用いてジオメトリーを作成し肺静脈隔離術を施行した．

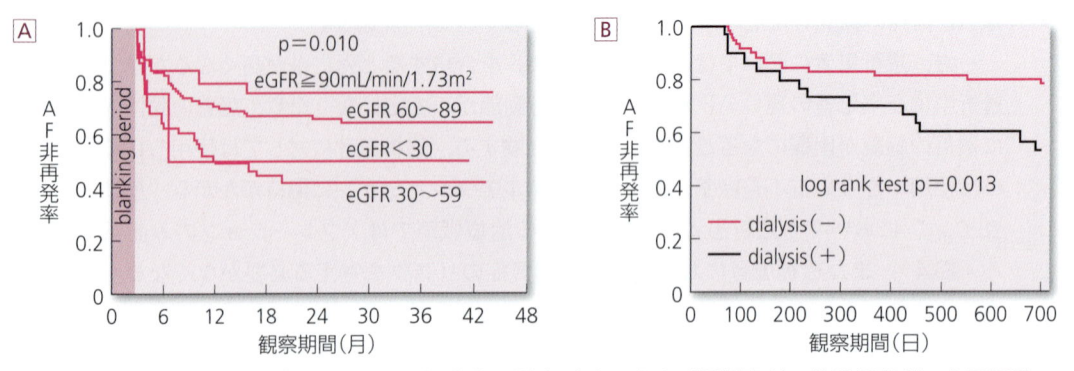

図3　eGFR のカテゴリー別の心房細動非再発率（A），および透析患者，非透析患者の心房細動非再発率（B）
（A: 透析会誌．2011; 44: 337-425 より改変[9]，B: 腎障害患者におけるヨード造影剤使用に関するガイドラインより改変[10]）

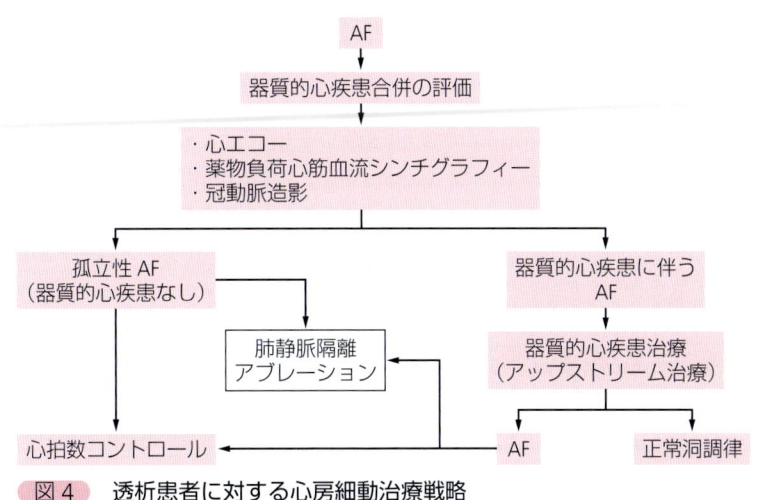

図4 透析患者に対する心房細動治療戦略

(Zimmerman D, et al. Nephrol Dial Transplant. 2012; 27: 3816-22 より)[7]

　AFに対しては，非透析患者で治療戦略として確立している肺静脈隔離術のみでは不十分である可能性がある．また近年，AFのアブレーションにイリゲーションを使用することが多くなっている．透析患者ではイリゲーションカテーテルを使用の際の生理食塩水の水分負荷により溢水をきたす可能性がある．筆者らの施設において透析患者のAFに対しイリゲーションカテーテルを用いてカテーテルアブレーションを施行した23例で検討したところ，アブレーション翌日の透析時の体重の増加は平均2.5 kgであった．溢水をきたしたり，予定外の透析を必要とした患者はいなかった．今後のさらなる検証が必要であるが，透析患者においてもイリゲーションカテーテルの使用は安全である可能性がある．

文献

1) Go AS, Chertow GM, Fan D, et al. Chronic kidney disease and the risks of death, cardiovascular events, and hospitalization. N Engl J Med. 2004; 351: 1296-305.
2) Alonso A, Lopez FL, Matsushita K, et al. Chronic kidney disease is associated with the incidence of atrial fibrillation: the Atherosclerosis Risk in Communities (ARIC) study. Circulation. 2011; 123: 2946-53.
3) Barreto FC, Barreto DV, Liabeuf S, et al; European Uremic Toxin Work Group (EUTox). Serum indoxyl sulfate is associated with vascular disease and mortality in chronic kidney disease patients. Clin J Am Soc Nephrol. 2009; 4 :1551-8.
4) Youn JY, Zhang J, Zhang Y, et al. Oxidative stress in atrial fibrillation: an emerging role of NADPH oxidase. J Mol Cell Cardiol. 2013; 62: 72-9.
5) Bansal N, Fan D, Hsu CY, et al. Incident atrial fibrillation and risk of end-stage renal disease in adults with chronic kidney disease. Circulation. 2013; 127: 569-74.
6) Bansal N, Fan D, Hsu CY, et al. Incident atrial fibrillation and risk of death in adults with chronic kidney disease. J Am Heart Assoc. 2014; 3: e001303.

7) Zimmerman D, Sood MM, Rigatto C, et al. Systematic review and meta-analysis of incidence, prevalence and outcomes of atrial fibrillation in patients on dialysis. Nephrol Dial Transplant. 2012; 27: 3816-22.
8) Buiten MS, de Bie MK, Rotmans JI, et al. The dialysis procedure as a trigger for atrial fibrillation: new insights in the development of atrial fibrillation in dialysis patients. Heart. 2014; 100: 685-90.
9) 血液透析患者における心血管合併症の評価と治療に関するガイドライン．透析会誌．2011; 44: 337-425.
10) 日本腎臓学会，日本医学放射線学会，日本循環器学会，編．腎障害患者におけるヨード造影剤使用に関するガイドライン．http://www.j-circ.or.jp/guideline/pdf/2012iodine_contrast.pdf
11) Naruse Y, Tada H, Sekiguchi Y, et al. Concomitant chronic kidney disease increases the recurrence of atrial fibrillation after catheter ablation of atrial fibrillation: a mid-term follow-up. Heart Rhythm. 2011; 8: 335-41.
12) Sairaku A, Yoshida Y, Kamiya H, et al. Outcomes of ablation of paroxysmal atrial fibrillation in patients on chronic hemodialysis. J Cardiovasc Electrophysiol. 2012; 23: 1289-94.
13) Takigawa M, Kuwahara T, Takahashi A, et al. The impact of haemodialysis on the outcomes of catheter ablation in patients with paroxysmal atrial fibrillation. Europace. 2014; 16: 327-34.
14) Hayashi M, Kaneko S, Shimano M, et al. Efficacy and safety of radiofrequency catheter ablation for atrial fibrillation in chronic hemodialysis patients. Nephrol Dial Transplant. 2014; 29: 160-7.

〈古川善郎〉

Ch.1 心房細動：リズムコントロール，レートコントロール

8 心筋症合併症例（HCM, DCM など）

　心筋症とは，心筋虚血や弁膜症などの明らかな原因なく心筋障害をきたす疾患群で，高率に心房細動を合併することが報告されている．心筋症に心房細動を合併する機序として，心室機能の低下による心房への圧容量負荷によって，二次性に心房筋が障害を受けることが考えられる．しかし，心筋症の一部は心房筋に心筋変性をきたすことが知られており，このような場合，心室機能低下を伴わずに心房細動を発症することもある．本項では主に各心筋症にみられる特殊性について記載し，心不全一般と心房細動のリズムコントロール，レートコントロールについては，他項に詳細を譲る．

I 拡張型心筋症

　拡張型心筋症は広義には左室心内腔の拡大と収縮不全を特徴とする心筋症の総称である．陳旧性心筋梗塞や他の二次性心筋症など明らかな原因となる疾患がない場合，狭義の拡張型心筋症として特発性拡張型心筋症（idiopathic dilated cardiomyopathy: IDCM）と呼ぶ．イタリアで1998〜2006年に実施されたThe Heart Muscle Disease Registry of Trieste試験では，597例のIDCM新規診断症例のうち，登録時に9.7％で心房細動を認めた[1]．登録時に心房細動であった症例の予後は，洞調律であった症例と変わらなかった．しかし興味深いことに，経過観察した7年間に，当初洞調律であった症例の5.7％で心房細動を新規発症（年率0.8％）し，特にIDCM診断後3年以内に心房細動を新規発症した症例の生命予後は，発症しなかった症例と比較して不良であった 図1 ．心房細動を新規発症する症例は左房拡大や左室収縮力の低下を伴う症例で多く，このような病態が予後悪化に関連した可能性と，新規発症する心房細動そのものが予後を悪化させた可能性がある．

　IDCM症例に限定した心房細動のリズムコントロール，レートコントロールの優劣を検討した報告は乏しいため，左室収縮能の低下した症例一般についてのエビデンスをみてみる．主に左室収縮能が保たれた症例を対象にしたAFFRIM研究と左室収縮能が低下したAF-CHF研究のデータをメタ解析した報告によると，アミオダロン内服による5年間の心房細動再発回避率は45％で，左室駆出率による違いはなかった 図2 [2]．またレートコントロールとアミオダロンを中心とした薬剤によるリズムコントロールの比較では，生命予後，心血管疾患による入院率などに両群間で差はなく，これはいずれの駆出率の群でも同様の結果であった．このことから，左室駆出率低下症例でも正常心機能症例と同様に，リズムコントロール，レートコントロールの適否は個別の症例ごとに，症状や血行動態に与える心房収縮の寄与などの観点から判断していくことになる．

　カテーテルアブレーションは正常心機能症例において，薬物治療に比して良好な心房細動再

Ch.1 心房細動:リズムコントロール,レートコントロール

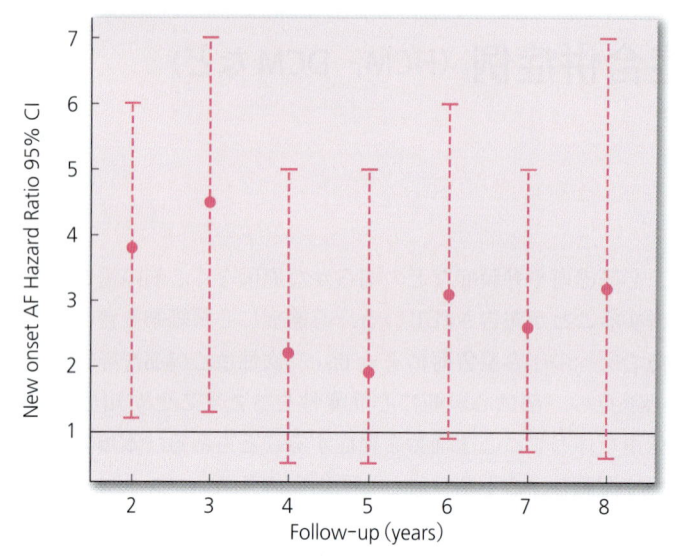

図 1 拡張型心筋症診断からの期間によって分類した心房細動新規発症の死亡ハザード比
拡張型心筋症診断後 3 年以内に心房細動を新規発症した症例は死亡率が高い.
(Aleksova A, et al. Clin Med Res. 2010; 8: 142-9 より改変引用)[1]

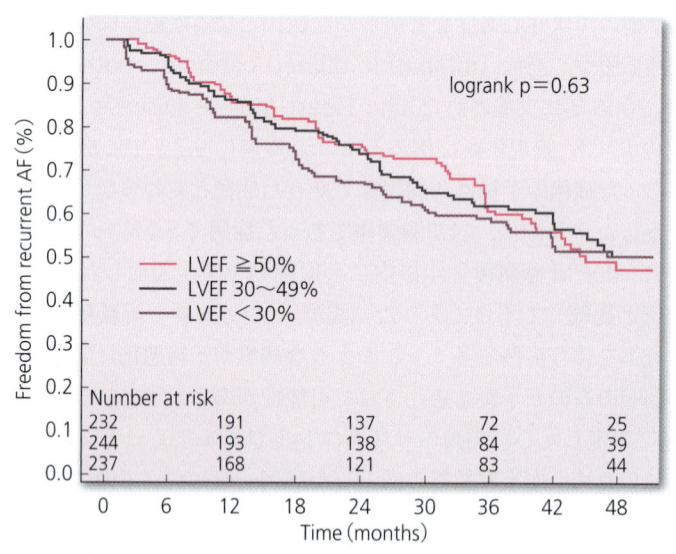

図 2 左室駆出率別に分類したアミオダロンによる心房細動再発回避生存曲線
アミオダロンの心房細動再発抑制効果は左室駆出率の違いによる影響を受けない.
(Cadrin-Tourigny J, et al. J Cardiovasc Electrophysiol. 2014; 25: 1306-13 より改変引用)[2]

発回避率が報告されている.左室駆出率の低下した症例においても Nedios らが,2 年間の薬物治療を併用しない心房細動再発回避率が 65% と良好な成績を報告している[3].左室駆出率低下症例において,カテーテルアブレーションが薬物治療によるリズムコントロールやレートコントロールと比較して予後改善効果が優るかどうか,現在進行中の国際共同研究である

8 心筋症合併症例（HCM, DCM など）

CASTLE-AF の結果が待たれる．

II 肥大型心筋症

　肥大型心筋症は高血圧や蓄積疾患などで説明し得ない左室肥大を認め，心筋錯綜配列の組織像を特徴とする心筋症である．原因はサルコメア関連遺伝子異常とされる．心筋変性が心房筋そのものに及んでいる可能性があることに加え，左室肥大や流出路狭窄に伴う左室拡張末期圧や左房圧の上昇，僧帽弁逆流，交感神経緊張などが心房細動の発症に関わると考えられている[4]．HCM 患者の 25％に心房細動を合併し[5]，高齢，左房拡大などが発症の危険因子であったという報告もある．HCM 患者における心房細動平均発症年齢は 55 歳で，これは心房細動全体の平均発症年齢よりも 10 歳若年である[5]．HCM 患者において，心房細動は強い症状や血行動態の悪化を伴うことが多く，心不全発症や生活の質の低下（入院，活動性の低下など）と関連するとされるが，突然死との関連は不明である．

　HCM に伴う持続性心房細動は発作性心房細動よりも生命予後が不良であるとの報告もあり，リズムコントロールが予後改善に資する可能性がある[4]．そのための抗不整脈薬としてアミオダロンを主に使用するが，副作用などで使用困難な場合は，ソタロールやジソピラミドも検討する[4]．薬剤の副作用が懸念される症例や薬剤無効例では，カテーテルアブレーションが重要な治療手段である．ただし心房筋障害の原因となっている心房筋変性や左室拡張末期圧上昇，僧帽弁逆流による心房圧容量負荷そのものは，アブレーション後も持続するため，長期の治療成績は一般的な心房細動アブレーションよりも劣る．これまでの報告によれば，3 年間の心房細動再発回避率は 60〜70％程度であるが，2 回以上のセッションや抗不整脈薬の併用を要する症例もかなり含まれている 図3 [6]．レートコントロールを行う場合，流出路狭窄の

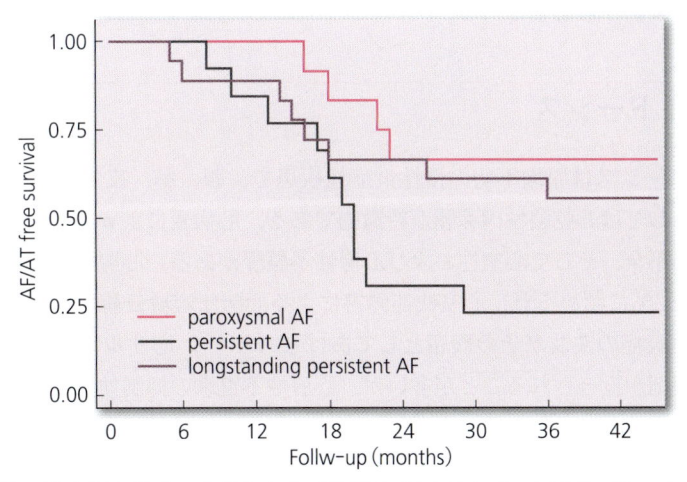

図3　肥大型心筋症に合併した心房細動に対するカテーテルアブレーションの心房細動再発回避率
発作性および 1 年以内の持続性心房細動に限れば，再発回避率は 60〜70％である．
(Santangeli P, et al. Circ Arrhythm Electrophysiol. 2013; 6: 1089-94 より改変引用)[6]

緩和も兼ねて，β遮断薬やベラパミルを選択する[4]．ジギタリス製剤は心室性の催不整脈作用や流出路狭窄の増悪も懸念される．なおHCM合併心房細動では血栓塞栓症発症率が3.08%/年と高率であり，$CHADS_2$スコアにかかわらず抗凝固療法の施行が望ましいとされる[4]．

III 催不整脈性右室心筋症

催不整脈性右室心筋症（arrhythmogenic right ventricular cardiomyopathy: ARVC）は，主に右心室において心筋組織を線維脂肪組織が置換する組織像を特徴とする心筋症で，右室拡大などに伴い心不全や心室性不整脈を発症する．植え込み型除細動器使用症例などでの検討が行われるようになり，ARVC症例では心房細動などの心房性不整脈を14%から42%と，従来考えられていたよりも高頻度に合併すると報告されている[7,8]．ARVCに合併する心房細動は，右室拡大や三尖弁逆流の高度な症例で多いとの報告[8]があることから，心室機能障害による心房圧容量負荷が心房障害と心房細動の発症に関わっていると考えられる．一方で，ARVCによって心房筋そのものに変性をきたす可能性も示唆されている．ARVCの発症に関わるデスモソーム蛋白は心房筋にも発現しており，ARVCのモデル動物の約1/3で心房筋の線維脂肪置換が認められている．さらにARVC症例では心房細動以外にも洞不全症候群や体表面心電図でのP波異常など心房伝導障害と考えられる所見が多いとの報告もこの考え方を支持している[9]．

ARVCに合併した心房細動に対する治療方針を検討した研究はほとんどないが，薬剤によるリズムコントロール治療において，アミオダロンがβ遮断薬やソタロールと比して洞調律維持効果が高いとの報告がある[10]．カテーテルアブレーションについては，三尖弁逆流や右房拡大が著明な場合，肺静脈隔離のみで洞調律維持が達成できない症例も多いと考えられ，そのような場合は心房細動中の分裂電位（fractionated electrogram）を指標にしたアブレーションなどを検討する必要がある．

IV 心サルコイドーシス

サルコイドーシスは原因不明の慢性炎症性疾患で，眼，肺，皮膚，心臓などが侵されやすく，組織像としては非乾酪性肉芽腫が特徴的である．心病変によって引き起こされる病態は，伝導障害，心不全，そして心室性および心房性不整脈がある．心房性不整脈は心サルコイドーシスの19～32%に認められ，心室機能障害による心房圧容量負荷および心房筋への非乾酪性肉芽腫を伴う炎症の波及がその機序としてあげられる[11]．心サルコイドーシスの治療としてステロイド製剤が投与されることが多いが，心房性不整脈の抑制効果については十分に検証されていない．

リズムコントロール，レートコントロールともに，伝導障害を伴う症例では，薬剤使用は慎重に行う．一方，カテーテルアブレーションの有効性に関する検討では，約2年の心房細動再発回避率は78%と良好である[12]．しかしさらなる長期にわたって洞調律維持を行うためには，ステロイド剤や免疫抑制剤による新たなサルコイド病変進展の抑制が重要であると考えら

れる．

V 線維性心房性心筋症

　線維性心房性心筋症（fibrotic atrial cardiomyopathy: FACM）は，Kottkamp によって提唱された，心房筋に限局した線維化などの心筋変性と内腔拡大を起こす心筋症であり，心房細動のほかにも心房頻拍や洞不全症候群の原因となり得る[13]．FACM は孤立性心房細動と考えられる病態の一部を占めており，右房および左房内膜の電位波高が広範囲にわたって低電位であるとされる．またガドリニウム造影 MRI では，他の器質的心疾患がないにもかかわらず，心房の遅延造影所見が得られる[13]．

　このような症例では薬剤やカテーテルアブレーションによるリズムコントロールは一時的には有効である可能性があるが，心房のリモデリングは改善しないあるいは進行するため，いずれレートコントロールをせざるを得なくなる可能性が高い．

VI 抗凝固療法について

　心房細動患者の血栓塞栓症発症リスク予測のために CHADS$_2$ スコアが近年よく用いられ，諸学会が提唱する診療ガイドラインもこれに基づいた抗凝固療法を推奨している．しかし CHADS$_2$ スコアの有用性や各種抗凝固薬の効果を検証した大規模試験の結果を，今回取り上げたような特殊な心筋症に適用してもよいものだろうか．心筋症症例においても CHADS$_2$ スコア 1 点以上の場合は，抗凝固療法を行うという姿勢に異論は少ないと考えられる．しかし

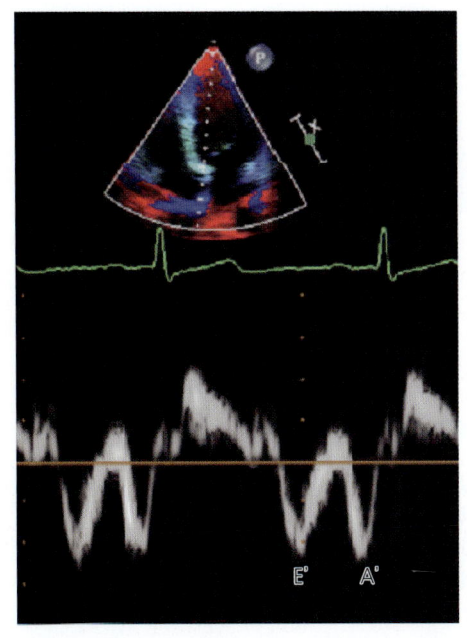

図4 経胸壁心エコー図による僧帽弁輪拡張早期速度（E'）と拡張後期速度（A'）の測定
（Mahnkopf C, et al. Heart Rhythm. 2010; 7: 1475-81 より改変）[14]

Ch.1 心房細動：リズムコントロール，レートコントロール

心筋症症例では，心房筋変性，炎症による内膜機能異常や心房収縮能の低下などを伴い，血栓性が高まっている可能性がある．したがってCHADS₂スコア0点の症例についても，抗凝固療法の適応を慎重に検討する必要がある．

個々の症例の血栓塞栓症リスクを評価する上で，左房内血流が参考になる．経食道心エコー図による左房内血流停滞（もやもやエコー）が血栓塞栓症リスクとなることはすでに報告されている[15]．我々は発作性心房細動症例において洞調律時経胸壁心エコー図で測定する僧帽弁輪拡張期速度の低下した症例では，左房収縮性が低下し，左心房内のもやもやエコーの存在や左心耳血流の低下が認められることが多いことを報告した（図4～図6）[16, 17]．この方法を用いれば経食道心エコー図検査を施行することなく，左房内血流停滞を予測することができ

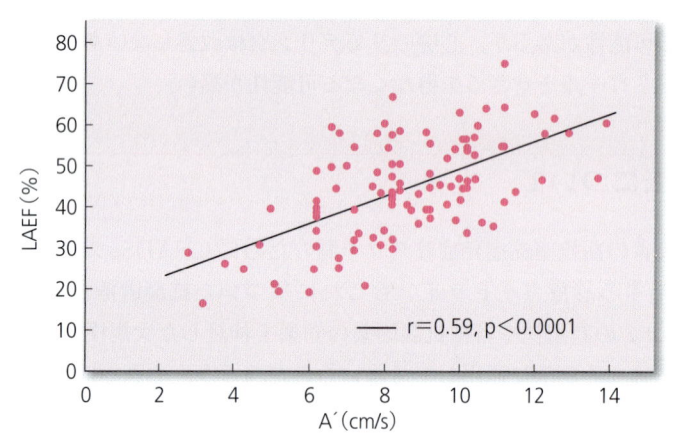

図5 経胸壁心エコー図によって計測したA'と，CTより得られた左房収縮（駆出率）との相関関係
(Chimowitz MI, et al. Stroke. 1993; 24: 1015-9 より改変)[15]

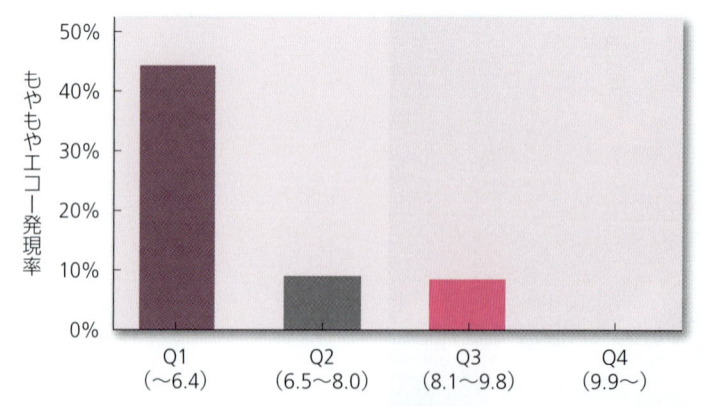

図6 経胸壁心エコー図による僧帽弁輪拡張後期速度（A'）の4分位と経食道心エコー図によって診断したもやもやエコーの関係
A'が低値であれば，もやもやエコーをより高頻度に認め，左房内での血流停滞を示唆する．
(Masuda M, et al. Circ J. 2012; 25: 1430-5 より改変)[16]

るため血栓塞栓症リスク層別化に有用である可能性がある．

文 献

1) Aleksova A, Merlo M, Zecchin M, et al. Impact of atrial fibrillation on outcome of patients with idiopathic dilated cardiomyopathy: data from the Heart Muscle Disease Registry of Trieste. Clin Med Res. 2010; 8: 142-9.
2) Cadrin-Tourigny J, Wyse DG, Roy D, et al. Efficacy of amiodarone in patients with atrial fibrillation with and without left ventricular dysfunction: a pooled analysis of AFFIRM and AF-CHF trials. J Cardiovasc Electrophysiol. 2014; 25: 1306-13.
3) Nedios S, Sommer P, Dagres N, et al. Long-term follow-up after atrial fibrillation ablation in patients with impaired leftventricular systolic function: the importance of rhythm and rate control. Heart Rhythm. 2014; 11: 344-51.
4) Mohmand-Borkowski A, Tang WH. Atrial fibrillation as manifestation and consequence of underlying cardiomyopathies: from common conditions to genetic diseases. Heart Fail Rev. 2014; 19: 295-304.
5) Maron BJ, Ommen SR, Semsarian C, et al. Hypertrophic cardiomyopathy: present and future, with translation into contemporary cardiovascular medicine. J Am Coll Cardiol. 2014; 64: 83-99.
6) Santangeli P, Di Biase L, Themistoclakis S, et al. Catheter ablation of atrial fibrillation in hypertrophic cardiomyopathy: long-term outcomes and mechanisms of arrhythmia recurrence. Circ Arrhythm Electrophysiol. 2013; 6: 1089-94.
7) Marcus FI, McKenna WJ, Sherrill D, et al. Diagnosis of arrhythmogenic right ventricular cardiomyopathy/dysplasia: proposed modification of the task force criteria. Circulation. 2010; 121: 1533-41.
8) Chu AF, Zado E, Marchlinski FE. Atrial arrhythmias in patients with arrhythmogenic right ventricular cardiomyopathy/dysplasia and ventricular tachycardia. Am J Cardiol. 2010; 106: 720-2.
9) Platonov PG, Christensen AH, Holmgrist F, et al. Abnormal atrial activation is common in patients with arrhythmogenic right ventricular cardiomyopathy. J Electrocardiol. 2011; 44: 237-41.
10) Marcus GM, Platonov PG, Christensen AH, et al. Efficacy of antiarrhythmic drugs in arrhythmogenic right ventricular cardiomyopathy: a report from the North American ARVC Registry. J Am Coll Cardiol. 2009; 54: 609-15.
11) Viles-Gonzalez JF, Pastori L, Fischer A, et al. Supraventricular arrhythmias in patients with cardiac sarcoidosis. Prevalence, predictors, and clinical implications. Cheat. 2013; 143: 1085-9.
12) Willner JM, Viles-Gonzalez JF, Coffey JO, et al. Catheter ablation of atrial arrhythmias in cardiac sarcoidosis. J Cardiovasc Electrophysiol. 2014; 25: 958-63.
13) Kottkamp H. Atrial fibrillation substrate: the "unknown species"- from lone atrial fibrillation to fibrotic atrial cardiomyopathy. Heart Rhythm. 2012; 9: 481-2.
14) Mahnkopf C, Badger TJ, Burgon NS, et al. Evaluation of the left atrial substrate in patients with lone atrial fibrillation using delayed-enhanced MRI: implications for disease progression and

response to catheter ablation. Heart Rhythm. 2010; 7: 1475-81.
15) Chimowitz MI, DeGeorgia MA, Poole RM, et al. Left atrial spontaneous echo contrast is highly associated with previous stroke in patients with atrial fibrillation or mitral stenosis. Stroke. 1993; 24: 1015-9.
16) Masuda M, Iwakura K, Inoue K, et al. Estimation of left atrial pump function by mitral annular velocity. Circ J. 2012; 25: 1430-5.
17) Masuda M, Iwakura K, Inoue K, et al. Estimation of left atrial blood stasis using diastolic late mitral annular velocity. Eur Heart J Cardiovasc Imaging. 2013; 14: 752-7.

〈増田正晴〉

Ch.1 心房細動：リズムコントロール，レートコントロール

9 再発を繰り返す症例への適応と戦略
（薬物併用などの工夫を含めて）

　カテーテルアブレーションは，薬物抵抗性の症候性心房細動に対する効果的な治療法であるが，再発するケースも少なくない．本項では，再発する症例の特徴とその対応について述べていきたい．

I 再発の頻度

　初回アブレーション後の一般的な再発率は発作性心房細動で2〜3割，持続性心房細動で3〜4割であり，2回目のアブレーション後の再発率も3割前後にみられる．なかには3回以上アブレーションを行う症例もあるが，初回や2回目よりも3回目以降の成功率は下がるとされている．

　また，術後洞調律を維持できても，1年後以降に初めて再発する超遅発性再発（VLR）が年間7〜11％に発生するといわれている[1]．

II 再発のリスクファクター

　メタ解析[2]の結果では，持続性/長期持続性心房細動，弁膜症性心房細動，左房拡大，アブレーション後30日以内の再発が最も強力な再発予測因子であった．その他，高血圧，糖尿病，BNP高値，CRP高値，肥満，メタボリックシンドローム，左室駆出率低下，閉塞性睡眠時無呼吸症候群，腎機能低下なども再発予測因子として報告されている．

　また，MRIを用いて左房線維化の程度を検証したMahnkopfらの報告[3]では，心房細動のタイプにかかわらず，線維化の程度が独立した再発予測因子であった．

　以上のことから，心房細動基質の発生・増強が，再発に関わっていることがわかる．

III 再発の機序

　種々の報告で，再アブレーションの際に大多数の症例で左房−肺静脈間の伝導再開を認めており[4]，肺静脈の再伝導が心房細動再発の主な機序とされている．

　一方で再発の機序として肺静脈以外のトリガー（non-PV foci）を指摘する報告も多い[5]．

　持続性/長期持続性心房細動など左房の構造的・電気的リモデリングが進行している症例では心房細動のトリガーのみでなく，残存した基質が再発の機序に関わっている場合がある．

　また，術後1年以内の再発（LR）の機序と1年後以降の再発（VLR）の機序を比較した検討がSotomiらにより報告されている[6]．再アブレーション時の肺静脈再伝導率はVLR群で

有意に低く，non-PV foci の治療を必要とした割合が VLR 群で高かった．初回アブレーション時に検出された non-PV トリガーや手技内容の内訳に両群間で差がないことから，VLR には時間経過に伴う心房細動基質の新規発生・増強が関与していると考察される．

再発を繰り返すケースに関しては，Lin ら[7] が 3 回以上アブレーションを行った症例の特徴をまとめている．3 回目以降の最終アブレーション時にも，依然として肺静脈の再伝導率は 92％と高く，72％で肺静脈トリガーの心房細動が誘発された．一方，non-PV foci は初回アブレーション時に 11％で検出されたが，3 回目以降で 20％の症例に新たな non-PV foci が出現していた．non-PV foci は顕在化させることが難しいこと，病態の進行に伴い新たなトリガーが出現してしまうことなどがその原因と推察されている．

Ⅳ 再発症例への対応

アブレーションの適応

術後急性期は焼灼された組織の治癒過程における炎症反応が引き金となり，心房細動発作を一過性に起こすことがある．このため術後の心房細動発作を急性期のみに認める症例が存在し，術後 3 カ月間は blanking period とされている．この間は抗不整脈薬の投与や直流通電（DC）など保存的加療が望ましい．例外として，洞調律回復時に心停止を繰り返す徐脈頻脈症候群の症例や術後の心房頻拍が頻発持続する症例などでは，この期間に再アブレーションを行うこともある．

術後 3 カ月を過ぎた後も心房細動発作を繰り返す場合は再アブレーションを考慮する．術後 1 年後以降の VLR 症例でも，再アブレーション 1 年後の洞調律維持率が 60〜70％[6,8] と，早期再発例（3 カ月以降 1 年未満）での再アブレーションに劣らない成績であるため同様の方針で再アブレーションを行う．

再アブレーション後も再発を繰り返す症例では，non-PV foci やマッピング困難な回路不安定な頻拍などの頻度も増え，初回や 2 回目のアブレーションよりも成功率が低いとされている．薬物治療が選択されることも多いが，良好な成績が得られたという報告[7] もあり，薬物治療でも再発が繰り返される症例では，アブレーションが考慮される．

再アブレーションのストラテジー

一般的な手順を以下に示す．肺静脈の再伝導が再発の原因として最も重要な機序と考えられている．まず，肺静脈の再伝導の有無を確認し，前回までの通電で肺静脈隔離以外にも追加していたライン状通電があれば，そのブロックラインが両方向性に維持されているかを確認する．次に ISP（isoproterenol）を用いて心房細動を誘発させ，トリガー（肺静脈および non-PV foci）を探す．これらの所見をもとに，肺静脈再隔離（場合によりさらなる拡大隔離），ブロックラインの再ブロック，non-PV foci の焼灼を行う．その後バースト刺激を行い心房細動や心房頻拍の誘発性を確認する．心房頻拍/粗動が誘発されれば，3 次元マッピングシステムを用いるなどして頻拍回路を同定し，ブロックラインの追加や最早期興奮部位への通電により頻拍停止に努める．

❾ 再発を繰り返す症例への適応と戦略（薬物併用などの工夫を含めて）

持続性/長期持続性心房細動症例では，基質への修飾を目的としてブロックラインの追加（左房天井ライン，後壁隔離など）や高頻度興奮部位（CFAE）への通電を検討する．また近年，左房内の低電位領域への通電も有効であると報告されている．一方，持続性心房細動の中にもトリガーの頻回興奮を主な機序とするタイプ（IRAF）の存在が指摘されており[9]，このような症例の再アブレーションではトリガーを消滅させることが重要なポイントとなる．

▍薬剤によるコントロール

再発への対応として薬物コントロールを選択した場合の薬剤選択も，通常の症例と同様である．夜間や安静時に心房細動発作が多いタイプでは抗コリン作用のある抗不整脈薬を，アブレーション中にISPで誘発されたケースや運動時に心房細動発作が多いタイプではβ遮断作用のある抗不整脈薬を選択する[10]．持続性心房細動ではベプリジルが[11]，期外収縮が多い症例ではフレカイニドがよく用いられる．心機能低下例には陰性変力作用の少ないアミオダロンが第一選択となる．抗不整脈薬治療もリスクを伴う治療であり，「頑張りすぎないこと」が大切である．

▍生活指導

生活習慣の改善により，再発率や発作頻度が改善することが示されている[12]．高血圧，糖尿病，心不全，睡眠時無呼吸症候群などの基礎疾患のコントロールや生活の中での節制は再発予防の観点からも重要である．

V 症例

以下に再発を繰り返す心房細動のコントロールに難渋した症例を提示する．

▍症例1：3回目のアブレーション時に新たにnon-PV foci（SVC）が誘発された例

54歳男性，持続期間2年の長期持続性心房細動症例．1〜2回目のアブレーションで拡大肺静脈隔離を行ったが，発作性心房細動として再発した．3回目のアブレーション時にISP負荷でSVCをトリガーとする心房細動誘発を初めて認め，SVCを隔離した 図1A, B ．以後は再発を認めていない．

トリガーの誘発と同定は容易ではなく，本症例のように，3回目の施術で初めてトリガーが同定されるケースも珍しくない．

▍症例2：4回目のアブレーション時に左房前壁低電位領域へブロックラインを作成した例

78歳男性，持続性心房細動症例．左心房には低電位領域が多く，3回目までのアブレーションで，肺静脈隔離，三尖弁輪峡部ブロックライン，左房後壁隔離，SVC隔離を行ったものの，薬剤抵抗性の心房粗動を繰り返したため4回目のアブレーションを施行した．肺静脈は隔離され，各ラインもブロックされていた．頻拍は僧帽弁輪を反時計回転する心房粗動で

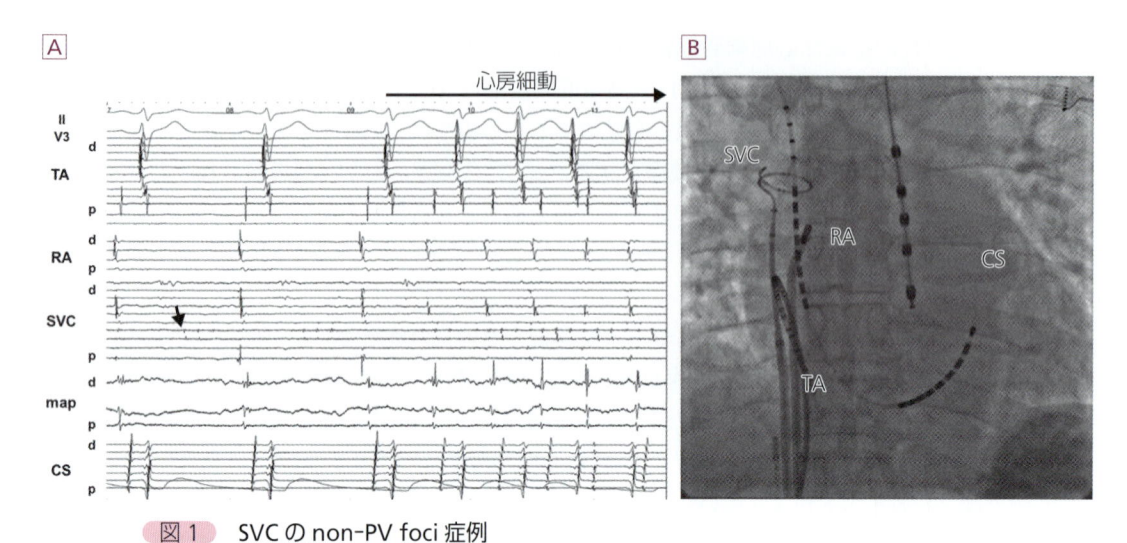

Ch.1 心房細動：リズムコントロール，レートコントロール

図1 SVCのnon-PV foci 症例
A：ISP負荷によりSVCをトリガー（→）とする心房細動が誘発された際の心内心電図．
B：電極カテーテルの配置を示す透視正面像．

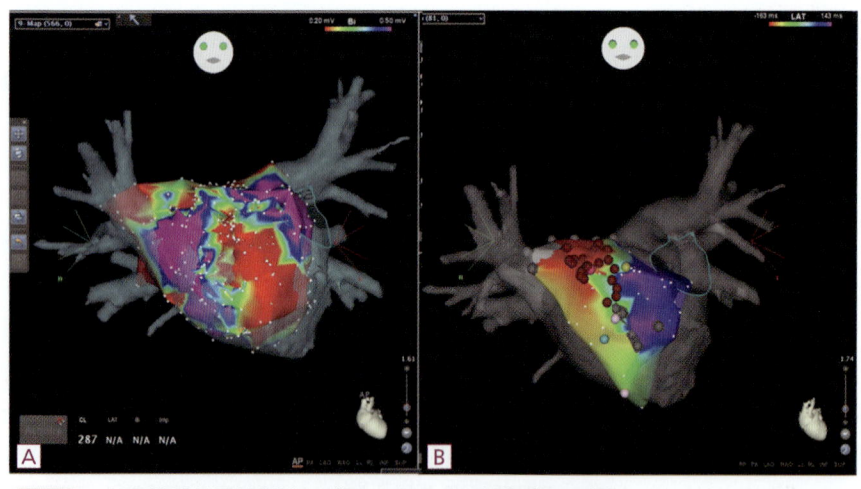

図2 左房前壁低電位領域へブロックラインを作成した例
A：左房前壁のボルテージマップ正面像．中央縦に伸びる赤色で示した低電位領域を認める．
B：左房前壁のアクチベーションマップ頭側像．僧帽弁輪を反時計方向に回転している．赤色タグは通電部位，ピンク色タグは頻拍停止部位．

あった．左房前壁に低電位領域を認めた 図2A ため，前壁の低電位領域を縦断するように天井から僧帽弁輪にブロックラインを作成したところ頻拍が停止し，以後誘発されなくなった 図2B ．

　本症例は左房低電位領域が頻拍回路の形成に関与したケースであった．左心房に低電位領域を広く認める症例では，積極的な基質修飾にもかかわらず，新たな頻拍回路形成により再発を繰り返す例が多い．

❾ 再発を繰り返す症例への適応と戦略（薬物併用などの工夫を含めて）

症例3：右房の non-PV foci 再発を繰り返し薬物コントロールに移行した例

　54歳女性，発作性心房細動症例．肺静脈隔離後も，ISP 負荷で non-PV foci から心房細動に移行した．non-PV foci は右房から複数認められ，通電を行ったが，消失には至らず，術後も再発を繰り返した．2回目のアブレーションを行った際には肺静脈はすべて隔離されていた．中隔穿刺部位に隣接した右房後壁側が最早期興奮部位の non-PV foci からすぐに心房細動になることを繰り返した 図3A, B ．同部位への通電で局所の firing が出現したのち洞調律を維持するようになったが，non-PV foci をすべて焼灼するのは困難であった．以後も心房細動発作がみられたが，フレカイニドの内服で洞調律を維持できるようになった．

　アブレーションで複数ある non-PV foci のすべてを焼灼するのは困難であった症例である．これ以上繰り返しても完治は難しいと考えられるため，保存的加療に切り替えた．術前無効であった抗不整脈薬で何とか洞調律が保てている症例であり，このような姑息的な対応を強いられることも実臨床上は多い．

最後に：筆者の私見を交えて

　心房細動アブレーションは有用な治療法であるが，有効性には限界があり，再発を繰り返す例も残念ながら一定割合で存在する．筆者は特に，non-PV トリガーの症例と低電位領域を伴う症例で問題になることが多いと感じている．

　non-PV トリガーに関しては，確実な誘発の方法が確立しておらず有無の確認が難しい．認めた場合も，起源が複数あったり，すぐに心房細動になることを繰り返すタイプ（IRAF）であったり，出現が不安定であったり，低電位であったりで，起源の同定も難しい．

　低電位領域，すなわち Scar を伴う症例においては，たとえ一旦発作が消失しても，トリガーや回路へと進展しうる不整脈基質の「予備軍」が存在するため，時間とともに病状が進行して再発を繰り返してしまう可能性が相対的に高い．これは，「狭心症の責任冠動脈狭窄を広げ

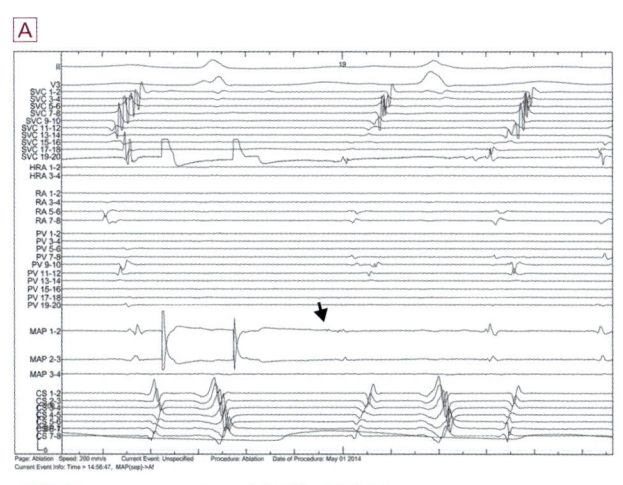

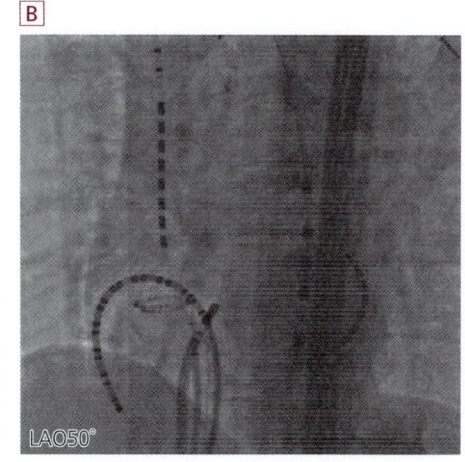

図3 non-PV foci（右房）難治例
A：下位右房をトリガーとする心房細動が ISP 負荷で誘発された心内心電図．最早期興奮部位（→）は通電カテーテル先端であった．PV1-20 は右房中隔側に留置したスパイラルカテーテルの電位．
B：成功通電時の電極カテーテルの配置を示す透視画像．

たところで，将来的な冠動脈硬化・狭窄の進行を予防できるわけではない」ことに似ている．

現時点では，「empiricalな」基質修飾も，医師の希望的観測に基づいたものであると言われても，明確な反論はできない．

不整脈専門医は，このようなアブレーションの限界をふまえて，再アブレーション，薬物療法，再発予防のための基礎疾患治療と生活指導，症状の受け入れに関する指導を行い総合的な視点で治療にあたるべきであろう．「術者としての思い入れ」もあり，簡単ではないと筆者も感じているが，一歩引いて患者にとってのベストミックスを見つけだすのも，「臨床医としての腕」であると，（自戒も込めて）述べたいと思う．

文　献

1) Sotomi Y, Inoue K, Ito N, et al. Incidence and risk factors for very late recurrence of atrial fibrillation after radiofrequency catheter ablation. Europace. 2013; 15: 1581-6.
2) D'Ascenzo F, Corleto A, Biondi-Zoccai G, et al. Which are the most reliable predictors of recurrence of atrial fibrillation after transcatheter ablation? : a meta-analysis. Int J Cardiol. 2013; 167: 1984-9.
3) Mahnkopf C, Badger TJ, Burgon NS, et al. Evaluation of the left atrial substrate in patients with lone atrial fibrillation using delayed-enhanced MRI: implications for disease progression and response to catheter ablation. Heart Rhythm. 2010; 7: 1475-81.
4) Ouyang F, Tilz R, Chun J, et al. Long-term results of catheter ablation in paroxysmal atrial fibrillation: lessons from a 5-year follow-up. Circulation. 2010; 122: 2368-77.
5) Takigawa M, Takahashi A, Kuwahara T, et al. Impact of non-pulmonary vein foci on the outcome of the second session of catheter ablation for paroxysmal atrial fibrillation. J Cardiovasc Electrophysiol. 2015; 26: 739-46.
6) Sotomi Y, Inoue K, Ito N, et al. Cause of very late recurrence of atrial fibrillation or flutter after catheter ablation for atrial fibrillation. Am J Cardiol. 2013; 111: 552-6.
7) Lin D, Santangeli P, Zado ES, et al. Electrophysiologic findings and long-term outcomes in patients undergoing third of more catheter ablation procedures for atrial fibrillation. J Cardiovasc Electrophysiol. 2015; 26: 371-7.
8) Usui E, Miyazaki S, Taniguchi H, et al. Recurrence after "long-term success" in catheter ablation of paroxysmal atrial fibrillation. Heart Rhythm. 2015; 12: 893-8.
9) Inoue K, Kurotobi T, Kimura R, et al. Trigger-based mechanism of the persistence of atrial fibrillation and its impact on the efficacy of catheter ablation. Circ Arrhythm Electrophysiol. 2012; 5: 295-301.
10) Inoue H, Atarashi H, Kamakura S, et al. Guidelines for pharmacotherapy of atrial fibrillation (JCS 2013). Circ J. 2014; 89: 1997-2021.
11) Yamashita T, Ogawa S, Sato T, et al. Dose-response effects of bepridil in patients with persistent atrial fibrillation monitored with transtelephonic electrocardiograms: a multicenter, randomized, placebo-controlled, double-blind study (J-BAF Study). Circ J. 2009; 73: 1020-7.
12) Pathak RK, Middeldorp ME, Lau DH, et al. Aggressive risk factor reduction study for atrial fibrillation and implication for the outcome of ablation: the ARREST-AF cohort study. J Am Coll Cardiol. 2014; 64: 2222-31.

〈豊島優子，井上耕一〉

Ch.1 心房細動：リズムコントロール，レートコントロール

10 遠隔期 AT の問題

　心房細動に対するアブレーション治療に伴う合併症のうち最大の発生率を示すのは，術後の心房頻拍（atrial tachycardia：AT）である．心房細動アブレーションの基本治療である肺静脈隔離術（PV isolation）の有効性は高いが，焼灼が不完全だと伝導遅延部位の形成や再伝導が生じてしまい，術後 AT 発生の大きな原因となっている[1]．持続性心房細動症例では，心房のリモデリングや線維化がもとより存在することと，アブレーション治療に伴い新たに心房内の伝導遅延部位が生じやすいことなどから，術後の心房頻拍発生が特に多い[2]．アブレーション術後 AT では，術前の心房細動よりも頻拍周期が遅く一定であることから，より高い心室応答を示すことが多く，症状が術前よりも増悪したり，心不全発症の原因となったりすることもしばしばみられる．このことからも心房細動アブレーションに臨む際には，アブレーション術後 AT への配慮が重要である．また，術後 AT に対してのアブレーション治療を予定する場合には，治療対象の AT を維持したままで再アブレーションに臨むのがよい．一度停止させてしまうと臨床 AT の再現が困難となり，治療ターゲットを的確に把握できなくなることもしばしばある．

I アブレーション術後 AT の分類

　アブレーション術後 AT は，その機序から "マクロリエントリー性 AT" と "巣状興奮性 AT" に大別される．また巣状興奮性 AT には，局所リエントリー性 AT（localized reentry）"と自動能亢進や撃発活動などの局所興奮による AT が含まれる．

①マクロリエントリー性 AT の特徴
マクロリエントリー性 AT は以下の 3 点で特徴づけられる[3]．
1) 頻拍回路は 3 つ以上の心房区分にまたがる（例えば，僧帽弁輪周囲旋回 AT ならば，左房前壁→側壁→後壁→中隔の 4 区分を回路に含む）．これは以下の 2），3）を通じて証明される．
2) 頻拍周期長の 75％以上を占める興奮が回路上で記録可能．
3) 回路上の離れた 2 カ所で PPI（post pacing interval）≒頻拍周期が得られる．

②局所リエントリー性 AT の特徴
局所リエントリー性 AT は以下の 3 点で特徴づけられる[4]．
1) 3 cm² 未満の小さな領域にリエントリー回路が包摂され，心房全体での興奮パタンは放射状．

2) 限局した領域で頻拍周期の75％以上を占めるような分裂電位や連続電位が記録可能.
3) 興奮中心領域でのみPPI≒頻拍周期が得られ，興奮中心から離れるほどPPIが頻拍周期より大きくなる.

③局所興奮（自動能亢進・撃発活動）によるAT

自動能亢進を機序とするものは，1) isoproterenolの投与によって誘発されるが，ペーシングでは誘発・停止が不可能である．2) 誘発の際，頻拍周期が徐々に短くなり（warm up），停止する際には徐々に長くなる（cool down），といった現象がみられることがある，などの特徴を有する．撃発活動を機序とするものは，1) ペーシングで誘発されることがある，2) アデノシンで停止する，などの特徴がある．臨床的に両者の区別をつけることが容易でない場合もあるが，いずれの機序であっても，アブレーションに際しては最早期興奮部位とそのごく近傍への通電を行うため厳密な区分にこだわる必要はない．

II 術後ATの診断

術後ATの診断においては，頻度の高いマクロリエントリー性頻拍である可能性を電気生理検査によって確認することが近道である 図1 ．さらに周期長を満たす局所電位を得られるかどうかでマイクロリエントリー性ATと局所興奮によるATの鑑別を行っていく．

体表面12誘導心電図では，通常型心房粗動はⅡ，Ⅲ，aVF誘導で特徴的な下向き鋸歯状波を示すことで比較的容易に診断可能であるが，左房アブレーション後にはこの特徴的な波形を示さない場合もある．一方で左房心房粗動では，Ⅱ，Ⅲ，aVF誘導で等電位線を持たないこ

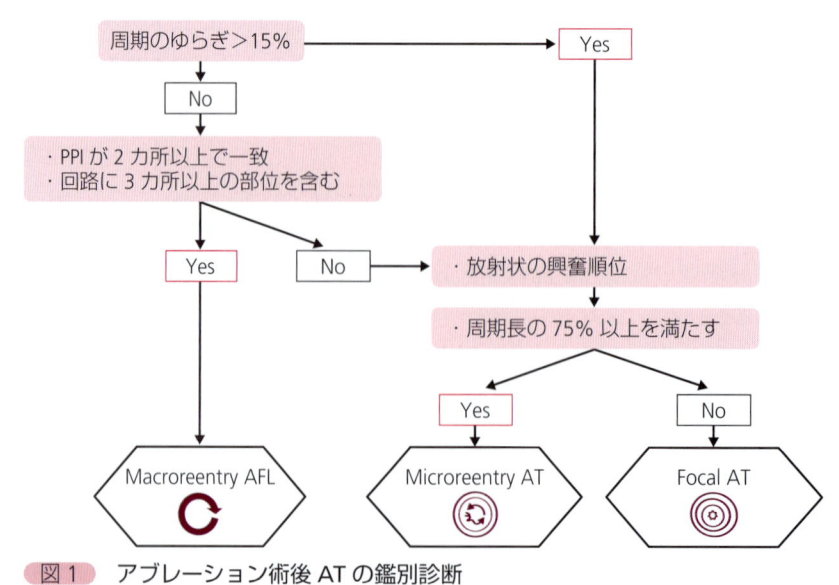

図1 アブレーション術後ATの鑑別診断
(Jaïs P, et al. J Cardiovasc Electrophysiol. 2009; 20: 480-91 より改変)[3]

とが特徴の一つではあるが，回路の詳細な推定は困難なことが多い．明らかな等電位線を全誘導にて示す場合には，局所興奮性ATが示唆され，波形により興奮起源の局在が推定できることがある．

また，多くの術後ATは前回治療部位に関連し発症しているため，以前のアブレーション治療の詳細な情報を事前に整理しておくことが重要である．

心内電位での頻拍回路診断においては，冠静脈洞カテーテル電極（CS）の興奮順序や右房およびCSでの頻回ペーシングによるPPIと頻拍周期長の関係によって，回路が左右どちらの心房に存在するのかを推測する．CSの興奮伝播が近位から遠位への一方向性でない場合と，CSでのPPIが複数箇所で頻拍周期にほぼ一致する場合（PPI−頻拍周期＜20 msec）には，左房が3次元マッピングの対象となる．一方でCSの興奮伝播が近位から遠位への一方向性であり，三尖弁輪でのPPIが頻拍周期に一致する場合は三尖弁輪周囲を旋回する通常型心房粗動の可能性が高い．回路の確定は，推測される片側心房での3次元マッピング所見で確定されることが多いが，中隔起源ATなどでは両側心房のマッピングが必要となる場合もある．頻回ペーシング法は，電気生理的特徴を把握するためには有用であるが，低電位部位では局所捕捉（local capture）を得にくく診断が複雑になることや，ペーシングにより別の頻拍に移行したり，停止してしまう危険性があることが短所である．よって最低限必要な回数にとどめておかなければならない．

III マクロリエントリー性AT

頻度の高いマクロリエントリー性ATは，リエントリー回路により5つに分類される．その回路同定には3次元マッピングが有用である．

僧帽弁輪周囲を旋回するAT（perimitral atrial flutter：mitral AFL）

左房には構造的に明瞭な峡部がないことからマクロリエントリーが成立しにくいが，肺静脈周囲が広く隔離されることにより左房後壁と僧帽弁輪を解剖学的障壁として安定して旋回する．CS興奮順位が僧帽弁輪周囲に沿って一方向性であり，複数箇所のCSと僧帽弁輪中隔例でのPPIが頻拍周期に一致すれば診断され，左房の3次元マッピングにて回路が確認される 図2 ．

三尖弁輪周囲を旋回する通常型心房粗動と同様に明らかな伝導遅延部位はみられないため，治療には回路を遮断する線状焼灼が必要となる．左下肺静脈と僧帽弁輪側壁間ラインが一般的であるが，右上肺静脈−僧帽弁輪前壁間ラインや右下肺静脈−僧帽弁輪後壁間ラインも代替として考えうる．僧帽弁輪では冠静脈や冠動脈が走行し，左心耳基部では壁厚が厚いなどにより貫壁性の焼灼を得にくい．そのため，イリゲーションカテーテルや遠位端可動型シースを用いることなどで十分な深さの焼灼を行う必要がある[5]．それでも伝導ブロック作成ができない場合には，冠静脈洞内からの通電やマーシャル静脈へのエタノール注入（化学的アブレーション）が必要となる．また強いカテーテル操作によるタンポナーデや，冠静脈の損傷・閉塞，冠動脈回旋枝狭窄や攣縮などの合併症には注意を要する．通電中にATが停止したとしても，解剖

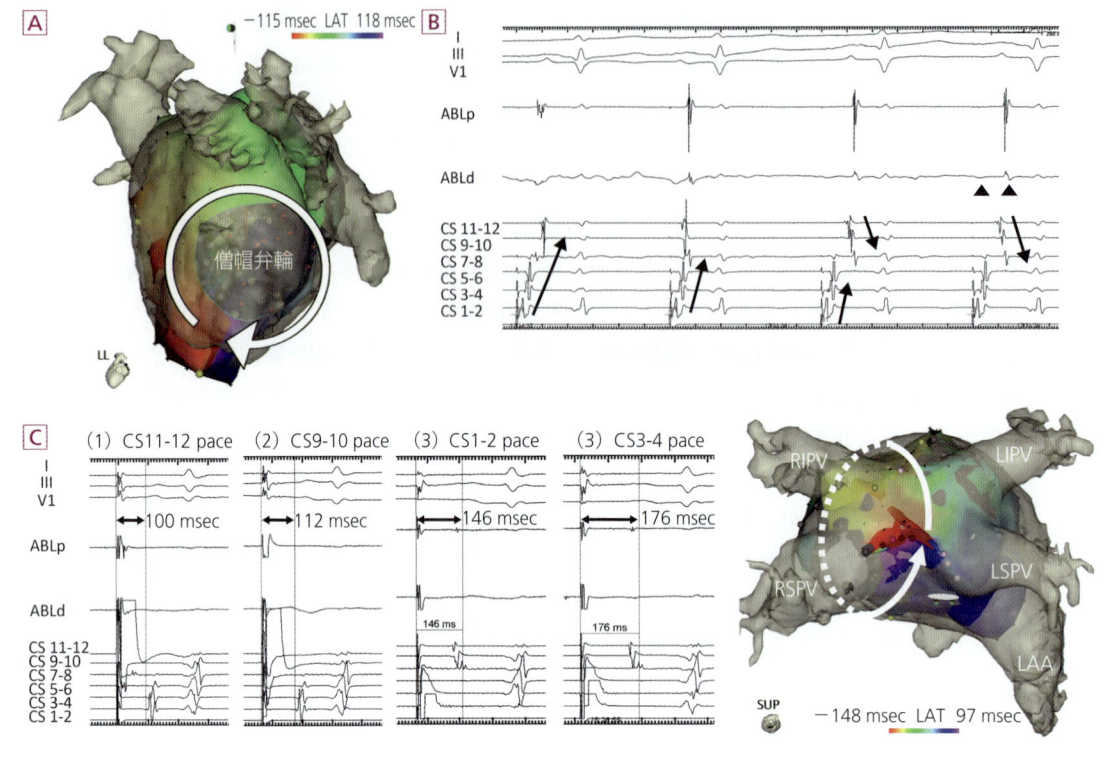

Ch.1 心房細動：リズムコントロール，レートコントロール

図2 僧帽弁輪を周回する AT（mitral AFL）

A：CARTO による activation map．僧帽弁輪周囲を時計方向に回転する興奮波が頻拍周期（230 ms）を満たし頻拍回路が同定されている．

B：左心耳（僧帽弁輪前壁）からのペーシング中に僧帽弁側壁-左下肺静脈間ラインのブロック完成時の電位変化．ラインの対側である CS 中部電位（CS7-8）が分裂し伝導方向が変化している．その際にブロックライン上のアブレーションカテーテル電極も単一から二重電位へ分裂している．

C：僧帽弁側壁-左下肺静脈間ラインのブロック完成を確認する differential pacing 法．CS 近位部および遠位部のそれぞれ 2 点からのペーシングにて，ブロックライン対側への伝導時間を検証．

学的障壁を結ぶように予定通りの焼灼ラインに沿って通電を完遂する．完全な伝導ブロックの確認には焼灼ラインをまたがない 2 点でのペーシングによるいわゆる differential pacing 法が有効である[6]．焼灼ラインが不完全であれば，頻拍が再発しやすいばかりでなく，より複雑な回路を形成することもあり注意が必要である[7]．

左房天蓋部峡部に依存し左房の前後壁を旋回する AT（roof dependent AFL）

左右の PV isolation ラインの左房天蓋部もしくは後壁の間隙を峡部として，左房前壁および後壁を上下に回旋する頻拍である．診断には天蓋部付近の左房前壁と後壁，および左房中隔もしくは左房側壁での PPI が頻拍周期に一致することで診断され，3 次元マッピングで回路が確認される 図3．また，3 次元マッピングによって，主回路が左もしくは右肺静脈周囲を回旋しているのか，さらに mitral AFL との二重回旋路（double loop reentry）なのかなども確認できる．

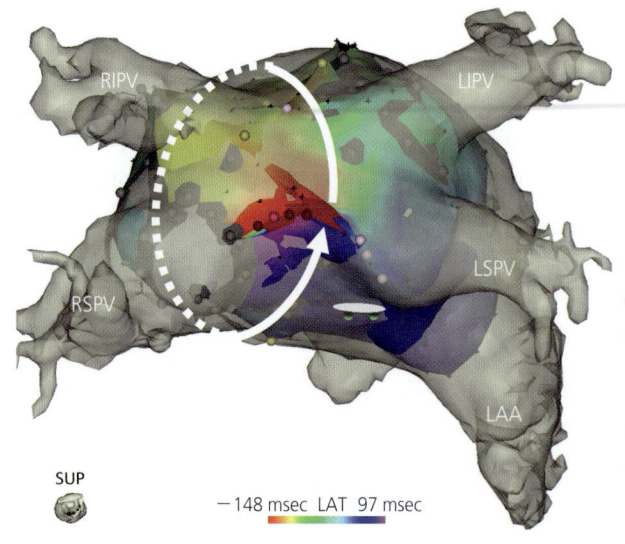

図3 左房天蓋部峡部に依存する AT（roof dependent AFL）

前壁を上方へ伝導し，肺静脈隔離後の狭い左房天蓋部を通過し，後壁を下方へ伝導する様子を CARTO の activation map（天蓋部からの見下ろし図）で描出している．天蓋部を横切る通電ポイントで頻拍は停止した．その後ブロックラインの成立を確認した．

　治療には回路を遮断する線状焼灼が必要となり，両側肺静脈隔離術後の解剖学的峡部である左房天蓋部への通電を行う[8]．左房天蓋部は，左右肺静脈の形状により多様な形態を示す．左右肺静脈間が広く天蓋部が平坦であればカテーテルの固定が良好で，ブロックライン作成は容易である．一方で，左右の肺静脈間が狭く肺静脈分岐が急峻であるとV字状の天蓋部となり，安定したカテーテルの保持が難しく，ブロックライン作成が困難となることが多い．また，天蓋部にポーチや左房天井静脈がある際にもカテーテルの固定性が低下するため，やや後壁側の平坦な部位に焼灼ライン形成するなどの工夫が必要となる．カテーテルの安定にはシースでのバックアップが重要であるが，その際には過度の押しつけと不安定な呼吸変動による穿孔のリスクについても気をつけなければいけない．AT 中に通電を行い停止しえたとしても，その後にブロックラインの成立を確認する必要がある．ブロックラインが完成していれば，ライン上の局所電位は分裂電位（double potential）を示す．さらに前壁側（左心耳や CS 遠位電極など）からのペーシング中に，後壁の興奮順位が下方から上方となっていることが必要である．また，焼灼ライン近傍およびやや離れた2点で順次にペーシングを行い，焼灼ライン対側への伝導時間が短縮すること（differential pacing 法）も確認しておきたい．

　天蓋部ブロックラインの作成は比較的容易と思われているが，両側肺静脈隔離時の天蓋部通電により浮腫化していたり，解剖学的にカテーテル固定が難しかったりする場合には難渋する．その際には，両側の下肺静脈隔離ラインをつなぐようにブロックラインの位置をより後壁下方側にずらして再作成を試みる．ただし，後壁下方ラインには食道上の通電が必要となることが多いため，食道温度測定や通電出力調整を行うなどの食道周囲合併症対策が必要となる．

左心耳と左肺静脈間リッジを必須緩徐伝導路として，主に左肺静脈周囲を回旋する AT（PV-LAA AT）

　左肺静脈隔離術の際には，左肺静脈前壁でのブロック作成のために左肺静脈と左心耳間の

リッジを通電するが，これにより生じる伝導遅延部位が必須緩徐伝導路となる AT である[9]．左肺静脈前壁は壁が厚く，カテーテル固定が不安定であるため不十分な焼灼となることがある．またこのリッジ内にはマーシャル静脈/靱帯が走行しており，同部位が伝導遅延に関与することも想定される．3次元マッピングでは，左心耳基部からの巣状興奮として表されることがあるが，実際には左肺静脈周囲を旋回，もしくは僧帽弁輪周囲も8の字型に旋回するリエントリー回路と考えられる．リッジと左肺静脈周囲での PPI が頻拍周期と一致する．

治療にはリッジの必須緩徐伝導路への通電が考慮されるが，僧帽弁輪側壁-左下肺静脈間の線状焼灼にても停止が可能である．

▍肺静脈隔離術ラインの複数伝導再開による左房と肺静脈間を旋回する AT（LA-PV reentrant tachycardia：LA-PV AT）

肺静脈隔離ラインに2つの伝導再開部位（gap）が発生した際に，その一方の gap を entry，もう一方を exit として左房と肺静脈間を旋回する頻拍が出現することがある[10]．肺静脈内および gap 近傍の左房が1：1伝導しており，gap を挟んだ肺静脈内と左房側双方での PPI-頻拍周期＜20 msec が認められる．3次元マッピングでは，肺静脈内電位が複雑で十分に識別できないことが多く，肺静脈隔離ライン周辺からの巣状興奮として表されてしまうことが多い．

治療にはどちらの gap への通電でも頻拍の停止を得られる．もう一方の gap も将来の心房細動再発に関与する可能性があるため焼灼を追加し完全隔離を目指す．

▍三尖弁輪周囲を旋回する AT（CTI AFL）

心房細動症例では通常型心房粗動を合併することが多く，心房細動アブレーション時に三尖弁輪-下大静脈間峡部（CTI）アブレーションも追加治療としてしばしば行われる．そのため，アブレーション術後 AT として CTI AFL が出現するのは，CTI ブロックラインの再伝導によることがほとんどである．

診断には3次元マッピングでリエントリー回路が証明されることと，前回のブロックラインをまたぐ複数の三尖弁輪周囲で PPI が頻拍周期に一致すればよい．体表面心電図の下壁誘導で特徴的な下向きの鋸歯状波がみられることで推測されることが多いが，稀にブロックライン周辺から発生する局所興奮が疑似 AFL となることがあり，注意を要する．一方で左房アブレーション後には，三尖弁輪周囲を旋回する AT であっても，特徴的な波形を示さない場合もある．

治療には CTI ラインのブロックが必要であり，前回通電したライン上の gap を同定し通電する．AFL 停止後には，両方向性ブロックの成立を differential pacing 法で確認しておく．

Ⅳ 巣状興奮性 AT

アブレーション術後にみられる巣状興奮性 AT には，局所興奮性 AT（focal AT）と局所リエントリー性 AT（localized reentry AT）が含まれる．巣状興奮は，①もとより存在して

⑩ 遠隔期 AT の問題

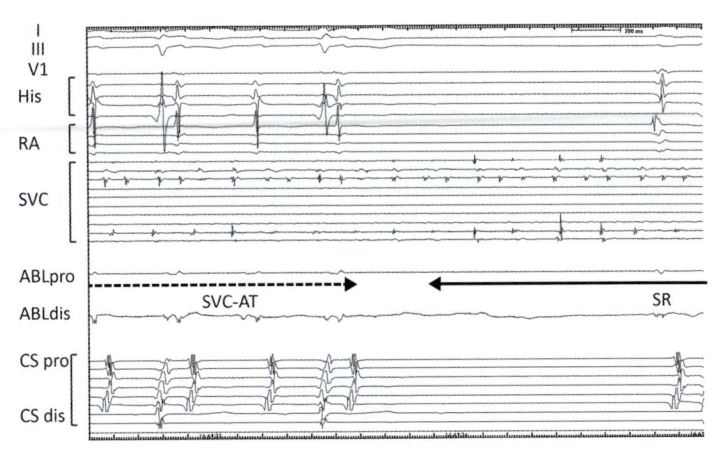

図4 上大静脈起源心房頻拍
上大静脈内の細動様興奮が心房へ部分伝導し頻拍となっている．上大静脈-右房接合部への通電により上大静脈隔離が完成し，洞調律へと回復したが，上大静脈内興奮は持続している．

いた非肺静脈起源興奮（non-PV foci）が顕在化，②焼灼によって生じた障害心筋より発生，③ PV 興奮が伝導再開した隔離ラインの gap を通って再発する場合（ただしこの場合は全方向には伝播しない semi-centrifugal pattern を呈する）が考えられる．localized reentry は長期間の心房細動持続や基礎心疾患などによる病的心房筋を基礎として生じる．3 次元マッピングではいずれも興奮起源からの巣状伝播のパターンを示すため focal AT と認識される．

非肺静脈起源の局所興奮（non-PV foci）

初回のアブレーション治療時には同定されなかった異常自動能による局所興奮が，興奮頻度の高い PV 興奮の消失によって顕在化することがある．非肺静脈起源 AT は 10％程度であると報告されている．その好発部位は，上大静脈（SVC），右房分界稜（crista terminalis），三尖弁輪，冠静脈洞，房室結節周囲などである．誘発はイソプロテレノールやアデノシン三リン酸負荷，心房高頻度ペーシング，心房細動の電気的カルディオバージョンなどによるが，安定して繰り返し誘発されることは少ない．よってマッピング時には，心房全体に配置した電極情報から最早期興奮の部位を推測し，手際よく絞り込んだ領域の 3 次元マッピングを行う必要がある．

最も多い non-PV foci は SVC 起源である．その治療には SVC 隔離術が確立されている[11]．右房との境界部への解剖学的通電と，リング電極を指標とした gap 同定による通電にて隔離は比較的容易である 図4．注意すべきは SVC 側壁への通電による横隔神経損傷と洞不全症候群の発症である．通電前に横隔神経捕捉の有無と洞結節部位の評価をすることでリスクを低減できる．その他の non-PV foci は安定して出現しない場合が多いために同定が困難であり，多電極カテーテルを用いた多極同時 3 次元マッピングなどが有用である．

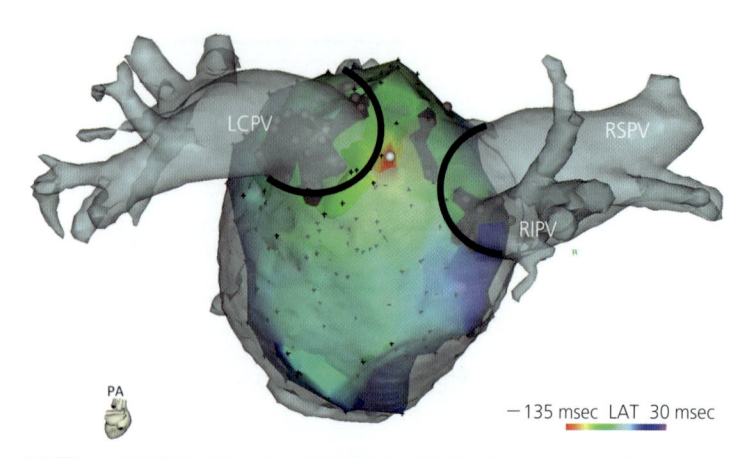

図5 肺静脈隔離ライン近傍起源心房頻拍（peri-PV foci）
両側肺静脈隔離（実線）は成立しているが，ライン際を起源とする局所興奮が持続．

肺静脈隔離ライン近傍からの局所興奮（peri-PV foci）

　PV 隔離ライン近傍の左房筋から発生する focal AT である 図5 ．主には前回の PV 周囲への焼灼に伴う伝導遅延などから発生する localized reentry による頻拍と考えられている[2]．また，PV 隔離ラインの近傍に以前から存在していた focal AT が顕在化した可能性もある．いずれも PV 隔離ラインの再伝導部位が近傍になく，残存した PV 興奮の影響を受けていないことで診断される．治療は 3 次元マッピングで最早期興奮部位を同定し通電する．

肺静脈隔離ラインの伝導再開による肺静脈興奮（PV tachycardia）

　PV 内で発生する頻拍が，伝導再開した PV 隔離ラインの gap を通って左房へ伝播することで起こる AT である．本態は PV 隔離ライン内でのリエントリーや PV 内 focal AT と考えられる．PV 隔離が広範囲の場合には PV 内興奮が細動様のまま維持されることもある．左房への伝導は Wenckebach 型や 2：1 伝導など不安定なことがあり，P 波形は一定ながら PP 間隔が不整の頻拍で，断続的に出現を繰り返すことも特徴である．アブレーション治療後の急性期にみられる AT は，この PV tachycardia によるものが多い．

　治療には gap への通電による PV 隔離の完成が必須であり，頻拍中であれば前回隔離ラインの心房側で最早期心房波を同定，洞調律中であれば PV 側の最早期部位を同定する．AT 中に PV 隔離を完成させると AT は停止するが，頻拍は PV 内で持続することで確定診断が得られる．しかし隔離完成後は持続性が低下して自然停止することが多い．一方で AT 持続中の mapping で gap 同定に手間取るようであれば，洞調律化させた後にしっかりと隔離ラインの gap を mapping することが近道となる．

❿ 遠隔期ATの問題

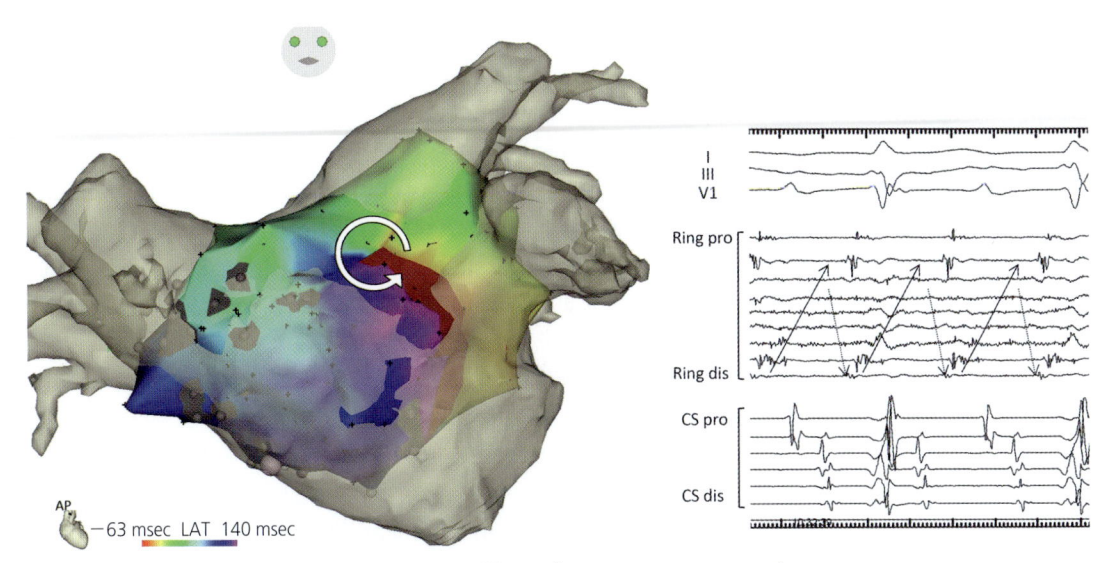

図6　左房前壁の局所リエントリー性AT（localized reentry AT）
A： 持続性ATのCARTO activation mappingで左前壁に局所リエントリー回路を同定．
B： 回路の中心部ではfragmentした局所電位がみられ，周辺の狭い範囲内で全周期長を満たした．
同部への通電で頻拍は容易に停止した．

V マイクロリエントリー性AT

局所リエントリー性AT（localized reentry AT）

　リエントリー回路が狭い範囲内に限定されているATである[4]．焼灼や心房細動持続による線維化などの心房筋障害を基礎として左房中隔や前壁，右房後壁などに発生することが多い 図6 ．リングカテーテルなどでマッピングすることで，リエントリー回路の全体を捉えられることが多い．しかし頻拍が安定せずに心房細動へ移行することも多く，3次元マッピングでの描出は難しい．
　治療はリングカテーテルで捉えられた連続電位部位での通電により容易に停止できる．

最後に

　心房細動アブレーション術後のATの多くは，肺静脈隔離と線状焼灼ラインの再伝導に関連する．持続期間が長い心房細動においては多種多様なATの出現で治療に難渋することも多いが，まずは肺静脈隔離と線状焼灼ラインを確立することが大切である．これによって大半のATが抑制可能であり，その後に局所興奮性ATの治療に臨むことで治療成績の向上が見込まれる．

Ch.1 心房細動：リズムコントロール，レートコントロール

📖 文 献

1) Ouyang F, Antz M, Ernst S. Recovered pulmonary vein conduction as a dominant factor for recurrent atrial tachyarrhythmias after complete circular isolation of the pulmonary veins lessons from double lasso technique. Circulation. 2005; 111: 127-35.
2) Gerstenfeld EP, Dixit S, Callans DJ, et al. Mechanisms of organized left atrial tachycardias occurring after pulmonary vein isolation. Circulation. 2004; 110: 1351-7.
3) Jaïs P, Matsuo S, Knecht S. A deductive mapping strategy for atrial tachycardia following atrial fibrillation ablation: importance of localized reentry. J Cardiovasc Electrophysiol. 2009; 20: 480-91.
4) Jaïs P, Sanders P, Hsu LF. Flutter localized to the anterior left atrium after catheter ablation of atrial fibrillation. J Cardiovasc Electrophysiol, 2006; 17: 279-85.
5) Matsuo S, Wrigt M, Knecht S. Peri-mitral atrial flutter in patients with atrial fibrillation ablation. Heart Rhythm. 2010; 7: 2-8.
6) Jaïs P, Hocini M, Hsu LF. Technique and results of linear ablation at the mitral isthmus. Circulation. 2004; 110: 2996-3002.
7) Takatsuki S, Fukumoto K, Igawa O, et al. Ridge-related reentry: a variant of perimitral atrial tachycardia. J Cardiovasc Electrophysiol. 2013, 24: 781-7.
8) Hocini M, Sanders P, Jaïs P. Techniques, evaluation, and consequences of linear block at the left atrial roof in paroxysmal atrial fibrillation: a prospective randomized study. Circulation. 2005; 112: 3688-96.
9) Shah D, Sunthorn H, Burri H, et al. Narrow, slow-conducting isthmus dependent left atrial reentry developing after ablation for atrial fibrillation: ECG characterization and elimination by focal RF ablation. J Cardiovascular Electrophysiol. 2006; 5: 508-15.
10) Satomi K, Tilz R, Bänsch D. Left atrial and pulmonary vein macroreentrant tachycardia associated with double conduction gaps: a novel type of man-madetachycardia after circumferential pulmonary vein isolation. Heart Rhythm. 2008; 5: 43-51.
11) Tsai CF, Tai CT, Hsieh MH. Initiation of atrial fibrillation by ectopic beats originating from the superior vena cava: electrophysiological characteristics and results of radiofrequency ablation. Circulation. 2000; 102: 67-74.

〈小堀敦志〉

Ch.1 心房細動: リズムコントロール，レートコントロール

11 心不全（左心機能低下）合併例

　心房細動（AF）治療の主な目的は，心不全（心機能低下）の有無にかかわらず，①症状のコントロール，②心機能障害の予防，③血栓塞栓症の予防（特に脳梗塞）である．心不全患者に心房細動が合併すると，心房のブースターポンプ機能の消失や，徐脈，頻脈による変時性応答不全によって，心不全状態をより悪化させることがあるため，心不全患者におけるAF管理は非常に重要である．
　本項では心不全（HF）合併AF患者におけるレートコントロールとリズムコントロールの管理に焦点を当てて述べる．

I 発生率と有病率

　Framingham studyでは心房細動，心不全またはその両方を発症した1,470人の解析において，心不全を発症した708人のうち159人（22%）が心不全診断後平均4.2年で心房細動を発症し，逆に心房細動を発症した患者はその後年間3.3%の割合で心不全を発症していることが示された[1]．また，心不全症例を対象とした各臨床試験において心房細動合併率をみると，NYHA（New York Heart Association）心機能分類で重症例ほど心房細動の合併率が高いことが示された[2]．

II 急性期管理

　心不全が急激に悪化し（急性非代償性心不全），心房細動の心拍数コントロールが困難となった場合，心拍数コントロールと心不全コントロールを並行して行う必要がある．肺うっ血や低血圧を伴った心不全においては，血圧への影響が少ないランジオロール（β遮断薬）やジゴキシンやアミオダロンの静脈注射が推奨されている　図1．
　前述の薬剤にても心拍数コントロールが困難で，頻拍によって心不全が悪化する場合にはカルディオバージョンを行う．ただし，心不全コントロールが不良の場合，カルディオバージョンが成功してもすぐに再発することが多いため，カルディオバージョン後に抗不整脈薬の併用が必要となる．

Ch.1 心房細動：リズムコントロール，レートコントロール

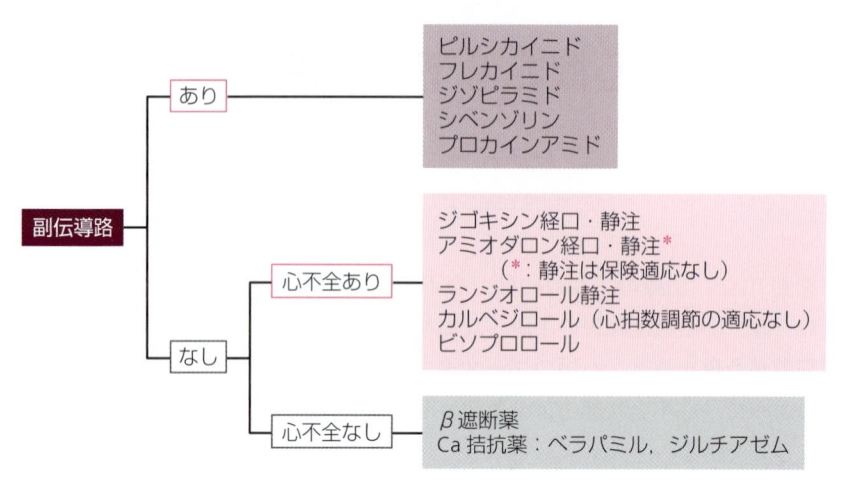

図1 心房細動のレートコントロール
〔循環器病の診断と治療に関するガイドライン（2012年度合同研究班報告）．心房細動治療（薬物）ガイドライン（2013年改訂版）．http://www.j-circ.or.jp/guideline/pdf/JCS2013_inoue_h.pdf（2016年1月閲覧）より〕

III 慢性期管理

レートコントロール

①薬によるレートコントロール

心不全合併心房細動例における心拍数コントロールは症状を改善するだけでなく，左心機能の改善をもたらすことがあるため，最初に選択される治療である．

US Carvedilol Heart Failure Trials Programのpost hoc解析から心不全合併（左室駆出率35％以下）心房細動に対するカルベジロールの使用は心機能を有意に改善させ（左室駆出率：23％→33％ vs 24％→27％），死亡や心不全入院を減らすことが示された[3]が，AFFIRMのサブ解析[4]ではジゴキシン投与と死亡率増加の関連が示された．

以上から，心不全合併心房細動患者に対するレートコントロールにはβ遮断薬を第一選択とする 図1．

- β遮断薬：カルベジロールはわが国では心拍数調節の保険適応はないが，心不全の予後改善効果が示されており，最初に選択される薬剤である．ビソプロロールについてはMAIN-AF study[5]にて用量依存性に心拍数調節効果が示されたため，心拍数が高い心房細動に対してはビソプロロールの導入を検討する．
- Ca拮抗薬：陰性の変力作用を有するため左室収縮能が低下している症例に対する使用は避けるべきである．
- ジギタリス：ジギタリスは陽性変力作用を持ち，迷走神経を介するM_2受容体刺激によって房室結節の不応期を延長するため，左室収縮障害を有する場合にも使用できるが，ジギタリスの徐拍化作用は迷走神経を介する作用であるため，交感神経活性が亢進した心不全例では十分な効果をもたらさない．

● アミオダロン：アミオダロンは一般にリズムコントロールのため使用されるが，Ca^{2+}チャネル遮断作用やK^+チャネル遮断作用があるため，房室結節やHis束での興奮伝播速度を遅らせて徐拍化をもたらす．

レートコントロールの目標心拍数についてはRACE II試験が安静時心拍数を80拍/分未満にする群と110拍/分未満にする群の間で複合イベント（心血管死，心不全による入院，脳卒中など）の発生率に差を認めないことを示している[6]．ESCガイドラインは症状の少ない症例では心拍数110拍/分未満にコントロールすることを推奨しているが，RACE II試験では3カ月以内に心不全を起こした例は除外されていたこと，平均左室駆出率が52％と比較的良好であったことから心不全合併心房細動の至適心拍数については検討の余地が残されている．

②房室接合部アブレーションによるレートコントロール

薬剤による十分なレートコントロールができない場合には，房室結節アブレーション＋ペースメーカ植え込み治療（ablate & pace）を選択する．ablate & paceによってQOLや左室収縮能の改善が得られたとの報告があるが，右心室ペーシングは心不全をより悪化させることがあるため，心不全を合併した心房細動に対するablate & paceでは両心室ペーシングが推奨されている．なお，心不全を伴う薬物抵抗性心房細動を対象に肺静脈隔離術とablate & paceを比較した試験では，6カ月後の左室駆出率，6分間歩行距離，QOL質問票スコアのいずれにおいても肺静脈隔離術群が有意に優れていたことから[7]，心不全合併心房細動に対する房室結節アブレーションは，薬物治療でのリズムコントロールやレートコントロールが困難で，肺静脈隔離術が有効でなかった場合に選択される治療戦略である．

心不全症例での心拍数コントロールは，心不全症状，心エコー図・液性因子などのモニタリングを行いながら，個々の症例で目標値を設定して診療を行わざるを得ないが，この方針で生命予後がどうなるかは不明である．

リズムコントロール
①カルディオバージョン

新たに発生した心房細動により血行動態が破綻した場合や，肺水腫に陥った場合には，直流通電によるカルディオバージョンを行う．これは新規発症した心房細動という意味ではなく，洞調律が維持されていた時期には心不全の増悪がなかったものが，心房細動に移行することで血行動態が破綻し，いわゆる心不全となったものを指す．ただし，適切な抗凝固療法が実施されていなければ，相当に高い塞栓発症率となることが危惧される．そのため抗凝固療法が前もってなされていない症例では，人工呼吸器などで急性期を乗り切ることも考慮するべきである．安易に直流通電を行って，「肺水腫は軽快したが，心原性塞栓で半身麻痺」では本末転倒であろう．

心不全を合併した心房細動に対するカルディオバージョンは薬理学的カルディオバージョンと比較して効果的であるが再発率が高いため，カルディオバージョン後の心不全管理ならびに抗不整脈薬の併用については事前に十分検討しておくようにする．

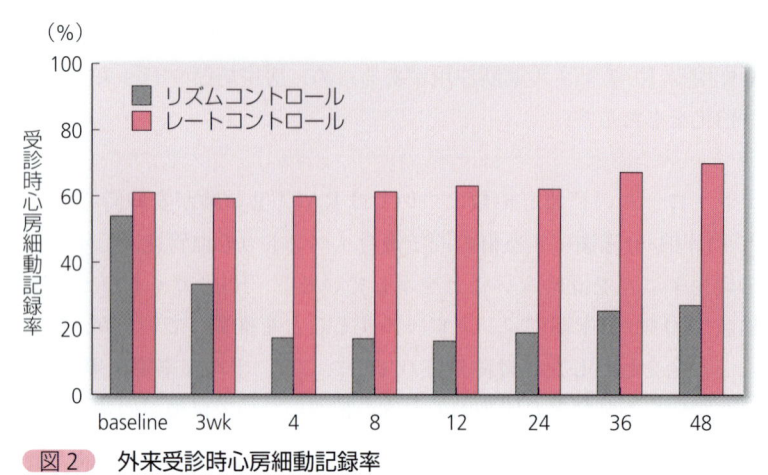

図2 外来受診時心房細動記録率
（Roy D, et al. N Engl J Med, 2008; 358: 2667-77 より改変）[10]

②抗不整脈薬

　心不全を合併した心房細動に対する抗不整脈薬の投与は，洞調律を長期的に維持することで心不全の改善や心不全入院の回避につながると考えられてきた．しかし，抗不整脈薬によるリズムコントロールが予後を改善するというエビデンスはほとんどなく，また，SPAF試験[8]では，心不全を合併した心房細動例において，抗不整脈薬群はコントロール群と比較し，4.7倍も心血管死亡率が高いことが示されたことから，心不全合併心房細動に対する抗不整脈薬の使用には注意が必要である．

● アミオダロン：

　心不全を伴う心房細動に対して適用が認められている 図1．アミオダロンは心房ならびに心室性不整脈に対して効果があり，徐拍化作用も認め，また，陰性変力作用はなく，催不整脈作用もほとんど認めないことから，心不全を合併した心房細動のリズムコントロールに適した抗不整脈薬である．

　心不全例を対象にアミオダロンとプラセボの生命予後改善効果を比較したCHF-STATの層別解析は，試験開始時に心房細動であった例ではアミオダロン投与群とプラセボ投与群で生命予後に差はなかったが，アミオダロン投与例では洞調律への復帰率が高く（31%対8%，p=0.002），しかもアミオダロン投与例のうち洞調律になった例では心房細動のままの例に比べて生命予後がよいことが示された[9]．心不全合併心房細動におけるアミオダロンの心房細動抑制効果については，AF-CHF試験でも認められたが 図2 [10]，SCD-HeFTのサブ解析では重症心不全例でのアミオダロンの使用は死亡率を増加させることが示されたことから[11]，重症心不全に使用する場合には注意が必要である．

　アミオダロンには重篤な肺合併症（間質性肺炎）を始め，肝臓，甲状腺，眼，皮膚など様々な心外性副作用があり，全身の管理を怠らない配慮が求められる．また，アミオダロンは他剤と相互作用をきたしやすい薬剤であり，特に心房細動の治療中においてはジギタリス，ワルファリンやダビガトランなどの効果を増強することがあり，併用時には十分注意する．

- ソタロール：

ソタロールはKチャネル遮断薬で，徐拍化作用を有する[12, 13]．I_{Kr}抑制によるQT時間の延長をきたし，torsade de pointesを発生させることがある．器質的心疾患例ではもともとQT時間が延長していることが多いため，少量から導入する．経過中は，QT時間の延長がないか確認することが大切である．また，ソタロールにはβ遮断作用があり，心機能低下例では心不全を増悪させることがあるため，β遮断薬併用時には特に注意する．

- Ic抗不整脈薬：

Naチャネルとの解離速度の遅いクラスIc抗不整脈薬は強い陰性変力作用を有しているため，心不全を悪化させる可能性があるほか，致死性不整脈を起こす（催不整脈作用）ことがあるため，心不全症例への使用は極力避ける必要がある．

③カテーテルアブレーション

最近，心不全を合併した心房細動症例において，肺静脈隔離術を主としたアブレーションが有効であることが報告されている．Hsuらは，心房細動を合併したうっ血性心不全（NYHA≧II，EF<45％）58例に対して肺静脈隔離術を施行し，78％の例で洞調律が維持され（抗不整脈薬無投薬下では69％），1年でEFは平均で21％改善し，左室径も改善したと報告している[14]．また，心機能低下群（LVEF<50％）36例と正常群（LVEF≧50％）36例で肺静脈隔離術後の予後を比較した試験においては，洞調律維持率は両群間で有意差を認めず，合併症の発現率も差が認められなかったことから，心機能低下症例に対するカテーテルアブレーションは安全に施行可能と報告している[15]．

IV リズムコントロール vs レートコントロール

心不全合併心房細動においてリズムコントロールとレートコントロールの選択は，個々の症例で検討する必要があるが，薬物療法によっても心拍数コントロールが困難な場合や心不全症状が強い場合，比較的若年患者の場合にはリズムコントロールを検討する．

心不全（左室駆出率<35％）を合併した心房細動においてリズムコントロールとレートコントロールのどちらが優れた治療方針かを比較したAF-CHF試験[10]は薬物療法（アミオダロン，ソタロール，またはドフェチリド）によるリズムコントロール群（n=682）とレートコントロール群（n=694）との間に心血管イベントによる死亡や総死亡率，脳梗塞発症率や心不全発症率に有意差を認めなかった 図3 ．

心房細動に対する抗不整脈薬によるリズムコントロールは，これまで広く行われてきた治療であるが，長期予後について改善効果は示されなかった．最近，カテーテルアブレーションの発展により，心不全合併心房細動に対してもアブレーション治療が行われるようになり，有効性，安全性が示されてきた[16, 17]．リズムコントロールは生活の質を向上し，一部の患者では心不全を劇的に改善することが知られている．ただし，すべての患者が洞調律維持の恩恵を受けられるわけではなく，どういった患者が洞調律維持に適しているかを判別することが今後の課題である．

Ch.1 心房細動：リズムコントロール，レートコントロール

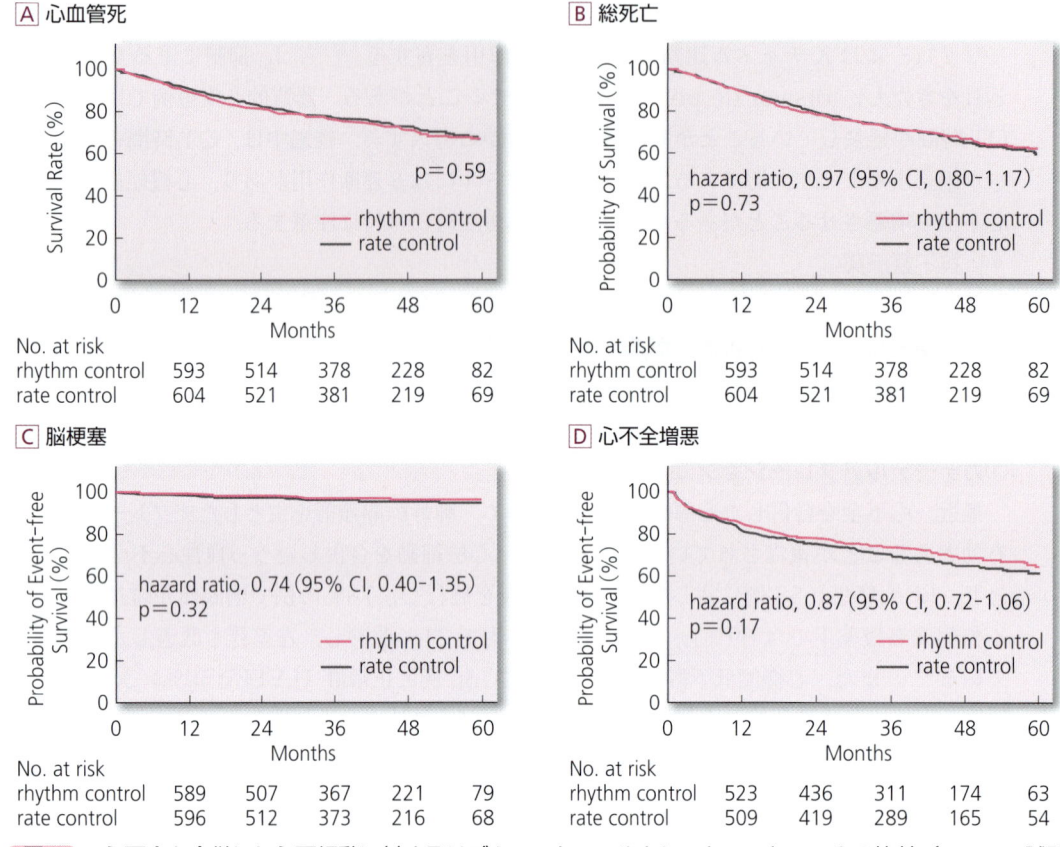

A 心血管死

B 総死亡

C 脳梗塞

D 心不全増悪

図3 心不全を合併した心房細動に対するリズムコントロールとレートコントロールの比較（AF-CHF試験）
（Roy D, et al. N Engl J Med. 2008; 358: 2667-77 より改変）[10]

- **心不全合併心房細動に対する治療方針**
  ①心不全治療も兼ねてβ遮断薬によるレートコントロールを行う．
  ②心房細動そのものが心不全や症状の原因であることがあるため，初発の心房細動あれば洞調律維持を目指したリズムコントロールを考慮する．
  ③リズムコントロール（抗不整脈薬またはカテーテルアブレーション）が不成功の場合や，薬物によるレートコントロールが困難な場合には房室結節アブレーション＋ペーシングを検討する．

最後に，心不全合併心房細動のコントロールに難渋した自験例を呈示する．

症例1：50歳代女性

2012年4月頻脈性心房粗細動による心不全の診断にて他院入院となったが，レートコントロールおよび心不全コントロールに難渋したため当院転院となった．転院時心電図はHR 150拍/分の心房粗動 図4A で，胸部X線像では心拡大（CTR 52%）および軽度の肺うっ血を

❶ 心不全（左心機能低下）合併例

A 入院時心電図　　B 除細動後心電図

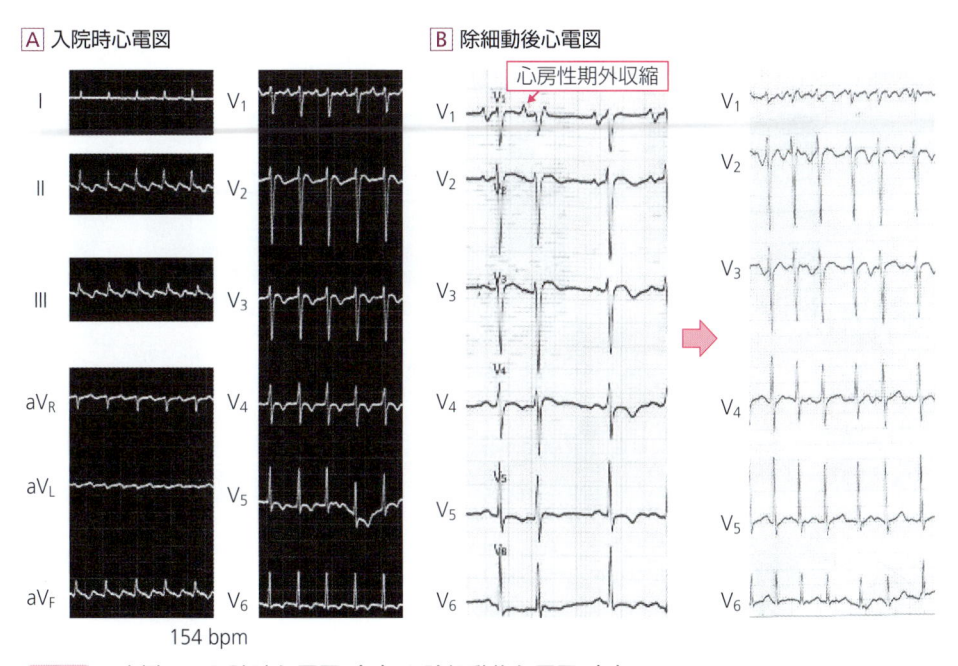

図4　症例1の入院時心電図（A）と除細動後心電図（B）

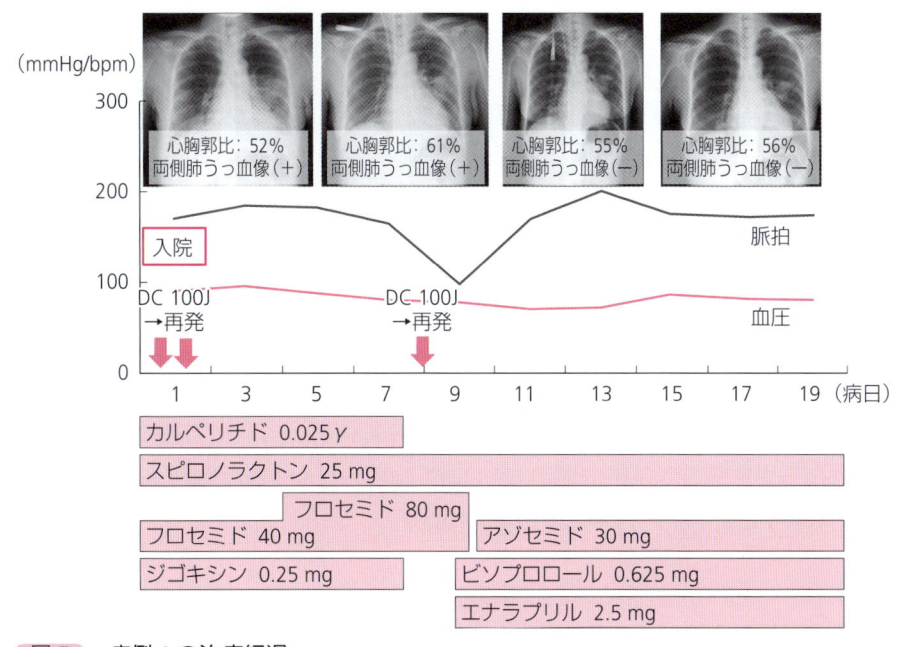

図5　症例1の治療経過

認めた 図5 ．心エコー検査では左室は全周性に壁運動低下を認め，左室駆出率が約35％と低下し，血液検査ではBNP値の上昇（1447.4 pg/mL）を認めた．心房粗細動による頻脈誘発性心筋症と診断し，カルディオバージョンを試みるも洞調律復帰後すぐに心房細動の再発を

Ch.1 心房細動: リズムコントロール, レートコントロール

退院時内服薬　エナラプリル 5 mg, ビソプロロール 2.5 mg, スピロノラクトン 50 mg, アゾセミド 30 mg, ワルファリン 2 mg, ラベプラゾール 10 mg

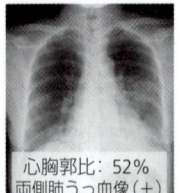

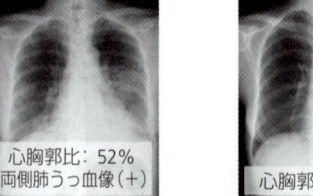

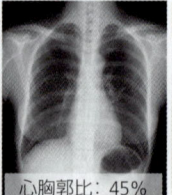

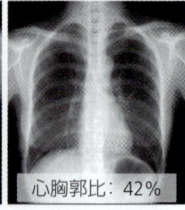

	入院時	ABL 後 (第 39 病日)	退院時 (第 56 病日)	退院後 3 カ月	退院後 6 カ月
BNP (pg/dL)	1445.7	400	45	18	18
LVEF (%)	35	25	39	65	70
Dd/Ds	48/35	45/39	48/38	48/31	47/29

心胸郭比: 52%　両側肺うっ血像(+)　　心胸郭比: 47%　　心胸郭比: 45%　　心胸郭比: 42%

図6　症例1に対するアブレーション後の経過

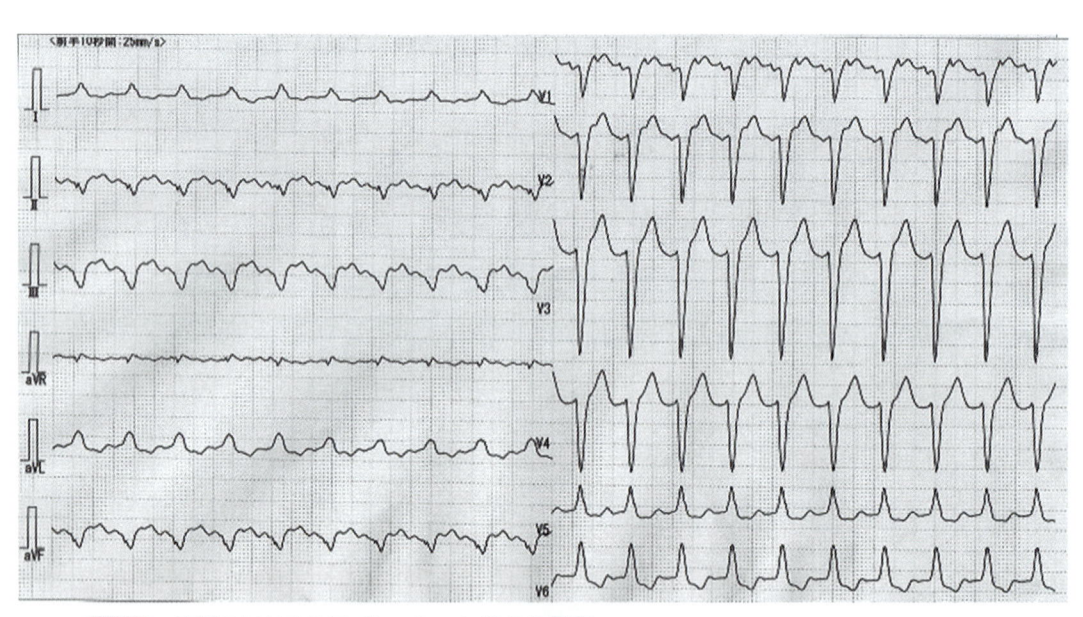

図7　症例2に対するアブレーション後の心電図

認めたため，同日よりジゴキシン内服を開始した．心不全加療により肺うっ血が消失した第8病日に再度カルディオバージョンを施行したが，心房性期外収縮頻発から心房細動となり，再度心拍数150拍/分の心房粗動となった　図4B．そこで同日からβブロッカー（メインテート®0.625 mg）を導入したが，血圧が低いため，増量はできなかった　図5．薬物でのレートコントロールが十分ではなかったため，第21病日心房粗動に対してアブレーション治療を施行した．心房粗動アブレーション後は頻脈性心房細動となり，再度レートコントロール困難

⓫ 心不全（左心機能低下）合併例

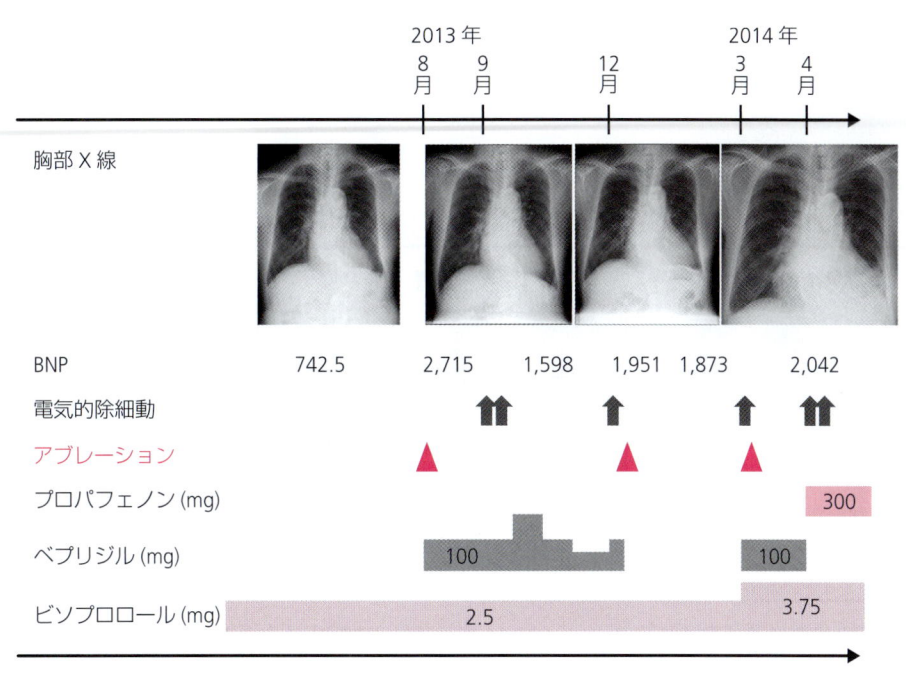

図8　症例2の臨床経過

表1　症例2の入院時の経胸壁心エコー

左室は全周性に hypokinesis
LVDd：56 mm　　LVEF：45〜50%
LAD：61 mm
Mild MS　MR 2/4　mild AS

となったため，第39病日に肺静脈隔離術を追加した．その後，頻脈性不整脈は消失し，血圧も安定したためβブロッカーの増量が可能となり，第56病日退院となった．その後心房細動，心房粗動の再発はなく，また，退院後3カ月の時点でBNP値，心機能は正常化し，心不全症状も消失した　図6．

症例2：70歳代男性

慢性維持透析中の患者．2013年頃から透析中に血圧低下を伴う心房細動が出現し，透析継続困難となることが増加したため紹介となった．発作性心房細動に対して当院にて肺静脈隔離術を2回，心房頻拍に対するアブレーションを1回（不成功）施行するも，頻脈性心房頻拍が持続するようになった　図7．同頻拍に対して抗不整脈薬やβブロッカーを併用するも効果はなく，心不全が進行したため　図8，房室結節アブレーション＆ペースメーカ植え込み術目的にて2014年5月入院となった．入院時胸部X線像，心エコー検査を　図8　，表1　に示す．心房頻拍は持続性であったので心房リードは不要と考え，心室リードのみを留置した

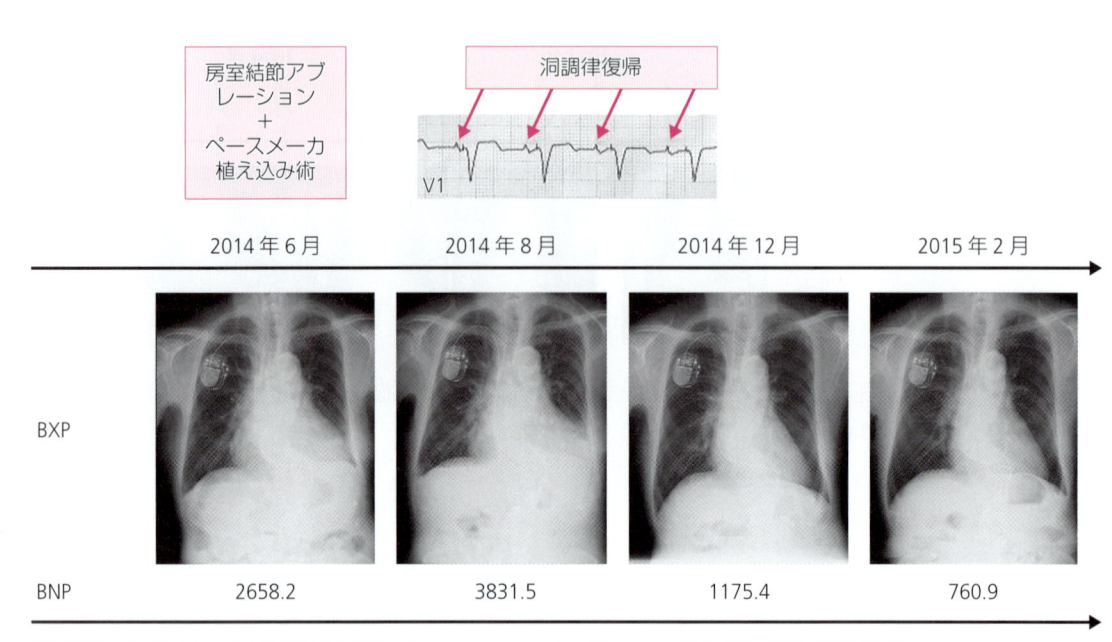

Ch.1 心房細動：リズムコントロール，レートコントロール

図9 症例2における房室結節アブレーション＋ペースメーカ植え込み術後の臨床経過

(mode：VVI, lower rate 70/upper rate 130)．その後 lead 不全がないことを確認し，房室結節アブレーションを施行した．その後，透析中に低血圧が出現することはなく，胸部X線像でも徐々に CTR は縮小した 図9．

文献

1) Wang TJ, Larson MG, Levy D, et al. Temporal relations of atrial fibrillation and congestive heart failure and their joint influence on mortality: the Framingham Heart Study. Circulation. 2003; 107: 2920-5.
2) Camm AJ, Savelieva I, Bharati S, et al. Atrial tachycardia, flutter, and fibrillation. In: Saksena S, ed. Electrophysiological Disorders of the Heart. London: Elsevier Churchill-Livingstone; 2005. p.283-363.
3) Joglar JA, Acusta AP, Shusterman NH, et al. Effect of carvedilol on survival and hemodynamics in patients with atrial fibrillation and left ventricular dysfunction: retrospective analysis of the US Carvedilol Heart Failure Trials Program. Am Heart J. 2001; 142: 498-501.
4) Whitbeck MG, Charnigo RJ, Khairy P, et al. Increased mortality among patients taking digoxin—analysis from the AFFIRM study. Eur Heart J. 2013; 34: 1481-8.
5) Yamashita T, Inoue H. Heart rate-reducing effects of bisoprolol in Japanese patients with chronic atrial fibrillation: results of the MAIN-AF study. J Cardiol. 2013; 62: 50-7.
6) Van Gelder IC, Groenveld HF, Crijns HJ, et al. Lenient versus strict rate control in patients with atrial fibrillation. N Engl J Med. 2010; 362: 1363-73.
7) Khan MN, Jaïs P, Cummings J, et al. Pulmonary-vein isolation for atrial fibrillation in patients with heart failure. N Engl J Med. 2008; 359: 1778-85.

8) Flaker GC, Blackshear JL, McBride R, et al. Antiarrhythmic drug therapy and cardiac mortality in atrial fibrillation. The Stroke Prevention in Atrial Fibrillation Investigators. J Am Coll Cardiol. 1992; 20: 527-32.
9) Deedwania PC, Singh BN, Ellenbogen K, et al. Spontaneous conversion and maintenance of sinus rhythm by amiodarone in patients with heart failure and atrial fibrillation: observations from the veterans affairs congestive heart failure survival trial of antiarrhythmic therapy (CHF-STAT) Circulation. 1998; 98: 2574-9.
10) Roy D, Talajic M, Nattel S, et al. Rhythm control versus rate control for atrial fibrillation and heart failure. N Engl J Med. 2008; 358: 2667-77.
11) Bardy GH, Lee KL, Mark DB, et al. Amiodarone or an implantable cardioverter-defibrillator for congestive heart failure. N Engl J Med. 2005; 352: 225-37.
12) Maisel WH, Kuntz KM, Reimold SC, et al. Risk of initiating antiarrhythmic drug therapy for atrial fibrillation in patients admitted to a university hospital. Ann Intern Med. 1997; 127: 281-4.
13) Chung MK, Schweikert RA, Wilkoff BL, et al. Is hospital admission for initiation of antiarrhythmic therapy with sotalol for atrial arrhythmias required? Yield of in-hospital monitoring and prediction of risk for significant arrhythmia complications. J Am Coll Cardiol. 1998; 32: 169-76.
14) Hsu LF, Jaïs P, Sanders P, et al. Catheter ablation for atrial fibrillation in congestive heart failure. N Engl J Med. 2004; 351: 2373-83.
15) De Potter T, Berruezo A, Mont L, et al. Left ventricular systolic dysfunction by itself does not influence outcome of atrial fibrillation ablation. Europace. 2010; 12: 24-9.
16) Jones DG, Haldar SK, Hussain W, et al. A randomized trial to assess catheter ablation versus rate control in the management of persistent atrial fibrillation in heart failure. J Am Coll Cardiol. 2013; 61: 1894-903.
17) Hunter RJ, Berriman TJ, Diab I, et al. A randomized controlled trial of catheter ablation versus medical treatment of atrial fibrillation in heart failure (the CAMTAF trial). Circ Arrhythm Electrophysiol. 2014; 7: 31-8.

〈江神康之〉

Ch.1 心房細動: リズムコントロール, レートコントロール

12 高齢者

1 高齢者の心房細動

　国連の世界保健機関（WHO）の定義では 65 歳以上を高齢者としており，2013 年の時点で日本では高齢者が人口の 25％を超え，超高齢社会を迎えている．医療制度上，65 歳以上 75 歳未満を前期高齢者，75 歳以上を後期高齢者とはしているが，後者を高齢者として扱う方が実社会のイメージに合うかもしれない．

　心房細動の有病率は，報告により差はあるものの，65 歳以上で約 4％，75 歳以上で約 8％と歳を追うごとに増加し，85 歳以上に至っては約 14％と 10 人に 1 人以上が心房細動を有しているといわれている 図1 [1]．わが国の報告では，各地で健診を受けた 30 歳以上の日本人一般住民を対象とした循環器疾患基礎調査のデータ（NIPPON DATA）を用いて，1980，1990，2000 年の性・年齢層ごとの心房細動有病率，ならびにその推移を検討したものがあり，高齢者での有病率は，70 歳以上で男性 3.8％，女性 2.2％と，欧米の報告に比べかなり低いものとなっている [2]．また 2003 年に行われた 40 歳以上の健診データをまとめた日本循環器学会の疫学調査では，高齢者での有病率は，70 歳以上では男性 3.4％，女性 1.1％，80 歳以上では男性 4.4％，女性 2.2％と，ここでも欧米の報告に比べ低いものとなっている．しかしながら，わが国の成人の心房細動有病者数は，高齢化に伴って 20 年間で約 39 万人から 73 万人へと大きく増加しており，2010 年には患者数は 100 万人に上るともいわれている．超

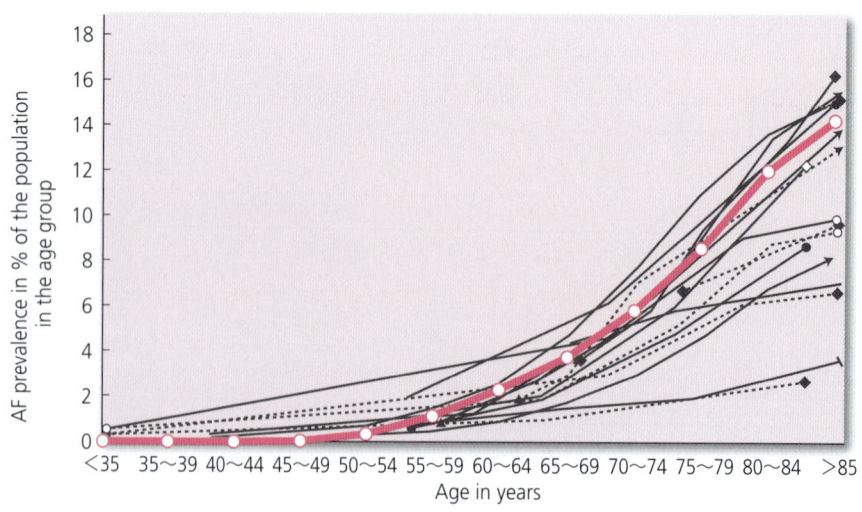

図1　年齢ごとの心房細動有病率

❷ 高齢者

高齢社会を迎えたわが国では心房細動患者に遭遇する機会は今後さらに増えてくると予想される[3]．

近年，年齢別人口構成が日本全体とよく一致しているといわれる京都市の伏見区（人口28万3千人）における心房細動患者を登録した研究が報告されている（Fushimi AF Registry）[4]．参加施設は76施設（高度循環器専門施設2施設，小〜中規模病院10施設，開業医クリニック64施設）で，2011年3月〜2012年6月の期間中，3,183例（人口の1.1％）が登録されており，よりリアルワールドに近い心房細動患者の情報が得られていると思われる．登録患者の平均年齢は74.2歳で，75歳以上が53.7％，80歳以上が33.2％を占め，伏見区の人口統計データからの推測される有病率は，70歳以上で5.2％，75歳以上で6.1％，80歳以上で6.7％となっている．

II 高齢者における心房細動の臨床的特徴，合併疾患およびその予後

実地医家を受診している心房細動患者の平均年齢は心房細動患者全体の平均年齢よりも高いと推定される．治療を行うに当たり，そのようなバックグラウンドを知っておくことは重要である．Fushimi AF Registryの登録患者は，先に述べたように75歳以上が半数を占めることから，高齢者心房細動患者の特徴がよく捉えられていると考えられる．

表1 図2 ではそのRegistryで登録された患者の臨床的特徴と合併疾患についてまとめた．無症候性の心房細動が半数を占め，また心房細動のタイプは加齢に伴い永続性の心房細動が増加し，全体でも約半数を占めている．このことから，高齢者では無症候のものが多く，

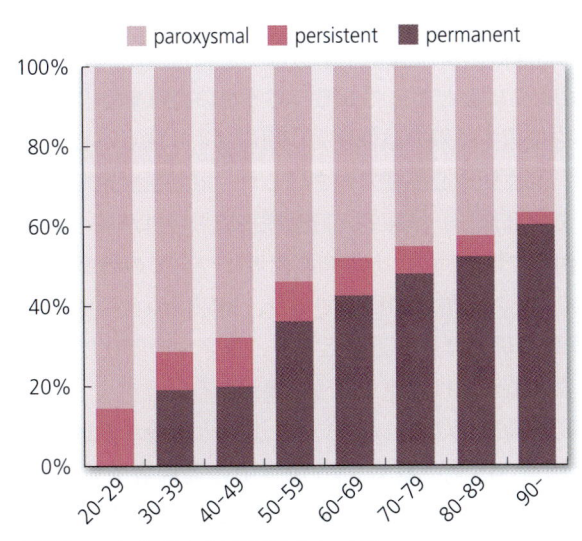

図2 年齢別の心房細動のタイプ

表1 伏見心房細動レジストリ登録患者の臨床的特徴と合併疾患

総数	3,183人
男性	1,887(59.3%)
70歳以上	2,219(69.7%)
75歳以上	1,708(53.7%)
80歳以上	1,056(33.2%)
永続性心房細動	487(46.7%)
無症候性	1,602(50.3%)
体重50 kg以下	699(25.7%)
平均血圧 (mmHg)	125/70
脳卒中/全身性塞栓症	697(21.9%)
心不全	889(27.9%)
高血圧	1,928(60.6%)
糖尿病	737(23.2%)
冠動脈疾患	479(15.0%)
慢性腎臓病	841(26.4%)
CHADS$_2$ score	2.1

(Akao M, et al. J Cardiol. 2013; 61: 260-6より引用)[4]

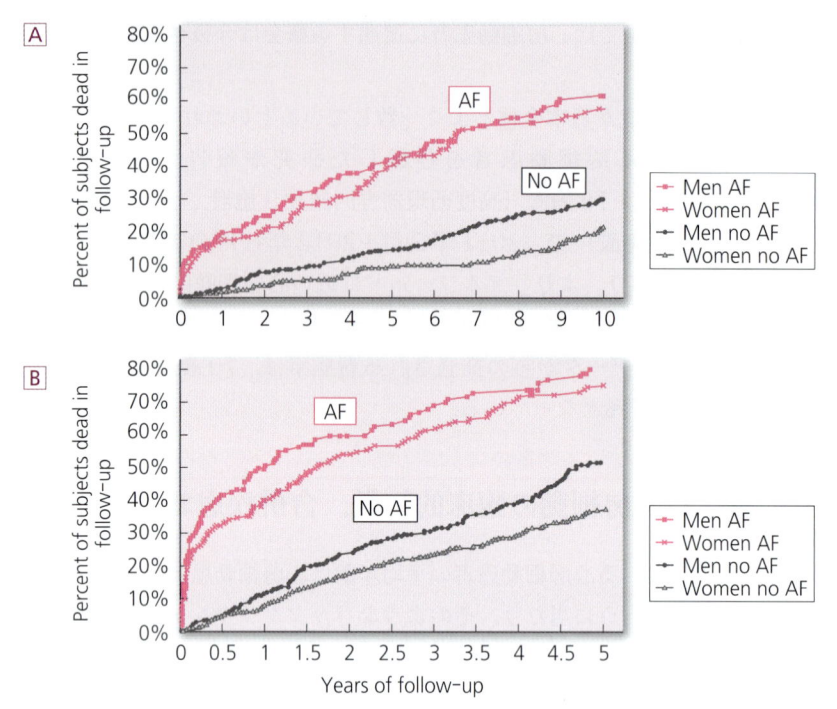

図3 Framingham studyでの心房細動有無別の累積死亡率〔55〜74歳（A）と75〜94歳（B）での比較〕

対象：55〜94歳の5,209例のうち，心房細動を発症した男性296例，女性325例．
方法：10年間（55〜74歳の一般地域住民）もしくは5年間（75〜94歳の一般地域住民）の観察期間における性・年齢別にみた，心房細動有無別の死亡率を検討．

　心房細動と診断された時にはすでに慢性化していることが予想される．低体重患者や低腎機能患者が，1/4を占め，薬物治療を行うにあたり薬の代謝経路を十分に考慮する必要がある．脳卒中の既往歴は2割を超えており，抗凝固療法による脳卒中予防は非常に重要であるが，残念ながら実地医家での抗凝固薬使用率は50％にとどまっている．心不全の合併率も3割弱であり，抗不整脈薬や心拍コントロール薬を使用する際の陰性変力作用にはより注意が必要である．心房細動のリスク因子として糖尿病，高血圧や心筋梗塞があげられ，冠動脈疾患のリスク因子と重複することから，心房細動患者では高血圧，糖尿病，冠動脈疾患の合併が多くなるのは当然かもしれない．さらにこのRegistryでは85歳以上の超高齢者についての特徴にもふれている[5]．85歳以下の患者と比べ，高血圧の合併は同程度であり，糖尿病の合併はむしろ少なかった一方で，心不全や慢性腎臓病の合併率は4割近くとなり，脳卒中の既往歴も3割近くとさらに高率となることから，より薬物療法には注意を払う必要がある．

　Framingham study 図3 では，心房細動患者はそれがない人と比べて予後が不良であることが示され，5年生存率は75歳未満でも45％と低く，75歳以上の高齢者ではわずか25％となっている[6]．最近の報告ですらも，既往歴のない65歳以上の心房細動患者の予後は依然不良で，5年生存率は50％とされており 図4，診断時に心不全・心筋梗塞・脳梗塞・

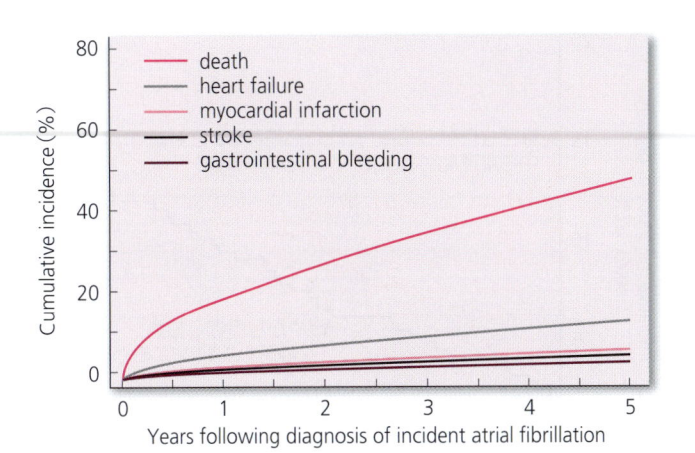

図4 65歳以上の高齢心房細動患者の累積死亡率（既往歴なし）

1999～2007年まで米国公的医療保険システム（メディケア）より65歳以上の高齢心房細動患者を抽出し解析．

　消化管出血の既往があると，さらに予後は悪化し，5年生存率は30～45％となる[7]．心房細動患者において当然死亡原因の一つに脳卒中があることは間違いないが，心筋梗塞による死亡も多くみられ，心不全による死亡が一番多いことも知っておかなければならない．抗凝固療法が全患者に行われ，平均71歳の高齢者が含まれているRE-LY試験においても，心筋梗塞などによる心臓突然死や心不全死が，脳卒中死以外にも多く認められることから，高齢者心房細動においては，心不全や冠動脈疾患に対する管理も十分に行う必要があると考えられる[8]．

III 高齢者心房細動におけるレートコントロールとリズムコントロール

　近年ROCKET-AF試験のサブ解析で，抗凝固療法を全例行っている状態では，発作性心房細動に比べ持続性心房細動の方が脳卒中・全身性血栓塞栓症や死亡例が有意に多かったとの報告がある[9]．先に述べたように高齢者では持続性・永続性例が多いことから，当然のことながらレートコントロールされている例が大半を占め，抗凝固療法による塞栓症の予防は重要と考えられる．

　65歳以上の高齢者を含むAFFIRM studyでは，抗不整脈薬によるリズムコントロール群とレートコントロール群で生命予後が変わらなかったことから[10]，高齢者においては無理なリズムコントロールは避けるべきである．心房細動発作の症状が強くQOLを下げる場合や容易に心不全をきたす場合にリズムコントロール薬が必要になる．ただし，発作時の心拍数を下げるレートコントロール薬で症状や心不全のコントロールができる場合はこの限りではない．慢性の心房細動例でも同様に，レートが速く動悸症状や心不全をきたす場合には，レートコントロール薬が使用される．

　心房細動のレートコントロールに関して，安静時心拍数を110拍/分未満に目指す群と，安静時心拍数は80拍/分未満で中等度運動時心拍数が110拍/分未満を目指す群に分けて比較

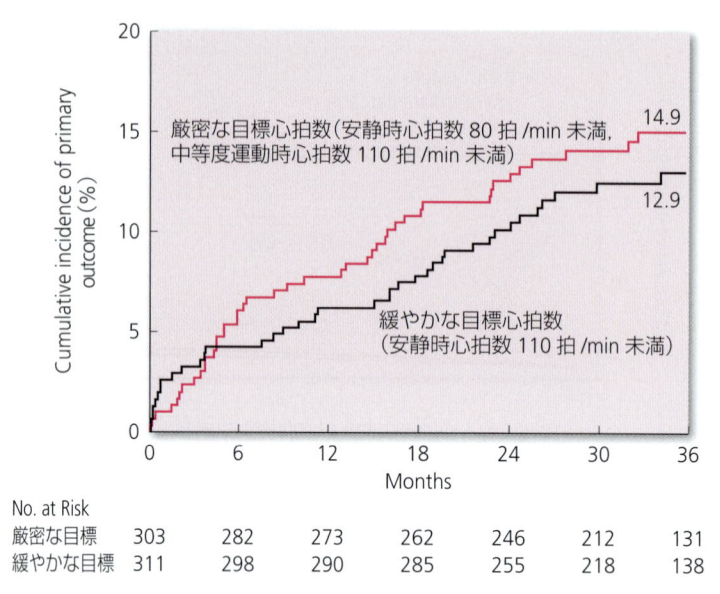

Ch.1 心房細動：リズムコントロール，レートコントロール

図5 心拍コントロール方法による予後の違い

グラフ：
- 厳密な目標心拍数（安静時心拍数80拍/min未満，中等度運動時心拍数110拍/min未満）：14.9
- 緩やかな目標心拍数（安静時心拍数110拍/min未満）：12.9

No. at Risk
	0	6	12	18	24	30	36
厳密な目標	303	282	273	262	246	212	131
緩やかな目標	311	298	290	285	255	218	138

primary endpoint：心血管死，心不全による入院，脳卒中，全身塞栓症，大出血，失神，心室頻拍，心停止による入院，薬剤による生命を脅かす副作用，ペースメーカやICDの植え込み

されたRACE II trial 図5 がある[11]．その結果，安静時の心拍数が110拍/分未満を目指す緩やかなコントロールでも，自覚症状や有害事象の発現率，心不全の重症度は両群で同程度であった．この試験では両群の平均年齢は68歳で高齢者も多く含まれており，過度な心拍コントロールは，心事故を増やす可能性があることを示唆している．ただし，緩やかなレートコントロール群でも，慢性期には8割近くの患者が100拍/分まで下がっており，安静時心拍数は平均85拍/分程度となっていることから，筆者は90〜100拍/分程度を目指してコントロールを行うようにしている．

抗不整脈薬を使用する際には個々の薬物の代謝経路を知る必要がある．先に述べたように，高齢者では低腎機能患者や低体重患者が多いことから，腎機能障害がある場合は，腎排泄型の薬は避け，肝代謝型の薬を使用すべきである．リズムコントロールを行う際によく使われるVaughan-Williams分類のI群薬を，低腎機能例に使用した際には，Naチャネルを高度に抑制しQRS幅が著しく拡大し，致死性の不整脈を呈することがあるので注意が必要である．またI群薬にはKチャネル抑制作用のある薬剤も多いので，QT延長に伴う多形性心室頻拍の出現にも注意を払う必要がある．レートコントロールを行う際には，β遮断薬，ジギタリス，Ca拮抗薬が使用される．高齢者では心不全の合併も多いことから，予後改善のエビデンスがあるβ遮断薬を基本として使用し，ジギタリスやCa拮抗薬を追加することが好ましい．RACE II trialでは，β遮断薬単剤で40%の患者が上記に述べた緩やかな心拍コントロールを達成できており，ジギタリス併用も20%の患者にとどまっている．心不全合併例では陰性変力作用のないジギタリス製剤の使用が好ましく，陰性変力作用の強いCa拮抗薬はできるだ

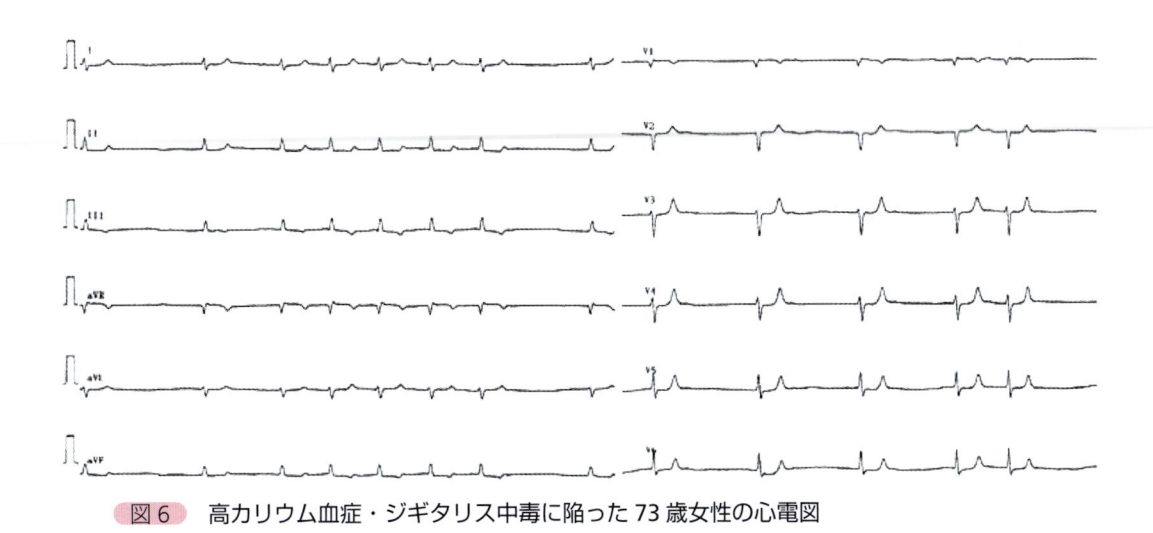

図6　高カリウム血症・ジギタリス中毒に陥った73歳女性の心電図

け使用を避け，β遮断薬を使用する際には少量から心不全悪化がないことを確認しながらの増量が好ましい．ジギタリスを使用する際には，腎機能の悪化に注意し，血中濃度を適宜モニタリングすることが重要である．当院で高カリウム血症・ジギタリス中毒を呈した73歳女性の心電図を　図6　に提示する．もともと僧帽弁狭窄症を基礎疾患に持つ慢性心房細動に対しジギタリスを投与していたが，食欲不振，全身倦怠感で来院した．消化管出血を契機として脱水から腎機能が悪化し，血中カリウム濃度，ジギタリス濃度が上昇し，心拍数42拍/分の補充調律をきたしたものである．なお輸血や輸液負荷により，入院当日には洞調律に回復している．

IV 高齢者におけるカテーテルアブレーション

高齢者においても，心房細動発作に伴う動悸症状や心不全の悪化は患者のQOLを大きく下げる要因となる．したがって，内服加療でそれらをコントロールできないケースにおいてはカテーテルアブレーションを検討すべきと考えられる．

Marchlinskiらの報告では，65歳未満，65～74歳，75歳以上の3群に分けアブレーションを施行し，平均27ヵ月の経過観察で洞調律維持率は89％，84％，86％と各群で有意差を認めなかった[12]．合併症は75歳以上の群で2.9％と若干高いものの有意差は認めなかった．なお75歳以上の群では2回目のアブレーションが有意に少なく，抗不整脈薬を続行しているケースが多かった．

Nataleらの報告　図7　では，80歳以上の患者103例（平均年齢85歳）に対しアブレーションを施行したところ，平均18ヵ月の経過観察にて，洞調律維持率は69％，合併症は心タンポナーデ1例のみであり，80歳未満の群と差がなかった[13]．なお80歳以上の患者では肺静脈以外のトリガーを認めることが多く，それらに対しての治療も行われたにもかかわらず合併症が少なかった．

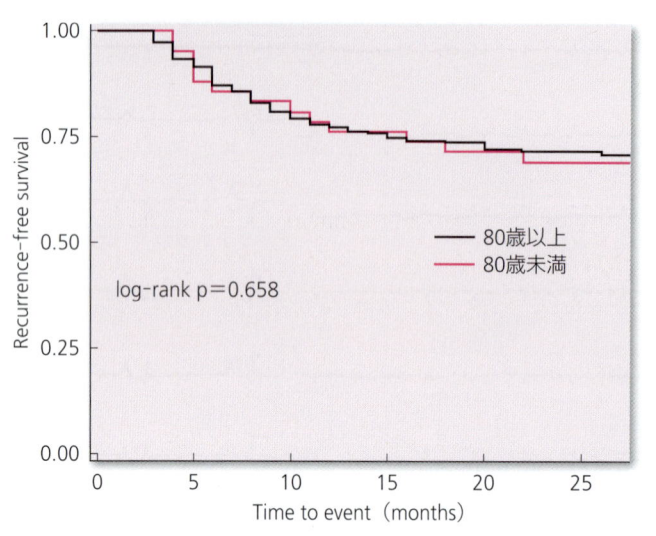

図7 80歳以上と80歳未満患者のアブレーションによる洞調律維持

　Kuwaharaらの報告では75歳以上の102例の高齢者にアブレーションを行い，平均937日の長期経過観察で93％が洞調律を維持していた[14]．線状焼灼は行わず，肺静脈隔離および一般的な肺静脈以外のトリガーへの通電のみで手技を終了している例が93％を占め，術後重大な合併症は心タンポナーデ1例のみであった．この報告でも2回目のアブレーションは控えられ，抗不整脈薬を続行している例が少なからず認められている．

　これら3つの報告からは，高齢者でも比較的安全にアブレーションが行えることがわかるが，肺静脈隔離を中心とした簡易な手技にとどめ，"深追い"をしていない点を考慮する必要があろう．もちろん，高齢者においてもアブレーションによる洞調律維持例も多く認められるが，再発しても再アブレーションは行わず抗不整脈薬投与により症状をコントロールできている例も少なからず認められる．すなわち，高齢者においてはアブレーションのみによる洞調律維持にこだわらず，むしろ薬物を併用することにより洞調律を維持することで自覚症状を緩和しQOLを上げることが重要なのかもしれない．

おわりに

　高齢者の心房細動では，心不全，低体重，腎機能低下例も多く含まれており，抗不整脈薬や抗凝固薬の使用が制限される．あくまでQOLを上げることを主たる目的とし，基礎疾患や合併疾患に常に注意を払い，副作用を起こさない範囲の必要最低限の薬剤で済ませることを考えるべきである．心房細動患者における予後を規定する因子として，高齢者においては脳血栓塞栓症のみならず心不全や冠動脈疾患もあることから，それらの合併疾患に対しても管理を念頭においておく必要がある．

📖 文 献

1) Andrade J, Khairy P, Dobrev D, et al. The clinical profile and pathophysiology of atrial fibrillation: relationships among clinical features, epidemiology, and mechanisms. Circ Res. 2014; 114: 1453-68.
2) Inoue H, Fujiki A, Origasa H, et al. Prevalence of atrial fibrillation in the general population of Japan: an analysis based on periodic health examination. Int J Cardiol. 2009; 137: 102-7.
3) Ohsawa M, Okayama A, Sakata K, et al. Rapid increase in estimated number of persons with atrial fibrillation in Japan: an analysis from national surveys on cardiovascular diseases in 1980, 1990 and 2000. J Epidemiol. 2005; 15: 194-6.
4) Akao M, Chun Y, Wada H, et al. Current status of clinical background of patients with atrial fibrillation in a community-based survey: The Fushimi AF Registry. J Cardiol. 2013; 61: 260-6.
5) Yamashita Y, Esato M, Chun YH, et al. Clinical characteristics of super-elderly patients with atrial fibrillation: from the Fushimi AF registry. Eur Heart J. 2013; 34 (Abstract Supplement), 790.
6) Benjamin EJ, Wolf PA, D'Agostino RB, et al. Impact of atrial fibrillation on the risk of death: the Framingham Heart Study. Circulation. 1998; 98: 946-52.
7) Piccini JP, Hammill BG, Sinner MF, et al. Clinical course of atrial fibrillation in older adults: the importance of cardiovascular events beyond stroke. Eur Heart J. 2014; 35: 250-6.
8) Marijon E, Le Heuzey JY, Connolly S, et al. Causes of death and influencing factors in patients with atrial fibrillation: a competing-risk analysis from the randomized evaluation of long-term anticoagulant therapy study. Circulation. 2013; 128: 2192-201.
9) Steinberg BA, Hellkamp AS, Lokhnygina Y, et al. Higher risk of death and stroke in patients with persistent vs. paroxysmal atrial fibrillation: results from the ROCKET-AF Trial. Eur Heart J. 2015; 36: 288-96.
10) Wyse DG, Waldo AL, DiMarco JP, et al. Atrial Fibrillation Followup Investigation of Rhythm Management (AFFIRM) Investigators. A comparison of rate control and rhythm control in patients with atrial fibrillation. N Engl J Med. 2002; 347: 1825-33.
11) Van Gelder IC, Groenveld HF, Crijns HJ, et al. Lenient versus strict rate control in patients with atrial fibrillation. N Engl J Med. 2010; 362: 1363-73.
12) Zado E, Callans DJ, Riley M, et al. Long-term clinical efficacy and risk of catheter ablation for atrial fibrillation in the elderly. J Cardiovasc Electrophysiol. 2008; 19: 621-6.
13) Santangeli P, Di Biase L, Mohanty P, et al. Catheter ablation of atrial fibrillation in octogenarians: safety and outcomes. J Cardiovasc Electrophysiol. 2012; 23: 687-93.
14) 桑原大志, 高橋淳 高橋良英, 他. 高齢者における心房細動カテーテルアブレーション治療—治療成績, 手術合併症, 長期予後について—. 心電図. 2011; 31: 3-9.

〈平田明生〉

Ch.1 心房細動: リズムコントロール，レートコントロール

13 植え込みデバイスによるモニタリングの AF 診断・治療への影響・効果

　心房細動（AF）の罹患率は，米国の一般人口の 0.89%，80 歳以上では 10% に及ぶといわれており[1]，高齢になるにつれて罹患率は高くなっている．また，循環器外来を受診した例を対象とすると，AF の頻度は全体の 14%，80 歳以上では 25% に達しており，本邦でも日常的に認められる不整脈である[2]．AF の臨床上最大の問題点は脳梗塞に代表される血栓塞栓症の発症であり，AF は対照患者の 4〜5 倍の脳梗塞のリスクがあるといわれている[3]．また，AF は脈の不整や胸部不快感，動悸・息切れといった自覚症状を有することから発見されることがあるが，10〜40% に無症候性の AF が存在することが報告されている[4]．しかしながら，無症候性の AF であっても塞栓症や生命予後に与える影響は症候性の AF と違いはないとの報告[5]もあり，無症候性の AF をどのように早期発見していくかということが臨床的に大きな問題点であった．

　近年，植え込みデバイスを用いることで症候性のみならず，動悸症状のない"無症候性"の AF を検出することも可能となっている．

I 植え込みデバイスによる AF の検出

　近年のペースメーカは，徐脈を改善するのみならず，その Holter 機能を用いて AF を検出することが可能である 図1．AF 検出機能に関してはペースメーカのみならず植え込み型除細動器にも搭載されている．AF になると DDD モードが DDI モードに変更される，すなわちモードスイッチが作動することで AF と認識する方法と心内ログ上の心房興奮インターバルにより AF を認識する方法がある．

　ペースメーカ植え込み時，AF 既往のある 110 例を対象に，ペースメーカと 12 誘導心電図にて AF の発生を追跡した報告がある．平均観察期間 19±11 カ月において，心房細動検出は 12 誘導心電図では 46% の症例にとどまるが，ペースメーカでは 88% であった[6] 図2．無症候性 AF の存在を強く示唆させる結果であった．

　しかしながら，ペースメーカによる AF 検出において問題点が存在することを覚えておかねばならない．

　まず AF の定義に関してはペースメーカの設定により大きく影響される．ペースメーカの心房感度設定，心室ペーシング後心房のブランキング時間（post ventricular atrial blanking: PVAB）で AF の検出率は大きく変化する．

　心房感度を鈍く設定した場合，実際に AF が起こっていてもペースメーカは感知できず，記録されないこともある．この場合は，心房感度を鋭く設定することで，AF の検出が可能となる．しかしながら，心房感度を鋭く設定した場合，心室の電気興奮を心房リードで感知してし

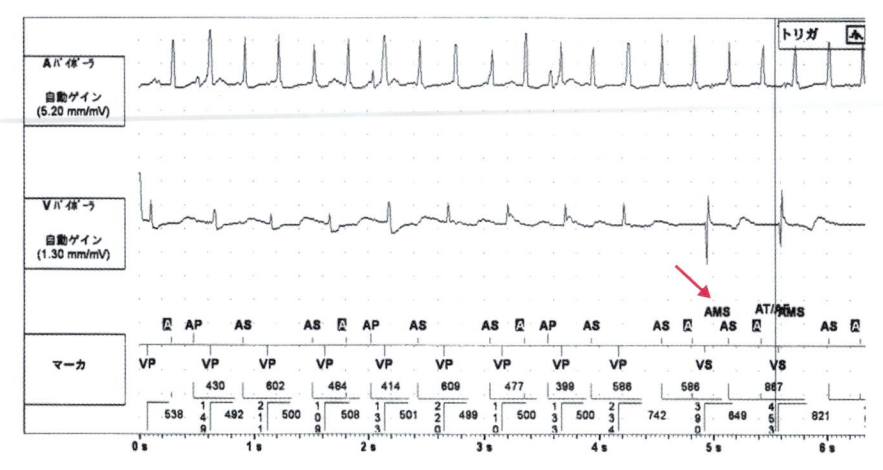

⓭ 植え込みデバイスによるモニタリングの AF 診断・治療への影響・効果

図1 ペースメーカによる心房細動の検出
→：DDD モードから DDI モードへとモードスイッチ機能が働き（AMS），心房細動が検出されている．

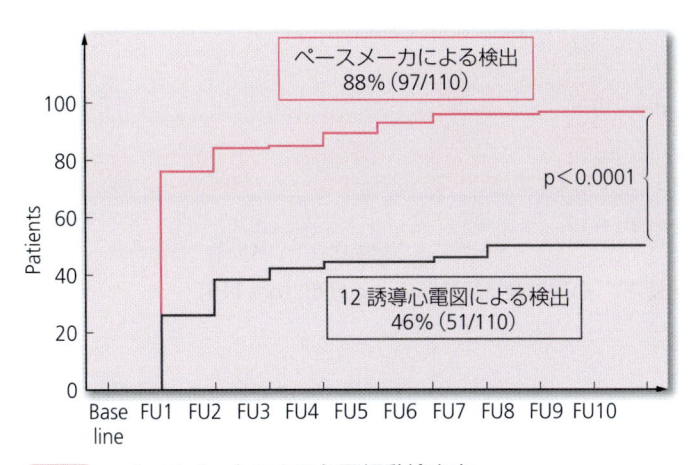

図2 ペースメーカによる心房細動検出率
心房細動既往のある 110 人を対象．観察期間 19±11 カ月．

まう far field R wave（FFRW）oversensing などが問題となる 図3 ．
　次に PVAB の設定に関してである．PVAB を短く設定するとやはり FFRW oversensing が問題となる．逆に PVAB を不用意に延長させた設定とすると FFRW oversensing による偽陽性は防げるかもしれないが，2：1 の心房粗動は検出できないことがあることに留意する必要がある．
　一方でペースメーカが"AF"と認識しても，実は AF でない偽陽性が存在する．持続時間が 6 分以内，心房レート 190 bpm 以上と設定したモードスイッチ機能のみで適切に AF と評価できるものは 83％にとどまることが報告されている[7]．偽陽性の原因としてはノイズ，

093

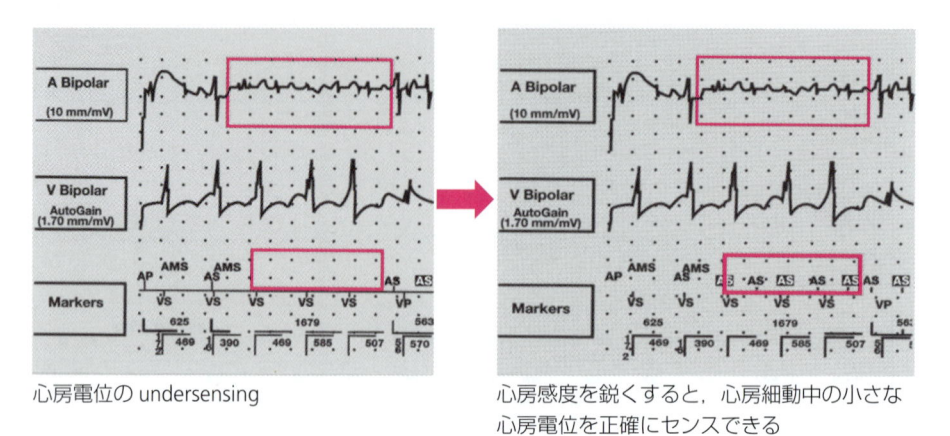

Ch.1 心房細動: リズムコントロール，レートコントロール

心房電位の undersensing　　　　　　　心房感度を鋭くすると，心房細動中の小さな心房電位を正確にセンスできる

図3　ペースメーカにおける心房感度設定

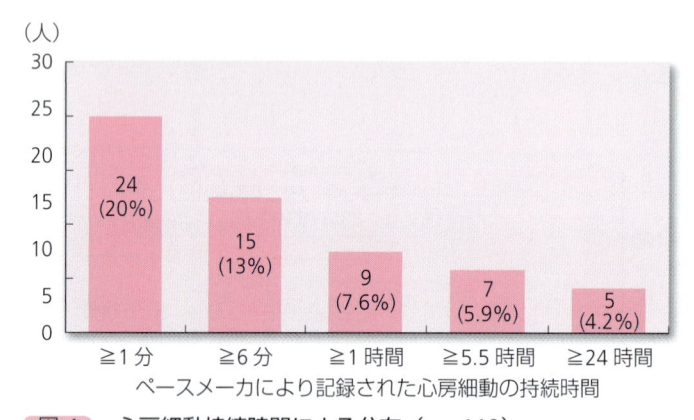

図4　心房細動持続時間による分布（n=119）

FFRW oversensing, repetitive non-reentrant ventriculoatrial synchrony（RNRVAS）があげられる．このようにモードスイッチにより認識された"AF"に偽陽性が存在するので，心内心電図と照らし合わせて評価することが必要である．不適切な抗凝固療法の使用や，抗不整脈薬・カテーテルアブレーション治療につながる可能性があるからである．

　また，過去の報告では，AF検出に関与する設定が明確でないものが多い．ここで当院におけるペースメーカ植え込み後"AF"検出頻度と持続時間の分布を提示する．AF既往のないdual-chamberペースメーカ植え込み術をした連続119症例を対象とした結果，1分以上の持続時間を有する"AF"は24例（20%），1時間以上の持続時間を有する"AF"は9例（7.6%）に認めた．この結果からも"AF"持続時間の定義によりその発症頻度は大きく異なることが示される　**図4**．

II "AF" 持続時間と血栓塞栓症

　それでは，ペースメーカにより記録される"AF"がどのくらい持続すれば，血栓塞栓症のリスクとなりうるのか？ということが次の問題としてあげられる．

　725例を対象とした研究では，24時間以上持続する"AF"において，24時間未満のものと比べ有意に血栓塞栓症のリスクが高くなった[8]．一方，2,486症例を対象とした研究では，5.5時間以上続く"AF"は，20秒未満のものと比べ有意に血栓塞栓症のリスクが高くなる傾向にあった[9]．また，ASSERT試験では6分以上続く"AF"は，6分未満のものと比べ有意に血栓塞栓症のリスクが高くなったという報告もある[10]．

　このように"AF"持続時間と血栓塞栓症との関連に関しては様々な報告があり明確に定まっていないのが現状である．さらにペースメーカにより検出された"AF"に対し抗凝固療法を導入し，血栓塞栓症の頻度を減らしうるものかに関しても今後検討していく必要がある．

　ペースメーカは徐脈を有する患者に限定されてしまう問題があったが，近年では植え込み型ループレコーダを用いた"AF"検出の正確性も示されており[11]，"無症候性AF"に対する様々なアプローチが今後なされていくものと考えられる．

文 献

1) Feinberg WM, Blackshear JL, Laupacis A, et al. Prevalence, age distribution, and gender of patients with atrial fibrillation. Analysis and implications. Arch Intern Med. 1995; 155: 469-73.

2) Tomita F, Kohya T, Sakurai M, et al; Hokkaido Atrial Fibrillation Study Group. Prevalence and clinical characteristics of patients with atrial fibrillation: analysis of 20 000 cases in Japan. Jpn Circ J. 2000; 64: 653-8.

3) Levy S, Maarek M, Coumel P, et al. Characterization of different subsets of atrial fibrillation in general practice in France: the ALFA study. The College of French Cardiologists. Circulation. 1999; 99: 3027-35.

4) Senoo K, Suzuki S, Sagara K, et al. Distribution of first-detected atrial fibrillation patients without structural heart diseases in symptom classifications. Circ J. 2012; 76: 1020-3.

5) Flaker GC, Belew K, Beckman K, et al. Asymptomatic atrial fibrillation: demographic features and prognostic information from the Atrial Fibrillation Follow-up Investigation of Rhythm Management (AFFIRM) study. Am Heart J. 2005; 149: 657-63.

6) Israel CW, Grönefeld G, Ehrlich JR, et al. Long-term risk of recurrent atrial fibrillation as documented by an implantable monitoring device: implications for optimal patient care. J Am Coll Cardiol. 2004; 43: 47-52.

7) Kaufman ES, Israel CW, Nair GM, et al. Positive predictive value of device-detected atrial high-rate episodes at different rates and durations: an analysis from ASSERT. Heart Rhythm. 2012; 9: 1241-6.

8) Capucci A, Santini M, Padeletti L, et al. Monitored atrial fibrillation duration predicts arterial embolic events in patients suffering from bradycardia and atrial fibrillation implanted with antitachycardia pacemakers. J Am Coll Cardiol. 2005; 46: 1913-20.

9) Glotzer TV, Daoud EG, Wyse DG, et al. The relationship between daily atrial tachyarrhythmia

burden from implantable device diagnostics and stroke risk: the TRENDS study. Circ Arrhythm Electrophysiol. 2009; 2: 474-80.

10) Healey JS, Connolly SJ, Gold MR, et al. Subclinical atrial fibrillation and the risk of stroke. N Engl J Med. 2012; 366: 120-9.

11) Hindricks G, Pokushalov E, Urban L, et al. Performance of a new leadless implantable cardiac monitor in detecting and quantifying atrial fibrillation results of the XPECT trial. Circ Arrhythm Electrophysiol. 2010; 3: 141-7.

〈南口　仁〉

Topic 2
心房細動抑制におけるペーシングの意義

　ペーシングによる心房細動（AF）予防については以前から様々な試みがなされている．当初の仮説は心房のオーバードライブペーシングによる心房筋の受攻期短縮，また心房中隔ペーシングによる心房筋再分極過程のばらつき（dispersion）の減少などが心房細動発生に必要な微小リエントリー回路の形成機会を減少させ，心房細動が抑制されるというものであり，様々な心房ペーシング介入がなされた．一方，近年の臨床研究では不必要な右室ペーシングが心機能の低下とともに AF 発症頻度の上昇をも引き起こすことが明らかにされつつあり，右室ペーシングによって生じる右室-左室間および左室内非同期が心拍出効率の低下や心房への負荷をきたす可能性が示唆されている．

　このため，ペースメーカにより AF を抑制するための手段には持続的心房ペーシングの維持と不要な心室ペーシングの回避という 2 つの方向性があり，そのためのアルゴリズムが各社より開発され，デバイスに搭載されるようになっている．

心房ペーシングによる心房細動抑制の試み

　洞不全症候群・房室ブロックなど徐脈性不整脈に合併した心房細動の抑制を目的とし，持続的心房ペーシングを行う試みは従来よりなされてきた．当初は高位右房もしくは右心耳に留置した心房リードより固定レートでのオーバードライブペーシングが行われたが，心房細動の検出精度が不十分である，あるいはオーバードライブのために併用するレートコントロール薬によって治療効果が修飾されるなどの理由によりその効果判定が不十分であった．これらの課題をデバイス側で解決し，心房ペーシングによる AF 抑制効果を比較的純粋に検討したのが 2003 年に発表された ADOPT-A 試験である．本試験では心房細動の検出機能強化・常に自己心拍より高いレートでオーバードライブペーシングを行う動的ペーシングアルゴリズム（AF suppression アルゴリズム）を搭載した SJM 社製ペースメーカを用い，このアルゴリズムにより治療した群では全心拍における AF の割合（AF burden）が対照群に比し約 25％低下したことが示された[1]．

　その後，2003 年 NASPE で発表された OASES 試験[2]でも同様に AFS アルゴリズムが AF burden を軽減したこと，その効果が心房中隔ペーシングでより顕著であったことが示された．ただし，その後同様に抗頻拍ペーシングおよび予防ペーシングの効果を検討した ATTEST 試験[3]，ASPECT 試験[4]では AT/AF 合計持続時間やその発症頻度は低下せず，その効果は限定的であった．

　我々も心房細動抑制アルゴリズムの on/off がペースメーカの auto mode switch（AMS）の回数に及ぼす影響，および心房ペーシング留置位置による差異を多施設観察研究により検討した[5]．一部にきわめて有効な症例を経験したが，全体としては統計的な有意差には至らず，また留置位置による差異も認められなかった 図1 ．AMS の回数や持続時間，さらに心室ペーシング率などについて個人間の差異が大きく，現在では心房のオーバードライブペーシングの有効性は限定的であると解釈されている．

Ch.1 心房細動:リズムコントロール,レートコントロール

A 中隔ペーシング　　　　　　**B** 右心耳・自由壁ペーシング

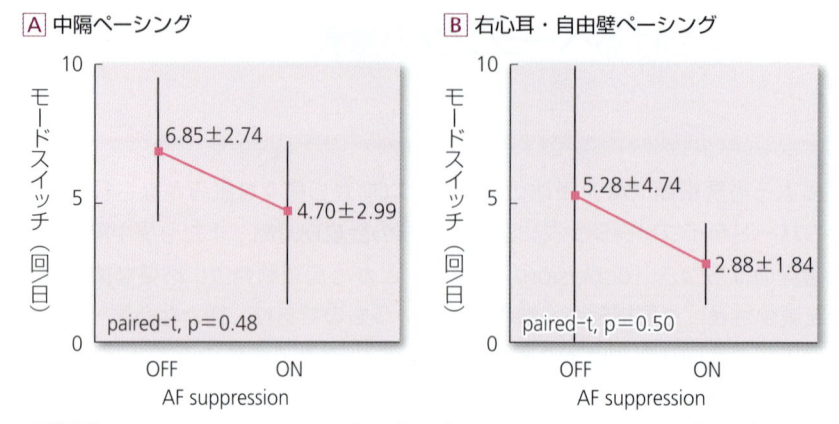

A: 6.85±2.74 → 4.70±2.99, paired-t, p=0.48
B: 5.28±4.74 → 2.88±1.84, paired-t, p=0.50
(OFF → ON, AF suppression)

図1 AF suppression アルゴリズムがオートモードスイッチ(AMS)作動に及ぼす効果
AF suppression アルゴリズムにより AMS の回数は中隔ペーシング(A),右心耳/自由壁ペーシング(B)ともに有意な減少を認めなかった.
(Mizuno H, et al. The Effect of Atrial Fibrillation Suppression Algorithm in Patients Requiring Pacemaker Implant with Broad Background: MASPIT study. 2008)[5]

心室ペーシングによる心房細動発生のリスク

　一方で,デバイス植え込み患者において心室ペーシング,特に右室心尖部ペーシングが血行動態の悪化をきたすことが多数報告されている.DAVID 試験[6]では徐脈に対するペーシング適応のない ICD 植え込み患者 506 例を対象とし,心房心室ペーシング(DDDR70)群とバックアップペーシング(VVI40)群に無作為割り付けし,心房心室ペーシングの有効性を検討した.1年後の一次エンドポイント(死亡およびうっ血性心不全による初回の入院までの時間の複合)回避率は,VVI40 群の 83.9%に対して DDDR70 群では 73.3%と有意に低率であり,心房心室ペーシングが心室バックアップペーシングに対して臨床的な優位性を持たず,むしろ死亡および心不全による入院を増加させ有害となりうることが示唆された.

　また,心房細動の発生頻度に関しても心室ペーシングがこれを増大させることが各試験により報告されている.MOST 試験のサブスタディ[7]において心室ペーシングの頻度は心不全入院のみならず心房細動発生の強力な規定因子であり,後者のリスクは累積心室ペーシング率(Cum% VP)が 0～80%の範囲で直線的に上昇し,25%上昇するごとにそのリスクは 1.21～1.36 倍となることが示された.

　さらに,ADOPT-A 試験のサブ解析においても AFS 群のうち頻回に心室ペーシングが作動した群では心室ペーシングがほとんど認められない群に比べ心房細動の抑制効果が低かったことが示されている.

　これらの結果を踏まえ,不必要な心室ペーシングを極力回避するためのアルゴリズムが各社より開発され,その有効性が示された.例えば,SAVE-PACe 試験[8]では Medtronic 社の心室ペーシング最小化(MVP)機能を有するペースメーカが従来型の DDD/R ペースメーカに比べ洞不全症候群患者で心室ペーシング率を 90%削減し,さらに持続性心房細動発症の相対リスクを 40%減少させることが

示された．また，The Long-MinVPace Study[9] では 66 人の患者を従来型 DDDR ペースメーカ（n＝33）と心室ペーシング最小化機能付き DDDR ペースメーカ（minVP，n＝33）に無作為割り付けした上で，6 カ月ごとに 1 年以上経過観察し，より長期にわたる心房細動の発症および永続性 AF への移行について比較検討した．MinVP 群では心室ペーシングの比率が有意に低く，心房細動発生および慢性心房細動への移行も DDDR 群に比べ有意に低率であった．MINERVA 試験[10] では，MVP と抗頻拍ペーシングの併用が従来の二腔ペーシングと比較し永続性 AF 進展を 61％抑制したと報告された．

おわりに

植え込みデバイスと心房細動との関連について，これまでの臨床試験を中心に概説した．これらの知見から，現時点におけるペーシングによる心房細動抑制の概念は，まず不必要な心室ペーシングを行わないようにした上で心房へのペーシング介入を行うという方向に進んでいると思われる．

文献

1) Carlson MD, Ip J, Messenger J, et al. A new pacemaker algorithm for the treatment of atrial fibrillation: results of the Atrial Dynamic Overdrive Pacing Trial (ADOPT). J Am Coll Cardiol. 2003; 42: 627-33.
2) De Voogt W DVP, Lau CP, van den Bos A, et al; the OASES study group. Overdrive atrial septum stimulation in patients with paroxysmal atrial fibrillation (AF) and class 1 and 2 pacemaker indication (OASES). Paper presented at: Annual Scientific Sessions of the Heart Rhythm Society; May 17, 2003; Washington, DC. 2003.
3) Lee MA, Weachter R, Pollak S, et al. The effect of atrial pacing therapies on atrial tachyarrhythmia burden and frequency: results of a randomized trial in patients with bradycardia and atrial tachyarrhythmias. J Am Coll Cardiol. 2003; 41: 1926-32.
4) Padeletti L, Purerfellner H, Adler SW, et al. Combined efficacy of atrial septal lead placement and atrial pacing algorithms for prevention of paroxysmal atrial tachyarrhythmia. J Cardiovasc Electrophysiol. 2003; 14: 1189-95.
5) Mizuno H, Onishi T, Kashiwase K, et al; the MASPIT study group. The Effect of Atrial Fibrillation Suppression Algorithm in Patients Requiring Pacemaker Implant with Broad Background: MASPIT study. Presented at: Annual Scientific Sessions of the Asia-Pacific Heart Rhythm Society Scientific Session; November 29, 2008; Singapore. 2008.
6) Wilkoff BL, Cook JR, Epstein AE, et al. Dual-chamber pacing or ventricular backup pacing in patients with an implantable defibrillator: the Dual Chamber and VVI Implantable Defibrillator (DAVID) Trial. JAMA. 2002; 288: 3115-23.
7) Sweeney MO, Hellkamp AS, Ellenbogen KA, et al. Adverse effect of ventricular pacing on heart failure and atrial fibrillation among patients with normal baseline QRS duration in a clinical trial of pacemaker therapy for sinus node dysfunction. Circulation. 2003; 107: 2932-7.
8) Sweeney MO, Bank AJ, Nsah E, et al. Minimizing ventricular pacing to reduce atrial fibrillation in sinus-node disease. N Engl J Med. 2007; 357: 1000-8.
9) Veasey RA, Arya A, Silberbauer J, et al. The relationship between right ventricular pacing and

atrial fibrillation burden and disease progression in patients with paroxysmal atrial fibrillation: the long-MinVPACE study. Europace. 2011; 13: 815-20.
11) Boriani G, Tukkie R, Monolis AS, et al; MINERVA Investigators. Atrial antitachycardia pacing and managed ventricular pacing in bradycardia patients with paroxysmal or persistent atrial tachyarrhythmias: the MINERVA randomized multicentre international trial. Eur Heart J. 2014; 35: 2352-62.

〈水野裕八〉

Ch.1 心房細動：リズムコントロール，レートコントロール

14 心房細動の外科治療

心房細動に対する外科的治療法としては，心房筋の切開縫合（いわゆる"cut & sew"）によるCox MAZE Ⅲ手術が現在でもgold standardとして確立したものであり，この術式・概念を基本として，様々な改良術式が考案されている．本項ではこれらの心房細動手術開発の経緯について述べるとともに，最近のアブレーションデバイスの進歩や改良術式についてもまとめることとした．

またMAZE手術にも限界があり，すべての心房細動が治るわけではないことも周知のことであり，脳梗塞予防のみを目的とする外科治療についても言及する．

I MAZE手術開発の歴史

1980年代までの心房細動に対する手術

心房細動は全人口の0.15〜1.0％に認められ日常診療でもよく遭遇する不整脈であるが，決して放置したままでよい不整脈ではない．心房細動の持っている問題点をまとめると，下記の3点になる．

①心拍の不整（絶対性不整脈）：動悸，胸部圧迫等の自覚症状を惹起
②房室同期（心房収縮）の欠如による心拍出量の低下
③心房収縮の欠如・血流停滞による血栓塞栓症発症の危険性

したがって，心房細動手術としては，
(a) 絶対性不整脈を治し規則正しい心拍にする
(b) 心房収縮を回復させ房室同期を確保する
(c) 脳梗塞の危険性を回避する

の3点を解決できるものが理想的である．

心房細動に対する手術としては古くは1967年に房室ブロック作成術が発表されている．これは外科的に房室ブロックを作成しVVIペースメーカを植え込むことにより，上記(a)の規則正しい心拍を回復するものであるが，心房は心房細動のままであり，(b)(c)は解決されない（ただしこの治療法については，現在でもrate controlの難しい症例に対して内科医が行う"ablation & pace"という治療法で残っている）．

その後1980年代になり，Wiliams，Coxらの左房隔離術や，Guiraudonの回廊手術（corridor operation）などの隔離手術が考案された．これらは心房細動を左心房あるいは両側の心房に隔離して心室には洞結節からの興奮を伝えて整脈を得ようとするものであり，ペースメーカを必要とせずに自己の洞調律を得るところが，前述の房室ブロック作成術とは大きく異なるところである．しかしながら本術式でも左心房に心房細動が残存するために常に脳梗塞

Ch.1 心房細動: リズムコントロール, レートコントロール

の危険性は残り, 上記 (a) 〜 (c) をすべて満たす理想的な術式とはなり得なかった.

隔離手術ではない新たな心房細動手術の開発

このような状況下で, Cox は St. Louis の Washington 大学で不整脈外科の研究を続けていた. 当時の Washington 大学の研究室にはマッピング用電極を自作し装置を整備する専属の電気技師, マッピングデータの解析プログラムを開発する専属のシステムエンジニアが常駐し, 手術室には 160 ポイントのマッピング装置が, また実験室には 252 ポイントのマッピング装置が置かれ, 不整脈の研究を行っていた.

Cox は心房細動手術を開発するにあたり, まず慢性 MR 犬 (左開胸で左心耳より特殊な器具を心内に挿入し, 僧帽弁の腱索を切断し MR を作成) による心房細動モデルを作成し, MR 作成手術後 3 カ月以上飼育した後に, 胸骨正中切開にて, 人工心肺下に様々な切開線 (lesion set) を作る手術を行い, その前後で心房細動の誘発の有無などを検討する実験を行った. その結果「心房横断手術 (atrial transection procedure)」の切開線が心房細動手術に必要かつ十分であるという結論に達し, 1986 年 9 月に初めて臨床応用した. しかしながら, 一旦心房細動は消失したものの術後 5 カ月目に再発したため, その後二度とこの手術が行われることはなかった.

MAZE 手術の開発

1980 年代当時は心房細動の本態は multiple wavelet theory などの reentry による頻拍と考えられていた 図1. また Cox らが持ち合わせていた電気生理学的検査のデータからは, 心室頻拍が心室細動に悪化 (deteriorate) するように, 心房細動も心房粗動から変化する一連のスペクトラムにのっているように考えられた. ただし, 心房細動ではリエントリー回路が

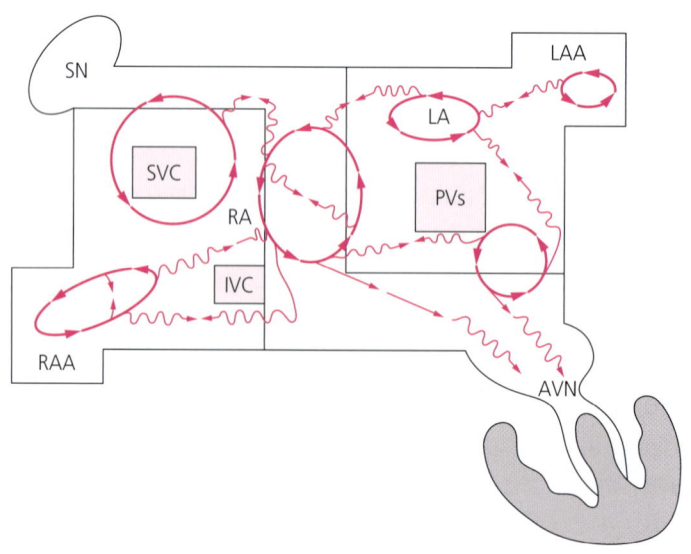

図1 心房細動 (1980 年代までの概念)

14 心房細動の外科治療

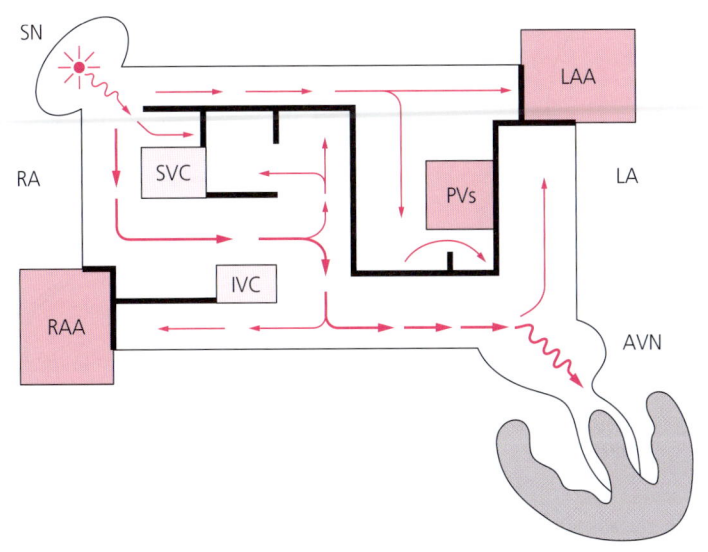

図2 MAZE 手術（Cox, 1991）の模式図
心房細動の本態がよくわかっていなかったため，ありとあらゆる可能性のある回路すべてを断ち切る術式を考案した．文字通り，心房内に迷路（MAZE）を作る手術である．
SN: 洞結節，SVC; 上大静脈，IVC; 下大静脈，RA; 右房，RAA; 右心耳，LA; 左房，LAA; 左心耳，PVs; 肺静脈，AVN; 房室結節

　不安定なため，マッピングで回路を同定してそのリエントリー回路を切断（ablation）することは不可能と考えられ，心房細動が起こらないようにする唯一の方法は，心房で考えられ得るすべてのリエントリー回路を断ち切ることである，という結論に達した．
　一定の大きさの心房筋が存在すればその中で旋回するreentryが発生するので，回路が成立しないような切開線を心房筋に加え，そして心房内に「迷路（="maze"）」を作ることにより，洞結節から発した興奮が一方向性に心房内を伝播し最終的に房室結節に達し，かつ心房の収縮機能を維持するために隅々の心房筋にまで興奮が伝達するようにすればよいわけである 図2．この基本概念を満足する切開線を持った術式として original MAZE（Cox MAZE I）手術が考案された 図3 が，これは心房の至る所を切開しては縫合するという複雑な手術であった（弁輪部の近傍で心房切開ができない箇所においては，そこに冷凍凝固を加えてブロックラインを作成した）．
　まず，11頭の犬による急性実験ならびに5頭の犬による慢性実験でMAZE手術の効果や血行動態に及ぼす影響等を検討し，その後の1987年9月にCoxは発作性心房細動症例に対して初めてMAZE手術を施行した．手術は成功し，その後の6例の成績も良好であったため，これら計7例の結果をまとめて1991年に論文発表した[1]．当初CoxはMAZE手術のみで心房細動は治らなくても，使用薬剤の数を1種類でも減らせられればよいという考えでMAZE手術を始めたが，実際に行ってみると心房細動は消失し，多くの症例では抗不整脈薬も不要になることがわかり，自らその効果に驚嘆したと述べている．

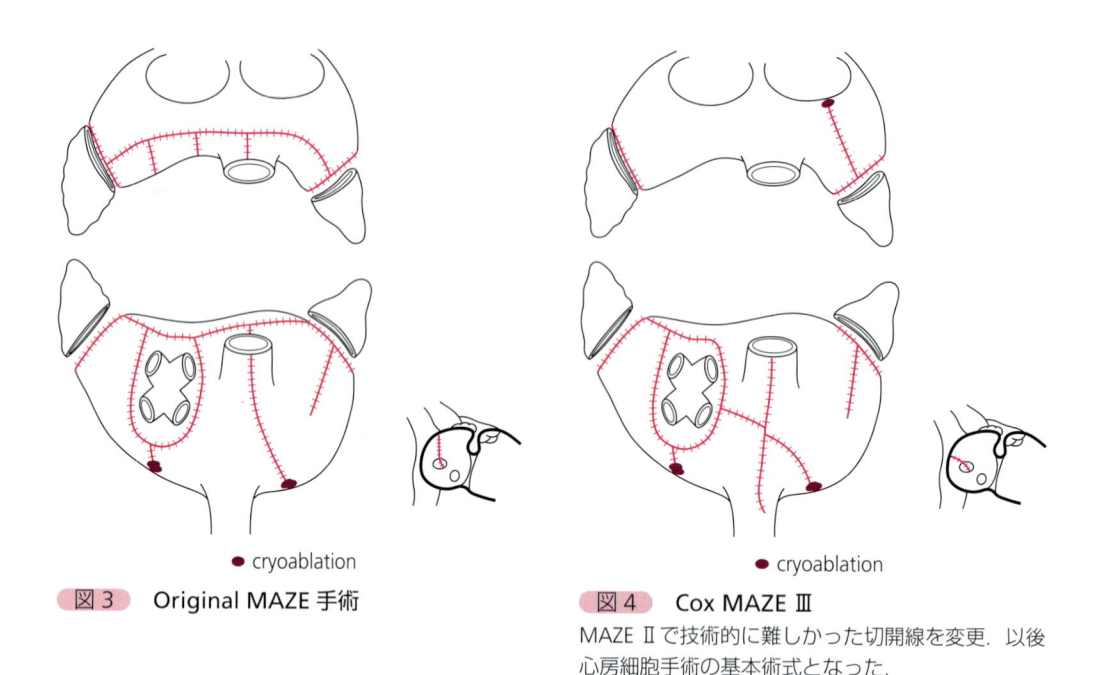

Ch.1 心房細動: リズムコントロール，レートコントロール

● cryoablation
図3 Original MAZE 手術

● cryoablation
図4 Cox MAZE Ⅲ
MAZE Ⅱで技術的に難しかった切開線を変更．以後心房細胞手術の基本術式となった．

　その後計32例に対してoriginal MAZE 手術を施行したが，この術式では心房細動は治るものの，すべての洞結節動脈を切断する結果，術後高率にペースメーカ植え込みを必要とすることが判明した．

　そのため次に，MAZE 手術の基本概念は保持しながらほとんどの洞結節動脈を温存する改良術式である MAZE Ⅱ を考案し計15例に施行された．MAZE Ⅱ は心房細動を消失させる効果としては問題なかったが，技術的に手術が複雑になる欠点を有していたため，さらに改良した MAZE Ⅲ 図4 を考案し，1992年4月から臨床応用を開始した．この MAZE Ⅲ の心房細動に対する効果は十分で，かつ術後洞機能不全が起こる頻度は激減したため，以後 Cox MAZE Ⅲ として，MAZE 手術の基本術式となった[2]．

■ Cox 自身の MAZE 手術の臨床成績

　Cox 自身による MAZE 手術の成績は "Washington Univ.-Georgetown Univ. Experience" として1987～1999年の306例のシリーズが1999年に発表されている[3]．これによると，306例の対象症例は術前に心房細動に対して，平均5.2種類の薬剤が投与された既往があり，58例（19%）には脳梗塞などの血栓塞栓症の既往を有していた．心房細動の内訳は，61%が発作性心房細動（平均罹患期間8年）で，39%が慢性心房細動（平均罹患期間11年）であった．62%が孤立性心房細動に対する単独手術であったが，残りの38%（116例）は器質的心疾患を有し MAZE 手術と同時に134種類の同時手術が行われた（うち，僧帽弁手術64例，大動脈弁手術10例，CABG 41例であった）．

　その結果は手術死亡は3.3%であり，MAZE 手術本来の手技に起因した死亡（術後遅発性心タンポナーデによる死亡）は1例（0.3%）のみであった．265例の長期 follow-up（平均

3.7±2.9年，最長11.5年）において，術後3カ月以降に1回でも心房細動・心房粗動を認めたものは5％に過ぎなかった．しかもこれらの症例は全例抗不整脈薬の投与（しかもほとんどが1種類の抗不整脈薬の投与のみ）で洞調律維持が可能であったため，結局100％で洞調律が維持され，そのうち95％は抗不整脈薬も不要であるという結果になった（MAZE Ⅲに限っていえば，98.2％の症例で抗不整脈薬も不要であった）．また術後遠隔期の脳梗塞発症は1例（0.3％）のみ，TIAは2例（0.6％）のみであった．

わが国の心房細動手術の患者背景（持続性・永続性心房細動が多く，また僧帽弁疾患など他の開心術との同時手術が多い）とは異なるとはいえ，Coxの成績は素晴らしいものであり，Cox MAZE Ⅲは心房細動に対する外科手術のgold standardとなり今日に至っている．

Ⅱ 1990年代の数々の改良手術

CoxによるMAZE手術は心房細動を起こらなくするという目的においてはgold standardとなる画期的な手術であったが，多くの切開・縫合を必要とする複雑な手術であり，そのための手術侵襲や心機能に対する影響などの問題もあり，欧米ではなかなか普及しなかった．一方わが国では，僧帽弁疾患に合併する心房細動に対して，積極的にMAZE手術を施行しようとする施設が数多く現れ，また多くの改良手術が日本人外科医によって考案された[4]．

複雑な切開縫合を減らす目的で最初に注目されたのは「冷凍凝固」であった．冷凍凝固を長い心房切開線の代わりに使ったのが「小坂井式冷凍凝固多用MAZE手術」である．わが国では1992年よりこの術式が始まりCox MAZE Ⅲと同様に全国の施設に広まったが，1カ所の冷凍凝固に2分を要する手技を長い切開線の代わりに使うため，心停止時間を短縮し侵襲を軽減するというところまではいかなかった．

一方で，心房機能温存を目的とした改良術式も考えられた．MAZE手術の切開線はまず「迷路」を心房内に作ることのみに主眼をおいて考えられたため，心房壁を栄養する血流が考慮されておらず，また心房内の伝導遅延が起こり心房の収縮様式が不均等になるという欠点を併せ持っていた．これらの欠点を改良し，かつ「可能性のあるすべてのリエントリー回路を断ち切る」というMAZE手術の基本概念をまったく損なわない新しい切開線を考えたのがNittaらの「radial手術」[5]である．

また洞調律において心耳は心房機能に重要な役割を果たしているため，これに注目したものがIsobeらの「両心耳温存MAZE手術」[6]で，術後の心機能は良好で，かつ心房細動停止効果もMAZEと同等であるとした．

僧帽弁膜症等に合併する心房細動では，拡大した左房のみが心房細動に関与している可能性があるという仮説に基づいて，左房のみに切開線をおいたものがSuedaらの「左房MAZE」手術[7]であり，症例を選べばこの術式でもかなりの成績を上げることが判明した．

III 2000年以降の各種デバイスの開発と手術の低侵襲化など

各種アブレーションデバイスの開発

　MAZE手術は長い距離にわたって切開・縫合を繰り返すもので，心停止時間は長くなり，また術後の出血性合併症も多くなるという短所を持つため，その高い侵襲性から欧米では一般の心臓外科医に普及する手術とはなり得なかった．しかし2000年代になり，切開・縫合の代わりに，心房壁を電気的に隔離しブロックラインを作成する様々な方法・デバイスが冷凍凝固以外にも開発され，臨床の場で使えるようになった 表1 ．

　最初に広く使われたのが，単極の高周波（RF）デバイスであった．これは背中に貼った対極板と心房に接したデバイス間で通電して加熱することにより心房筋に蛋白変性をもたらしブロックラインを作成するものである．しかし多くの症例に使われる中で，左房壁への通電により食道潰瘍を形成し，術後食道穿孔を起こすという重篤な合併症が報告され，その後はその使用は避けられるようになった．

　欧米では，microwaveによるデバイスも一時的に広く用いられたが，遠隔成績が不良であることがその後判明した．その他，Laserや高出力超音波（HIFU）を用いたデバイスも考案されたが，普及するには至らなかった．

　一方，高周波を双極で使用するデバイスも開発された．これは組織をクランプして，その2つの電極間に通電するものであり，電極間の組織の抵抗値をリアルタイムで測定することにより，確実に熱凝固が生じているかどうかを判断することができるという点で画期的なデバイスであった．また単極RFで懸念されるような食道穿孔の恐れもなく，肺静脈であれば外から遮断することにより心外膜からのアプローチで（off pumpで）確実にブロックラインを作成することができる，などの長所も有しており，広く普及した．

　これらの各種方法・デバイスのうち，主なものについて特徴をまとめたものが 表2 である．

表1　電気的隔離を行う各種デバイスの種類

　A．物理的切断
　　1．切開と縫合（Cut & Sew）

　B．凍結エネルギー源
　　2．冷凍凝固（CO_2, N_2O, N_2, Argon）
　　　a．単極
　　　b．双極clamp（Cryoclamp）

　C．加熱エネルギー源
　　3．高周波（RF）ablation
　　　a．単極（Cobra, Cardiopen），双極pen（Atricure）
　　　b．双極clamp（Atricure. Cardioblate, bipolar Cobra）
　　4．microwave
　　5．Laser
　　6．HIFU（高出力超音波）

（赤色のdeviceが日本で使用可能）

⑭ 心房細動の外科治療

表2 電気的隔離を行う各種デバイスの特徴

1. 切開・縫合 (Cut & Sew)
    最も確実だが，操作が煩雑で出血の risk あり．
    弁輪付近には使えない．血管も切断する．
2. 冷凍凝固
    電気的隔離にはやや確実性に劣る．
    弁輪付近でも血管近傍でも使える．
3. 単極 RF（高周波）ablation (Cobra など)
    一度に長い距離を焼灼でき (Cobra)，出血の risk もない．
    全層性に完全に隔離できたかが不確実．
    食道穿孔という重大な合併症の報告がある．
4. 双極 RF clamp (AtriCure, Cardioblate など)
    短時間に全層性に確実に焼灼できる．
    肺静脈 (PV) だけであれば心拍動下で可能．
    弁輪付近には使えない．
5. その他（microwave，Laser，HIFU など）

双極高周波（RF）クランプを用いた MAZE 手術

　Cox の後継者である Washington 大学教授の Damiano は様々なデバイスの安全性や効果を検証・評価していたが，最終的に双極高周波クランプが最も確実かつ安全なデバイスであるという結論に達した．そこで Cox MAZE Ⅲ の縫合・切開線をこの双極高周波クランプで代用した術式を MAZE Ⅳ として考案した．

　MAZE Ⅳ では，最初の発表では左右の肺静脈を別々に隔離し，その間を1本のブロックラインでつなぐため，左房後壁の収縮は温存できたが，Cox MAZE Ⅲ で行っていたようには左房後壁を隔離していなかった（non-box isolation）．これらの症例の術後経過をみると術後急性期に心房頻拍を呈する症例が多く，その後の研究によって，左房後壁を box 状に隔離した方が成績は良好であることが判明し，後壁を box isolation した改良術式に変更された 図5 [8]．これが一般的に Cox MAZE Ⅳ としてデバイスを用いた心房細動手術の基本術式となり，現在世界中で広く採用されている．

小開胸または胸腔鏡使用による低侵襲心房細動手術

　心臓手術の低侵襲化をめざして，1990年代より人工心肺を用いない心拍動下冠動脈バイパス術（OPCAB）や小開胸による手術（MICS：低侵襲心臓手術）が開発・普及してきたのと同様に，2000年代になり心房細動手術にも低侵襲化の試みがなされるようになってきた．

①肺静脈隔離術による簡略化手術

　循環器内科医による心房細動の機序の研究と心房細動に対するカテーテルアブレーション治療にもめざましい進歩があった．1998年に Haissaguerre らは，発作性心房細動の機序として，肺静脈起源の巣状興奮によるものが多いと報告した 図6，その後これらに対するカテーテルアブレーション（肺静脈隔離）が特に発作性心房細動症例にはかなり有効であること

Ch.1 心房細動:リズムコントロール, レートコントロール

- cryoablation — RF ablation

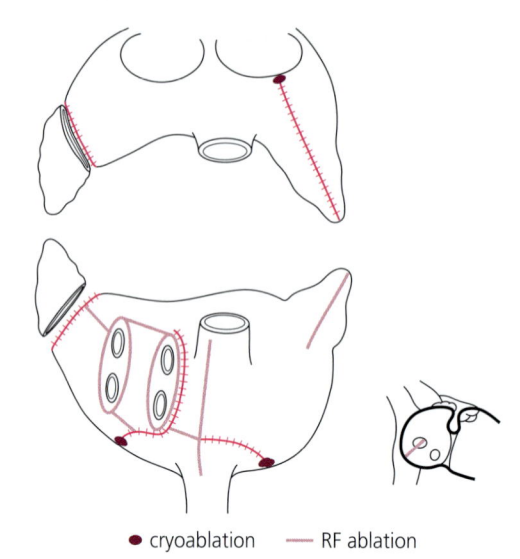

図5 RFを用いたMAZE（最初のCox MAZE Ⅳの後壁にbox isolationを追加したもの）

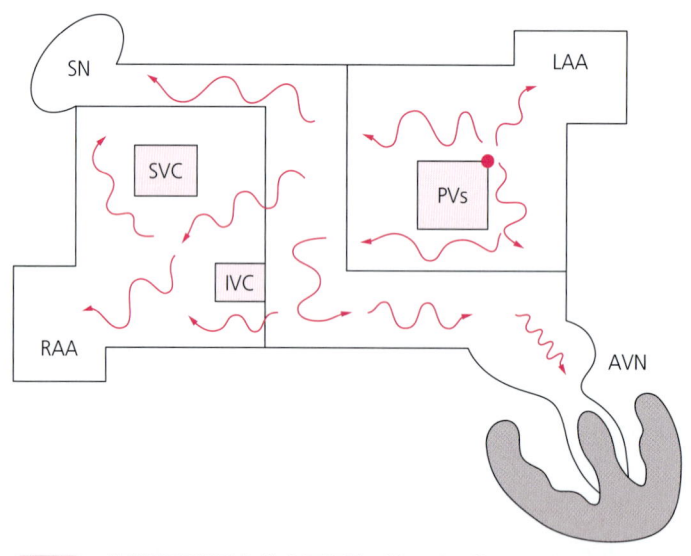

図6 肺静脈起源発作性心房細胞（focal Af）

が判明したため，外科的にもアブレーションデバイスを用いて低侵襲に肺静脈隔離（PVI）のみを行う手術方法も行われるようになった **図7** ．そして双極高周波クランプを用いたPVIならば，心外膜側からのアブレーションであるため，off pumpでの手術が可能であり，OPCABに併用したり，あるいは，孤立性心房細動に対して，胸腔鏡下に低侵襲手術を行うようになってきた．PVIのみであれば，カテーテルアブレーションの方がさらに低侵襲ではあるが，外科手術のメリットは左心耳を切除することが可能であったり，後述の自律神経叢

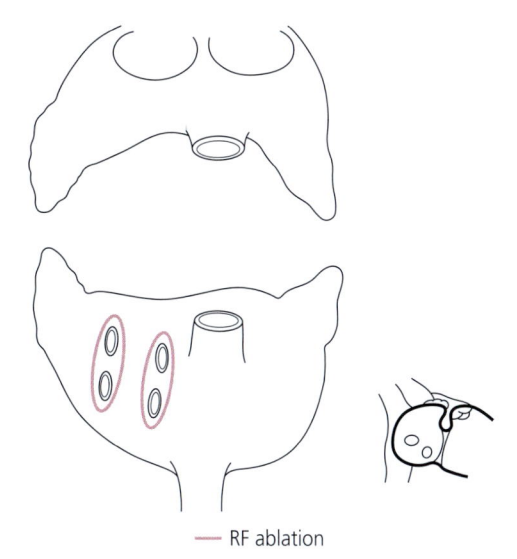

図7 双極RFクランプによる肺静脈隔離術
これのみであれば，off pumpでできる．

(GP) ablationを追加できることである[9]．

②ハイブリッド手術

前述の胸腔鏡下PVIは人工心肺を用いず，かつ低侵襲で行えるメリットがあるが，lesion setがPVIに限局するため，症例によっては心房細動手術としての効果に限界がある．カテーテルアブレーションでもPVIのみで効果が不十分な場合はさらにlinear ablationを追加するのが通例であり，これを応用したのがハイブリッド手術である[10]．すなわち外科的に胸腔鏡下にPVIと左心耳切除を行い，次にカテーテルアブレーションにて心内膜側よりMAZEに準ずるようなlinear ablation lineを追加したり，外科的PVIでの電気的隔離が不十分であった場合にはカテーテルで追加のablationを行う方法である．

③ MICSによる両側MAZE手術

一方，僧帽弁形成術を右小開胸のMICSで行うのとまったく同じように，通常の両側MAZE手術を右小開胸で行う方法も考案された．Damianoらは双極RFクランプデバイスと冷凍凝固を組み合わせることにより，人工心肺下，心停止下にCox MAZE IVとまったく同じlesionの手術を行えることを発表した[11]．

付加手術としての自律神経叢（GP）アブレーション

心房細動の発生に自律神経が深く関わることは周知の事実であったが，肺静脈周囲の自律神経叢（ganglionated plexi: GP）を同定し，それを焼灼することによりカテーテルアブレーションの成績が向上したという報告がなされるようになった．これらの知見を参考にして，Mehall, Wolfらは孤立性心房細動症例に鏡視下に両側の肺静脈隔離術（PVI）を行う際に，

高周波刺激にてGPを同定し，これらを同時に隔離したところ，6カ月のfollow-upで15例中14例で洞調律が維持でき，PVIにGPアブレーションを付加することでPVIの成績向上が期待されるとした[9]．

一方，Sakamoto，Damianoらは，犬の慢性実験にてPVIとGPアブレーションを行い，術前後と術後4週目に迷走神経の興奮状態をみたところ，術直後にGPアブレーションされて除神経化されていた迷走神経の興奮が，術後4週目には回復していることを示し，GPアブレーションの術後遠隔期までの効果には疑問を呈した[12]．

これらのように，GPアブレーションの効果についてはまだ一定の見解が得られておらず，またそもそも犬の動物実験の結果と人間の臨床データの結果を同等に扱ってよいかという点も不明であり，今後の研究が待たれるところである．

IV 心房細動手術の成績

（両心房）MAZE手術の成績

前述したCox自身の孤立性心房細動を中心としたcut & sew MAZE手術の成績以外にも様々な報告がなされている．

Washington大学からは，Cox MAZE Ⅲの長期follow-upにて，112例の単独手術と86例の同時手術症例の結果が報告されており，同時手術症例では，術後10年での心房細動消失率が97.5％であったとしている．またRFデバイスを用いたCox MAZE Ⅳ 282例もまとめて報告されている[13]．この術前の心房細動の内訳は42％が発作性心房細動で，58％が持続性または永続性心房細動であり，66％には同時手術が行われた〔うち，僧帽弁手術合併が61％，大動脈弁手術合併が19％，CABG合併が30％（重複あり）であった〕．全例で術後のfollow-upが可能で，HRS/EHRA/ECASのエキスパートコンセンサス[14] 表3 に基づいた非常に厳格な評価をしたにもかかわらず，術後心房細動消失率は3カ月，6カ月，12カ月ではそれぞれ89％，93％，89％と良好であった．また，心房細動消失＋抗不整脈薬不要症例は3カ月，6カ月，12カ月ではそれぞれ63％，79％，78％であった．

また，DamianoらのMICSによる（両心房）MAZE手術においても，胸骨正中切開と成績に遜色はなかったと報告されている[11]．

（両側）MAZE手術と他の縮小手術との成績の比較

（両側）MAZE手術に比し，その他の縮小手術は手術侵襲を軽減できるという長所があり，対象症例を選び好んで選択する施設も多い．ただし，MAZE手術に比べるとその成績は必ずしも同等とはいえない．1995～2005年に発表された心房細動手術に関する69の論文（両側MAZEが46論文，左房MAZEが23論文）の計5,885例（平均22.9カ月のfollow-up）のメタ解析によると，術後1年の心房細動消失率は両側MAZE手術の88.9％に対して，左房MAZE手術は75.6％であり，両側MAZE手術の方が良好であった[15]（なお，心房細動手術をしない対照症例の成績は30.8％であった）．

またMcCarthyの単一術者による手術の成績でも，術後1年の心房細動消失率は両側

⓮ 心房細動の外科治療

表3　HRS/EHRA/ECAS のエキスパートコンセンサスに基づく術後の必要最小限の follow-up

- 術後最低 3 カ月と，その後少なくとも 2 年後まで 6 カ月おきの follow-up が必要．
- follow-up 中に動悸を訴える患者は心房細動/心房粗動/心房頻拍のスクリーニングのためにイベントモニターを施行すべきである．
- 心電図で 30 秒以上記録されれば，心房細動/心房粗動/心房頻拍と認める．
- 臨床研究ではすべての患者は最低 12 カ月は follow されるべきである．
- 臨床研究で評価されるべき患者やワルファリンの中止を考慮する患者は，無症候性心房細動/心房粗動/心房頻拍の有無をスクリーニングするために何らかの持続心電図モニター検査をすべきである．
- 24 時間 Holter 心電図検査は臨床研究に登録する患者で容認される最低限のモニター方法であり，術後 1～2 年の間は 3～6 カ月おきに行うことが推奨される．

(Calkins H, et al. Heart Rhythm. 2007; 4: 816-61)[14]

MAZE 手術の 94％に対して，左房 MAZE 手術は 79％，肺静脈隔離術（PVI）は 69％で，両側 MAZE が有意に良好であった．

孤立性心房細動に対する MICS 心房細動手術の成績

MICS 心房細動手術といっても，前述のようにこれらは，①心拍動下心外膜 ablation（PVI），②ハイブリッド手術（心外膜 ablation による PVI+心内膜からのカテーテルアブレーション），③心停止下 MICS-MAZE Ⅳ，の 3 種類に大きく分類される．

Je, Ad らは 37 の論文の meta-analysis を行った[16]．これには心拍動下心外膜 ablation の 26 の論文（計 1,382 例），ハイブリッド手術の 9 つの論文（計 350 例），MICS-MAZE Ⅳ の 2 つの論文（145 症例）が含まれていた．その解析の結果，正中切開への術中手技変更がそれぞれ 2.4％, 2.5％, 0％，出血による再手術が 1.5％, 2.2％, 1.0％，術後平均在院日数が 6.0 日，4.6 日，5.4 日であった．一方，術後 12 カ月での洞調律維持率はそれぞれ 80％，70％，93％であり，さらに抗不整脈薬非使用下での洞調律維持率は 72％，71％，87％であり，MICS-MAZE Ⅳ 手術が最も優れていると結論した．

MAZE 手術の成績に関与する因子

いかに成績のよい施設であっても，MAZE 手術で 100％の心房細動を消失させることは不可能であり，必ず不成功例が存在するため，その成績に影響を与える因子について様々な研究がなされてきた．それぞれの報告では対象症例の差異等もあり，一定の結論は得られていないが，代表的な因子としては，心房細動罹病期間，左房径，心電図上の f 波高，年齢，使用デバイスの差などがあげられている．Damiano らの Cox MAZE Ⅳ の検討では，術前左房径・左房後壁 box isolation の有無・術直後の心房頻脈の 3 つが独立した因子であった[13]．

本来は MAZE 手術が不成功となる原因として，患者側の条件と手術の技術的な条件にわかれるはずである．術後一度も心房細動が洞調律化されない場合には，患者側の条件（左房の拡

大や長い罹病期間による心房筋の変性）が深く関わり，MAZE手術の基本概念ではそもそも治らなかった可能性が考えられるが，術後心房頻拍や心房粗動が再発したものでは，ブロックラインが不完全であったという技術的な問題が主である可能性がある．一般に心房細動手術の成績の報告に，これらを区別して論じているものはほとんどなく，その点も考慮して考えるべきである．

MAZE手術とカテーテルアブレーション

心房細動に対する高周波カテーテルアブレーション（RFCA）の成績は近年めざましい発達を遂げてきた．特に発作性心房細動に対するRFCAの成績は安定してきているが，持続性・永続性心房細動に対するRFCAは，まだMAZE手術ほどの良好な成績は得られていない．

Boersmaらはカテーテルアブレーションと胸腔鏡下PVI手術との前向き無作為比較研究であるFAST試験を行い2012年に報告した[17]．これによると，2施設で計124例の薬剤抵抗性心房細動症例（発作性または1年以内の持続性心房細動，左房径65 mm未満，70歳以下，脳梗塞の既往なし）が対象とされ，63例のカテーテル群では，通常のPVIが行われ（症例によってはlinear ablation lineが追加），61例の手術群では，胸腔鏡下のPVI＋右側GP ablation＋左心耳切除（一部の症例では左側GP ablationや左房天井などへlinear ablation lineが追加）が行われた．術後12カ月での心房細動消失率は，カテーテル群42.9％，手術群72.7％で，抗不整脈薬非使用下心房細動消失率は，カテーテル群36.5％，手術群65.6％であり，いずれも手術群の方が有意に良好な成績であった（心房細動の種類やカテーテルアブレーション不成功の既往の有無，左房径などのサブグループ解析においては有意差は認められなかった）．

なお本FAST研究での外科手術はPVI＋GP ablationであり，Cox MAZE IVを行っておればさらに成績が向上し，カテーテルアブレーションとの差が生ずるものと思われる．

また，外科的PVIとカテーテルアブレーションの双方の特長を利用したハイブリッド手術[10]も最近は行う施設が増加してきており，長期成績の検討が待たれるところである．

V 左心耳閉鎖手術

いかなる手術をもってしてもすべての症例でリズムコントロールが可能な方法はなく，かかる症例では脳梗塞の予防が次の大きな目標となる．胸腔鏡下に左心耳を閉鎖する手術は2003年に発表されており，平均42カ月のfollowにおいて脳梗塞の発生率は5.2％/年で薬物療法より良好な傾向があったとされた[18]．その後Otsukaらも良好な成績を報告している[19]．

最近では，経皮的左心耳閉鎖デバイスの開発と発達がめざましいが，外科手術において心外膜側から閉鎖するデバイスもいくつか開発されてきている．そのうち現在臨床使用可能であるものはAtri Clip（Atricure Inc）のみであるが，Ailawadiらによる多施設研究（計71例）では96％の手技成功率と98％の完全閉鎖が報告されている[20]（もう1種類，Tigar Pawというデバイスが2013年以降臨床使用されていたが，2015年3月にリコールになった）．

おわりに

　心房細動に対するカテーテルアブレーションが発達した現在でも，特に左房拡大を伴った持続性心房細動や永続性心房細動症例に対しては，その成績で Cox の MAZE 手術にかなうものはない．近年では各種外科的アブレーションデバイスの発達で，心臓外科医はより"低侵襲に" MAZE 手術を行うことができるようになってきており，循環器内科医はこれらの手術成績も熟知し，必要な症例は心臓外科を紹介すべきであると考えられる．

文　献

1) Cox JL, Schuessler RB, D'Agostino HJ Jr, et al. The surgical treatment of atrial fibrillation. III. Development of a definitive surgical procedure. J Thorac Cardiovasc Surg. 1991; 101: 569-83.

2) Cox JL, Boineau JP, Schuessler RB, et al. Modification of the maze procedure for atrial flutter and atrial fibrillation. I. Rationale and surgical results. J Thorac Cardiovasc Surg. 1995; 110: 473-84.

3) Cox JL, Ad N, Palazzo T. Impact of the Maze procedure on the stroke rate in patients with atrial fibrillation. J Thorac Cardiovasc Surg. 1999; 118: 833-40.

4) Kosakai Y. Treatment atrial fibrillation using the maze procedure: the Japanese experience. Semin Thorac Cardiovasc Surg. 2000; 12 : 44-52.

5) Nitta T, Lee R, Cox JL, et al. Radial approach: a new concept in surgical treatment for atrial fibrillation I. Concept, anatomic and physiologic bases and development of a procedure. Ann Thorac Surg. 1999; 67: 27-35.

6) Isobe F, Kumano H, Ishikawa T, et al. A new procedure for chronic atrial fibrillation: bilateral appendage-preserving maze procedure. Ann Thorac Surg. 2001; 72: 1473-8.

7) Sueda T, Nagata H, Shikata H, et al. Simple Left atrial procedure for chronic atrial fibrillation associated with mitral valve disease. Ann Thorac Surg. 1996; 62: 1796-800.

8) Voeller RK, Bailey MS, Damiano RJ Jr, et al. Isolating the entire posterior left atrium improves surgical outcomes after the Cox maze procedure. J Thorac Cardiovasc Surg. 2008; 135: 870-7.

9) Mehall JR, Kohut RM Jr, Wolf RK, et al. Intraoperative epicardial electrophysiologic mapping and isolation of autonomic ganglionic plexi. Ann Thorac Surg. 2007; 83: 538-41.

10) Mahapatra S, LaPar J, Kamath S, et al. Initial experience of sequential surgical epicardial-catheter endocardial ablation for persistent and long-standing persistent atrial fibrillation with long-term follow-up. Ann Thorac Surg. 2011; 91: 1890-8.

11) Lawrance CP, Henn MC, Damiano RJ Jr, et al. A minimally invasive Cox maze IV procedure is as effective as sternotomy while decreasing major morbidity and hospital stay. J Thorac Cardiovasc Surg. 2014; 148: 955-62.

12) Sakamoto S, Schuessler RB, Damiano RJ Jr, et al. Vagal denervation and reinnervation after ablation of ganglionated plexi. J Thorac Cardiovasc Surg. 2010; 139: 444-52.

13) Damiano RJ Jr, Schwartz FH, Bailey MS, et al. The Cox maze IV procedure: predictors of late recurrence. J Thorac Cardiovasuc Surg. 2011; 141: 113-21.

14) Calkins H, Brugada J, Packer DL, et al. HRS/EHRA/ECAS expert Consensus Statement on catheter and surgical ablation of atrial fibrillation: recommendations for personnel, policy, procedures and follow-up. A report of the Heart Rhythm Society (HRS) Task Force on catheter

and surgical ablation of atrial fibrillation. Heart Rhythm. 2007; 4: 816-61.
15) Barnett SD, Ad N. Surgical ablation as treatment for the elimination of atrial fibrillation: a meta-analysis. J Thorac Cardiovasuc Surg. 2006; 131: 1029-35.
16) Je HG, Shuman DJ, Ad N. A systematic review of minimally invasive surgical treatment for atrial fibrillation: a comparison of the Cox-Maze procedure, beating-heart epicardial ablation, and the hybrid procedure on safety and efficacy. Eur J Cardiothorac Surg. 2015; 48: 531-40.
17) Boersma LVA, Castella M, Boven WJV, et al. Atrial Fibrillation catheter ablation versus surgical ablation treatment (FAST): a 2-center randomized clinical trial. Circulation. 2012; 125: 23-30.
18) Blackshear JL, Johnson WD, Odell JA, et. al. Thoracoscopic extracardiac obliteration of the left atrial appendage for stroke risk reduction in atrial fibrillation. J Am Coll Cardiol. 2003; 42: 1249-52.
19) Ohtsuka T, Ninomiya M, Nonaka T, et al. Thoracoscopic Stand-Alone Left Atrial Appendectomy for Thromboembolism Prevention in Nonvalvular Atrial Fibrillation. J Am Coll Cardiol. 2013; 62; 103-7.
20) Ailawadi G, Gerdisch MW, Damiano RJ Jr, et. al. Exclusion of the left atrial appendage with a novel device: early results of a multicenter trial. J Thorac Cardiovasc Surg. 2011; 142: 1002-9.

〈光野正孝〉

Topic 3
腎動脈内アブレーションと不整脈

　3種類の降圧薬（少なくとも1剤は利尿薬）を最大耐用量で使用しても降圧目標に達しない高血圧は治療抵抗性高血圧と呼ばれ，死亡または心血管イベント（心筋梗塞，脳卒中，うっ血性心不全，慢性腎臓病）を発症する確率が高いことが報告されている．腎動脈内に挿入した電極カテーテルを介して高周波通電を行うことで治療抵抗性高血圧症例において大きくかつ持続的な降圧効果が得られることが2009年に報告された[1]．この腎動脈内アブレーションの奏効原理は，全身的な交感神経活性の抑制と考えられている．

　腎実質障害や腎虚血が生じると，腎知覚神経を介した視床下部の交感神経中枢への求心性シグナルが増加し，全身的な交感神経活性化が生じる．腎交感神経は，傍糸球体装置，尿細管，血管床に達しており，その作用はすべて昇圧に働く 図1 ．極軽度の腎実質障害による交感神経の活性化が血圧の上昇をもたらし，この血圧上昇が腎実質障害を進行させ，さらに交感神経活性の亢進を引き起こすという悪循環が高血圧の病態生理において非常に重要な役割を果たしていることが示唆されてきた[2]．腎動脈内でのアブレーション治療で，有意な降圧が得られる機序は腎知覚神経・腎交感神経の傷害による可能性が高いと考えられるが，未だ確定はしていない．

　2014年にシャム手技群をおいた無作為化試験の結果が発表された（HTN3試験）[3]．そのHTN3試験の主要結果は，焼灼群とシャム手技群で外来診察室血圧および24時間行動下平均血圧で有意差が

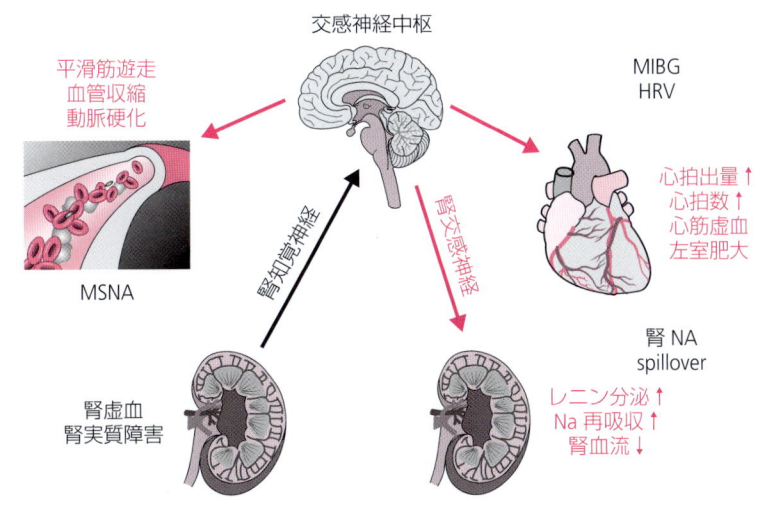

図1　腎臓を中心とした交感神経系
腎虚血，腎実質障害などが生じると，その情報は腎知覚神経を介して交感神経中枢に達する．それに引き続いて，全身的な交感神経活性の亢進が生じる．特に腎への交感神経活性が増加すると，レニン分泌の増加，ナトリウム再吸収の増加，腎動脈の収縮が起こり，昇圧に作用する．血管，心臓への交感神経活性亢進時の反応は図の通りである．それぞれの臓器へ向かう交感神経活性の亢進は，MSNA記録（muscle sympathetic nerve activity），MIBG（meta-iodobenzylguanidine），HRV（heart rate variability），腎NA spillover法（norepinephrine spillover）などによって推測することができる．

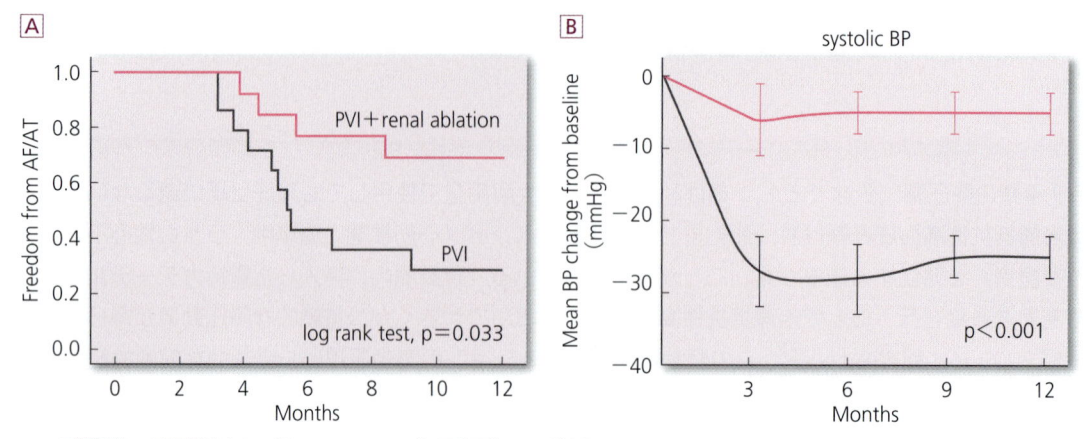

Ch.1 心房細動: リズムコントロール, レートコントロール

図 2　腎動脈内アブレーションの心房細動への効果
A: 肺静脈隔離のみ（黒線）と肺静脈隔離＋腎動脈内アブレーション（赤線）を行った群の心房細動・心房頻拍の再発. 心房細動・心房頻拍の再発は, 外来での問診, 受診時の心電図, Holter 心電図で評価した. 有意差を持って, 肺静脈隔離＋腎動脈内アブレーション群で再発が少なかった.
B: 肺静脈隔離のみ（黒線）と肺静脈隔離＋腎動脈内アブレーション（赤線）を行った群の収縮期血圧の経過. 有意差を持って, 肺静脈隔離＋腎動脈内アブレーション群で収縮期血圧が低かった.
(Pukushalow E, et al. J Am Coll Cardiol. 2012; 60: 1163-70 より改変)[5]

ないという, 予想外の結果であった. ここではこの HTN3 試験が提起した 4 つの問題点を簡潔に指摘するにとどめる. その 4 点とは, ①神経が焼けているかどうかわからない, ②適応は腎神経活性亢進症例であるべきで, 治療抵抗性の中には様々な機序の症例が含まれる, ③無作為化前の服薬強化期間が短すぎるため, 非焼灼群でも服薬遵守の効果が無作為化後に現れる可能性がある, ④白衣高血圧の要素が大きいと大きな降圧効果が観察されると想定されるが, ABPM によってある程度白衣高血圧症例が除外されていた, の 4 点である[4].

腎動脈内アブレーションが心臓を含めた全身の交感神経活性を低下させる可能性があることから, 心房細動, 心室性致死性不整脈への効果が近年検討されており, その主なものを以下に解説する.

心房細動

Pokushalov らは薬剤治療抵抗性の心房細動患者 27 人において通常の肺静脈隔離を行い, 約半数の 13 例で腎動脈内アブレーションを追加実施した[5]. 外来での問診と 4 回の Holter 心電図などによって治療の効果を判定したところ, 腎動脈内アブレーション追加群で有意差を持って心房細動の再発が少なかった 図 2A . ごく少数例での探索的研究である上, 腎動脈内アブレーションを追加した群で大きな降圧が得られており 図 2B , 心房細動の再発が少なかった原因が心臓への交感神経活性が減弱したことによるのか大きな降圧によるのかが不明である.

腎機能障害を誘発することで交感神経活性を賦活化した犬での実験では, 腎動脈内アブレーションを実施することで, 交感神経活性とレニン-アンギオテンシン-アルドステロン系の活性が抑制され, 炎症・線維化も減弱することが示されている[6]. 心房細動の発生に交感神経活性の亢進が大きく関与する, いわゆる昼間型の心房細動では腎動脈内アブレーションによって交感神経が抑制され, 発作頻度が減るといった効果も期待できよう. 今後はどのような症例が, 腎動脈内アブレーションによって

Topic 3 腎動脈内アブレーションと不整脈

A 心室頻拍・細動の回数　**B** 抗頻拍ペーシングの回数　**C** 直流ショックの回数

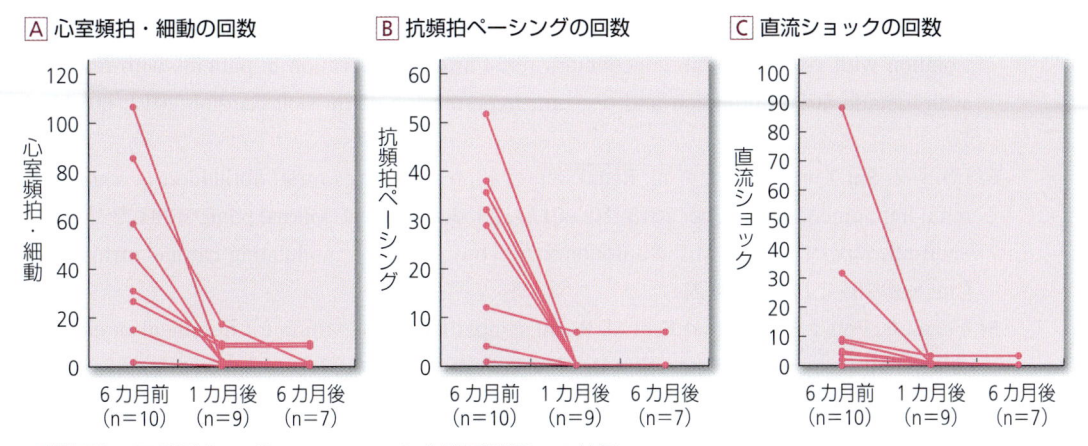

図3　腎動脈内アブレーションの心室性不整脈への効果
A：心室頻拍・細動の発生回数．腎動脈内アブレーションによって発生回数は著減している．
B：心室頻拍に対する抗頻拍ペーシングの発生回数．腎動脈内アブレーションによって発生回数は著減している．
C：心室細動に対する直流ショックの発生回数．腎動脈内アブレーションによって発生回数は著減している．
(Armaganijan LV, et al. J Am Coll Cardiol Intv. 2015; 8: 984-90 より改変)[9]

降圧効果を超えるような心房細動抑制効果が期待できるかが検討される必要がある．

心室性不整脈

致死的な心室性不整脈の発生に交感神経活性の亢進が関与していることは広く知られている[7]．Ukena らは，心不全を合併した電気的ストームの2人の患者で，腎動脈内アブレーションを行ったことで著明に心室性不整脈頻度が減ったことを報告した[8]．最近，植え込み型除細動器を植え込んだ再発性心室性不整脈症例10例で，腎動脈内アブレーションの不整脈抑制効果を検討した報告がなされた[9]．アブレーション前に比べ明らかに心室頻拍/心室細動頻度 図3A，抗頻拍ペーシング頻度 図3B，直流通電治療頻度 図3C が減少した．非常に興味深くかつ期待を抱かせる研究であり，今後の発展が期待される．心臓への交感神経活性が高い場合でも，それぞれの症例によって腎神経の関与度は異なるであろうから，多くの症例で効果を検討するとともに，術前の効果予測方法の開発が望まれる．

文献

1) Krum H, Schlaich M, Whitbourn R, et al. Catheter-based renal sympathetic denervation for resistant hypertension: a multicentre safety and proof-of-principle cohort study. Lancet. 2009; 373: 1275-81.
2) Grassi G. Assessment of sympathetic cardiovascular drive in human hypertension, achievements and perspectives. Hypertension. 2009; 54: 690-7.
3) Bhatt DL, Kandzari DE, O'Neill WW, et al. A controlled trial of renal denervation for resistant hypertension. N Engl J Med. 2014; 370: 1393-401.
4) 奥山裕司．腎動脈内アブレーション．医学のあゆみ．2014; 249: 413-4.

5) Pokushalov E, Romanov A, Corbucci G, et al. A randomized comparison of pulmonary vein isolation with versus without concomitant renal artery denervation in patients with refractory symptomatic atrial fibrillation and resistant hypertension. J Am Coll Cardiol. 2012; 60: 1163-70.
6) Liang Z, Shi X-m, Liu L-f, et al. Renal denervation suppresses atrial fibrillation in a model of renal impairment. PLoS One. 2015; 10: e0124123. doi: 10.1371/journal.pone.0124123
7) Shen MJ, Zipes DP. Role of the autonomic nervous system in modulating cardiac arrhythmias. Circ Res. 2014; 114: 1004-21.
8) Ukena C, Bauer A, Mahfoud F, et al. Renal sympathetic denervation for treatment of electrical storm: first-in-man experience. Clin Res Cardiol. 2012; 101: 63-7.
9) Armaganijan LV, Staico R, Moreira D, et al. 6-month outcomes in patients with implantable cardioverter-defibrillators undergoing renal sympathetic denervation for the treatment of refractory ventricular arrhythmias. J Am Coll Cardiol Intv. 2015; 8: 984-90.

〈奥山裕司〉

心房細動：抗凝固療法 *Ch.* 2

Ch.2 心房細動: 抗凝固療法

1 心原性塞栓予防におけるワルファリンを総括する

　心房細動に伴う心原性脳塞栓は重篤である．ワルファリンの有効性は確立されていたが，定期的に薬効をモニターし処方量を調整する必要があるという煩雑さや頭蓋内出血への懸念などがあり，先進国においても十分に普及していなかった．近年，本邦でも発売が相次いだ新規抗凝固薬（novel oral anticoagulant または non-vitamin K dependent oral anticoagulant: NOAC または direct oral anticoagulant: DOAC）は素晴らしい薬ではあるが，抗凝固薬として諸刃の剣の側面を持つ点はワルファリンとなんら本質的には変わらない．今後ワルファリンと NOAC を適切に使い分けていくことが肝要であるが，そのためにはワルファリンの強み・弱みを熟知することが必要である．

I ワルファリンの作用機序と"過凝固状態"の問題

　凝固因子のⅡ，Ⅶ，Ⅸ，Ⅹは，ビタミンKの存在下にアミノ酸末端のガンマカルボキシル化が行われて活性化型となるため，ビタミンK依存性凝固因子と呼ばれる．ワルファリンはビタミンKを活性型とする酵素（ビタミンKエポキシドレダクターゼ）を強く阻害することで正常な機能を持つ完成形の凝固因子（上述）の産生量が減少する．すなわちワルファリンの抗凝固活性は凝固因子への直接的作用によって発揮されるのではなく，間接的に正常な凝固因子生成を抑制することで抗血栓作用を発揮する．

　ワルファリンによって血液凝固反応の抗凝固的調節因子であるプロテインCやプロテインSも産生が抑制される．プロテインCやプロテインSはビタミンK依存性凝固因子よりも半減期が短いためワルファリン導入初期にはビタミンK依存性凝固因子が減少する前に，より半減期の短いプロテインC，Sなどが減少し，一過性に過凝固の状態になると推定される[1]．最近報告されたコホート研究では，ワルファリン導入後30日以内の時期にはワルファリン非投与群に比べて有意に脳梗塞が多いことが示されている 図1 [2]．$CHADS_2$スコアが高い患者ではワルファリン導入期にヘパリン持続投与を併用するといった配慮が必要かもしれないが，十分な検討はなされていない．

　またワルファリン中止時に，抗凝固効果が減弱していく過程で，"リバウンド"的な過凝固状態があるのかどうかについては十分な臨床的検討はなされていない．抜歯時や消化管内視鏡検査のためにワルファリンを一時休薬した際の脳梗塞が，単純に中止期間に比例するとした場合よりも多いことが報告されている．すなわち概ね1年に5%程度脳梗塞を起こすはずであれば，1週間の休薬では0.1%（5%を50週で割った数字）に脳梗塞が起こりそうなものであるが，過去の報告ではこの10倍の1%に重篤な脳梗塞が起こったと報告されている[3,4]．これについてはワルファリン再導入時の一過性過凝固状態が主因である可能性もあるが，中止・再

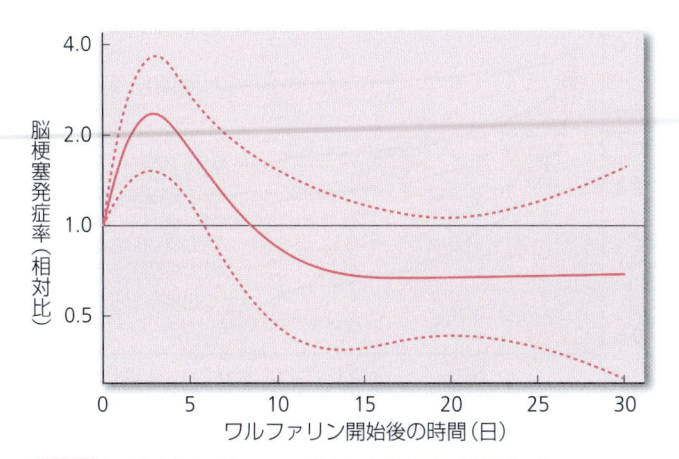

図1 ワルファリン導入後の日数と脳梗塞発生率
ワルファリン導入後早期には脳梗塞発生率が増加する時期があり，ピークは1週間以内にみられる．
(Azoulay L, et al. Eur Heart J 2014; 35: 1881-7 より引用改変)[2]

開という状況がリスクになることは十分に知っておく必要がある．

　ワルファリン中止時のいわゆる"ヘパリン置換"の有用性については十分なデータがあるとはいえない．特に本邦で主として使用されている未分画ヘパリンの予防効果についての検討は甚だ不十分である．最近ではヘパリン置換がかえって出血事象の増加につながることを示唆する研究もある．そのようなこともあって，体表の手術など止血が容易な手技を中心として，ワルファリン継続下に実施することが多くなっている．詳細は本邦のガイドラインを参照されたい[5]．

II　ワルファリン治療の質と心原性塞栓予防

　ワルファリン治療は心房細動症例における脳梗塞を有意に減少させることが示されている[6]．欧米の複数の大規模臨床研究ではワルファリンの効果に大きな解離があり，対照群に比べて42％の脳梗塞減少しか得られず，統計的有意差に至らなかったとするものから，86％もの大幅な減少が得られたとするものまである．対照群に比べて86％という大きな脳梗塞減少が得られたBAATAF試験では，目標PT値が達成された割合は83％と非常に高く，目標PT値より低値であった割合はわずか8％であったと論文中に記載されている[7]．

　最近ワルファリン治療の質の評価に用いられているtime in therapeutic range（TTR）という概念がある[8]．これはある一定期間のうち，目標PT-INR値が達成された時間的割合を各測定点の間は直線的に回帰すると仮定して計算するものである．約3,600人のワルファリン治療患者を対象としたTTRに関する解析によると，脳卒中と全身性塞栓，大出血，総死亡ともTTRが高い群では低い群より有意に少なかった[9]．また，非弁膜症性心房細動患者6,108人で行った英国の観察研究では，TTR 71％以上の群でのみワルファリン非内服に比べ有意に脳卒中が少なかった 図2 ．また，注目すべき所見として，TTR≦40％群では非内服

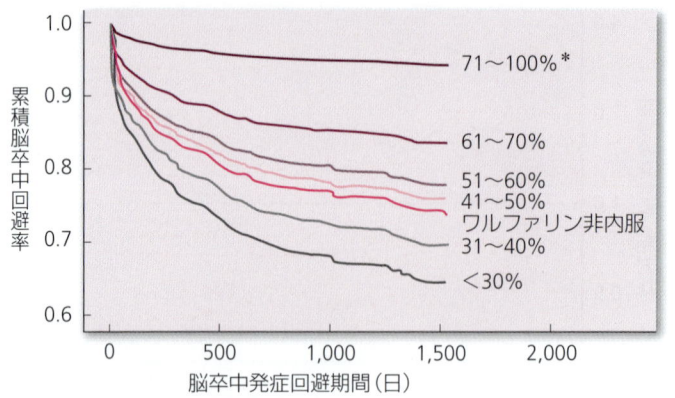

図2　TTRと脳卒中回避率
TTR 71%以上の群ではワルファリン非投薬群に有意差を持って脳卒中を回避できる。そのほかのTTRではワルファリン非投薬群と有意差はなかった。
(Morgan CL, et al. Thromb Res. 2009; 124: 37-41 より引用)[10]

群よりも脳卒中発症が多い傾向も認められた[10].

実臨床ではPT-INRが許容範囲を外れていれば服薬状況や他院での投薬，食事内容についての問診を行う．投薬量の調整は必須ではないが，問診で得られた情報をもとに適切な指導を行うとともに，次のPT-INRチェックまでの間隔を短く設定する．大きく延長している場合には，「Ｖ．ワルファリン治療中の出血性合併症」(p.124)，「Ⅵ．出血合併症の対応」(p.124)のような管理を行う．

Ⅲ　臨床的有益性（net clinical benefit）について

本項で紹介したTTRという観点から抗凝固療法の得失について検討した研究を紹介する．ATRIA研究（AnTicoagulation and Risk factors In Atrial fibrillation）は北カリフォルニアの心房細動患者13,559人を対象としたコホート研究で，ワルファリン内服群と非内服群を比較することで，ワルファリンによる塞栓症の予防効果と頭蓋内出血の増加を総合的に評価している．具体的には，塞栓症の減少効果－1.5×頭蓋内出血の増加（＝net clinical benefitと定義，一般に頭蓋内出血は塞栓よりも重篤であるので1.5倍している）と$CHADS_2$スコアの関係を検討した[11]．$CHADS_2$スコア2点以上では頭蓋内出血の増加を加味してもnet clinical benefitはプラス，すなわち抗凝固療法を行った方がよいという結果であった．一方$CHADS_2$スコア0，1点ではnet clinical benefitは中立位であった．本研究からも$CHADS_2$スコア2点以上ではワルファリン治療が"推奨"となっていることが肯定される．

さてこの臨床研究に参加した患者での平均TTRは65.4％で，十分標準的なレベルの治療といえる．ここでTTRがより高くなる治療を行えば，塞栓症の減少効果は増加し，頭蓋内出血の頻度は減少すると推定されるので，net clinical benefitは陽性側にシフトするはずであ

る．すなわちより良好なワルファリンコントロールを行えば，CHADS$_2$ スコア 1 点の群でも net clinical benefit がプラスになる可能性があるものと考えられる．一方より低い TTR のワルファリン治療では CHADS$_2$ スコア 2 点でも net clinical benefit が中立位ということもあり得るだろう．ワルファリンが推奨だからといって処方しているだけでは期待されるような結果にはつながらない．やはり質のよい治療を目指すことが必須である．

IV ワルファリンによる脳卒中予防

　ワルファリンの強みは十分な質の，すなわち高い TTR の治療を行えば相当な程度まで脳卒中（特に脳梗塞）を抑制できる可能性があることである 図3．これまでの新規抗凝固薬で最も脳卒中＋全身性塞栓症を抑制したのはダビガトラン（300 mg/日）であるが，過去の試験から TTR 約 80％のワルファリン治療と同等の効果と推計されている[12]．現実はそれほど単純ではないだろうが，仮に TTR 90％の治療を行えば，最も強力な新規抗凝固薬以上に脳卒中＋全身性塞栓症を抑制できるというのがワルファリンの強みである．投薬量が決まっている新規抗凝固薬では，いくら頑張っても規格以上の力は出せない．この場合に許される"がんばり"はしっかりと降圧する，禁煙，アルコール摂取量を減少させるなどである．大規模試験で検証された以外の用量は現在までのところエビデンスがないため使ってはならない．

　また薬物相互作用が多いのは弱みであるが，逆に PT-INR を測定しつつ微調整ができるので，あらゆる組み合わせの薬に対応できるともいえる．新規抗凝固薬はいずれも P 糖蛋白阻害薬が共存すると血中濃度が上がってしまうため，強力な P 蛋白阻害薬の併用が必要な場合や複数の P 蛋白阻害薬の併用下では使用しにくい．また未知の薬で新規抗凝固薬の効果を強めてしまうものがあるかもしれないが，過剰効果となっていることを適切にモニターする方法は十分には確立されていない．一方，ワルファリンは，PT-INR を測定すれば容易に効き過ぎていることが判断できる．

　ワルファリンの弱みは，治療の質が患者と医師の組み合わせでいかようにも変わり得る点で

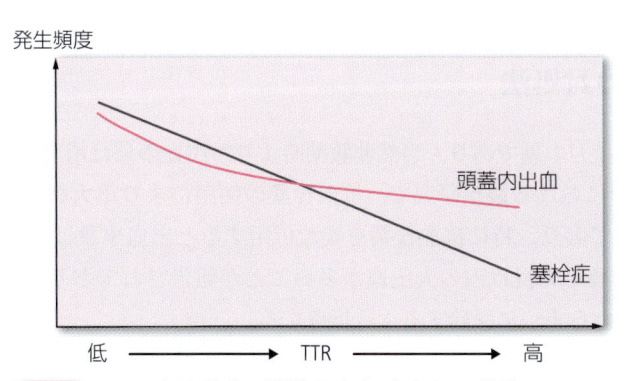

図3　TTR と塞栓症・頭蓋内出血（イメージ図）
高い TTR が達成されれば塞栓症は著減する．しかしながらワルファリンは第Ⅶ因子を減らしてしまうため，高い TTR を達成しても頭蓋内出血は非内服群よりは増加してしまう．

ある．筆者も小まめにワルファリン量を調整し，患者指導も熱意をもって行っているつもりであるが，一部の患者は TTR 50％以下である．既述のように TTR 50％では投薬しているメリットはない．新規抗凝固薬も誰が誰に処方しても同じような臨床的有用性ということでは当然ないが，ワルファリンに比べ患者・医師の組み合わせに依存する度合いは少なくなった面がある．また既述のように抗凝固的に作用するプロテイン C，S もビタミン K 依存性であるため，ワルファリン常用量が判明している患者で，中止後にいきなり常用量で再開すると一過性に過凝固の状態となることが懸念される．

V ワルファリン治療中の出血性合併症

　ワルファリンは出血時の対処法が確立している．正常な凝固因子の産生量を減らすことで抗血栓作用を発揮するため，緊急時は血液製剤による凝固因子の補給，準緊急時にはビタミン K 製剤の点滴という手段がある．一方，新規抗凝固薬では中和薬の開発が進むなど進展があるが，本邦の臨床現場では未だ確立した方法はない．ただし，出血時の対処法が確立されているということが，同様の出血事象が NOAC 内服中に生じた場合よりも，ワルファリン内服中の方が必ず安全に対処できるという意味ではない．後述するようなビタミン K 製剤の点滴を行った場合に止血能が回復するまでに要する時間は，NOAC を休止しその効果が十分に減弱するまでの時間と大差ないと推定される．

　一方，ワルファリンの弱みは，頭蓋内出血，特に脳出血の危険性増加が不可避である点である．脳は組織因子が豊富な臓器で，微小な出血は組織因子＋第Ⅶ因子複合体によって外因系凝固系が活性化されることで止血されている．ところがワルファリンはこの第Ⅶ因子の産生量を減らしてしまうため，不顕性で済んだはずの脳内出血が顕在化する確率を高めてしまう．脳出血発症時の PT-INR が高い方がより重篤であることも報告されており[13]，日常の適切な管理と高い PT-INR の際の迅速な対応（安静と数日の休薬など）が求められる．PT-INR がどれくらい高ければビタミン K 製剤の点滴を要するかは明確ではない．実際に出血が生じていない状況では，大部分の症例で十分な安静と血圧管理でよいのではないかと考えられる．

VI 出血合併症の対処法

　抗凝固療法は諸刃の剣であり，当然非服薬時よりも出血事象は増える．わが国での抗血栓療法中の 4,000 例における観察研究で，抗血栓薬の使用により重大な出血・頭蓋内出血が増えることが判明しており，特に抗血栓薬を複数併用すると出血事象は著増する[14]．また特にワルファリン開始後 1 カ月以内の大出血が多いことが報告されており，導入前に患者・家族に出血徴候が現れたらすぐに受診するよう指導する．

　ワルファリン内服中の出血への対処法は，いずれも推奨度レベル C で"ランダム化比較試験はないが，専門医の意見が一致したもの"にとどまる．ワルファリン内服中の出血には，一般的救急処置（クラス I，レベル C）のほか，PT-INR のチェックを行う．PT-INR がいわゆる至適範囲であり，出血がコントロール可能かつ出血量が多くなければそのまま継続する．

PT-INR が至適範囲を超えており，出血量も多ければ一旦ワルファリンを中止する．出血がコントロール可能かつ出血量が多くなければワルファリン減量で対処できることが多い．PT-INR が過剰に延長していて，出血を早急に止める必要がある場合にはビタミン K の点滴を行う（クラス I，レベル C）．

早急にワルファリンの効果を是正する必要がある場合の新鮮凍結血漿や乾燥人血液凝固第 IX 因子複合体（500～1,000 単位）の投与は，推奨度クラス IIa，レベル C とされる．乾燥人血液凝固第 IX 因子複合体（500～1,000 単位）の投与は保険適応外であるが，速効性でかつ是正効果が優れている[15]．PT-INR の再上昇を避けるため本製剤を使用した場合もビタミン K の投与が必要である．早急にワルファリンの効果を是正する必要がある場合の遺伝子組み換え第 VII 因子製剤（保険適応外）の投与は，推奨度クラス IIb，レベル C とされる．

VII 手術時などの対処法，内視鏡検査などに関連して

抜歯に関してはワルファリン継続下での施行が勧められる（クラス IIa，レベル A）．その理由として，抜歯のためにワルファリンを一時休薬すると約 1％に重篤な塞栓症が起こることが判明したこと，およびワルファリン継続下での抜歯の安全性がランダム化比較試験などで報告されたことがあげられる[16, 17]．白内障手術に際してもワルファリン継続下での施行が勧められる（クラス IIa，レベル C）．体表の小手術（ペースメーカ植え込みを含む）で術後出血への対応が容易な場合は，抜歯と同様の対策が勧められる（クラス IIa'，レベル C）．

大手術の場合は，入院の上，手術 3～5 日前からワルファリンを中止し，ヘパリンに置換する（APTT を 1.5～2.5 倍に延長する量で）．推奨度はクラス IIa'，レベル C とされる．一般に，手術の 4～6 時間前にヘパリンを中止するか硫酸プロタミンでヘパリンを中和した上，術前に APTT を確認する方法が採用される．術後は可及的速やかにヘパリンとワルファリンを再開する．実際には，止血の状況と再出血した際の危険性を考慮しつつ再開時期を判断するが，公式的なものはない．ヘパリンは目標 INR に達した後中止する．ヘパリンブリッジの有用性は確立していないが，実施する場合はヘパリンの用量管理を厳重に行うべきことがガイドラインに記載されている．また主に参考にされる海外のヘパリン置換の研究は低分子ヘパリンを使用したものである．本邦で主として使用されている未分画ヘパリンと有用性に差がある可能性もある．

ワルファリンのみの抗血栓療法を行っている場合，出血低危険度の消化器内視鏡手技を行う際には，治療域の PT-INR であることを確認の上，ワルファリン内服のまま実施する（クラス IIa'，レベル C）．出血高危険度の消化器内視鏡手技を行う際には，ヘパリン置換を行う（クラス IIa'，レベル C）．抗血栓薬併用投与例で消化器内視鏡手技を行う際には，ワルファリンについてはヘパリン置換を行う（クラス IIa'，レベル C）．抗血小板薬についてはアスピリンは休薬しないかシロスタゾールへ置換するなど種類によって対応が異なる．

VIII 現段階でNOACよりもワルファリンが選択される状況

　NOACが適切に効いていることをモニタリングできる方法は確立されていない．服薬アドヒアランスが不良である患者では，十分にモニタリング指標が確立され，かつ作用持続時間が長いワルファリンがNOACよりも実際上有効である場合がある．PT-INRの測定を行い，これを題材として活用しつつ，十分な患者教育を行うことで，治療のモチベーション維持を図り，アドヒアランスを向上させることができる可能性もある．リアルワールドで，NOACの服薬アドヒアランスが不良である患者を対象に，NOACを継続し服薬指導を強化する群とワルファリンに変更し質のよいワルファリン治療を目指す群の比較を行うといった検討が必要であろう．確定的にはそのような研究が必要であるが，質のよいワルファリン治療ができるのであれば，しばしば怠薬があるNOACよりも有用性が高いと推定できよう．

　腎機能の悪化とともにワルファリン内服時の大出血が増え，脳卒中・全身性塞栓の予防効果も減弱することが報告されている[18]．一方，NOACのうち，アピキサバンはCCr 30～50 mL/分といった中等度腎機能低下症例でも大出血の頻度は低く，予防効果もワルファリン治療に劣らないことが示されているが[18]，CCr 15～30 mL/分，特に15～25 mL/分は未知の領域である．高度腎機能低下症例では，乏しいながらもエビデンスがあるのはワルファリンである．抗凝固療法の適応があれば，まずはワルファリン治療を開始し，質のよい抗凝固療法ができれば，そのまま継続する．ワルファリン治療のコントロール状況が不良であれば，アピキサバンへの変更や，外科的な左心耳切除も考慮する．胸腔鏡下に行う左心耳切除は期待できる選択肢で，今後の普及が望まれる[19]．また，左心耳閉塞デバイスが保険適応となり，広く安全性や有効性が確認できれば，服薬アドヒアランスが不良である症例や腎機能不良例への応用が期待される[20]．

文献

1) Freedman MD. Oral anticoagulants: pharmacodynamics, clinical indications and adverse effects. J Clin Pharmacol. 1992; 32: 196-209.
2) Azoulay L, Dell'Aniello S, Simon TA, et al. Initialtion of warfarin in patients with atrial fibrillation: early effects on ischaemic strokes. Eur Heart J. 2014; 35: 1881-7.
3) Wahl MJ. Dental surgery in anticoagulated patients. Arch Intern Med. 1998; 158: 1610-6.
4) Blacker DJ, Wijdicks EFM, MeClelland RL. Stroke risk in anticoagulated patients with atrial fibrillation undergoing endoscopy. Neurology. 2003; 61: 964-8.
5) 循環器病の診断と治療に関するガイドライン（2012年度合同研究班報告）．心房細動治療（薬物）ガイドライン（2013年改訂版）．http://www.j-circ.or.jp/guideline/pdf/JCS2013_inoue_h.pdf.
6) Risk factors for stroke and efficacy of antithrombotic therapy in atrial fibrillation. Analysis of pooled data from five randomized controlled trials. Arch Intern Med. 1994; 154: 1449-57.
7) The Boston Area Anticoagulation Trial for Atrial Fibrillation Investigators. The effect of low-dose warfarin on the risk of stroke in patients with nonrheumatic atrial fibrillation. The Boston Area Anticoagulation Trial for Atrial Fibrillation Investigators. N Engl J Med. 1990; 323: 1505-11.

8) Rosendall FR, Cannegieter SC, van der Meer FJ, et al. A method to detemine the optimal intensity of oral anticoagulant therapy. Thrombo Haemost. 1993; 69: 236-9.
9) White HD, Gruber M, Feyzi J, et al. Comparison of outcomes among patients randomized to warfarin therapy according to anticoagulant control: results from SPORTIF III and V. Arch Intern Med. 2007; 167: 239-45.
10) Morgan CL, McEwan P, Tukiendorf A, et al. Warfarin treatment in patients with atrial fibrillation: observing outcomes associated with varying levels of INR control. Thromb Research. 2009; 124: 37-41.
11) Singer DE, Chang Y, Fang MC, et al. The net clinical benefit of warfarin anticoagulation in atrial fibrillation. Ann Intern Med. 2009; 151: 297-305.
12) Connolly SJ, Ezekowitz MD, Yusuf S, et al. Dabigatran versus warfarin in patients with atrial fibrillation. N Engl J Med. 2009; 361; 1139-51.
13) Rosand J, Eckman MH, Knudsen KA, et al. The effect of warfarin and intensity of anticoagulation on outcome of intracerebral hemorrhage. Arch Intern Med. 2004; 164: 880-4.
14) Toyoda K, Yasaka M, Iwade K, et al. Dual antithrombotic therapy increases severe bleeding events in patients with stroke and cardiovascular disease: a prospective, multicenter, observational study. Stroke. 2008; 39: 1740-5.
15) Yasaka M, Sakata T, Minematsu K, et al. Correction of INR by prothrombin complex concentrate and vitamin K in patients with warfarin related hemorrhagic complication. Thromb Res. 2002; 108: 25-30.
16) Wahl MJ. Dental surgery in anticoagulated patients. Arch Intern Med. 1998; 158: 1610-6.
17) Evans IL, Sayers MS, Gibbons AJ, et al. Can warfarin be continued during dental extraction? Result of randomized controlled trial. Br J Oral Maxillofac Surg, 2002; 40: 248-52.
18) Hohnloser SH, Hijazi Z, Thomas L, et al. Efficacy of apixaban when compared with warfarin in relation to renal function in patients with atrial fibrillation: insights from the ARISTOTLE trial. Eur Heart J. 2012; 33: 2821-30.
19) Ohtsuka T, Ninomiya M, Nonaka T, et al. Thoracoscopic stand-alone left atrial appendectomy for thromboembolism prevention in nonvalvular atrial fibrillation. J Am Coll Cardiol. 2013; 62: 103-7.
20) Holmes DR Jr, Kar S, Price MJ, et al. Prospective randomized evaluation of the Watchman Left Atrial Appendage Closure device in patients with atrial fibrillation versus long-term warfarin therapy: the PREVAIL trial. J Am Coll Cardiol. 2014; 64: 1-12.

〈奥山裕司〉

Ch.2 心房細動: 抗凝固療法

2 新規経口抗凝固薬概説

　新規抗凝固薬が発売されて数年が経過し，すでに新規というのは適切ではないとの考えから，非ビタミンK依存性抗凝固薬（non-vitamin K dependent anticoagulant: NOAC）あるいはdirect oral anticoagulant（DOAC）という呼称が提唱されている．近年，NOAC・DOACに関する多くの実臨床データが公表されている．大規模試験を的確に知ることは，これらの実臨床データの解釈の基礎となるため，本項では4つの大規模試験について簡潔にまとめる．特に注意を要する点は，①対象となった患者群のCHADS$_2$スコア：抗凝固薬の利益・不利益のバランスは，CHADS$_2$スコアが高い方が一般に利益が大きい方に傾く．そのためCHADS$_2$スコア2点以上で有用であったとしても1点で有用であるとは限らない，②対照となったワルファリン群のTTR：標準的な質のワルファリン治療との比較がなされている必要があること，③減量基準を決め，2つの用量を使用した試験では，そのような基準に従って使用した場合の成績であるということ，などである．

I 新規抗凝固薬の特徴と大規模試験の評価ポイント

　2011年春から相次いでいわゆる新規抗凝固薬が発売された．ダビガトランはトロンビンの活性部位に直接かつ可逆的に結合することで，フィブリノーゲンからフィブリンへの変換作用を阻害する．第Xa因子阻害薬はトロンビンの生成を誘導する第Xa因子の活性を阻害する．いずれの薬剤も，服用後の効果発現は速く，また血中半減期は概ね12時間程度である．共通する大きな特徴として，頭蓋内出血がワルファリンに比べ少ない点があげられる　図1C．これは第VII因子と組織因子を介した外因系止血機構への直接的抑制がないためと推定されている．また食事やほかの薬物との相互作用も少なく，原則採血による効果判定を必要としない（効果が適切に発揮されているかどうかの確認法は確立されていない）．腎排泄性の程度は薬剤により異なるが，定期的な腎機能チェック（クレアチニンクリアランス；CCr）はいずれの薬剤も必須である．また服薬アドヒアランスが不良であれば，ワルファリンと違い，容易に効果が消失する．特異的中和剤の開発が進められており，米国では一部のNOACに対する中和薬も認可されているが，未だ大出血を生じた場合の対応策は未確立であると言わざるを得ない．

II 直接トロンビン阻害薬: ダビガトラン

　経口直接抗トロンビン薬であるダビガトランの非弁膜症性心房細動患者における臨床的有用性はRE-LY試験[1]で検証された．CHADS$_2$スコア1点以上に相当する参加患者（平均2.1，一部0点も含む）は3つの群に分けられ，ダビガトラン150 mg×2/日，110 mg×2/日，あ

❷ 新規経口抗凝固薬概説

A 脳卒中・全身性塞栓症

	CHADS₂=2.1 TTR=64.4%	CHADS₂=3.5 TTR=55.2%	CHADS₂=2.1 TTR=62.2%	CHADS₂=2.8 TTR=64.9%
(%/年)	ダビガトラン300mg: 1.11* / ダビガトラン220mg: 1.54 / ワルファリン: 1.71	リバーロキサバン: 2.1 / ワルファリン: 2.4	アピキサバン: 1.27* / ワルファリン: 1.6	エドキサバン30mg群: 2.04 / エドキサバン60mg群: 1.54 / ワルファリン: 1.8
試験	RE-LY	ROCKET-AF	ARISTOTLE	ENGAGE-AF

B 大出血

(%/年)	ダビガトラン300mg: 3.11 / ダビガトラン220mg: 2.71* / ワルファリン: 3.36	リバーロキサバン: 3.6 / ワルファリン: 3.45	アピキサバン: 2.13* / ワルファリン: 3.09	エドキサバン30mg群: 1.61* / エドキサバン60mg群: 2.75* / ワルファリン: 3.43
試験	RE-LY	ROCKET-AF	ARISTOTLE	ENGAGE-AF

C 頭蓋内出血

(%/年)	ダビガトラン300mg: 0.32* / ダビガトラン220mg: 0.23* / ワルファリン: 0.76	リバーロキサバン: 0.49* / ワルファリン: 0.74	アピキサバン: 0.33* / ワルファリン: 0.8	エドキサバン30mg群: 0.26* / エドキサバン60mg群: 0.39* / ワルファリン: 0.85
試験	RE-LY	ROCKET-AF	ARISTOTLE	ENGAGE-AF

D 消化管出血

(%/年)	ダビガトラン300mg: 1.56* / ダビガトラン220mg: 1.15 / ワルファリン: 1.07	リバーロキサバン: 2.04* / ワルファリン: 1.37	アピキサバン: 0.76 / ワルファリン: 0.86	エドキサバン30mg群: 0.82* / エドキサバン60mg群: 1.51* / ワルファリン: 1.23
試験	RE-LY	ROCKET-AF	ARISTOTLE	ENGAGE-AF

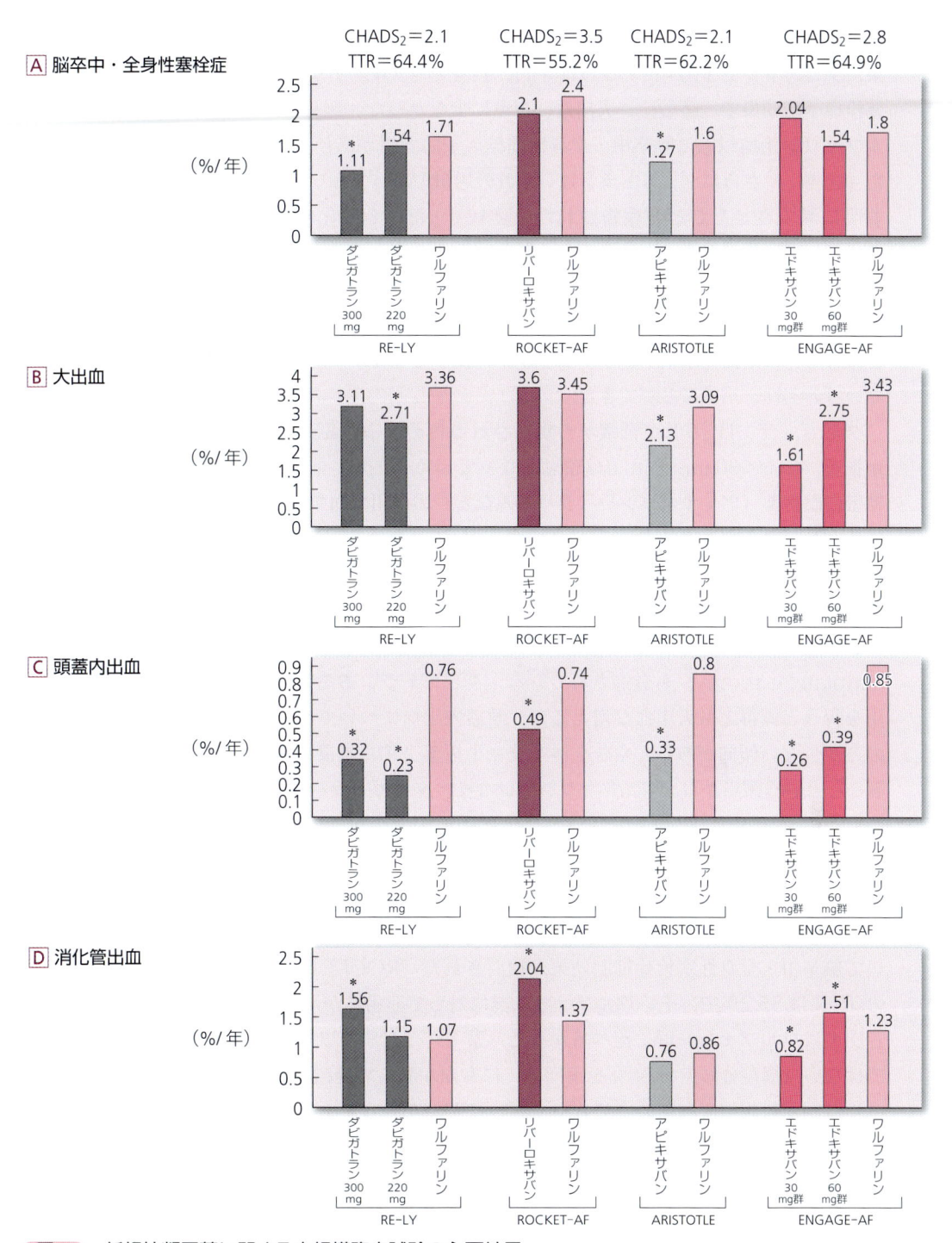

図1 新規抗凝固薬に関する大規模臨床試験の主要結果
対象患者のプロファイルが異なるため直接比較は困難であるが，それぞれの試験のワルファリン群のTTR，患者全体のCHADS₂スコアを考慮に入れることで，ある程度の相対評価はできるはずである．
TTR: time in therapeutic range．＊：当該試験のワルファリン群に比べ有意差あり．縦軸はいずれも%/年で表示．
（文献5, 6, 10, 11より作図）

るいはワルファリンが投与された．ダビガトランの両用量は盲検無作為化されている．その結果，ダビガトラン 110 mg×2/日は TTR 64.4％のワルファリン治療と同等の脳卒中・全身性塞栓症予防効果で 図1A ，大出血は有意に少なかった 図1B ．150 mg×2/日は，このワルファリン治療以上に脳卒中・全身性塞栓症予防効果があり 図1A ，大出血は同等であった 図1B ．さらにダビガトランはいずれの用量であってもワルファリンに比し頭蓋内出血を著明に減少させたことが報告された 図1C ．ただし消化管出血は 150 mg×2/日でワルファリン群に比べ多かった 図1D ．特筆すべきこととして，すべての NOAC のうち，対照のワルファリン群に比べて，虚血性脳卒中（いわゆる脳梗塞）が有意に少なかったのはダビガトラン 150 mg×2/日のみであった点である．そのほかの薬剤（ダビガトラン 110 mg×2/日を含めて）は出血性脳卒中がワルファリンに比べて少なかったため，脳卒中全体では優位性あるいは非劣性を示すことができた．

ダビガトランは 80％が腎臓から排泄されるため，CCr≦50 mL/min では 110 mg×2/日が推奨，CCr＜30 mL/min では禁忌となっている．また，他剤との相互作用は少ないが，P糖蛋白阻害薬（アミオダロンやベラパミルなど）の併用で血中濃度が上昇することが知られている．このような基準を設けて 150 mg×2/日ではなく，110 mg×2/日を推奨することができるのは両用量が無作為化され，独立に有効性，安全性が確認されているからである．この点が一見 2 用量にみえる，リバーロキサバン，アピキサバン，エドキサバンとの違いである．

また他の NOAC の試験と異なり抗血小板薬 2 剤併用症例，いわゆる DAPT 症例（dual antiplatelet thrapy）も登録されている．ダビガトランあるいはワルファリンを含む 3 剤併用を行うと両群とも大出血が増えるが，頭蓋内出血についてはダビガトランを含む 3 剤併用の方が少ない傾向があり，やむを得ず抗血小板薬 2 剤に抗凝固療法を追加する際には"頭を護る"という観点から，ワルファリンではなく，ダビガトランが勧められる．

III 第 Xa 因子阻害薬①：リバーロキサバン

リバーロキサバンは CHADS₂ スコア 2 点以上の非弁膜症性心房細動患者を対象に海外において脳卒中・全身性塞栓症抑制効果が検討された（ROCKET-AF 試験[2]）．ワルファリン群の TTR は 55.2％で，そのワルファリン群に対して非劣性が示された 図1A, B ．また消化管出血はワルファリン群に比べ多かった 図1D ．対照のワルファリン群の治療の質が良好ではない（損益分岐点の 58％を下回る）にもかかわらず優越性が示されなかった．これは血中半減期が新規抗凝固薬の中でもやや短いにもかかわらず 1 日 1 回投与としたため，トラフでの抗凝固活性が足りなかったためと推定される．また消化管出血が多かったのは，1 日 1 回とするために 1 回量がやや多すぎることが原因の可能性がある．

本邦では別途独自の用量で，安全性についての検討が行われた（J-ROCKET，有効性の検討ではない点に注意）．大出血およびそれに準ずるもの（以下大出血）は全体としてワルファリン群と同等であったが，75 歳以上，50 kg 以下のグループでは有意に大出血が多かった 図2 [3]．また CCr 30〜49 mL/min の群（すなわち 10 mg 使用群）では有意差はなかったものの，ワルファリン群よりも出血が多い傾向があった．その理由として 1 日 1 回とするた

❷ 新規経口抗凝固薬概説

A 年齢別の出血発現率

p（交互作用）＝0.0488
（リバーロキサバン vs ワルファリン）

B 体重別の出血発現率

p（交互作用）＝0.0800
（リバーロキサバン vs ワルファリン）

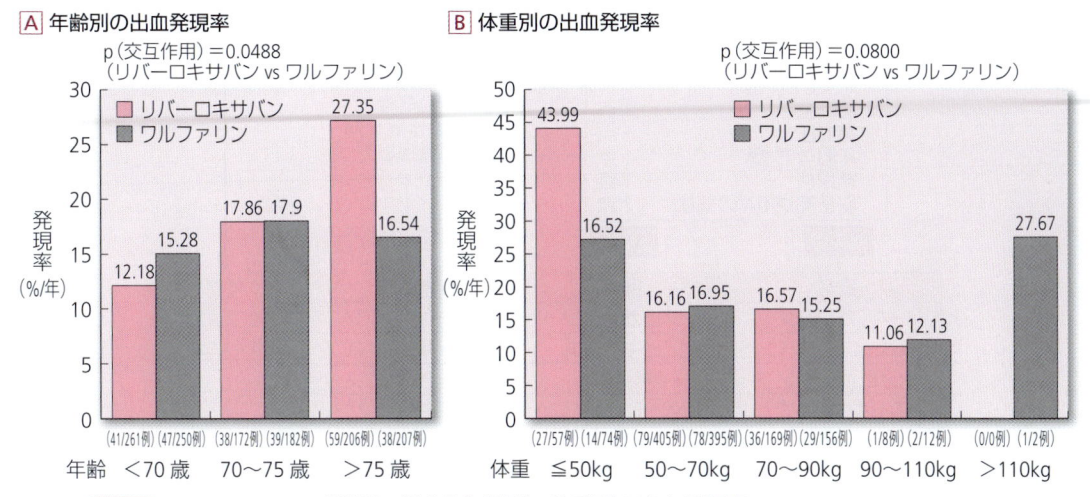

図2　J-ROCKET AF 試験における年齢別，体重別の出血発現率

年齢別（A），体重別（B）の国内第Ⅲ相試験（J-ROCKET AF 試験）における安全性主要評価項目（「重大な出血」および「重大ではないが臨床的に問題となる出血」の複合）の発現率．（イグザレルト適正使用ガイド，第3版より）[3]

めに1回量をやや多めに設定する必要があったためと推定される．しかしながら大出血がワルファリンに比べて多かったからという理由で，年齢75歳以上や，体重50 kg 以下の症例で，腎機能が正常にもかかわらず低用量を使っていては本来の脳卒中・全身性塞栓症予防効果が発揮できないであろう．あくまでクレアチニンクリアランスでのみ15 mg/日と10 mg/日を使い分けるべきである．正規用量を使ってもTTR＝55.2％のワルファリン治療と同等の薬剤を，不適切な低用量で使用してはまったく脳卒中・全身性塞栓症予防効果がない恐れがある．J-ROCKETのワルファリン群のTTRは65.0％であるが，一般に有効性の検討で使用されるITT解析ではワルファリン群とリバーロキサバン群は脳卒中・全身性塞栓症発症率は同じである[4]．ただし統計的な有意性は症例数が少ないため検証できない．またCCr＜30 mL/min での検討は行われておらず，CCr 30～49 mL/min 群のデータから類推すると有意にワルファリン群より出血が多い可能性もある．ワルファリン治療（TTR 65.4％）の net-clinical benefit は CHADS$_2$ スコア2点以上で認められるが，0, 1点では認められなかったという報告がある[5]．すなわち CHADS$_2$ スコア2点以上で有用性があったとしても，0, 1点では有用性がない可能性が十分あるということである．検証された対象群が CHADS$_2$ スコア2点以上である以上，2点以上の患者に限って使用するべきであり，0, 1点については別途，無作為化試験を実施するべきであろう．この基本的な考えは本邦のガイドラインにも反映されている　図3 [6]．

Ⅳ　第 Xa 因子阻害薬②：アピキサバン

アピキサバンは ARISTOLE 試験で[7]，CAHDS$_2$ スコア1点以上（平均2.1）の非弁膜症性心房細動症例を対象として，通常5 mg×2, 朝晩分2, 80歳以上，60 kg 以下，血清クレ

Ch.2 心房細動: 抗凝固療法

```
                    非弁膜症性心房細動                      僧帽弁狭窄症
         ┌──────────────┴──────────────┐              人工弁*2
    CHADS2 スコア                  その他のリスク
    心不全          1点              心筋症
    高血圧          1点           65≦年齢≦74
    年齢≧75 歳      1点            血管疾患*1
    糖尿病          1点
    脳梗塞やTIAの既往 2点
      ≧2点      1点
```

推奨	推奨	考慮可	推奨
ダビガトラン	ダビガトラン	ダビガトラン	ワルファリン
リバーロキサバン	アピキサバン	リバーロキサバン	INR 2.0〜3.0
アピキサバン	**考慮可**	アピキサバン	
エドキサバン*3	リバーロキサバン	エドキサバン*3	
ワルファリン	エドキサバン*3	ワルファリン	
70歳未満 INR 2.0〜3.0	ワルファリン	70歳未満 INR 2.0〜3.0	
70歳以上 INR 1.6〜2.6	70歳未満 INR 2.0〜3.0	70歳以上 INR 1.6〜2.6	
	70歳以上 INR 1.6〜2.6		

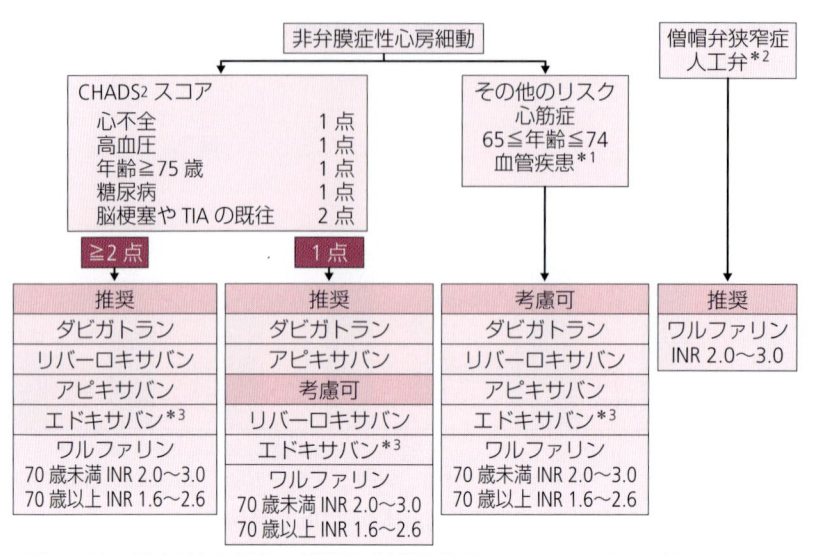

同等レベルの適応がある場合，新規経口抗凝固薬がワルファリンよりも望ましい．
*1: 血管疾患とは心筋梗塞の既往，大動脈プラーク，および末梢動脈疾患などをさす．
*2: 人工弁は機械弁，生体弁をともに含む．
*3: 2013年12月の時点では保険適応未承認．

図 3 心房細動症例における抗凝固療法
〔循環器病の診断と治療に関するガイドライン（2012年度合同研究班報告）心房細動治療（薬物）ガイドライン（2013年改訂版）http://www.j-circ.or.jp/guideline/pdf/JCS2013_inoue_h.pdf（2016年1月閲覧）〕[6].

アチニン 1.5 mg/dL 以上のうち2つ以上を満たしている場合には 2.5 mg×2，朝晩分2の投与が行われた．極一部 CCr 25〜30 mL/min の症例が登録されているが，ほぼ RE-LY 試験と同様の患者背景であった．ただし，のちに述べる ENGAGE-AF 試験と同様に抗血小板薬2剤併用群は登録されていない．ワルファリン群（平均 TTR 62.2%）に比し，脳卒中・全身性塞栓症，大出血，死亡ともに有意差を持って少ないという優れた結果であった．このような結果は，半減期半日の薬剤を的確な用量設定で用いたためと推定される．出血性脳卒中がワルファリンに比べて少なかったため脳卒中全体で優位性が示された．

腎排泄性が高くないことに加えて，通常用量を使用すると大出血の危険性が相対的に高い群を上記の3つの基準でとらえ，低用量とすることで，高齢者 図4A や腎機能中等度低下例 図4B でも対照となるワルファリン群に比べ大きく大出血を減らしており，特筆すべき結果といえる．ただし，半分量という設定は，やや低用量すぎるという懸念もあろう．2.5 mg×2/日投与群は全体の5%弱であり，脳卒中・全身性塞栓症の予防効果という点ではさらに症例数を増やして検討する必要があろう．一方，5 mg×2/日投与群は，全体の95%以上を占めており，標準用量の 5 mg×2/日が使用できる場合には，有効性，安全性とも十分なエビデンスがあるといえる．

アピキサバンについても，上記減量基準を満たさないにもかかわらず，出血などを恐れるあまり，不適切に低用量を使用することは厳に慎むべきであることは他の NOAC と同様である．

❷ 新規経口抗凝固薬概説

A 年齢別の出血発現率

B 腎機能別の出血発現率

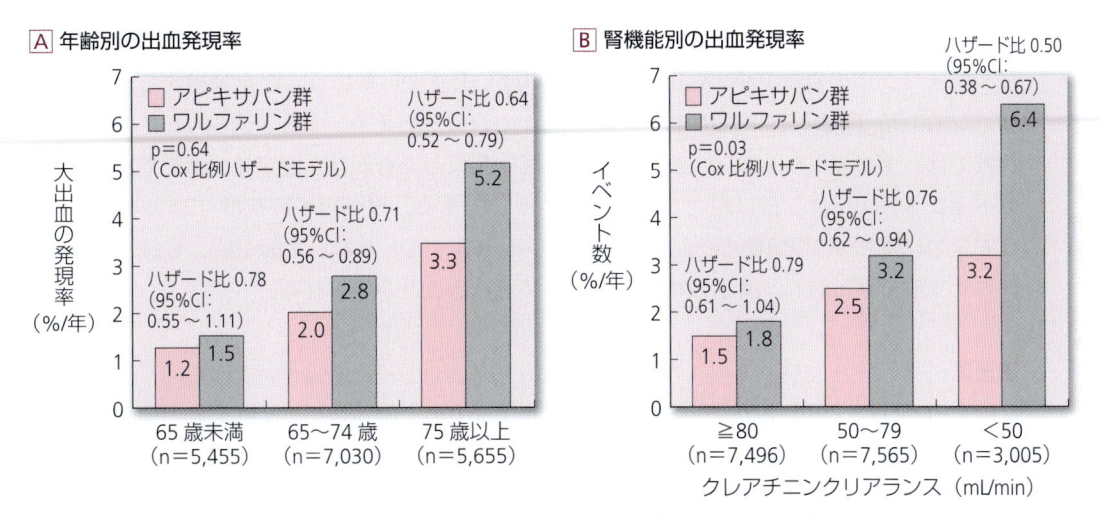

図4 ARISTOTLE試験における，年齢別，腎機能別の出血発現率
年齢別（A），クレアチニンクリアランス別（B）のARISTOTLE試験における「重大な出血」および「重大ではないが臨床的に問題となる出血」の複合の発現率．

V 第Xa因子阻害薬③：エドキサバン

　非弁膜症性心房細動を対象としたエドキサバンの国際共同臨床試験は世界46カ国で，21,107名の参加者を得て実施された（ENGAGE-AF試験）[8]．脳梗塞のリスクとしてCHADS$_2$スコア2点以上の患者が対象で（平均2.8），主な除外基準は，僧帽弁狭窄症，人工弁植え込み，抗凝固療法禁忌症例，抗血小板薬の複数服用，クレアチニンクリアランス30 mL/min以下の腎機能障害例である．患者は3群（ワルファリン群，エドキサバン30 mg×1/日群，エドキサバン60 mg×1/日）に二重盲検法で無作為化された．エドキサバン群では用量調節がなされており，クレアチニンクリアランス30～50 mL/minの症例，60 kg以下の症例，ベラパミルもしくはキニジン服用例ではエドキサバン投与量は半減することとなっていた（エドキサバンの血中濃度が増加することが確認されている条件，ならびに第Ⅱ相試験で出血が増加することが確認されている条件）．ワルファリン群ではPT-INRを2.0～3.0（国内で70歳以上は2.0～2.6）を目標に投与量がコントロールされ，平均TTRは64.9％と，標準的な質のワルファリン治療であった．

　脳卒中・全身性塞栓症については，エドキサバン60 mg×1/日群（割り付け時25％の症例は30 mgへ減量）ではややワルファリン治療より減少する傾向にあった 図1A ．一方，30 mg×1/日群（割り付け時25％の症例は15 mgへ減量）ではややワルファリン治療より増加する傾向があったが，いずれの群も対照ワルファリン治療（平均TTR＝64.9％）と有意差はなかった．大出血については，いずれの群も対照ワルファリン治療より有意差を持って少なく，特に30 mg×1/日群では著明に減少していた 図1B ．エドキサバン60 mg×1/日群（25％は30 mg）を同じ1日1回投与のリバーロキサバンと比較してみる．対照ワルファリン群より脳卒中・全身性塞栓症は若干少ない傾向で，大出血・頭蓋内出血は少なく 図1C ，

消化管出血は多い 図1D という結果で両者は類似した性能のようにみえる．ただし対照のワルファリン群の質はENGAGE-AF試験の方が10％よいということを考慮すると，エドキサバン60 mg群は1日1回の中では最も優れているといえる．1日2回投与のNOACとの比較では，ダビガトラン110 mg×2/日と，概略類似した有効性，安全性（消化管出血はダビガトラン110 mg×2/日は増えない）といえそうである．30 mg×1/日群（25％は15 mg）は安全ではあるが 図1B〜D，やや有効性が不十分かもしれない 図1A．今後様々な観点からサブ解析が行われ，薬剤の特徴が明らかにされることが望まれる．

最後に

以上のように，脳卒中・全身性塞栓症予防効果や大出血について，それぞれの薬剤で少し差があることがわかる．同等の半減期の薬を1日1回投薬とするため若干ピークが高い，あるいはトラフが低くなってしまっていることが，1日1回内服とした薬の成績が2回内服の薬剤よりも若干劣った結果となった原因であろう．服用できるのであれば，1日2回の薬剤に有効性，安全性とも軍配が上がる．実臨床では良好な服薬アドヒアランスはなかなか維持しづらいものであるが，まずは予防効果が高く，頭蓋内出血が大幅に少ない1日2回の薬剤を服薬できるよう指導するべきであろう．1日1回投薬に安易に流れる風潮があるようであるが，NOACは決して同列ではなく，"性能"には差がある．その性能を十分に発揮させるためには主治医およびコメディカルスタッフの指導，情報提供が必須である．

文献

1) Connolly SJ, Ezekowitz MD, Yusuf S, et al. Dabigatran versus warfarin in patients with atrial fibrillation. N Engl J Med. 2009; 361: 1139-51.
2) Patel MR, Mahaffey KW, Garg J, et al. Rivaroxaban versus warfarin in nonvalvular atrial fibrillation. N Engl J Med. 2011; 365: 883-91.
3) イグザレルト適正使用ガイド，第3版．
4) Hori M, Matsumoto M, Tanahashi N, et al. Rivaroxaban vs. warfarin in Japanese patients with atrial fibrillation —the J-ROCKET AF study—. Circ J. 2012; 76: 2104-11.
5) Singer DE, Chang Y, Fang MC, et al. The net clinical benefit of warfarin anticoagulation in atrial fibrillation. Ann Intern Med. 2009; 151: 297-305.
6) 循環器病の診断と治療に関するガイドライン（2012年度合同研究班報告）．心房細動治療（薬物）ガイドライン（2013年改訂版）．http://www.j-circ.or.jp/guideline/pdf/JCS2013_inoue_h.pdf
7) Granger CB, Alexander JH, McMurray, JJV, et al. Apixaban versus warfarin in patients with atrial fibrillation. N Engl J Med. 2011; 365: 981-92.
8) Giugliano RP, Ruff CT, Braunwald E, et al. Edoxaban versus warfarin in patients with atrial fibrillation. N Engl J Med. 2013; 369: 2093-104.

〈奥山裕司〉

Ch.2 心房細動: 抗凝固療法

3 高齢者における抗凝固療法

　心房細動に伴う心原性塞栓予防を行う際，適応に従ってワルファリン治療が行われないだけでなく，不十分な強度のワルファリン治療が行われてきた．高齢者ではこの傾向が顕著であった．高齢であることは脳梗塞リスクであるとともに出血リスクでもあり，高齢者での抗凝固療法は臨床現場での大きな悩みの種である．本項では近年登場した新規経口抗凝固薬の大規模試験から，高齢者でどのように新規経口抗凝固薬を使うことができるかについて述べる．

I ワルファリン治療における net-clinical benefit と年齢

　ワルファリン治療中は頭蓋内出血を含む出血事象の増加が不可避である．そのため適応を考える上で，脳卒中の減少と頭蓋内出血・大出血の増加を総合的に評価することが重要となる．ATRIA 研究（AnTicoagulation and Risk factors In Atrial fibrillation）[1] は北カリフォルニアの心房細動患者を対象としたコホート研究で，ワルファリン内服による塞栓症の減少（年率）と頭蓋内出血の増加（年率）を算出した．そして，一般に頭蓋内出血は塞栓よりも重篤であるので 1.5 という係数をかけて，<u>塞栓症の減少−1.5×頭蓋内出血の増加</u>を計算し net clinical benefit と定義した．

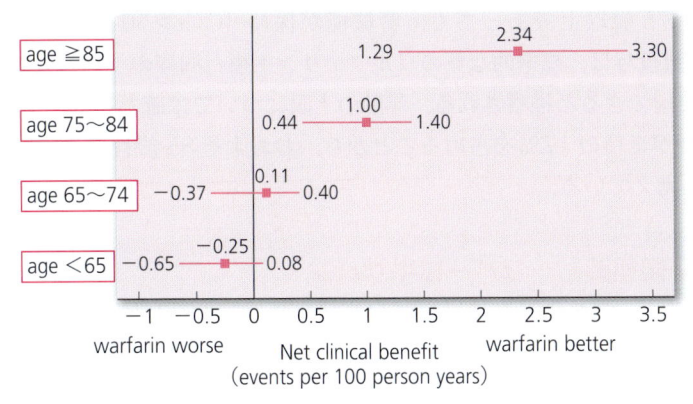

　年齢ごとの net clinical benefit の検討では，加齢とともに net clinical benefit がプラスになり，特に 85 歳以上の群は，75〜84 歳の群よりも有意に net clinical benefit が大きいという結果であった 図1．加齢に伴ってワルファリン治療中の頭蓋内出血のリスクは高まるが，塞栓症のリスク増加がそれを上回るためであろうと考察されている．相当な高齢であっ

図1 年齢と net clinical benefit の関係
net clinical benefit は 75 歳以上で＋となり，85 歳以上では特に大きい．
（Singer DE, et al. Ann Intern Med. 2009; 151: 297-305 より）[1]

ても，十分な降圧下に，質のよいワルファリン治療を行えば（ATRIA 試験の場合は TTR＝65.4％）臨床的メリットがあると解釈されるだろう．日本人を含むアジア人種では，ワルファリン内服中の頭蓋内出血が欧米人に比べ多いため，本邦での超高齢者での十分な検討が望まれるが，高齢というだけで抗凝固療法を控えるのは適切ではないだろう．

II 新規抗凝固薬の特徴と net clinical benefit

　新規経口抗凝固薬では一般にワルファリン治療よりも net clinical benefit がプラス側にあると推定されるが，年齢層，腎機能などによっては質のよいワルファリン治療と同等レベルの場合もある．ここでは，高齢者において各薬剤でワルファリン治療に勝る net clinical benefit があるのか，という観点から概説する．的確なサブ解析がない事項もあり，既知のデータからの推測も含めての記述であることをお断りしておく．

直接トロンビン阻害薬：ダビガトラン

　大規模臨床試験（RE-LY 試験[2]）では，CHADS$_2$ スコア 1 点以上の患者を対象に，ダビガトラン 2 用量が無作為化され，独立に検証された．150 mg×2/日群の予防効果はワルファリン治療（平均 TTR 64.4％）に対して優越性が示された．75 歳以上では，有意差には至らなかったものの 150 mg×2/日群の大出血が対照のワルファリン治療群より若干多かったため，本邦の添付文書では 70 歳以上では 110 mg×2/日が推奨されている．75 歳以上で 110 mg×2/日を使用した場合，大出血は対照のワルファリン治療群と同等で 図 2A ，頭蓋内出血は相当に少ないと考えられる（全体では 70％減）[3]．

　一方予防効果については 75 歳以上でも 110 mg×2/日群はワルファリンに劣らない良好な予防効果を示されている 図 2B ．また腎排泄性が高いため（85％），クレアチニンクリアランス（Cockcroft-Gault 式で算出，以下，CCr）＞50 mL/min では大出血がワルファリン治療より少ないが，CCr が 50 mL/min を下回るにつれてワルファリン治療群よりも多くなる徴候がみられる 図 3 [4]．

　以上より，75 歳以上であっても，腎機能が保持（CCr＞50 mL/min）されていれば，110 mg×2/日投与は，標準的な質のワルファリン治療と同等の予防効果およびより少ない大出血頻度で使用できると推察される．年齢の上限については確たるデータはないが，80 歳以上の登録患者が全体の 17％を占めることから，おおよそ 85 歳程度までは上記の結果が演繹できるものと考えている．

第 Xa 因子阻害薬①：リバーロキサバン

　本邦ではリバーロキサバンについては CHADS$_2$ スコア 2 点以上を対象に独自の用量で（15 mg 1 日 1 回が基本用量，CCr＜50 mL/min では 10 mg へ減量），安全性についての検討が行われた（J-ROCKET-AF 試験，有効性の検討は副次目的）[5]．

　大出血は全体として対照のワルファリン治療群（TTR 65.0％）と同等であったが，75 歳以上では有意に大出血等がワルファリン治療群よりも多く（p.131，前項の 図 2A ），体重

A 大出血の発現率：年齢別

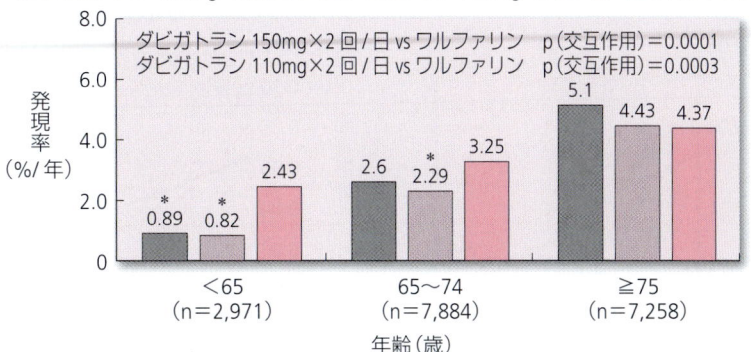

■ ダビガトラン 150mg×2 回/日　■ ダビガトラン 110mg×2 回/日　■ ワルファリン

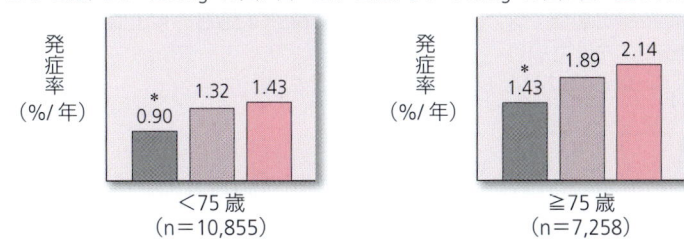

ダビガトラン 150mg×2 回/日 vs ワルファリン　p（交互作用）＝0.0001
ダビガトラン 110mg×2 回/日 vs ワルファリン　p（交互作用）＝0.0003

発現率（%/年）

＜65（n＝2,971）: 0.89*, 0.82*, 2.43
65〜74（n＝7,884）: 2.6, 2.29*, 3.25
≧75（n＝7,258）: 5.1, 4.43, 4.37

年齢（歳）

*：ワルファリン群に比し有意差あり

B 脳卒中/全身性塞栓症の発症率：年齢別

■ ダビガトラン 150mg×2 回/日　■ ダビガトラン 110mg×2 回/日　■ ワルファリン

発症率（%/年）

＜75 歳（n＝10,855）: 0.90*, 1.32, 1.43
≧75 歳（n＝7,258）: 1.43*, 1.89, 2.14

*：ワルファリン群に比し有意差あり

図 2　RE-LY 試験における脳卒中/全身性塞栓症，大出血と年齢の関係

A: 大出血は年齢層によって大幅に異なり，65 歳未満ではワルファリン群よりも両用量とも著明に少ないが，75 歳以上では 150 mg×2 回/日で多い徴候がみられる．実臨床では 70 歳以上で 110 mg×2 回/日が推奨されているため，実際の出血発現率はこの数字よりも少ないものと推定される．

B: 脳卒中/全身性塞栓症の予防効果については 75 歳未満，75 歳以上で差は認められない．150 mg×2 回/日では標準的ワルファリン治療よりも有意差を持って発症率が低く，110 mg×2 回/日では同等であった．

（Eikelboom JW, et al. Circulation. 2011; 123: 2363-72 より）[3]

---

50 kg 以下（p.131，前項の 図 2B）や 30＜CCr＜50 mL/min ではワルファリン治療群よりも大出血等が多い徴候がみられた 図 4．

疑似 ITT 解析ではワルファリン治療群と類似の予防効果であることも明らかとなっている．したがって 75 歳以上，体重 50 kg 以下，腎機能中等度低下（30＜CCr＜50 mL/min）といった高齢者にしばしばみられる因子を持つ場合，net clinical benefit はワルファリン治療（TTR 65.0%）に劣る可能性がある．

血中半減期が半日であるにもかかわらず 1 日 1 回投与としたため，内服時の血中濃度のピークが高くなりすぎる，あるいはトラフ値が低すぎるという事象が生じていると推定される．特に高齢者ではその弊害が出やすく，大出血や脳卒中/全身性塞栓症につながりやすいのであろう．

また低体重や中等度腎機能低下といった大出血が多くなる因子は，減量基準ではなく，本薬剤が向かない患者と考えて，別の選択肢を取るべきである．したがって 75 歳以上かつ 50 kg

Ch.2 心房細動: 抗凝固療法

A 脳卒中・全身性塞栓症
— ダビガトラン 110mg×2回/日（95% CI ---）
— ワルファリン（95% CI ---）

B 大出血
— ダビガトラン 110mg×2回/日（95% CI ---）
— ワルファリン（95% CI ---）

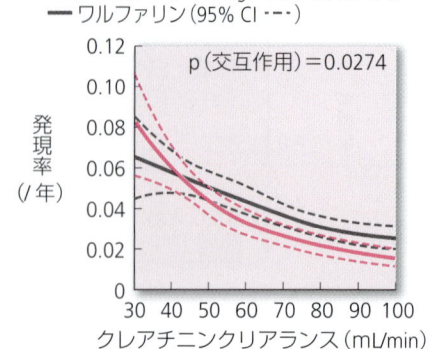

図3 腎機能と脳卒中/全身性塞栓症（A），大出血（B）の関係
A: CCr＞50 mL/min の範囲では，ダビガトラン 110 mg×2回/日の脳卒中/全身性塞栓症予防効果は標準的ワルファリン治療と同等である．
B: CCr＞50 mL/min の範囲では，ダビガトラン 110 mg×2回/日の大出血頻度は標準的ワルファリン治療よりも小さい．
（Hijazi Z, et al. Circulation. 2014; 129: 961-70 より）[4]

HR1.22（95%CI: 0.78-1.91）　HR1.07（95%CI: 0.80-1.43）

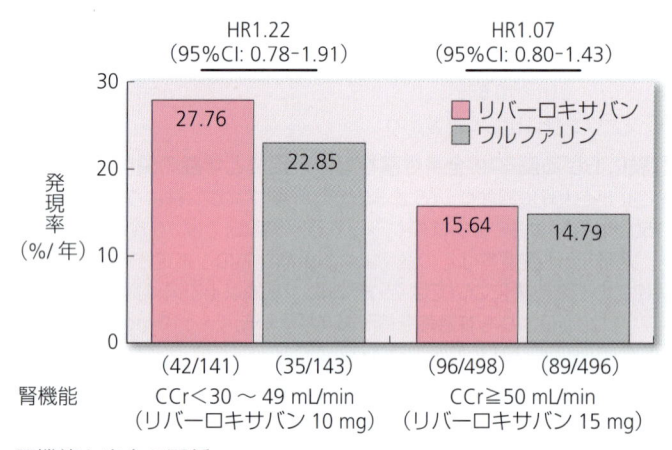

	CCr＜30〜49 mL/min（リバーロキサバン 10 mg）	CCr≧50 mL/min（リバーロキサバン 15 mg）
リバーロキサバン	27.76 (42/141)	15.64 (96/498)
ワルファリン	22.85 (35/143)	14.79 (89/496)

図4 腎機能と出血の関係
国内第Ⅲ相試験（J-ROCKET AF 試験）における部分集団別の安全性主要評価項目（「重大な出血」および「重大ではないが臨床的に意義のある出血」の複合）の発現率を示す．有意差には至っていないが，腎機能不良例ではワルファリンよりも出血が多い徴候が読み取れる．
（Hori M, et al. Circ J. 2012; 76: 2004-11 より）[5]

以下という患者では，10 mg/日を使用するのではなく，"出血が多い患者の特徴を持っており，別のよりよい選択肢を採る"という判断をするべきである．

第 Xa 因子阻害薬②: アピキサバン

アピキサバンは ARISTOLE 試験で[6]，CAHDS$_2$ スコア1点以上を対象として，通常 5 mg×2/日，減量項目を2つ以上を満たしている場合には 2.5 mg×2/日の投与が行われた．

|A| 脳卒中・全身性塞栓症　　|B| 大出血

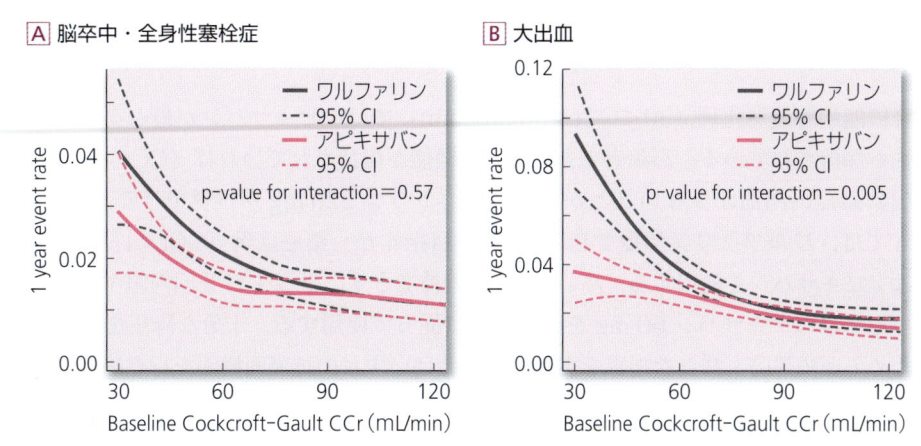

図5 ARISTOTLE 試験における脳卒中/全身性塞栓（A），大出血（B）の腎機能との関係

A：腎機能がよい領域では，ワルファリンとアピキサバンの脳卒中/全身性塞栓症の予防効果はほぼ同じであるが，腎機能が悪化するにつれ，全体としての統計的有意差には至らぬものの，アピキサバンが若干強い予防効果を発揮している可能性がある．
B：腎機能がよい領域では，ワルファリンとアピキサバンの大出血発生率に差は認められない．腎機能が悪化するにつれ，ワルファリンでは大出血が著増するのに比べ，アピキサバンでの増加度は少ない．
(Hohnloser SH, et al. Eur Heart J. 2012; 33: 2821-30 より)[7]

TTR 62.2％のワルファリン治療群に比し，脳卒中・全身性塞栓症，大出血，死亡ともに有意に少なく，優越性が示された．

　75歳以上で，腎機能が中等度障害された症例においても（30＜CCr＜50 mL/min），対照となったワルファリン治療群よりも大出血は有意に少なく，脳卒中・全身性塞栓症は少ない傾向があった．高齢者では一般に腎機能は低下傾向にあるが，アピキサバンはワルファリンが腎機能悪化につれて大出血が著増するのに対して，その増加傾向が緩やかである 図5 [7]．また腎機能が悪化してもワルファリン治療に比べ脳卒中・心原性塞栓予防効果も相対的に維持されている．85歳以上は登録患者数が少ないため（全体の3.6％），十分なエビデンスは85歳までと考えるべきであるが，その範囲で特にCCr＞30 mL/minであれば現在使用できる新規経口抗凝固薬で最も安全かつ有効であろう．ただしアピキサバンについても減量基準を満たさないにもかかわらず低用量を使用することは厳に慎むべきである．

第Xa因子阻害薬③：エドキサバン

　第一世代NOACの最後に保険償還された国産の第Xa因子阻害薬である[8]．CHADS$_2$スコア2点以上の患者を対象として試験が実施され，対照のワルファリン群の平均TTRは64.9％であった．60 mg群（1日1回，減量基準抵触者は30 mgへ減量）では，ワルファリン群と同等の脳卒中・全身性塞栓症予防効果（HR＝0.87，優越性は認められず），大出血は20％減，頭蓋内出血は53％減であった．75歳以上での60 mg群の解析では，脳卒中・全身性塞栓予防効果は相対的に75歳未満よりも若干優れている．一方，大出血は75歳未満に比べ，75歳以上では少し多めの傾向があるが，ワルファリン群に劣るものではない．

III 高齢者での抗凝固療法の使い分け

腎機能中等度悪化例（30＜CCr＜50 mL/min）ではアピキサバンが最も安全性が高く，有効性も保持されている．高齢者であっても腎機能が維持されていれば（CCr＞50 mL/min），大幅に頭蓋内出血が少ないことから，ダビガトラン 220 mg が推奨できる．CCr＜30 mL/min では，ワルファリン治療で高い TTR を目指すか，禁忌症例（CCr＜15 mL/min）以外ではアピキサバンを使用する．高い TTR が維持できず，かつ 1 日 2 回内服がどうしてもできない場合はエドキサバン 60 mg を減量基準に従って使用する．十分な降圧を行い，転倒予防のための運動処方，様々な指導を実施することはいずれの抗凝固療法を行う場合にも必須である．

文 献

1) Singer DE, Chang Y, Fang MC, et al. The net clinical benefit of warfarin anticoagulation in atrial fibrillation. Ann Intern Med. 2009; 151: 297-305.
2) Connolly SJ, Ezekowitz MD, Yusuf S, et al. Dabigatran versus warfarin in patients with atrial fibrillation. N Engl J Med. 2009; 361: 1139-51.
3) Eikelboom JW, Wallentin L, Connolly SJ, et al. Risk of bleeding with 2 doses of dabigatran compared with warfarin in older and younger patients with atrial fibrillation: an analysis of the Randomized Evaluation of Long-Term Anticoagulant Therapy (RE-LY) Trial. Circulation. 2011; 123: 2363-72.
4) Hijazi Z, Hohnloser SH, Oldgren J, et al. Efficacy and safety of dabigatran compared with warfarin in relation to baseline renal function in patients with atrial fibrillation: a RE-LY (Randomized Evaluation of Long-term Anticoagulation Therapy) trial analysis. Circulation. 2014; 129: 961-70.
5) Hori M, Matsumoto M, Tanahashi N, et al. Rivaroxaban vs. warfarin in Japanese patients with atrial fibrillation: The J-ROCKET AF study. Circ J. 2012; 76: 2104-11.
6) Granger CB, Alexander JH, McMurray, JJV, et al. Apixaban versus warfarin in patients with atrial fibrillation. N Engl J Med. 2011; 365: 981-92
7) Hohnloser SH, Hijazi Z, Thomas L, et al. Efficacy of apixaban when compared with warfarin in relation to renal function in patients with atrial fibrillation: insights from the ARISTOTLE trial. Eur Heart J. 2012; 33: 2821-30.
8) Giugliano RP, Ruff CT, Braunwald E, et al. Edoxaban versus warfarin in patients with atrial fibrillation. N Engl J Med. 2013; 369: 2093-104.

〈奥山裕司〉

Ch.2 心房細動: 抗凝固療法

4 腎機能障害合併時の抗凝固療法

　わが国の慢性腎臓病（chronic kidney disease: CKD）患者は成人人口の約13％と推定されている[1]．疫学調査ではCKDの存在は心房細動の発症率を上げることが示されている．抗凝固療法中の出血はCKDの合併があると増加することが知られており，維持透析を含むCKD患者での抗凝固療法は大きな臨床的問題の一つである．長年唯一の経口抗凝固薬であったワルファリンは，腎機能が悪化するにつれ，大出血が増加し，脳卒中・心原性塞栓予防効果も減弱することが知られている．現在4種類が使用できるNOACはそれぞれ腎排泄率が異なるが，腎機能低下時にはいずれの薬剤も過剰な効果となる可能性を秘めている．腎機能の定期的な評価と，出血事象が起こった際の腎機能増悪因子の検討は必須の事項となっている．

I CKD患者での抗凝固療法

　CKDは心房細動患者の心原性塞栓発症リスクであり，かつ抗凝固療法実施中の大出血リスクでもある[2,3]．デンマークで行われた大規模な観察研究では抗凝固療法の効果と副作用について腎機能障害・透析との関係が検討された[2]．12年間にわたって調査された13万人あまりの患者のうち，96.6％は登録時にCKDはなく，2.7％が末期でないCKD，0.7％が末期CKD患者（透析中あるいは腎移植後）であった．脳卒中・全身性塞栓症は，CKDなしの患者群を1とすると，非末期CKDでは1.49，末期CKDでは1.83となり有意に高頻度であった．この脳卒中・全身性塞栓発症率に関して米国の登録研究では，CKDなしの患者群を1とすると，非末期CKDでは3.69，末期CKDでは5.81と報告されている[3]．ワルファリン内服による脳卒中・全身性塞栓症抑制効果は，CKDなしの患者群では41％減で有意差があったが，非末期CKDでは16％減で有意差には至らず，末期CKDでは56％減で有意差ありという結果であった[2]．出血についても同様にCKDなし群を1とすると，非末期CKDでは2.24，末期CKDでは2.70となり有意に高頻度であった．この出血傾向はワルファリン内服によって増強され，いずれの群も30％程度，出血頻度が増加した．またeGFR 30〜59 mL/分/1.73 m² の患者500人ほどの研究で，用量調節を行ったワルファリン治療は，不十分な強度のワルファリン治療またはアスピリン治療と比べ，脳梗塞・全身性塞栓症を76％減少させたとの報告もある[4]．近年のNOACに関する大規模試験におけるワルファリン群の解析においても，腎機能の低下とともに，脳卒中・全身性塞栓と大出血が増加することが明らかであるが（前項のp.138 図3，p139 図5 参照）[5,6]，無投薬に比べ，少なくとも質のよいワルファリン治療は透析前の非末期CKDでは有益であると考えられる．
　現在使用できる4つのNOACの腎排泄性とそれぞれの大規模試験の組み入れ基準となった腎機能について示す 表1 [7]．いずれもCCr<30 mL/分未満（アピキサバンは<25 mL/分）

表1　新規抗凝固薬の特徴：いずれの薬剤も腎排泄性をある程度有するが，その依存度は薬剤によって大きく異なる．

	ダビガトラン	リバーロキサバン	アピキサバン	エドキサバン
作用機序	選択的直接作用型 FⅡa阻害薬	選択的直接作用型 FXa阻害薬	選択的直接作用型 FXa阻害薬	選択的直接作用型 FXa阻害薬
経口生物学的利用率（%）	6.5	80〜100	50	62
$t_{1/2}$（時間）	12〜17	5〜13	8〜15	6〜11
腎排泄（%）	85	66（36：未変化, 30：不活性代謝物）	27	50
T_{max}（時間）	0.5〜2	1〜4	1〜4	1〜2

(Caterina RD, et al. J Am Cardiol. 2012; 59: 1413-25 より改変)[7]

のデータはない．腎機能低下例での抗凝固療法については「高齢者での抗凝固療法の使い分け（高齢者における抗凝固療法の最後の部分）」をご覧いただきたい．

Ⅱ　透析患者における抗凝固療法

　心房細動を合併した透析患者における抗凝固療法の適否を決定できる十分なデータはない．コホート研究では，ワルファリン治療は，脳梗塞の頻度を増やす，不変，減らすと様々な結果が報告されている[8]．一貫していることは，透析中の患者では一般に出血リスクが高く，透析中のワルファリン治療は大出血と関連するということである．前向き無作為化試験がなされていないことの他に，ワルファリン治療の質についての評価が不十分であることが大きな問題である．抗血小板薬併用下のワルファリンによる脳梗塞予防効果についてみた本邦の研究でも，ワルファリン治療の質がある程度以上よい場合にのみ脳梗塞予防効果が発揮されていた[9]．透析中の患者において，TTRごとの net clinical benefit について検討した報告はない．質の高いワルファリン治療ができるのであれば，メリットがある可能性はある．日本透析学会のガイドラインでは，心房細動症例でのワルファリンの適応は慎重であるべきであるが，TIA/脳梗塞の既往がある，左房内血栓の存在など，ワルファリンの有益性が高いと判断される場合にはワルファリンを使用し，PT-INR＜2.0 に維持するように推奨している．心原性塞栓は初回発作で大きな障害を残したり，死亡に至る可能性がある．良質な前向き登録観察研究によってガイドラインの推奨内容が適切であることが確認できれば，TIA/脳梗塞の既往といったリスクのない中等度リスク群で，質のよいワルファリン治療が有益かどうかを検討する研究が必要であろう．

　NOACの試験では既述のごとくCCr＜25〜30 mL/分の患者は除外されており，透析患者は当然含まれていない．しかし海外では透析患者でNOACが使用されている実態がある[10]．米国の最新の報告では，ダビガトランあるいはリバーロキサバンを透析患者で使用した場合，ワルファリンに比べて大出血による入院・死亡のリスクが高かった（それぞれ1.48倍, 1.78倍）．

文 献

1) 日本腎臓学会, 編. CKD 診療ガイド 2012. 日腎会誌. 2012; 54: 1031-189.
2) Olesen JB, Lip GYH, Kamper AL, et al. Stroke and bleeding in atrial fibrillation with chronic kidney disease. N Engl J Med. 2012; 367: 625-35.
3) US Renal Data System: USRDS 2006 Annual Data Report: Atlas of End-Stage Renal Disease in the United States, Bethesda, National Institute of Health, National Institute of Diabetes and Digestive and Kidney Diseases, 2006.
4) Hart RG, Pearce LA, Asinger RW, et al. Warfarin in atrial fibrillation patients with moderate chronic kidney disease. Clin J Am Soc Nephrol. 2011; 6: 2599-604.
5) Hijazi Z, Hohnloser SH, Oldgren J, et al. Efficacy and safety of dabigatran compared with warfarin in relation to baseline renal function in patients with atrial fibrillation: a RE-LY (Randomized Evaluation of Long-term Anticoagulation Therapy) trial analysis. Circulation. 2014; 129: 961-70.
6) Hohnloser SH, Hijazi Z, Thomas L, et al. Efficacy of apixaban when compared with warfarin in relation to renal function in pratients with atrial fibrillation: insights from the ARISTOTLE trial. Eur Heart J. 2012; 33: 2821-30.
7) Caterina RD, Husted S, Wallentin L, et al. New oral anticoagulants in atrial fibrillation and acute coronary syndromes. J Am Coll Cardiol. 2012; 59: 1413-25.
8) Shah M, Tsadok MA, Jackevicius CA, et al. Warfarin use and the risk for stroke and bleeding in patients with atrial fibrillation undergoing dialysis. Circulation. 2014; 129: 1196-203.
9) Goto K, Nakai K, Shizuta S, et al. CREDO-Kyoto Registry Cohort-2 Investigators: anticoagulant and antiplatelet therapy in patients with atrial fibrillation undergoing percutaneous coronary intervention. Am J Cardiol. 2014; 114: 70-8.
10) Chan KE, Edelman ER, Wenger JB, et al. Dabigatran and rivaroxaban use in atrial fibrillation patients on hemodialysis. Circulation. 2015; 131: 972-9.

〈奥山裕司〉

Ch.2 心房細動: 抗凝固療法

5 抗血小板薬併用時の抗凝固薬

I 心房細動と動脈硬化性疾患の合併

　心房細動の疫学研究では発症促進因子として加齢の他，高血圧，糖尿病などが知られているが，これらは動脈硬化性疾患一般の発症促進因子でもある．実際，経皮的冠動脈インターベンション（percutaneous coronary intervention: PCI）を受けた患者の約5％に抗凝固療法の適応を満たす心房細動が合併すると報告されており，一般の心房細動合併率より若干頻度が高い[1]．また逆に抗凝固療法の適応がある心房細動患者の20〜30％に冠動脈疾患を合併するともいわれている[2]．心房細動が単なる不整脈ではなく，全身の老化・動脈硬化性疾患の一つの表現型であると考えれば容易に納得できる相互関係であろう．このように互いに高頻度で合併するため，抗血小板薬と抗凝固薬の併用についての諸問題は避けて通れない[3]．

II 心房細動患者でPCIの適応を考える場合

　心房細動患者，特に抗凝固療法を実施している患者において虚血性心疾患が発症し，あるいは一部の症例では偶発的に冠動脈の狭窄性病変が発見されて，PCIの適応についての検討を必要とするというシナリオは臨床現場でしばしば経験される．

　本邦の安定冠動脈疾患に対する冠血行再建術のガイドラインには，「最近の初期積極的内科治療と比較してPCI先行治療は狭心症改善効果を有するが，生命予後改善効果，心筋梗塞発症予防効果は有さない（エビデンスレベルA）」と記されている[4]．安定冠動脈疾患の中にも，病状によってはPCI先行治療によって生命予後が改善する症例がある可能性は否定できないが，広く生命予後改善・心筋梗塞発症予防というメリットが得られない以上，"狭く見えるから"というのは論外として，虚血徴候を伴う狭窄性病変であっても，PCIを行うことが真にメリットにつながるかどうかを慎重に検討する必要がある．抗血小板薬2剤と抗凝固療法の併用は高い確率で頭蓋内出血を合併することが知られている[5]．ワルファリン感受性が高いアジア民族ではさらに頭蓋内出血の可能性が高いと推測される[6]．異物であるステントを入れることになれば，期間の長短は別として，抗血小板薬2剤を併用する必要があり，もともと実施していた抗凝固療法と合わせて頭蓋内出血の危険性を相当に高めてしまうことになる．

　生命予後を変えない治療のために，3種類の抗血栓薬併用が必要となり，頭蓋内出血を起こして寝たきりになっていては何のために治療しているのかわからない[7]．PCIが必要と判断した場合にも，抗凝固療法中の心房細動患者では，できる限り通常のステントを用いて，抗血小板薬2種類併用の期間を短くするべきである．ステント血栓症は致死的であるが，通常の再狭窄では死亡に至るあるいは寝たきりとなることはまずあるまい．何も考えず薬剤溶出性ステ

❺ 抗血小板薬併用時の抗凝固薬

ント（drug-eluting stent: DES）を乱用し，3種類の抗血栓薬併用を強いて，"冠動脈の再狭窄はないが，頭蓋内出血を起こして寝たきりです"では何のために治療しているのであろうか？　少なくとも抗凝固療法が必要な心房細動患者でのPCIの適応はより慎重であるべきであるが，従来のガイドラインにそのような考え方が反映されているとはいえない状況は大いに問題である．抗凝固療法中の患者では，PCI実施のデメリットが大きくなるのであるから［DAPT（dual antiplatelet therapy）ではなく，DAPT＋抗凝固療法が必要であるため］，PCIの適応も異なって当然であろう．

わが国の現行のガイドラインでは，DESを使用した場合，少なくとも12カ月はDAPT＋ワルファリンが推奨されている[4]．ステント血栓症などの懸念が払拭できれば，出血性合併症低減のため，できる限りDAPTの期間を短くしたいところである．2013年には，DAPT＋ワルファリンの3剤併用群とクロピドグレル＋ワルファリンの2剤併用群の比較試験の結果が発表された　図1[8]．その結果，1年までの観察期間において3剤併用群の方が，二次複合エンドポイント（死亡，心筋梗塞，脳卒中，再血行再建，ステント血栓症）出現率が高いという結果であった．特に重要な点として，2剤併用とした際にも，3剤併用に比べ，ステント血栓症の増加は認められなかった点である．このような研究から欧米のガイドラインでは[3]，DAPTの投与期間をなるべく短くするという選択肢に加え，出血リスクの高い症例（例えばHAS-BLED≧3）では，クロピドグレル＋ワルファリンという2剤併用を推奨している．

今後NOACが抗血小板薬に追加使用される症例が増えるであろうが，少なくとも現時点では，「抗血小板薬を併用しているのだから，NOACは低用量を使おう」という考えは正しいとはいえない．抗Xa薬の試験はいずれも薬剤の減量基準に抗血小板薬の併用という項目はない．例えばアピキサバンの5 mg×2/日の適応であるのに，抗血小板薬を併用しているからと

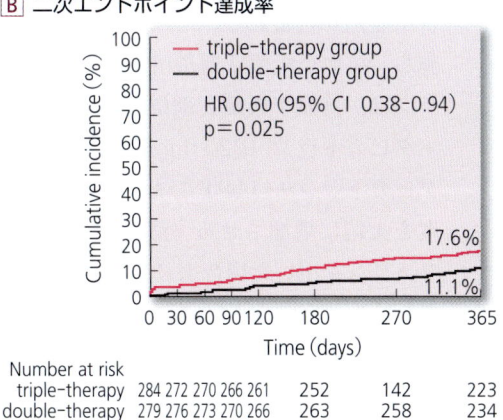

図1　抗凝固療法に抗血小板薬単独追加または併用追加した際の出血事象など

A: 一次エンドポイントは，1年間の経過観察中のあらゆる出血事象である．3種併用療法に比べ2種併用（クロピドグレル＋ワルファリン）療法が有意に一次エンドポイント達成率が低かった．
B: 二次エンドポイントは，死亡，心筋梗塞，脳卒中，再血行再建，ステント血栓症の複合で，一次エンドポイントと同様に2種併用療法が有意に二次エンドポイント達成率が低かった．

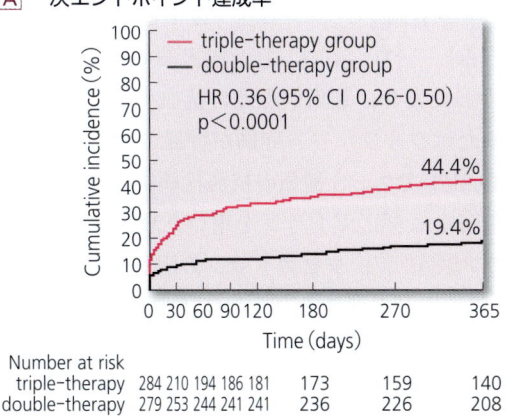

（Dewilde WJ, et al. Lancet. 2013; 381: 1107-15 より引用改変）[8]

2.5 mg×2/日を使用すると，出血頻度は減るであろうが，脳卒中・全身性塞栓症に対する十分な予防ができている証拠はない．抗血小板薬は，たとえ2種類併用しても心原性塞栓の予防効果は不十分であることを考えると，抗血小板薬併用時には，適正に減量基準を守った用量を使用しつつ，降圧，禁煙，減酒などに最大限の努力を払うべきであろう．また既述のように，できる限りDESを使わず，3種類併用期間を短くする工夫が重要である．

III PCI後の患者で抗凝固療法を開始する場合

　PCIを行って抗血小板療法中の患者で，心房細動が発見され，抗凝固療法の適応がある場合にはどうすればよいであろうか．従来，ワルファリン治療を低めのPT-INRを目標として実施していた．本邦での最近の研究では，不十分な強度のワルファリン治療がなされ，脳卒中が予防されていない実態が明らかとなっている[9]．その研究によれば，抗凝固療法の適応がある心房細動患者のうち，PCI後の退院時に抗凝固療法が行われていたのは48%であった．様々なリスクを抱えている患者であることを考慮しても，冠動脈だけみて心房細動・脳卒中に十分に配慮してない実情がうかがえよう．また抗凝固療法が実施されている心房細動患者でも，実施されてない心房細動患者と脳卒中発生率に有意差はなかった．その原因として不十分な強度の抗凝固療法が行われていたことがあげられている．PT-INRの目標を2.0～3.0にした場合のtime in therapeutic range（TTR）が24.2%，1.6～2.6にした場合でもTTR=52.6%であり，いわゆる損益分岐点のTTR=58%を大きく下回っている[10]．PT-INRの目標を1.6～2.6でTTRを計算し，TTR 65%以上の群と65%未満の群を比較したところ，65%以上群では有意に脳卒中が少なく，ワルファリン治療は質が問題であることが再確認された 図2 ．

　NOACの大規模試験の中で，活性化Xa因子阻害薬の試験は，除外基準に抗血小板薬2剤併用症例が含まれていたため，十分な症例のデータがない（エントリー後やむなくPCIを実施し，抗血小板薬2剤併用が開始された症例のみ）．一方，トロンビン阻害薬であるダビガトランは，抗血小板薬2剤併用が除外基準になかったため，数百例程度の抗血小板薬2剤併用＋ダビガトラン（220 mg/日，300 mg/日）またはワルファリン症例が登録されている[11]．ダビガトラン＋DAPTでも，ワルファリン＋DAPTでも，3種類の抗血栓薬併用は大出血頻度を大幅に増加させる 図3 [12]．一方頭蓋内出血はダビガトランを用いた場合の方がワルファリンを用いた場合よりも少ない傾向がある 図4 [13]．ダビガトランの用量依存性が明瞭でないのは症例数不足によるものであろうが，第VII因子の機能を損なわないためワルファリンに比べ大幅に頭蓋内出血が少ないという全体での成績はDAPT症例でも同様と推定される[11]．

　以上より，DAPT実施中の症例で心房細動が発見され，抗凝固療法の適応がある場合には，質のよいワルファリン治療（少なくともTTR 65%以上，可能なら75～80%以上）またはダビガトラン220 mg/日が推奨されよう．

❺ 抗血小板薬併用時の抗凝固薬

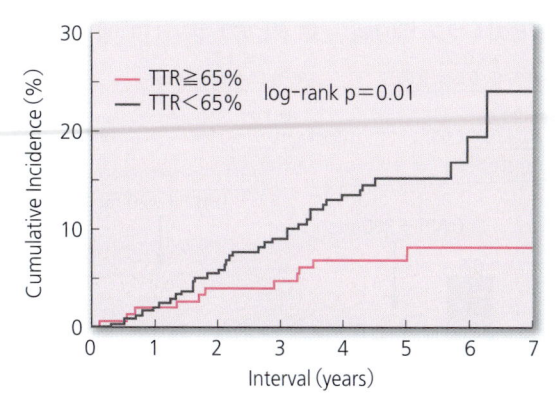

Interval	0 days	1 year	2 years	3 years	4 years	5 years	6 years	7 years
TTR≧65% group								
N of patients with events		3	6	7	10	10	11	11
N of patients at risk	154	149	140	134	125	81	38	3
Cumulative incidence		2.0%	4.0%	4.7%	6.9%	6.9%	8.1%	8.1%
TTR＜65% group								
N of patients with events		5	13	21	30	33	35	36
N of patients at risk	255	236	214	194	173	104	30	3
Cumulative incidence		2.0%	5.5%	9.1%	13.4%	15.1%	19.5%	24.2%

図2 抗血小板薬併用時の脳卒中発生率に対するワルファリンコントロール状況の影響

TTR 65%以上と65%未満のワルファリン治療で比較を行ったところ，65%以上という良質なワルファリン治療を受けていた群では有意に脳卒中発生率が65%未満群よりも低かった．
(Goto K, et al. Am J Cardiol. 2014; 114: 70-8 より引用改変)[9]

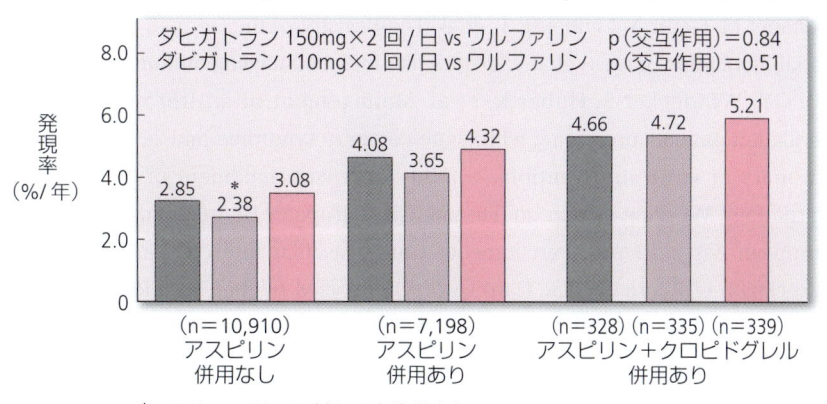

図3 抗血小板薬併用の有無による大出血の発現率

抗凝固療法単独（左の3つのカラム），抗凝固療法にアスピリンを加えた場合（真ん中の3つのカラム），抗凝固療法に2種類の抗血小板薬を加えた場合（右の3つのカラム）を示す．併用抗血小板薬が増えるにしたがって大出血が増加する状況が読み取れる．
(Eikelboom JW, et al. Circulation. 2011; 123: 2363-72 より引用改変)[12]

Ch.2 心房細動:抗凝固療法

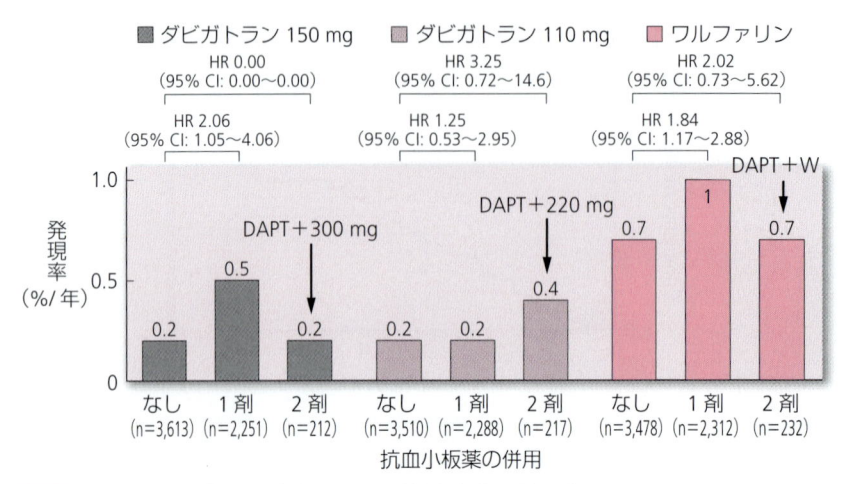

図4 抗血小板薬併用の有無による頭蓋内出血の発現率

左の3つのカラムで、ダビガトラン300 mg/日と抗血小板薬なし、1種類の抗血小板薬併用、2種類の抗血小板薬併用を順に示す。真ん中3つのカラムのうち右側のものは抗血小板薬2種類とダビガトラン220 mg/日の併用時の頭蓋内出血頻度が示されている。右の3つのカラムは抗凝固療法がワルファリンの場合で、頭蓋内出血がより高頻度に発生していることが読み取れる。ダビガトラン300 mg/日の併用時の方が、頭蓋内出血頻度が小さいという結果で、明瞭な薬剤用量依存性が示されていない点は不十分な症例数によるものであろう。
(Dans AL, et al. Circulation. 2013; 127: 634-40 より引用改変)[13]

文 献

1) Rossini R, Musumeci G, Lettieri C, et al. Long-term outcomes in patients undergoing coronary stenting on dual oral antiplatelet treatment requiring oral anticoagulant therapy. Am J Cardiol. 2008; 102: 1618-23.

2) Nabauer M, Gerth A, Limbourg T, et al. The Registry of the German Competence NETwork on Atrial Fibrillation: patient characteristics and initial management. Europace. 2009; 11: 423-34.

3) Lip GY, Windecker S, Huber K, et al. Management of antithrombotic therapy in atrial fibrillation patients presenting with acute coronary syndrome and/or undergoing percutaneous coronary or valve interventions: a joint consensus document of the European Society of Cardiology Working Group on Thrombosis, European Heart Rhythm Association (EHRA), European Association of Percutaneous Cardiovascular Interventions (EAPCI) and European Association of Acute Cardiac Care (ACCA) endorsed by the Heart Rhythm Society (HRS) and Asia-Pacific Heart Rhythm Society (APHRS). Euro Heart J. 2014; 35: 3155-79.

4) 日本循環器学会. 循環器病の診断と治療に関するガイドライン（2010年度合同研究班報告）. 安定冠動脈疾患に対する冠血行再建術（PCI/CABG）：ステートメント＆適応（冠動脈血行再建術協議会）. http://www.j-circ.or.jp/guideline/pdf/JCS2011_fujiwara_h.pdf

5) Hess CN, Peterson ED, Peng SA, et al. Use and outcomes of triple therapy among older patients with acute myocardial infarction and atrial fibrillation. J Am Coll Cardiol. 2015; 66: 616-27.

6) Shen AYJ, Yao JF, Brar SS, et al. Racial/ethnic differences in the risk of intracranial hemorrhage among patients with atrial fibrillation. J Am Coll Cardiol. 2007; 50: 309-15.

7) Francescone S, Halperin JL. "Triple therapy" or triple threat? Balancing the risks of antithrombotic therapy for patients with atrial fibrillation and coronary stents. J Am Coll Cardiol. 2008; 51: 826-7.
8) Dewilde WJ, Oirbans T, Verheugt FW, et al. Use of clopidogrel with or without aspirin in patients taking oral anticoagulant therapy and undergoing percutaneous coronary intervention: an open-label, randomised, controlled trial. Lancet. 2013; 381: 1107-15.
9) Goto K, Nakai K, Shizuta S, et al; CREDO-Kyoto Registry Cohort-2 Investigators. Anticoagulant and antiplatelet therapy in patients with atrial fibrillation undergoing percutaneous coronary intervention. Am J Cardiol. 2014; 114: 70-8.
10) ACTIVE Writing Group of the ACTIVE Investigators. Clopidogrel plus aspirin versus oral anticoagulation for atrial fibrillation in the Atrial fibrillation Clopidogrel Trial with Irbesartan for prevention of Vascular Events (ACTIVE W): a randomised controlled trial. Lancet. 2006; 367: 1903-12.
11) Connolly SJ, Ezekowitz MD, Yusuf S, et al. Dabigatran versus warfarin in patients with atrial fibrillation. N Engl J Med. 2009; 361: 1139-51.
12) Eikelboom JW, Wallentin L, Connolly SJ, et al. Risk of bleeding with 2 doses of dabigatran compared with warfarin in older and younger patients with atrial fibrillation-an analysis of the Randomized Evaluation of Long-Term Anticoagulant Therapy (RE-LY) Trial. Circulation. 2011; 123: 2363-72.
13) Dans AL, Connolly SJ, Wallentin L, et al. Concomitant use of antiplatelet therapy with dabigatran or warfarin in the Randomized Evaluation of Long-Term Anticoagulation Therapy (RE-LY) Trial. Circulation. 2013; 127: 634-40.

〈奥山裕司〉

Ch.2 心房細動：抗凝固療法

6 抗凝固療法の将来展望

ここ数年で4種類の新規経口抗凝固薬が使用できるようになり，ワルファリンのみを使用していた時代からは隔世の感がある．ここでは塞栓予防のために開発が進む抗凝固薬および左心耳への介入について紹介する．

I 新規機序の抗凝固薬　図1[1)]

最近下肢静脈血栓の予防に第XI凝固因子のメッセンジャーRNAに結合し蛋白生成を抑制するantisense oligonucleotideが有効であることが報告されている[2)]．背景として，第XI凝固因子は内因系凝固系の中心因子であり，実験的にはこれを抑制することで止血機構には影響を与えず血栓形成を予防できることが示されていた[3)]．実際，先天的な第XI凝固因子欠損症では下肢静脈血栓の頻度が低い割に，重篤な出血傾向が認められないことから，第XI凝固因子に介入することが有効な抗血栓治療になることが期待されていた．Büllerらが検証したantisense oligonucleotideは皮下注射を週1回行う製剤であるという制限があるが，血栓形成機序が若干異なる可能性があるとはいえ，心房細動でも有効であることが期待される[2)]．副作用のため開発されたximeragatranはトロンビンの阻害が心房細動に伴う塞栓予防に有効であること

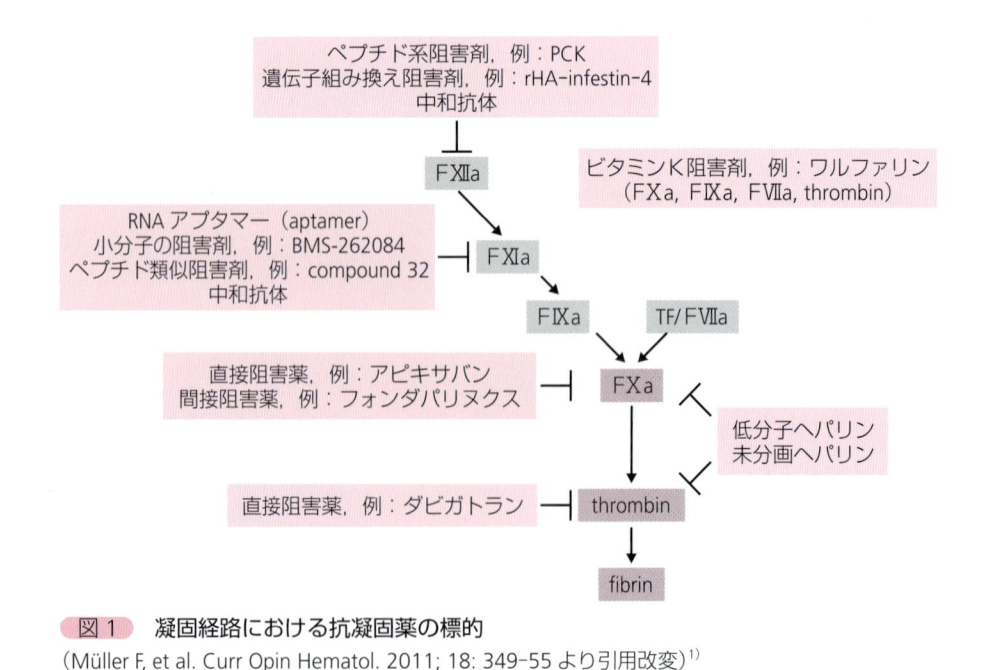

図1　凝固経路における抗凝固薬の標的
(Müller F, et al. Curr Opin Hematol. 2011; 18: 349-55 より引用改変)[1)]

が示され，のちのダビガトランの開発につながった経緯がある．第XI凝固因子に介入することが心房細動に伴う塞栓予防に（ある程度）有効であることが示されれば，経口投与ができる阻害薬の開発が行われ，臨床現場で使用できる新たな心原性塞栓予防薬となる可能性があろう．また第XII因子への介入も血栓予防に有効であることが示されつつあり，今後の発展が期待される[1]．抗凝固療法を行う際に最も懸念される出血が激減する薬剤の登場を誰もが望んでいる．

II 左心耳への介入

非リウマチ性心房細動症例において左房内で形成される血栓の90％以上が左心耳起源であると考えられており[4]，その概念に基づいて左心耳閉塞デバイスや外科的切除法（閉塞法を含む）が開発されている．心原性塞栓となった塞栓の源が左心耳であったことは証明しづらいため，個人的には"左心耳が大部分の塞栓源である"という常識については検証が不十分であると感じていたが，近年の左心耳への介入が有効であるとの多数の報告を受けて，この"常識"が正しいと考えている．

左心耳閉塞デバイス

ここでは最も研究が進んでいるWATCHMAN（Atritech Inc, North Plymouth, Minnesota, USA）について紹介する．WATCHMANはナイチノール性フレームをポリエステル製の透水膜でカバーした構造を持ち，12フレンチのカテーテルを介して左心耳に挿入・留置する．挿入手技に伴う合併症（デバイスの脱落，心タンポナーデなど）の懸念などから複数の無作為化試験が実施されたが，以下に提示するようなメタ解析の結果，標準的なワルファリン治療に比べ，十分な有効性と安全性が示された[5]．

前向き無作為化試験であるPROTECT AF（Prospective Randomized Evaluation of the Watchman LAA Closure Device In Patients With Atrial Fibrillation Versus Long Term Warfarin Therapy）試験とPREVAIL（Prospective Randomized Evaluation of the Watchman LAA Closure Device In Patients With Atrial Fibrillation Versus Long Term Warfarin Therapy trial）試験，また2つの登録試験［CAP（Continued Access to PROTECT AF registry），CAP2（Continued Access to PREVAIL registry）］をまとめた約2,200人の患者を対象として6,000人・年のデータが解析された[5]．デバイスは21〜33 mm径で，固定用の"棘（barbs）"のある同一のものが使用された．植え込み群で実施された抗血栓療法のプロトコルも同一であった．①まずPT-INR 2〜3を目標としたワルファリン治療とアスピリン（81 mg）の内服が植え込み後45日間行われた．②その後，経食道エコー検査で左心耳の閉塞が確認されるかあるいはデバイス周囲の残存血流が5 mm未満の幅であれば，ワルファリンは中止され，クロピドグレル（75 mg）とアスピリン（81〜325 mg）が植え込み6カ月後まで投与された．③その後クロピドグレルは中止され，アスピリンが継続された．

対象患者の平均年齢は72〜75歳で，$CHADS_2$スコアは2.2〜2.7，$CHA2DS_2$-VAScスコアは3.5〜4.5であった．全般的に血栓塞栓症のリスクが高い患者が登録されており，大出血

Ch.2 心房細動: 抗凝固療法

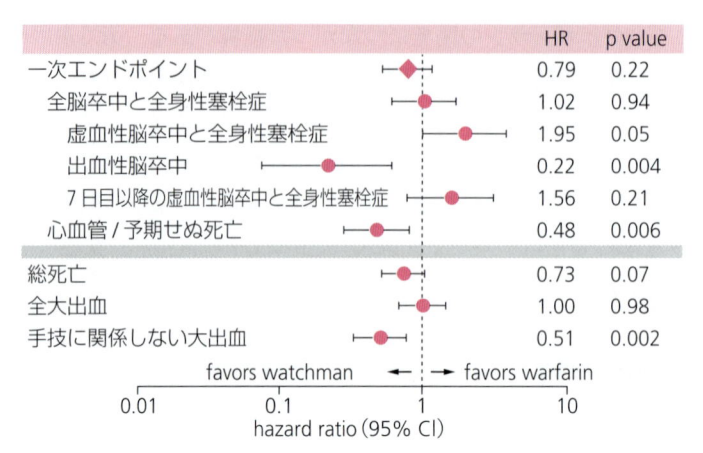

	HR	p value
一次エンドポイント	0.79	0.22
全脳卒中と全身性塞栓症	1.02	0.94
虚血性脳卒中と全身性塞栓症	1.95	0.05
出血性脳卒中	0.22	0.004
7日目以降の虚血性脳卒中と全身性塞栓症	1.56	0.21
心血管/予期せぬ死亡	0.48	0.006
総死亡	0.73	0.07
全大出血	1.00	0.98
手技に関係しない大出血	0.51	0.002

favors watchman ← → favors warfarin
hazard ratio (95% CI)

図2　PROTECT AF と PREVAIL 試験の結果
PROTECT AF と PREVAIL の結果を合わせて，ワルファリンと比較した．一次エンドポイント（最上段）はワルファリンより21％少なく，有意差なし．
出血性脳卒中，手技に関係しない大出血はワルファリンよりも有意に少なかった．
(Holmes DR, et al. J am Coll Cardiol. 2015; 65: 2614-23 より引用改変)[5]

リスクも中等度異常の患者が大部分を占めていた．脳卒中，全身性塞栓，心血管死亡の複合エンドポイントでは，ワルファリン治療に対して hazard ratio 0.79 で非劣性であった．虚血性脳卒中/全身性塞栓症は若干多い徴候があったが，出血性合併症・心血管死亡/予期せぬ死亡は大幅に少なかった．一方大出血はワルファリン治療と同等であったが，手技時以外の大出血は少ないことがうかがわれた　図2．

PROTECT-AF では少数例（0.6％）とはいえ，重篤な転機を取り得るデバイス脱落などもあったが，手技の熟練度が上がるにつれて合併症が減ることが示されている[5]．左房拡大例での有効性など検討課題はあるが，透析症例・腎機能低下症例など出血リスクが高い場合などに有力な選択肢となることが期待される．また安全性・有効性の長期成績が明らかとなれば，比較的若年例で長期の抗凝固薬内服を避けたい場合にも適応となろう．

低侵襲の外科的左心耳結紮術

LARIAT（SentreHEART, Palo Alto, CA, USA）はカテーテルと心外膜からのアプローチを組み合わせた革新的な左心耳閉塞手技である[6]．バルーンカテーテル，マグネットチップのガイドワイヤー，心外膜から左心耳を結紮する投げ縄状のワイヤーが挿入されたカテーテルからなる．まず経皮的に左房まで挿入したカテーテルを通してバルーンを左心耳に入れ，マグネットチップのガイドワイヤーを深部まで挿入する．心外膜腔へ挿入したカテーテルの先端に装着されたマグネットとワイヤーのマグネットを引き合わせることでカテーテルシステムと左心耳の立体関係を安定させたのち，投げ縄状のワイヤーで左心耳基部を縛る．心腔内に異物が残らないことは大きな利点と考えられる．手技後の心外膜炎や，縛られた部分の炎症に伴う血栓形成などの危険性も指摘されており，多数例での検討が待たれる[6]．

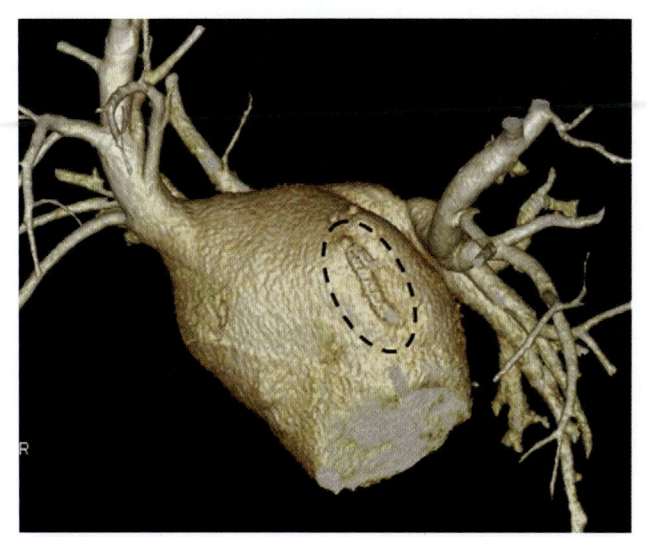

図3 術後3カ月の造影CT像（左房）

術後3カ月の造影CTで，左房の三次元構築図によると，左房内腔面は平たんである．ステイプルによる縫合部は点線内にある．
（Ohtsuka T, et al. J Am Coll Cardiol. 2013; 62: 103-7 より引用）[8]

外科的左心耳切除

　従来より，冠動脈バイパス手術やMAZE手術時に左心耳切除が行われ，良好な脳卒中予防効果が報告されていた[7]．近年，胸腔鏡ガイド下左心耳切除術が報告されており，良好な周術期の安全性が示されている．

　本邦の大塚らは，30例の血栓塞栓症の既往がある心房細動症例を対象に，胸腔鏡ガイド下に左心耳を切除した[8]（図3）．手技に熟達すれば開胸で行った左心耳切除と同等の脳卒中予防効果が想定できる上，周術期の全身的合併症も減少することが期待される．無作為化試験にはなじまない手技ではあろうが，適切な登録研究が行われ，心原性塞栓予防法の一つとして確立されることが望まれる．

文献

1) Müller F, Gailani D, Renne T. Factor XI and XII as antithrombotic targets. Curr Opin Hematol. 2011; 18: 349-55.
2) Büller HR, Bethune C, Bhanot S, et al. Factor XI antisense oligonucleotide for prevention of venous thrombosis. N Engl J Med. 2015; 37: 232-40.
3) Zhang H, Löwenberg EC, Crosby JR, et al. Inhibition of the intrinsic coagulation pathway factor XI by antisense oligonucleotides: a novel antithrombotic strategy with lowered bleeding risk. Blood. 2010; 116: 4684-92.
4) Alli O, Holmes DR Jr. Left atrial appendage occlusion for stroke prevention. Curr Probl Cardiol. 2012; 37: 405-41.

5) Holmes DR, Doshi SK, Kar S, et al. Left atrial appendage closure as an alternative to warfarin for stroke prevention in atrial fibrillation, a patient-level meta-analysis. J Am Coll Cardiol. 2015; 65: 2614-23.
6) Bartus K, Han FT, Bednarek J, et al. Percutaneous left atrial appendage suture ligation using the LARIAT device in patients with atrial fibrillation. J Am Coll Cardiol. 2013; 62: 108-18.
7) Blackshear JL, Odell JA. Appendage obliteration to reduce stroke in cardiac surgical patients with atrial fibrillation. Ann Thorac Surg. 1996; 61: 755-9.
8) Ohtsuka T, Ninomiya M, Nonaka T, et al. Thoracoscopic stand-alone left atrial appendectomy for thromboembolism prevention in nonvalvular atrial fibrillation. J Am Coll Cardiol. 2013; 62: 103-7.

〈奥山裕司〉

上室性頻拍：AP，AVNRT，SANRT，inappropriate sinus tachycardia など

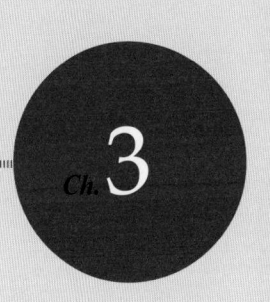

Ch. 3

Ch.3 上室性頻拍: AP, AVNRT, SANRT, inappropriate sinus tachycardia など

1 副伝導路: 焼灼困難あるいはセッション内再発を繰り返す場合

I WPW症候群（Kent束）に対するカテーテルアブレーション

マッピング難渋例

　潜在性WPW症候群および顕性WPW症候群でも逆行性伝導を認める症例では右室心尖部（RVA）ペーシング時の最早期逆行性心房興奮部位をマッピングするが，心房波の始まりの同定が困難な場合，潜在性WPW症候群では高位右房（HRA），RVA同時ペーシングとRVA単独ペーシング時の波形を比較すると同定が容易になる 図1．HRA，RVA同時ペーシングすることによって，心室波の終末部が心房波を含まない心室波のみの波形となり，この形態をRVA単独ペーシング時の波形と比較することで心房波の始まりを同定する方法である．Kent束が斜走している症例（心室端が後方，心房端が前方の症例）では，右室のペーシ

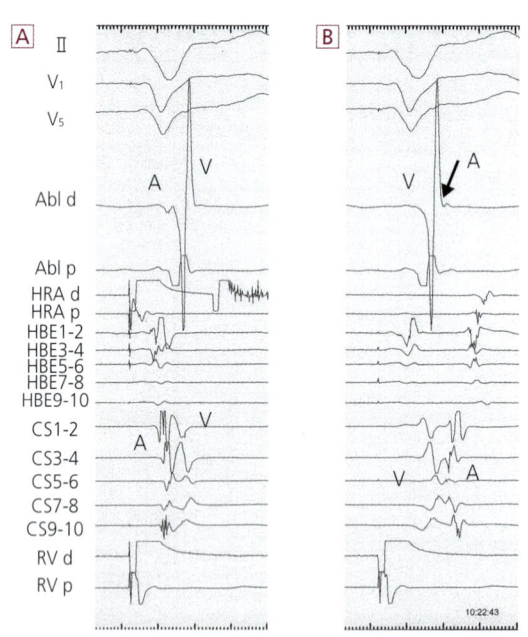

図1　潜在性WPW症候群症例での高位右房と右室心尖部の心房心室同時ペーシング時と右室心尖部単独ペーシング時の心内心電図
A: 心房心室同時ペーシング時には心房波（A）が心室波（V）より先行し，アブレーションカテーテル先端で記録されるVの終末部の形態が明らかとなる．
B: 右室心尖部単独ペーシング時には，心室波（V），心房波（A）の順となり，アブレーションカテーテル先端において，心房心室同時ペーシング時の心室波（V）の終末部の形態と比較すれば，心房波（A）の始まりの同定が容易になる．

❶ 副伝導路: 焼灼困難あるいはセッション内再発を繰り返す場合

ング部位を流出路（RVOT）に変えることにより，心室波と心房波が分離し心房波の始まりが同定しやすくなる場合がある．

　WPW症候群に伴う房室回帰性頻拍が明らかに疑われるにもかかわらず，通常のペーシング部位からの刺激ではKent束による伝導を顕性化させることが困難でマッピングができない場合，12誘導心電図などから推定されるKent束存在部位の近傍からペーシングすると，Kent束による伝導を顕性化させることが可能となる場合がある．具体例を示す．

　症例は66歳男性で，60歳頃より2～3回/年の動悸発作が出現するようになり，発作時の心電図で発作性上室性頻拍症と診断された 図2A ．頻拍はベラパミル5 mg静注後に停止し，停止後の心電図ではデルタ波を認めなかったが 図2B ，後日外来受診時の心電図ではデルタ波を認め 図2C ，間歇性WPW症候群（左側側壁Kent束の疑い）と診断し，カテーテルアブレーションを施行した．検査時には12誘導心電図上デルタ波を認めず，HRAからのバーストペーシング（80～200 ppm）と房室結節不応期までの期外刺激時にもデルタ波を認めなかった．RVAからのバーストペーシングと期外刺激時にはHis束近傍を最早期とする室房伝導のみを認め 図3 ，Para-Hisian pacingより逆行性房室結節伝導と診断した．RVAからのバーストペーシング中にアデノシン三リン酸20 mgを静注したところ室房伝導の途絶を認めた．これらの所見はRVOTからのペーシング時にも同様であり，イソプロテレノール静注下でのペーシング時にも同様であった．頻拍発作時の心電図と外来受診時のデルタ波を伴う洞調律時の心電図より左側側壁Kent束が疑われたため，左室側壁近傍の基部側から

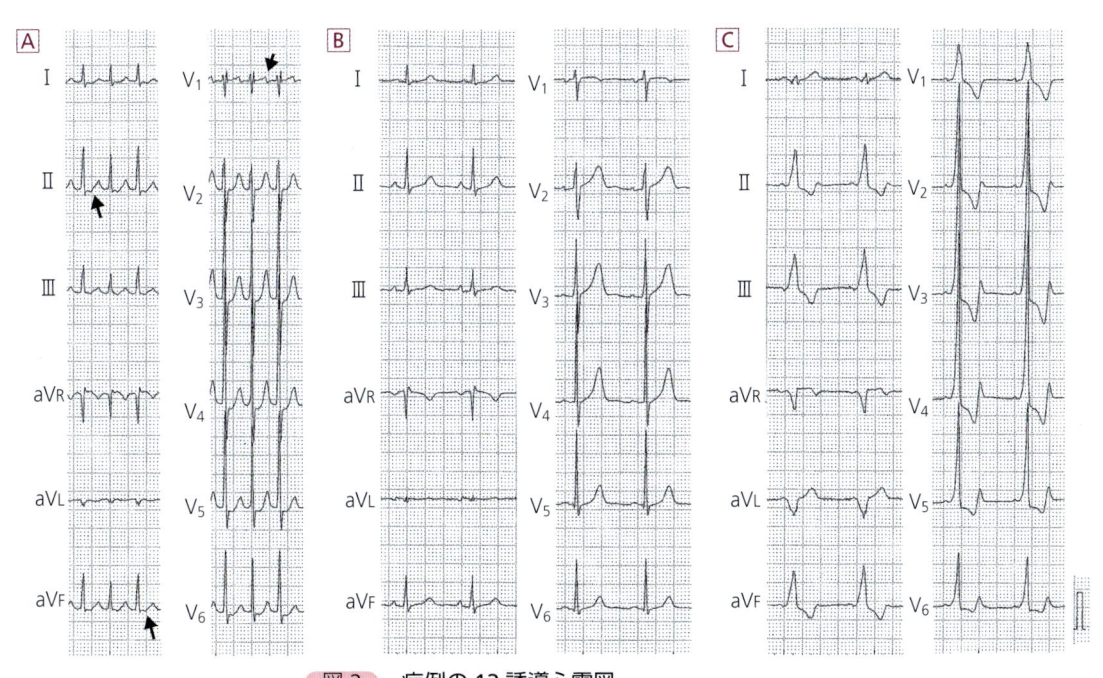

図2　症例の12誘導心電図
A: 頻拍時の12誘導心電図．矢印部に逆行性P波を認める．
B: 頻拍停止時の12誘導心電図．デルタ波を認めない．
C: 後日外来受診時の12誘導心電図．デルタ波を認める．

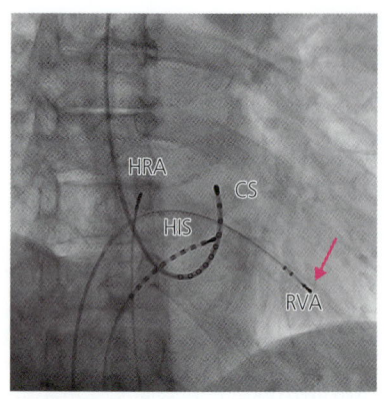

Ch.3 上室性頻拍: AP, AVNRT, SANRT, inappropriate sinus tachycardia など

右前斜位

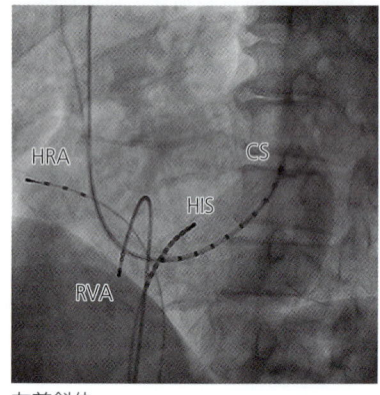

左前斜位

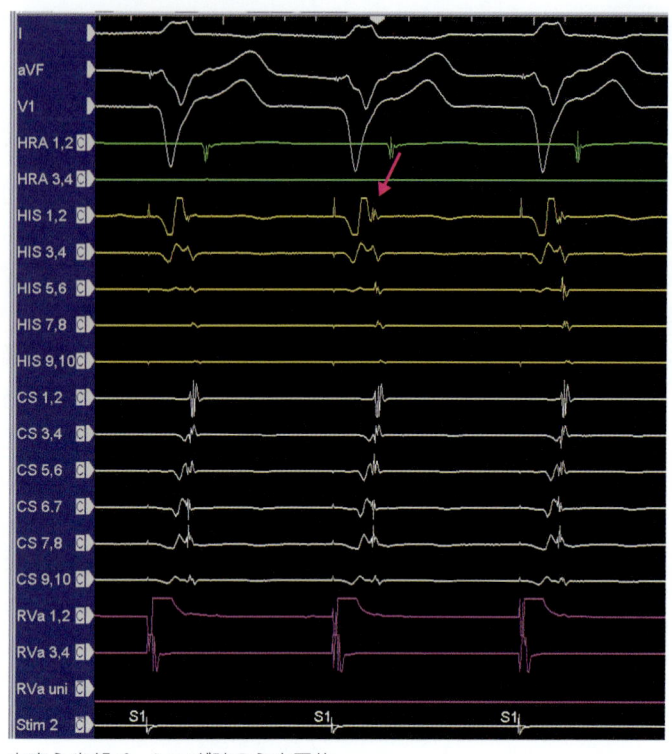

右室心尖部ペーシング時の心内電位

図3　右室心尖部ペーシング時のカテーテル配置（左図）と心内心電図（右図）
HRA: 高位右房カテーテル，HIS: HIS 束近傍カテーテル，CS: 冠静脈洞カテーテル，
RVA: 右室心尖部カテーテル，矢印: 最早期逆行性心房波

　ペーシングしたところ，100〜120 ppm のバーストペーシング時に安定して左側側壁を最早期とする室房伝導を認めた　図4　．このペーシング中に Kent 束の室房伝導の最早期興奮部位を詳細にマッピングし根治に成功した．Kent 束から離れた部位での心室ペーシングでは，Kent 束を介して興奮する心房組織が大きくなかったため，副伝導路の存在が認識しにくかったものと推定される．Kent 束の近傍からペーシングすることにより，Kent 束を介して興奮する心房組織が大きくなり，容易に認識できた．Kent 束電位の直接記録を行う場合を除いて，副伝導路の存在は，それを介して興奮する心房あるいは心室筋の興奮電位を記録することで認識していることを再確認したい．

治療難渋例
①斜走副伝導路
　両方向性に伝導可能な副伝導路であれば洞調律時の最早期心室興奮部位と RVA ペーシング時の最早期逆行性心房興奮部位が離れていることで診断できる．この場合洞調律時の最早期心

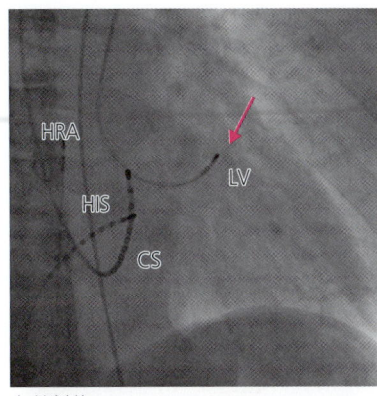

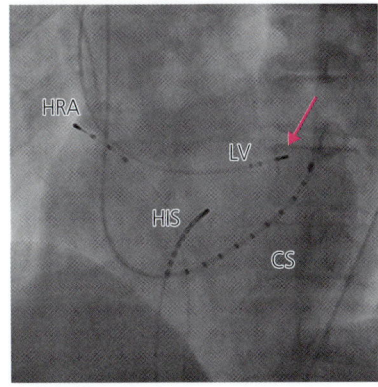

❶ 副伝導路：焼灼困難あるいはセッション内再発を繰り返す場合

図4　左室側壁基部ペーシング時のカテーテル配置（左図）と心内心電図（右図）
LV：左室側壁近傍のカテーテル，矢印：最早期逆行性心房波，その他は図3と同じ

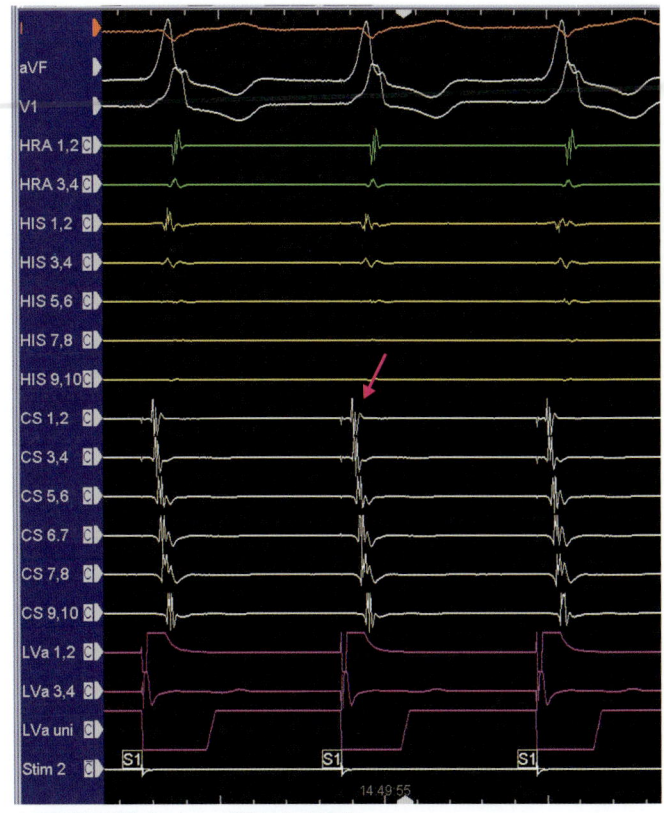

　室興奮部位をターゲットとするのであれば弁下アプローチが，RVAペーシング時の最早期逆行性心房興奮部位であれば弁上アプローチが望ましい．RVAペーシング時の最早期逆行性心房興奮部位に対して弁下アプローチにて効果が得られない場合，後述するような方法で斜走の方向を判断して，心室端側にカテーテルを移動させると焼灼に成功することがある．潜在性WPW症候群において，斜走の有無と方向を診断するためには，心室のペーシング部位が重要であり，右室後壁ペーシングと右室流出路（RVOT）ペーシングを行う．前者では冠静脈洞（CS）内の心室波の興奮は近位部から遠位部に伝播し，後者ではその逆となる．その際，最早期逆行性心房興奮部位での心室波心房波間隔（VA）が同じであれば斜走なし，前者が後者に比べてVAが延長すれば心房端が後方，心室端が前方の斜走 図5，後者が前者に比べてVAが延長すれば，心房端が前方，心室端が後方の斜走と診断できる 図6．左側自由壁副伝導路の斜走の方向は大部分の症例で心房端が前方，心室端が後方である[1]．

②複数副伝導路とbroad band副伝導路
　自由壁に複数の逆行性伝導を有する副伝導路が近接して存在する場合，それぞれの伝導を顕

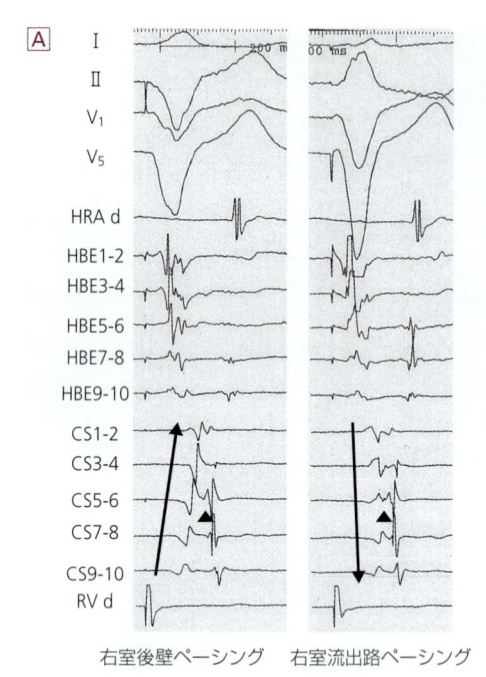

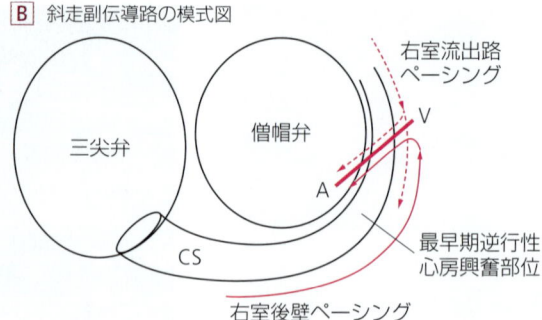

Ch.3 上室性頻拍: AP, AVNRT, SANRT, inappropriate sinus tachycardia など

図5 斜走を認めた症例での心室ペーシング時のCS電位と模式図
この症例では心房端（A）が後方，心室端（V）が前方に存在すると推測される（図5B）．

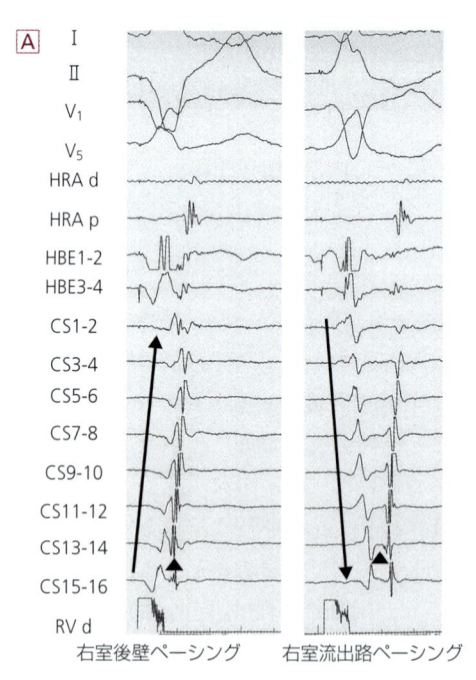

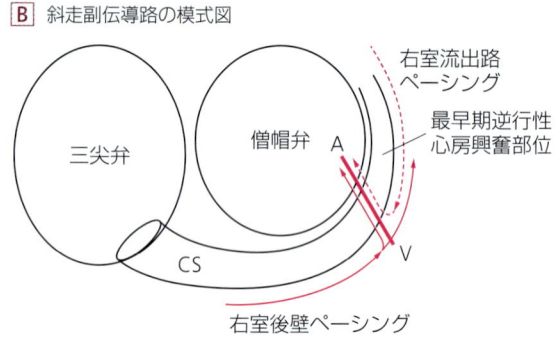

図6 斜走副伝導路症例における心内電極
斜走を認めた症例での心室ペーシング時のCS電位．この症例では心房端（A）が前方，心室端（V）が後方に存在すると推測される（図6B）．

性化させる方法としても，上記の右室後壁ペーシングとRVOTペーシングが有用である．これらのペーシングにて心室の興奮方向を変化させることにより，ペーシング部位に近い副伝導路を顕性化することができる．

比較的幅広い，いわゆる broad band 副伝導路も難渋することが多い．焼灼時の心内電位の変化を詳細に検討し，少しでも変化を認める場合は通電を中途半端で中止せず，しっかりと十分なエネルギーと時間で通電することが肝要である．通電後最早期興奮部位を再検討し（多くの場合は通電部位の周辺に認める），十分な通電を繰り返すことで，幅広い副伝導路の離断が可能となる[2]．

③後中隔副伝導路（左側および右側）のアブレーション

後中隔副伝導路では，CS 入口部，近位部，middle cardiac vein への通電が必要となり，これらの解剖学的位置関係が重要であるため，CS 造影が必須である．造影を行うことにより静脈憩室が明らかになることもある．後中隔副伝導路では，CS カテーテルの心内電位より，CS 入口部より 1 cm 以内に副伝導路が局在することが推測される場合はまず右側からアプローチし，右側後中隔および CS 内（入口部より 1 cm 以内）に通電を行っても効果を認めない場合，左側からのアプローチに変更する方法がよいと思われる．左側からのアプローチでは，カテーテルを最大限反時計方向に回転させないと後中隔に留置できない場合が多く，固定も不安定であることが多いからである．後中隔副伝導路の中に，心外膜側を走行し middle cardiac vein 内で最早期興奮部位を認める症例の場合，静脈穿孔の危険性が高くなるので，通電部位は middle cardiac vein 入口部の心筋側にとどめ，低出力より通電を始め温度をモニタリングしながら徐々に出力を上げていくことが望ましい．CS 内および middle cardiac vein 内の外側（心筋側と反対側）での通電は，静脈穿孔の危険性が高く避けるべきである[3]．

後中隔副伝導路では，上述の斜走副伝導路の頻度が比較的多く，RVA ペーシング時の最早期逆行性心房興奮部位に対して効果が得られない場合，斜走を疑い，右室後壁ペーシングと RVOT ペーシングを行って斜走の有無，方向を確認することをお勧めする．後中隔には CS 入口部から CS 遠位部に向かって連続的に CS の外側を覆う右房組織が解剖学的に存在する（CS musculature）．大半は両心房間を電気的に連絡する組織であるが，左房左室間を電気的に連絡することがある 図7．この場合，副伝導路と同様に頻拍に関与する可能性があり，本来の副伝導路だけでなく，この CS musculature の離断を行う必要がある．CS musculature は心外膜側を走行しているため，CS 内あるいは middle cardiac vein 内での通電が必要となるが，上記のごとく静脈穿孔の危険性が高くなるため慎重に通電を行うことが肝要である．また，心外膜側を走行する距離が比較的長い組織なので僧帽弁輪から離れた部位に心房端，心室端が存在することが

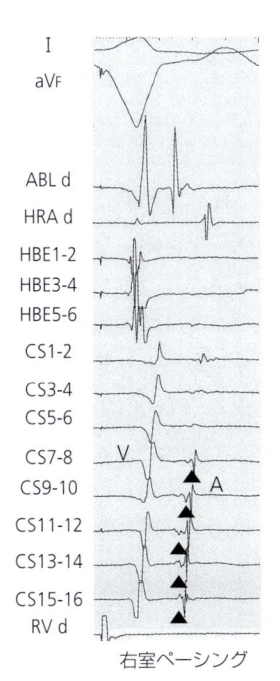

図7　CS musculature の心内電位（▲）

多い．心房端，心室端をターゲットとする場合は 3 次元的なマッピングが必要であり，3D マッピングシステム（CARTO または EnSite）を用いる方が望ましい．

④前中隔副伝導路（His 束近傍副伝導路）および中中隔副伝導路のアブレーション

His 近傍の前中隔副伝導路および中中隔副伝導路に対するアブレーションでは，房室ブロックをきたす可能性が高いことを十分認識しておく必要がある．前中隔および中中隔副伝導路に対する通電部位は，房室結節は His 束電位記録部位より心房側に存在すること，房室結節の心室側は中心線維体（central fibrous body）によって保護されており通電の影響が比較的及びにくいこと，心室側では房室結節から少し離れて通電できる可能性があることから，心房波が極力小さくなる心室側（心房電位高：心室電位高が 1：3～5）での通電が望ましい．

副伝導路の心房端，心室端を丁寧にマッピングし，顕性 WPW 症候群では，洞調律時に最早期心室興奮部位を，潜在性 WPW 症候群では RVA ペーシング時の最早期逆行性心房興奮部位を同定する．その部位より右前斜位 30 度の透視下でカテーテルをやや右室側に進め，上述のごとく His 束電位が記録されず心房波が極力小さくなる部位（心房電位高：心室電位高が 1：3～5）にカテーテルをしっかり固定する．

前中隔および中中隔での通電では常に房室ブロックの可能性を考え，低出力，低温の温度コントロール設定でスタートし房室ブロックが生じていないことを確認しつつ，徐々に出力，温度の設定を上げていく．通電中に房室接合部調律が出現する可能性が高いので，潜在性 WPW 症候群であっても洞調律中あるいは心房ペーシング中に行い，房室伝導をモニタリングしながら通電を行うことが望ましい[4]．少しでも AH 時間が延長すれば直ちに通電を中止する．不必要な通電は避けて極力通電回数を少なくすることが肝要であるが，中中隔副伝導路では最早期興奮部位の心室側では副伝導路の離断が困難な症例がある．この場合でも心室側から通電を行い，副伝導路の離断が成功しない場合には少しずつ心房側にカテーテルを引いて通電を行う方法が望ましい．

⑤心耳心室間副伝導路

稀ながら副伝導路の心房端が右心耳に，心室端が三尖弁輪部より心尖部側に付着している副伝導路が存在する[5]．三尖弁輪部を詳細にマッピングしても良好な通電指標が得られない場合，あるいは三尖弁輪部を通電しても効果を認めない場合には，副伝導路の心房端，心室端が三尖弁輪部より離れている可能性を疑い，順行性伝導では右室内，逆行性伝導では右心耳内を詳細に 3 次元的にマッピングする必要がある．可能であれば 3D マッピングシステム（CARTO または EnSite）を用いる方が望ましい．

⑥ Ebstein 奇形の合併

右側副伝導路を認める症例では，Ebstein 奇形を合併している場合がある[6]．術前に心エコー図などで Ebstein 奇形の有無を確認しておくことが必要である．また約半数以上が複数の副伝導路を有する．通電部位は心尖部側に偏位した三尖弁の実際の付着部ではなく本来の弁輪部であるが，本来の弁輪部周辺では低電位で分裂電位を認めることが多く，カテーテルの固

❶ 副伝導路：焼灼困難あるいはセッション内再発を繰り返す場合

定が難しくマッピングに難渋することがあり，アブレーション後の再発率も比較的高い．可変式のシースを用いてカテーテルをしっかり固定する工夫が重要である．

II Mahaim 線維束に対するカテーテルアブレーション

診断難渋例

ほとんどの症例が心房-束枝副伝導路（atrio-fascicular Mahaim）あるいは房室副伝導路（atrio-ventricular Mahaim）であり，一般的な Mahaim 線維束の特徴は，①主に右側で自由壁側に存在し，②比較的伝導時間が長く，③減衰伝導特性を有することが多く，④アデノシンで一過性に伝導途絶し，⑤ほとんどの場合順行性伝導のみを有する[7]．しかし，これらの要素がすべてそろわない症例も存在し，診断に苦慮することがある．具体例を示す．

症例は 42 歳女性で，洞調律時と発作時の心電図を示す 図8 ．洞調律時の心電図ではデルタ波を認めず，発作時の心電図は心拍数 180/分で左脚ブロック型，左軸偏位の narrow QRS 頻拍でデルタ波を認めていない．この頻拍はアデノシンの静注で停止している．電気生理学的検査時の所見を 図9 に示す．洞調律時には QRS に先行して His 束電位を認めるも，頻拍中の心内電位では，His 電位の V 波よりも RVA の V 波が明らかに先行している．また逆行性心房波の最早期は His 束近傍であり RVA ペーシング時の逆行性心房波の興奮パターンと同様で，この逆行性伝導は Para-Hisian pacing により逆行性房室結節伝導と診断した．下側壁右房（LLRA）からのペーシングで発作時と同一の QRS 波となり，この際も His

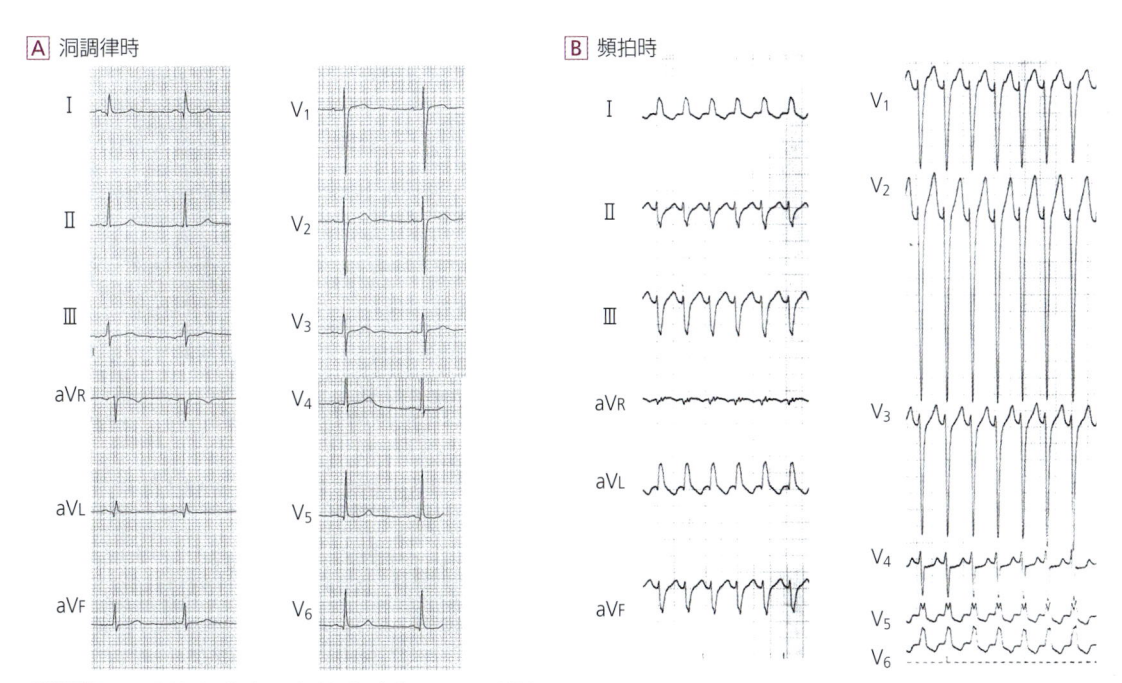

図8 洞調律時（A）と頻拍時（B）の 12 誘導心電図
いずれもデルタ波を認めない．

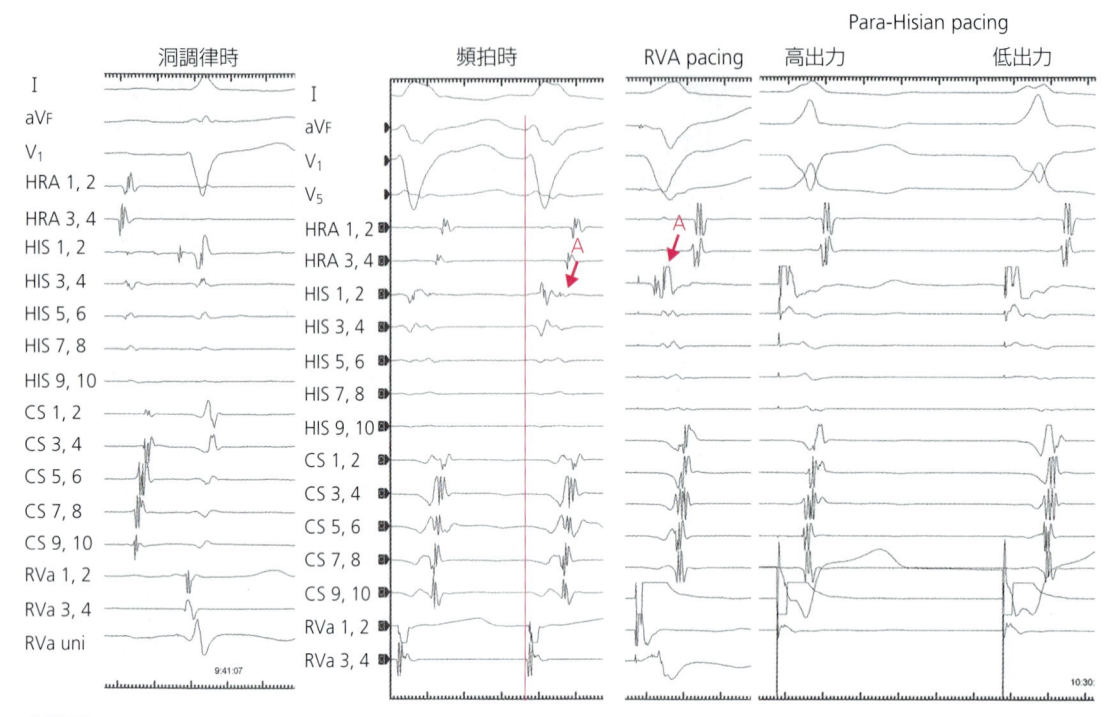

図9　電気生理学的検査時の所見

洞調律中の心内電位ではQRSに先行してHIS束電位を認める．頻拍中の心内電位では，HIS電位のV波よりもRVaのV波が明らかに先行しており，また逆行性心房波（A）の最早期はHIS束近傍であった．RVA pacing時の逆行性心房波の興奮パターンは，発作中と同様にHIS束近傍に最早期逆行性心房波（A）を認めた．また，Para-Hisian pacingでは，逆行性興奮は房室結節を介した伝導であった．

電位のV波よりもRVAのV波が明らかに先行していた 図10 ．このLLRAからのペーシング中にアデノシン20 mgを静注したところ，Wenckebach型房室ブロックを呈した 図11 ．LLRAからの単発期外刺激を施行したが，ほとんど減衰を認めず，最後に軽度の延長を認めて頻拍が誘発された 図12 ．順行性にMahaim束を，逆行性に房室結節を伝導する房室回帰性頻拍と診断し，洞調律時に三尖弁輪をmappingし三尖弁輪7時にMahaim potentialを認め，通電にて根治に成功した．本症例は頻拍時のデルタ波を認めず，電気生理学的に減衰伝導特性がきわめて乏しく，Mahaim線維束の特徴が乏しい症例であった．

マッピング難渋例〜Mahaim電位が記録できない場合など〜

心房-束枝副伝導路（atrio-fascicular Mahaim）および房室副伝導路（atrio-ventricular Mahaim）に対するアブレーションのターゲットは，三尖弁輪自由壁側に存在する心房端である．心室端は前者では様々でありQRSの形態も変化に富む[8]．なかでも右脚への付着が多く，心室端の焼灼で右脚ブロックが生じる可能性が高い．また後者の心室端は，弁輪部心室筋の場合と弁輪部からかなり離れた心尖部側の心室筋の場合があり，弁輪部より心尖部側に離れた心室端は放射状に広がって分布していることが多く，心室端の同定が困難であるだけでなく

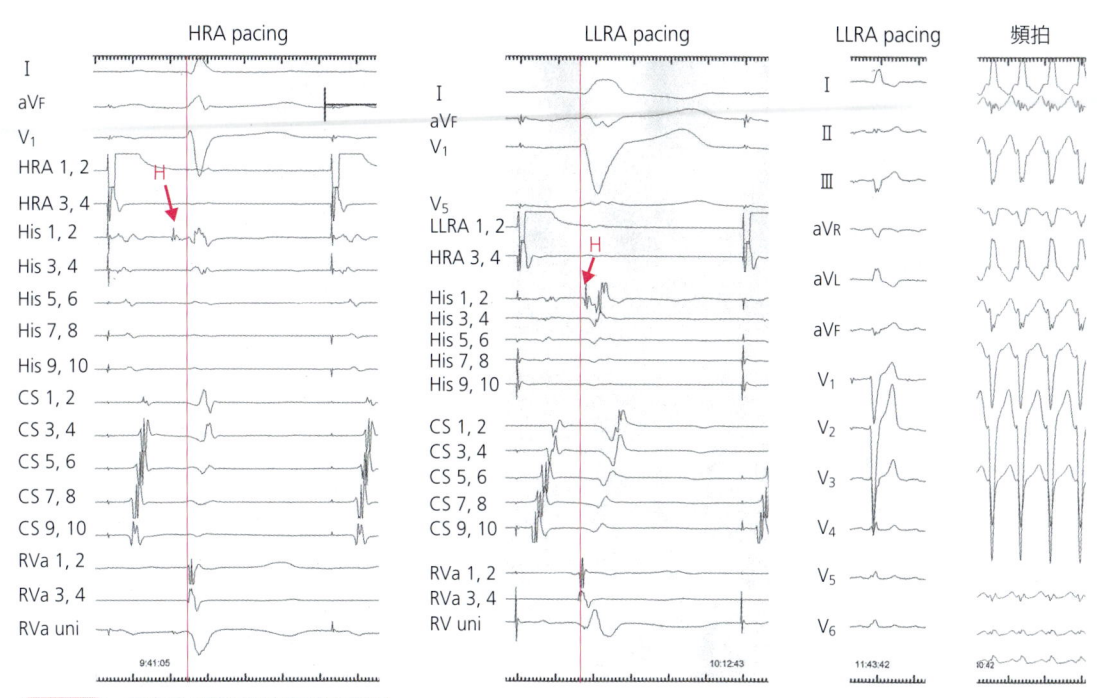

❶ 副伝導路：焼灼困難あるいはセッション内再発を繰り返す場合

図10 電気生理学的検査時の所見
HRAからのペーシングではHis電位（H）はRVaのV波より先行しており，narrow QRSであったが，LLRA（下側壁右房）からのペーシングではRVaのV波が明らかにHよりも先行し，QRS開始のタイミングに比してHが遅れていた．このLLRA pacingではQRS幅が拡大し，頻拍時の12誘導心電図と同一のQRS形態であった．

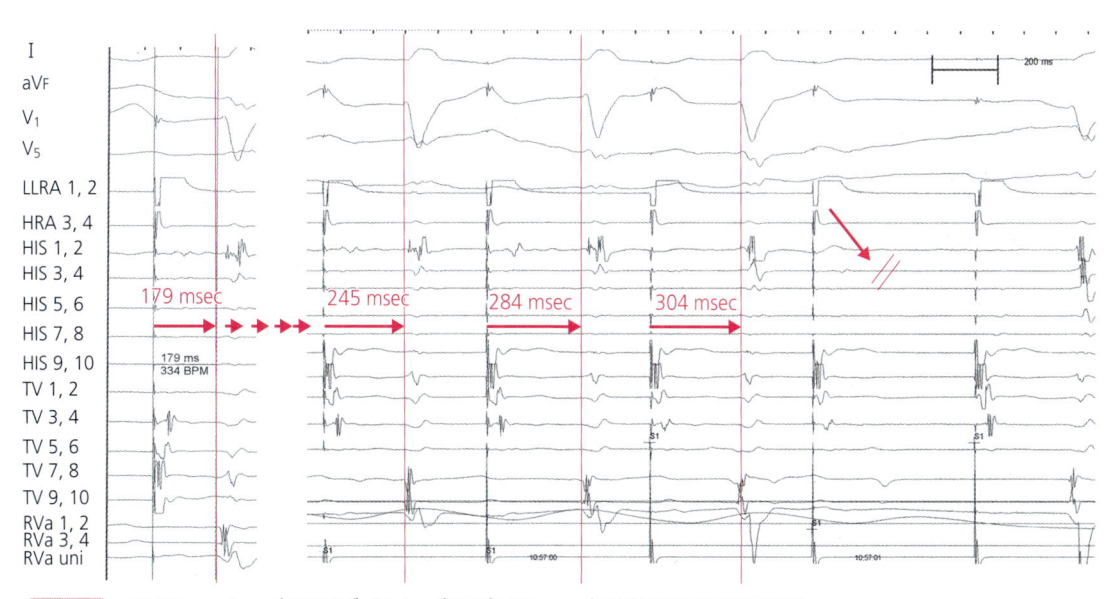

図11 LLRA pacing中にアデノシン（ATP）20 mg急速静脈時の房室伝導
AH blockをきたし，Wenckebach様の伝導特性を示した．

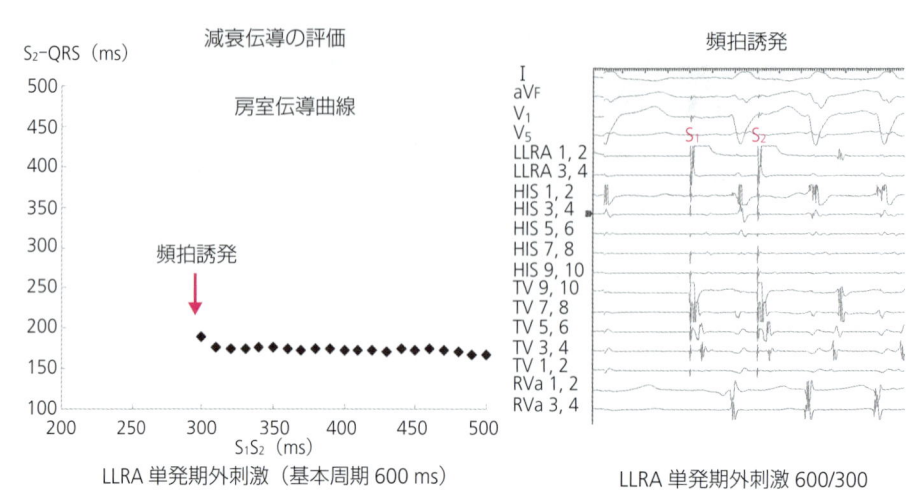

Ch.3 上室性頻拍: AP, AVNRT, SANRT, inappropriate sinus tachycardia など

図 12 房室伝導曲線（左図）と頻拍誘発時の心内電位（右図）

LLRA からの単発期外刺激（基本周期 600 ms）を施行したが，ほとんど減衰を認めず，最後に軽度の延長を認めて 600/320 ms で頻拍が誘発された（右図）．S1S2：基本周期と期外刺激の連結期，S2-QRS：期外刺激から QRS までの間隔

広範囲に通電が必要となり，離断が困難であることが多い．

三尖弁輪で行ったペーシングから推測されるおおよその Mahaim 線維束の局在部位にカテーテルを挿入し，Mahaim 電位を詳細にマッピングするが，カテーテルの固定に難渋しバンプ現象が生じる可能性が高く，可変式シースを用いてカテーテルをしっかり固定しつつカテーテル操作は慎重に行う．Mahaim 電位が記録されれば，この部位が至適通電部位であるため通電を行うが，Mahaim 電位は必ずしもすべての症例で記録されうるとは限らず，この場合三尖弁輪よりペーシングを行い，刺激からデルタ波までの時間が最も短くなる場所を同定し，その部位を心房端と考え通電を行う．Mahaim 電位が記録されない場合ある程度広範囲の組織を焼灼する必要があり，比較的多くの通電回数が必要となる．

複数副伝導路を合併しやすい Mahaim 線維束症例

Mahaim 線維束の症例では複数副伝導路を有する症例が多く，通電効果の判定にはデルタ波の詳細な検討が必要である．順行性伝導を有する Kent 束が合併している場合，Kent 束が最短房室伝導時間を規定することが多く，まずこの Kent 束に対するアブレーションを行い，Mahaim 線維束による伝導を顕性化させてからマッピング，アブレーションを行うことが望ましい[9]．

文献

1) Otomo K, Gonzalez MD, Beckman KJ, et al. Reversing the direction of paced ventricular and atrial wavefronts reveals an oblique course in accessory AV pathways and improves localization for catheter ablation. Circulation. 2001; 104: 550-6.

2) Iturralde P, Guevara-Valdivia M, Rodríguez-Chávez L, et al. Radiofrequency ablation of multiple accessory pathways. Europace. 2002; 4: 273-80.
3) Jazayeri MR, Dhala A, Deshpande S, et al. Posteroseptal accessory pathways: an overview of anatomical characteristics, electrocardiographic patterns, electrophysiological features, and ablative therapy. J Interv Cardiol. 1995; 8: 89-101.
4) Miyazaki S, Taniguchi H, Komatsu Y, et al. Atrial pacing during radiofrequency deliveries for catheter ablation of para-Hisian arrhythmias. J Cardiol. 2015; 66: 411-6.
5) Guo XG, Sun QI, Ma J, et al. Electrophysiological characteristics and radiofrequency catheter ablation of accessory pathway connecting the right atrial appendage and the right ventricle. J Cardiovasc Electrophysiol. 2015; 26: 845-52.
6) Cappato R, Schluter M, Weib C, et al. Radiofrequency current catheter ablation of accessory atrioventricular pathways in Ebstein's anomaly. Circulation. 1996; 94: 376-83.
7) Gupta A, Hsia HH, Lo R, et al. Electroanatomic localization of a slowly conducting atrioventricular (Mahaim) accessory pathway. J Interv Card Electrophysiol. 2011; 31: 119-24.
8) Gandhavadi M, Sternick EB, Jackman WM, et al. Characterization of the distal insertion of atriofascicular accessory pathways and mechanisms of QRS patterns in atriofascicular antidromic tachycardia. Heart Rhythm. 2013; 10: 1385-92.
9) Abbott JA, Scheinman MM, Morady F, et al. Coexistent Mahaim and Kent accessory connections: diagnostic and therapeutic implications. J Am Coll Cardiol. 1987; 10: 364-72.

〈高木雅彦〉

Case 1
診断・治療の難渋した long RP' 頻拍の一例

症例

症例：30歳代，男性

病歴：以前より，動悸を自覚していたが，最近，ストレス時，発作が出やすくなり，Holter心電図で long RP' の narrow QRS 頻拍が記録され，根治希望にて当院入院となった．

心臓電気生理学検査（EPS）：電極カテーテル位置 図1

ベースラインで，房室二重伝導なし．図2 のごとく，頻拍は心室期外収縮で誘発され，頻拍周期は 370 msec，AH＜HA時間で，最早期心房興奮部位は冠状静脈洞中位（mid CS），持続時間は短かった．室房伝導 図3 にも二重伝導特性なし．プロタノール®投与後，頻拍は心房性期外収縮でも誘発され，洞調律からも出現するようになった 図4．頻拍周期は，VA 時間変動に伴い 370～

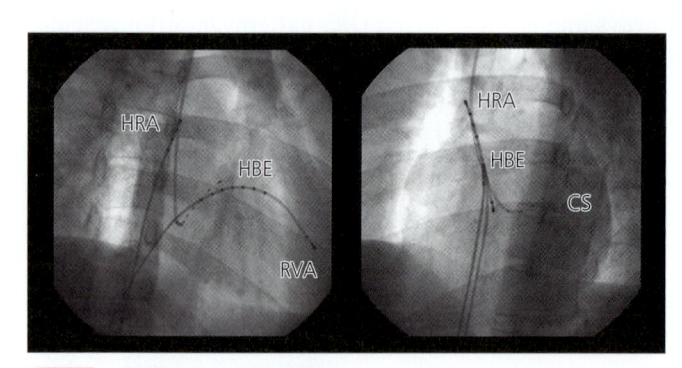

図1　電極カテーテル位置

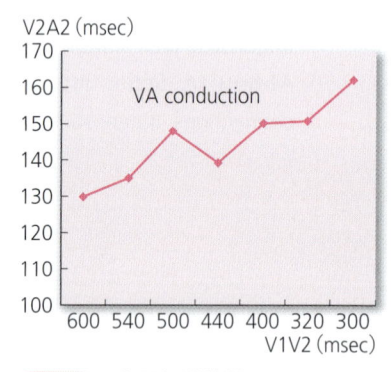

図3　室房伝導特性（アブレーション前）

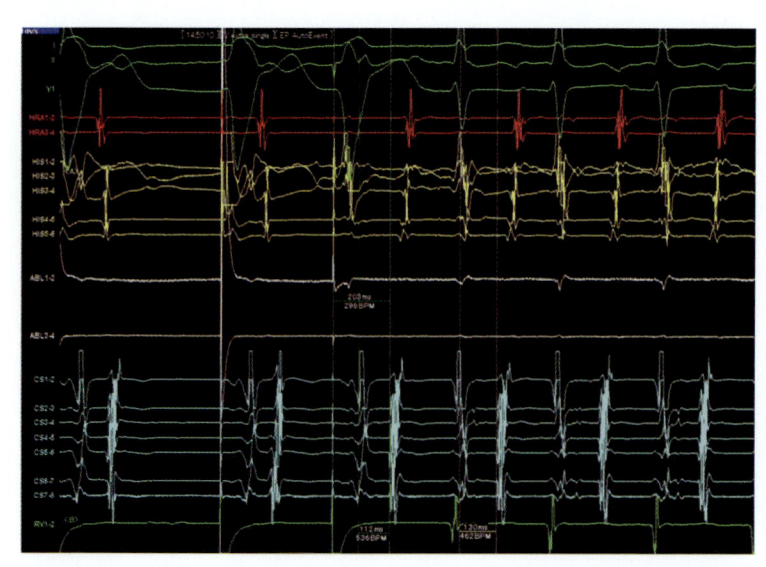

図2　右室心尖部期外収縮法による頻拍誘発
HRA：高位右房，HBE：His束電位記録部位，ABL：アブレーションカテーテル，CS1-2：冠状静脈洞遠位部，CS7-8：冠状静脈洞近位部，RV：右室心尖部

Case 1 診断・治療の難渋した long RP' 頻拍

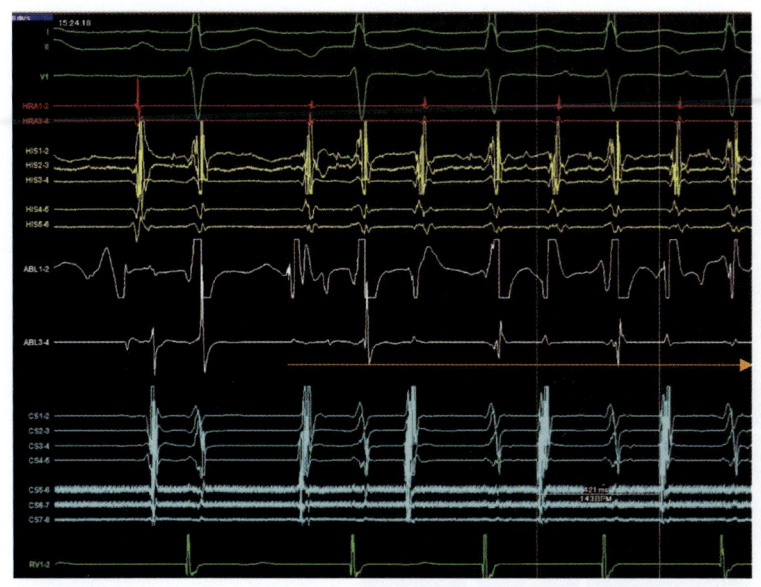

図4 洞調律時の頻拍出現
略語は図2と同じ.

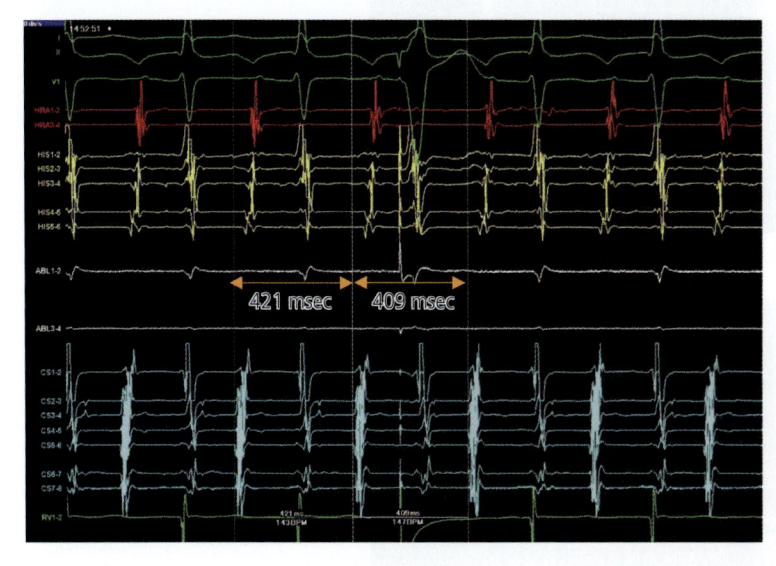

図5 paradoxical early atrial capture
略語は図2と同じ.

423 msec と変動し，頻拍は，心房に逆伝導しない心室性期外収縮で停止した．
　以上から，fast/slow 房室結節性頻拍（以下 F/S AVNRT）と decremental conduction の Kent 束による房室回帰性頻拍（slow Kent AVRT）の鑑別が必要であると考えた．頻拍周期が 421 msec で安定したところで，His 束不応期に，右室心尖部から心室期外刺激を加えると，paradoxical early atrial capture 図5 がみられた．RVA ペーシングにて，頻拍は entraiment され，postpacing interval は，100 msec（図なし）であった．さらに，Para-Hisian pacing 図6 では，低出力（3 V）で，narrow QRS が得られ，VA 時間は 136 msec であったが，wide QRS 時 VA 時間は 117 msec と判定困難であった．ここまでの所見では，F/S AVNRT と slow Kent AVRT の鑑別は困難で，どちらの機序

Ch.3 上室性頻拍: AP, AVNRT, SANRT, inappropriate sinus tachycardia など

narrow QRS　VA＝136 msec　　wide QRS　VA＝117 msec

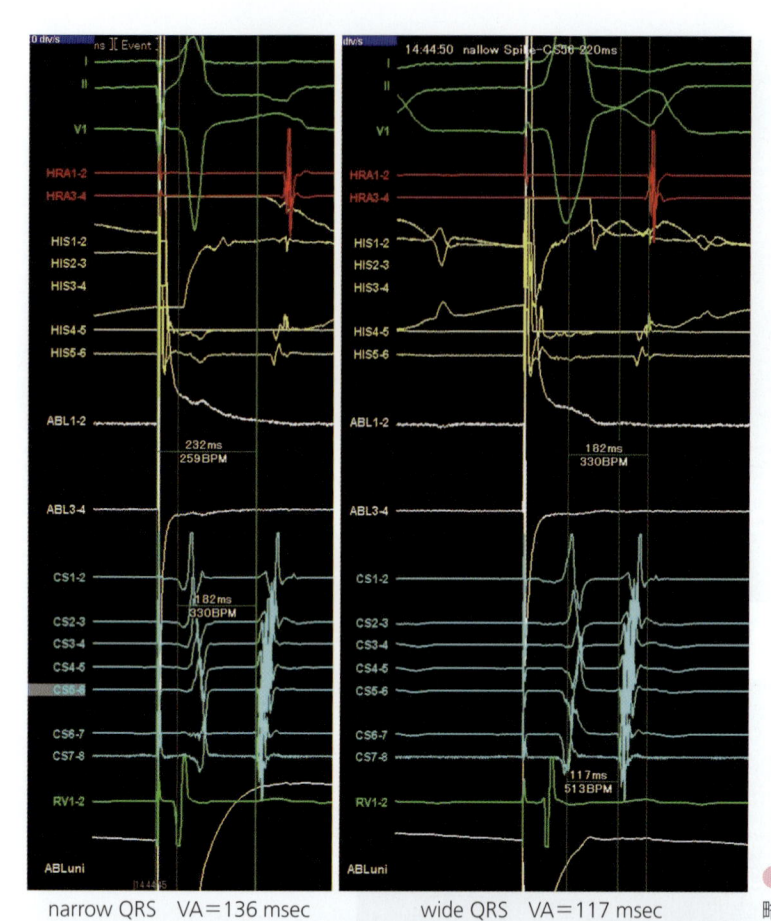

図6　Para-Hisian pacing
略語は図2と同じ.

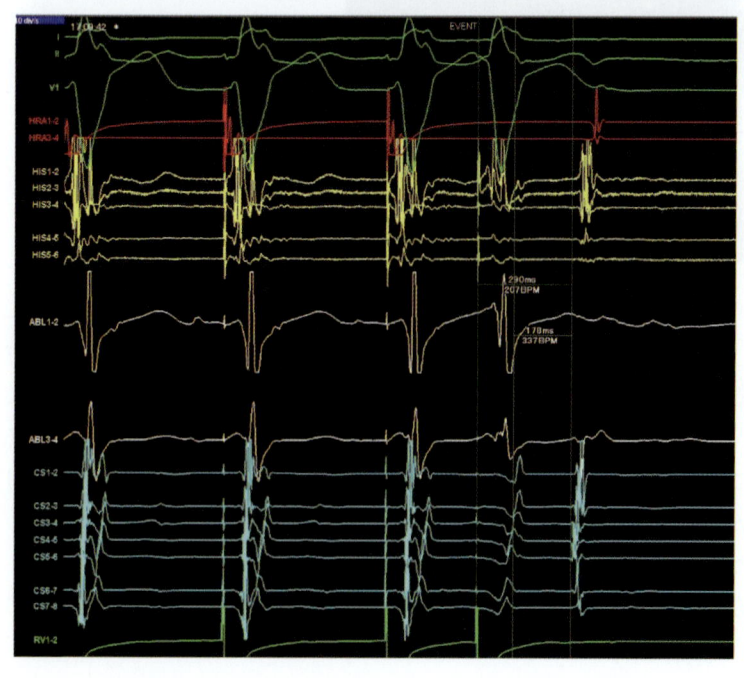

図7　残存する VA 伝導
略語は図2と同じ.

でも頻拍時最早期興奮部位通電が有効と考え，mid CS の通電を行ったが，出力が上がらないため，対側の僧帽弁輪後中隔側から通電を加えた．VA 伝導は残存したが 図7，室房伝導曲線で，jump up 図8 が明瞭となった．頻拍周期 370 msec の頻拍は残存したため，この頻拍は，F/S AVNRT と考え，解剖学的 slow pathway 部位通電を行い，数連の頻拍までとなったため，終了とした．

考察

long RP'型上室性頻拍症の鑑別として，心房頻拍（AT），F/S AVNRT，slow Kent AVRT があげられるが[1-3]，本例では，頻拍が心房伝導のない心室性期外収縮で停止したため，AT は否定的であった[3]．頻拍周期は 370〜423 msec と変動したが，421 msec と安定した際の His 束不応期の心室期外刺激では，paradoxical early atrial capture があり，副伝導路の存在が示唆された[1,2]．Para-Hisian pacing で，VA 時間が，narrow QRS で長く，wide QRS で短かった．この所見の解釈は難解である．通常 narrow QRS 波形は高出力で得られるが，Sauer らは，低出力で，His 束だけが捕捉された場合の Para-Hisian pacing の解析の pitfall を報告している[4]．我々は 図9 のように解釈した．narrow QRS 時ペーシングが His 束のみを捕捉したとすると，室房伝導に副伝導路は使用されず，房室結節から slow pathway のみを逆伝導すれば VA 時間が延長し，wide QRS 時は局所心室筋も捕捉し，副伝導路を伝導すれば VA 時間が短縮しうると考えた．手技中には F/S AVNRT，slow Kent AVRT の鑑別は困難だったが，slow Kent AVRT と F/S AVNRT の double tachycardia であったと考えると[5]，頻拍最早期心房興奮部位である mid CS と僧帽弁輪後中隔での通電により，slow Kent は離断され，slow

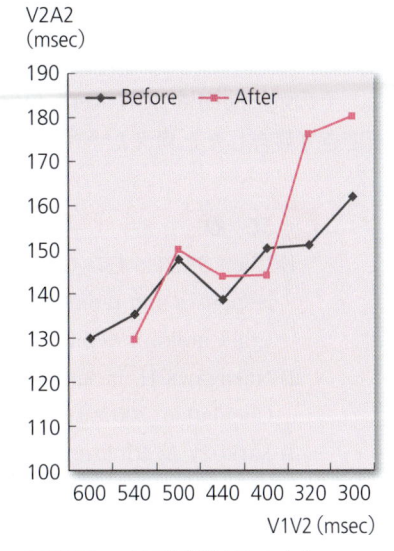

図8 室房伝導特性の変化（アブレーション前後）

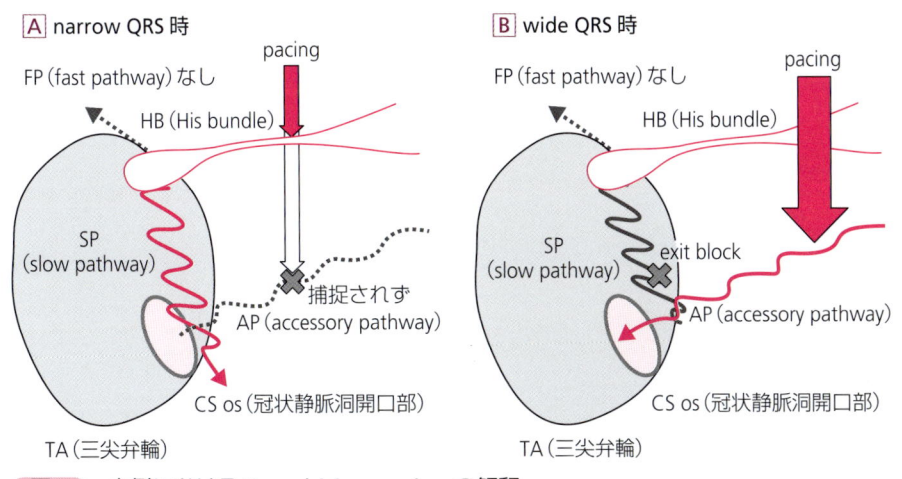

図9 本例における Para-hisian pacing の解釈

pathwayのみとなり，室房伝導にjump upが顕症化したと考えられる．頻拍周期421 msecの頻拍は消失し，周期の短い頻拍が残存したが，lower common pathwayが存在するなら，F/S AVNRTでも，その頻拍周期はslow-Kent AVRTよりも短縮すると考えた．F/S AVNRTは，slow pathwayが離断できず残存したと考えた[2,6].

文 献

1) Chen SA, Tai CT, Chiang CE, et al. Electrophysiologic characteristics, electropharmacologic responses and radiofrequency ablation in patients with decremental accessory pathway. J Am Coll Cardiol. 1996; 28: 723-37.

2) Nakagawa H, Jackmann WM. Catheter ablation of paroxysmal supraventricular tachycardia. Circulation. 2007; 116: 2465-78.

3) Sarkozy A, Richter S, Chierchia GB, et al. A novel pacing manoeuvre to diagnose atrial tachycardia. Europace. 2008; 10: 459-66.

4) Sauer WH, Lowery CM. A potential para-Hisian pacing pitfall. J Cardiovascular Electrophysiol. 2009; 20: 448.

5) Kuo JY, Tai CT, Chiang CE, et al. Mechanisms of transition between double paroxysmal supraventricular tachycardias. J Cardiovascular Electrophysiol. 2001; 12: 1339-45.

6) Otomo K, Okamura H, Noda T, et al. "Left-Variant" atypical atrioventricular nodal reentrant tachycardia: electrophysiological characteristics and effect of slow pathway ablation within coronary sinus. J Cardiovascular Electrophysiol. 2006; 17: 1177-83.

〈春名徹也〉

Ch.3 上室性頻拍: AP, AVNRT, SANRT, inappropriate sinus tachycardia など

2 房室結節リエントリー性頻拍（AVNRT）
―アブレーション困難例―

I 房室結節の解剖

　房室結節リエントリー性頻拍（atrioventricular nodal reentrant tachycardia: AVNRT）は，房室結節が二重または三重の伝導路を有し，各伝導路間を旋回することによって生じるリエントリー性頻拍である．二重房室結節路は，洞調律時に伝導する伝導時間の短い速伝導路（fast pathway）と頻拍中に伝導する遅伝導路（slow pathway）からなり，三重房室結節路はさらに伝導の遅い slow pathway がもう1本加わる．房室結節リエントリー性頻拍の中で最も頻度の多い通常型 typical（または common）AVNRT は，slow pathway を順行し，fast pathway を逆行する slow-fast AVNRT であり，それ以外の回路を旋回する場合は稀有型 atypical（または uncommon）AVNRT とされる．atypical AVNRT の回路は，fast pathway を順行し slow pathway を逆行する fast-slow AVNRT と，2本の slow pathway を介する slow-slow AVNRT が含まれる．房室結節周囲の解剖は，房室結節（compact AV node）と心房筋，およびそれを結ぶ transitional cell zone によって形成されている 図1．さらに compact AV node の形態は個人差があり，一部は冠静脈洞方向へ進展し（inferior extension），さらに右房方向と左房方向へ分かれていく 図2．このような compact AV node に心房筋から transitional cell zone が多方向から接続し，これが fast pathway, slow pathway を形成するものと理解されている．

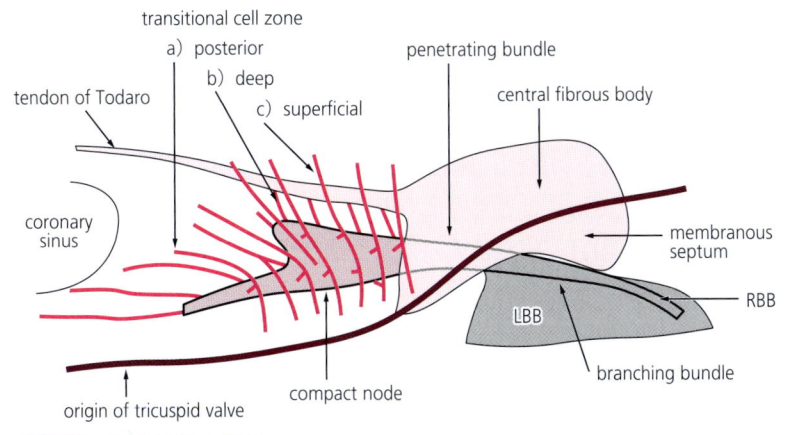

図1 房室結節の解剖
(Becker AE, et al. Morphology of the human atrioventricular junctional area. In: Wellens HJJ, et al, eds. The conduction system of the heart. Structure, function and clinical implications. Leiden: HE Stenfert Kroese BV; 1976. p.263-86)[1]

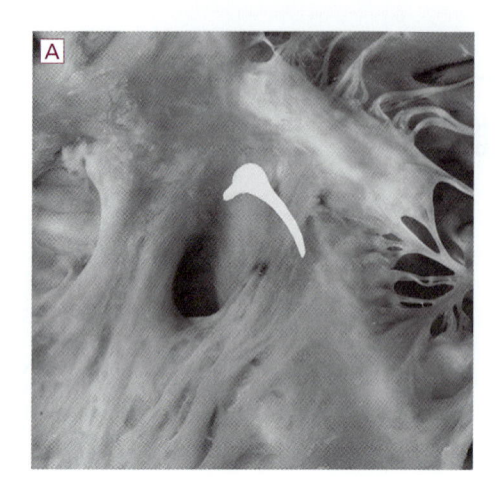

図2 房室結節 inferior extension
(Inoue S, et al. Circulation. 1998; 97: 188-93)[2]

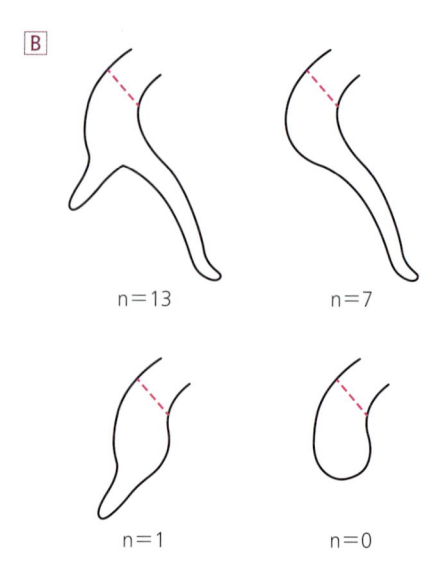

II　AVNRT の診断

　slow-fast AVNRT の電気生理学的検査においては，房室結節に逆伝導が存在することをまず確認する．洞調律下に行った右室ペーシングにより室房伝導が存在し，逆伝導心房興奮の最早期が His 束心電図上であり，逆伝導に減衰伝導特性があることで，房室結節に逆伝導路があることが確認できる．次に順行性には，洞調律下に行った心房期外刺激による jump up 現象から房室結節の二重伝導路を推定できる．順行性 slow pathway，逆行性 fast pathway が存在していれば，両者をリエントリー回路として頻拍が持続することが想定される．

　アブレーションが困難である場合には，いくつかの可能性が考えられるが，まず診断が間違っている場合があげられる．上記に示した状況でありながら，頻拍が通常の slow-fast AVNRT ではない場合，一つは中隔 Kent 束による房室リエントリー性頻拍（atrioventricular reentrant tachycardia: AVRT）が考えられる．逆伝導路が Kent 束である場合に，最早期興奮部位が His 束上ではなく，伝導特性にも減衰伝導特性を示さなければ，房室結節を介した逆伝導との鑑別は難しくない．しかしながら中隔 Kent 束の場合には，最早期興奮部位が His 束上であることも考えられる．また His 束からやや下方のコッホ三角内に最早期興奮部位がある場合，房室結節の逆伝導路最早期心房興奮部位が His 束から下方へ偏位していることも少なくないことを我々は以前報告している　図3[3]．また中隔 Kent 束は減衰伝導特性を有するものや ATP 感受性を示すものが存在することが知られており，減衰特性の有無だけで両者を鑑別できない場合もある．

　頻拍中に房室結節と Kent 束のどちらを逆伝導路としているかの鑑別には，頻拍中のスキャンペーシングが必要となる．順行性 His 束電位が記録できる最も短い連結期での心室ペーシングで心房を早期補足できなければ，逆行性伝導が His 束以下で頻拍興奮と衝突していることを示し，「リセット現象なし」となり房室結節が逆伝導路に含まれていることを意味する．

❷ 房室結節リエントリー性頻拍（AVNRT）―アブレーション困難例―

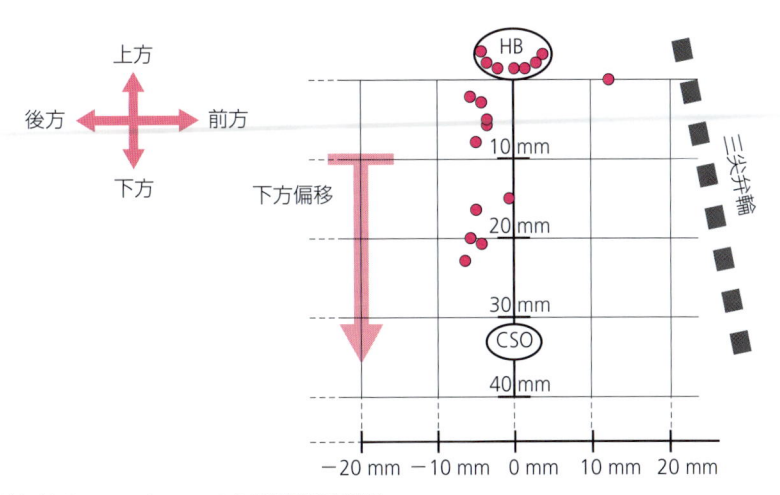

図3　逆行性 fast pathway の最早期興奮部位
His束（HB）−冠静脈入口部（CSO）のラインを上下軸とし，それに直行する軸を前後軸と定義し，逆行性 fast pathway の最早期興奮部位を CARTO システムにてマッピングした18例の結果をプロットした．逆行性 fast pathway の最早期興奮部位の平均位置は His束の 7.4±8.4 mm 下方，1.8±4.3 mm 後方であり，6例（33％）は His束より 10 mm 以上下方に偏位していた．
(Tanaka S, et al. J Interv Card Electrophysiol. 2011; 32: 95-103)[3]

　これらの所見により slow-fast AVNRT と診断されれば，洞調律時に slow pathway アブレーションを行う．リセット現象を確認できれば，室房伝導が Kent 束を介すると判断するが，Kent 束の部位と心室ペーシング部位が離れている場合には，かなり早期の期外刺激を挿入しなければ，リセット現象が起こらないことが起こりうるので注意が必要である．
　もう一つの鑑別として有用な方法は，傍 His 束ペーシング（Para-Hisian pacing）である図4．His 束電位記録部位から出力を変えてペーシングを行い，高出力ペーシングにより His 束を直接補足した場合の St-A 時間（St: stimulus，刺激，A：心房波）と低出力により His 束を補足せず，心室筋のみを補足した場合の St-A 時間の差と A 波の伝播様式（activation sequence）をみることで，両者間に差があれば，房室結節の逆伝導路を証明できる．逆に両者間に差がなければ，逆伝導に房室結節が関与していないことを示し，Kent 束による逆伝導路を証明できる．この方法は非常に有用であるが，頻拍回路は Kent 束であっても房室結節に逆伝導路が存在する場合や Kent 束が左側のような離れた部位に存在している場合には，房室結節を経由する方が Kent 束を経由するよりも早く心房に到達するため，Kent 束伝導の存在を見過ごす可能性がある．もっともこのような場合には，逆伝導最早期が十分離れた位置に存在しているため，最初の逆伝導路の最早期部位のマッピングによりわかる．そのためには冠静脈洞の遠位部に電極カテーテルを留置しておくことが肝要と思われる．
　我々が推奨するもう一つの鑑別方法は，González-Torrecilla らによる右室心尖部からの entrainment pacing による鑑別法である．entrainment pacing 部位における post pacing interval（PPI）と頻拍周期（TCL）の差を，頻拍中と pacing 直後の AH 時間で補正した corrected PPI-TCL が 110 msec 未満であれば，AVNRT と診断できるとしている図5 [4]．

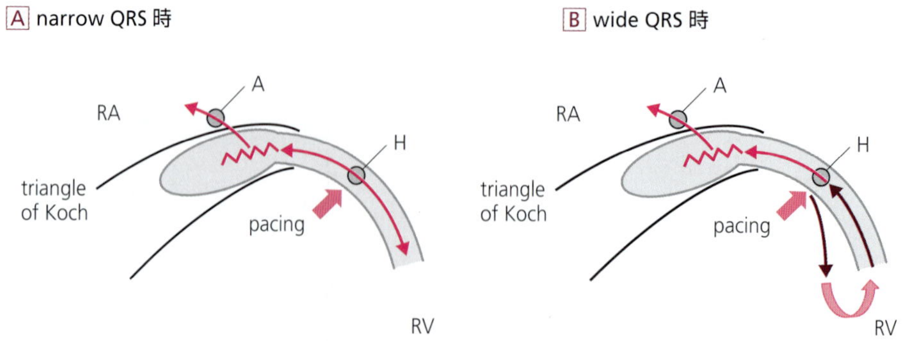

Ch.3 上室性頻拍: AP, AVNRT, SANRT, inappropriate sinus tachycardia など

A narrow QRS 時

B wide QRS 時

図4 傍 His 束ペーシング（Para-Hisian pacing）
His 束電位が見える部位において高出力ペーシングを行い，His 束を直接キャプチャーできれば，ペーシングによる波形は narrow QRS となる（A）．この場合刺激から His 束心電図で記録される A 波までの時間は，His 束から逆行性に房室結節を通って心房へ到達するまでの時間となる．これに対し，ペーシング出力を徐々に下げていくとあるペーシング出力から QRS 幅は wide に変化する．これは，His 束の直接補捉が不能となり，局所の心室筋のみを補捉したことを意味する（B）．この場合刺激から A 波までの時間は，局所心筋から右室心尖部近傍まで伝導したのちに右脚を逆行性に伝わり，His 束へ到達する．その後 A と同様に房室結節を逆行し A 波が記録される．したがって刺激から A 波までの時間は右室を伝導する時間だけ延長することとなる．

III slow pathway のバリエーション

　slow pathway のアブレーションが，通常の冠静脈洞入口部から右房後中隔部での通電では成功せず，冠静脈洞内での通電または左房中隔での通電で成功する例が存在し，房室結節の inferior extension のうち左房方向への広がり（left inferior extension）が slow pathway として回路を形成している可能性が示唆されている．Inoue らにより，Compact AV node の解剖は，後方への伸展（inferior extension）が右方向（right inferior extension）と冠静脈洞から左方向（left inferior extension）への 2 方向へ伸展する variation が報告されている 図2 [2]．slow pathway アブレーションは slow potential を指標に通電する場合と解剖学的に右房後中隔部を通電する場合があるが，slow pathway の伝導そのものを電気生理学的にとらえて通電しているわけではない．したがって，通常位置に slow pathway が存在しない場合には，通電ポイントをマッピングすることが困難となる．我々は，通常型 AVNRT において頻拍中の entrainment pacing を用いることで，slow pathway の input を CARTO システム上に 3D で視覚化することが可能であることを報告した 図6 [5]．この検討の中で，1 例において冠静脈洞内に slow pathway input を認め，同部位の通電にて ablation に成功した．房室結節へのインプットは通常右房に存在するが，冠静脈洞や左房からのインプットも報告されており [6]，Kilic らは右房からのアブレーションがうまくいかず，左房中隔からのアブレーションで成功したと報告している [7]．順行性の slow pathway が通常位置にない場合には，このマッピング方法にて左房インプットを明らかにすることができるかもしれない．

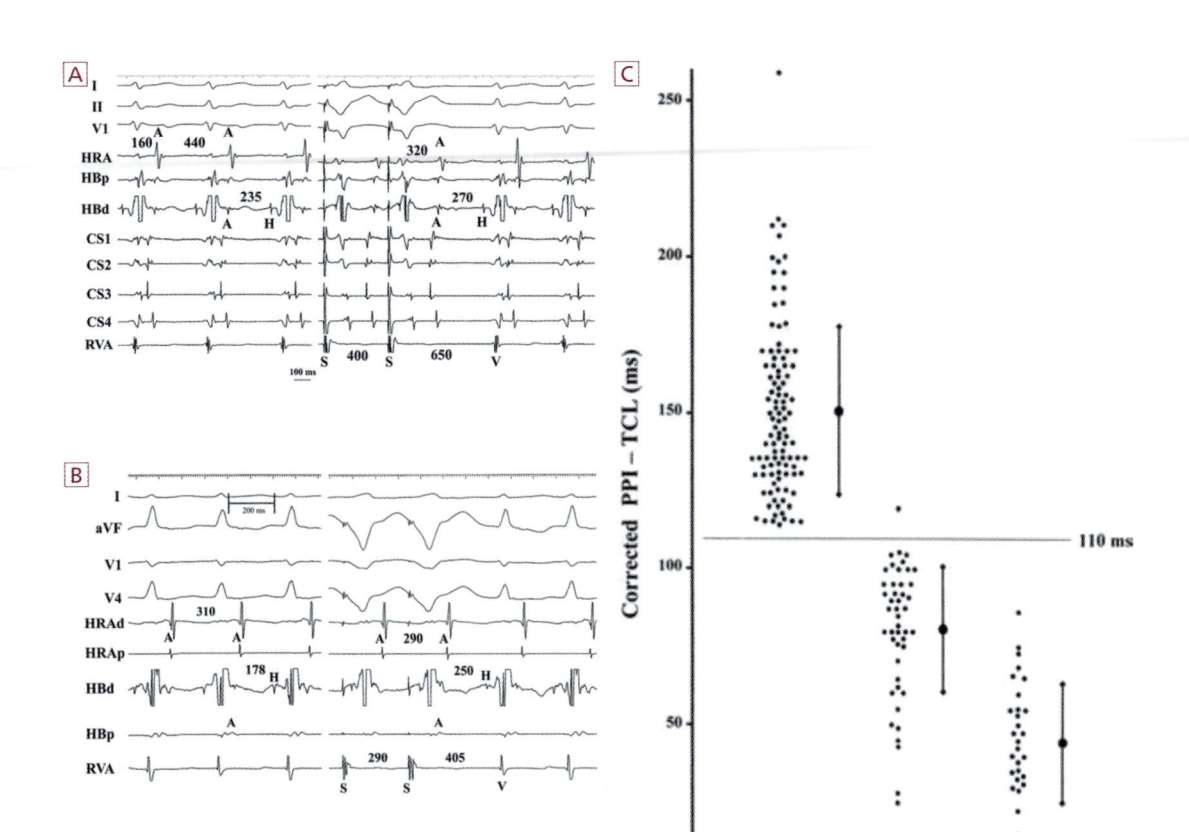

❷ 房室結節リエントリー性頻拍（AVNRT）―アブレーション困難例―

図5 右室心尖部からの entrainment pacing による鑑別法

頻拍中に右室心尖部（RVA）から entrainment pacing を行うことにより，atypical AVNRT と septal AVRT を区別することができる．

A：AVNRT の頻拍周期 440 msec に対し，RVA から 400 msec で entrainment pacing を行ったところ回復周期（post pacing interval: PPI）は 650 msec であった．頻拍周期との差は 210 msec で，頻拍中の AH 時間が 235 msec，entrainment pacing 後の最初の AH 時間が 270 msec であるので，この時間差を補正した corrected PPI-TCL は 650－440－(270－235)＝175 msec（PPI－TCL≧110 msec）と長く，RVA が頻拍回路から遠いことを意味する．

B：一方中隔 Kent 束による AVRT では，頻拍周期 310 msec に対し，RVA から 290 msec で entrainment pacing を行ったところ PPI は 405 msec であった．頻拍周期との差は 95 msec で，頻拍中の AH 時間が 178 msec，entrainment pacing 後の最初の AH 時間が 250 msec であるので，この時間差を補正した corrected PPI-TCL は 405－310－(250－178)＝23 msec（PPI－TCL＜110 msec）と短く，RVA が頻拍回路から近いことを意味する．

C：AVNRT と AVRT は，PPI と TCL の差を AH 時間で補正した corrected PPI-TCL を 110 msec で区別できるとしている．
（Javier García-Fernández F, et al. J Cardiovasc Electrophysiol. 2013: 24: 534-41)[4]

IV 稀有型 AVNRT

　稀有型 AVNRT は，一般に通常型 AVNRT に比べアブレーションが困難である．その理由は，逆行性 slow pathway のアブレーションが容易でないことがあげられる．fast-slow AVNRT のアブレーションターゲットは逆行性 slow pathway であり，右室ペーシング中に心房の逆伝導最早期興奮部位をマッピングし，同部位に対し通電を行うのが一般的な方法であ

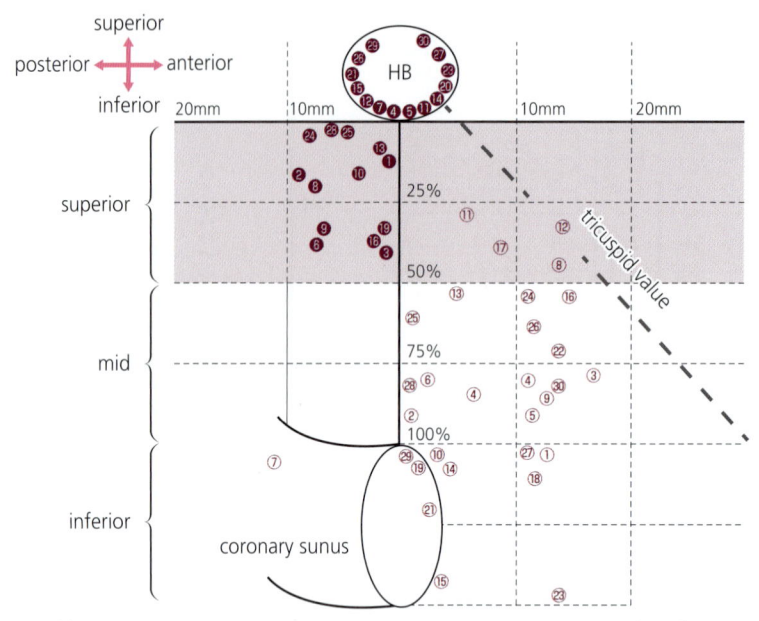

Ch.3 上室性頻拍: AP, AVNRT, SANRT, inappropriate sinus tachycardia など

図6　順行性 slow pathway の entrainment pacing を用いたマッピング
図3と同様の表示にて順行性 slow pathway のインプット部位を色丸で，順行性 fast pathway のインプット部位を白丸で同一症例を同一番号表示した．マッピングが可能であった30例中，順行性 slow pathway インプットは上中隔が4例で，25例は中または下中隔で，1例は CS 内であった．上中隔の4例中1例は順行性 fast pathway の位置から10 mm 以内であった．
(Suzuki A, et al. Pacing Clin Electrophysiol. 2014; 37: 874-83)[5]

る．しかしながら，最早期興奮部位での通電でも逆伝導が消失しない場合や，通電を繰り返すにつれ最早期興奮部位が移動していく場合も少なからず経験する．この原因についての検討は，ほとんど行われていないが，逆行性 slow pathway の心房コネクションが，ある範囲を持っている可能性が考えられる．それは最早期興奮部位周辺に幅広く心房接合していることも考えられるし，slow pathway が数カ所にわたって心房接合していることも考えられる．稀有型 AVNRT の逆行性 slow pathway は，先にも述べた compact AV node の inferior extension がその回路である可能性が高く，right inferior extension が回路であれば，slow pathway が冠静脈洞から右房後壁方向へと伸びている可能性が考えられる．また left inferior extension が回路であれば，冠静脈洞から左房へと伸びている可能性が考えられる．最早期興奮部位はこれらの心房端だと考えられるが，compact AV node と心房筋の接続には transitional cell zone が介在するため，transitional cell zone と心房筋の接続が広範囲になっていることや，compact AV node の伝導時間だけでなく transitional cell の伝導も最早期興奮部位に影響している可能性も考えられる．最早期興奮部位での通電で逆伝路が消失しない場合には，より compact AV node に近い部位での通電が有効である可能性があるので，通常の順行性 slow pathway ターゲット部位である右房後中隔での通電を試みる．Nakagawa ら[8] は，fast-slow AVNRT も slow-slow AVNRT もその回路は，inferior extension の left award と right award の間でリエントリーを形成するとしており 図7，

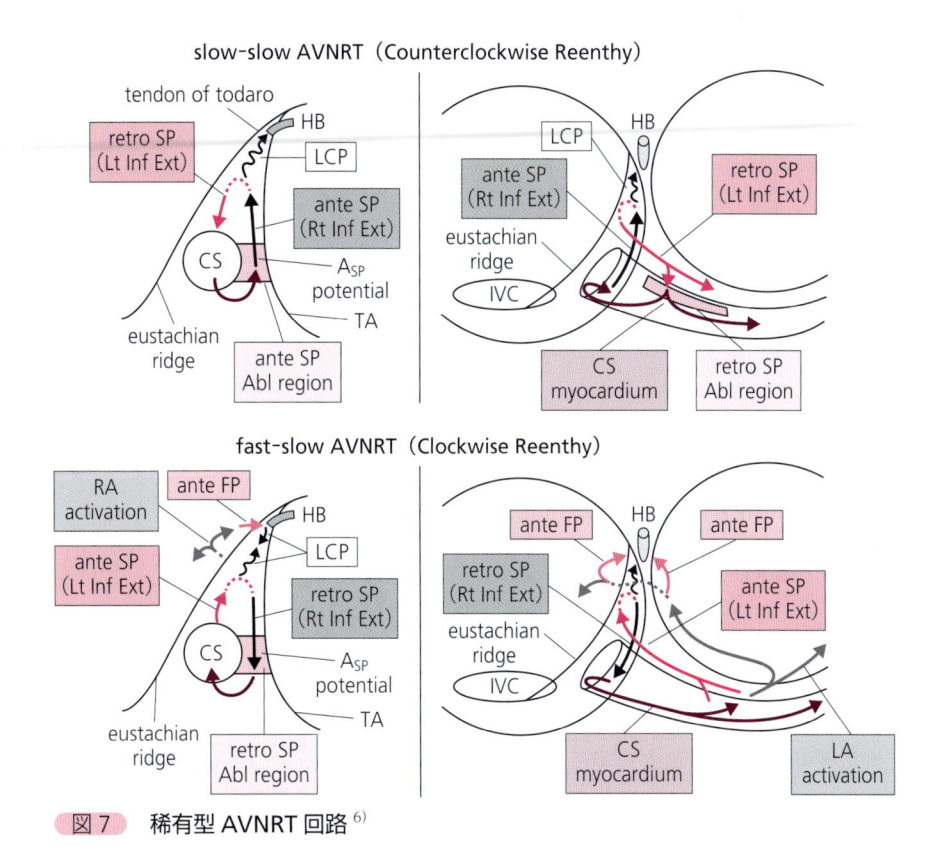

❷ 房室結節リエントリー性頻拍（AVNRT）―アブレーション困難例―

図7 稀有型 AVNRT 回路[6]

　通常の slow pathway の部位での通電が有効である説明ともなる．我々は fast-slow AVNRT に対する entrainment pacing を用いた順行性回路の局在を検討した2例を以前報告しているが，順行性 fast pathway が回路の一部である例と bystander である例のいずれもが存在する可能性を指摘しており，さらなる検討が必要である．slow-slow AVNRT の場合には，逆行性 slow pathway の最早期興奮部位でも，順行性 slow pathway の通常の右房後中隔での通電でも回路を傷害することが可能である．まず逆伝導最早期での通電を施行してみて，効果がないようであれば，すぐに順行性 slow pathway のアブレーションを施行すればよい．ただし，逆行性 slow pathway が残っている場合には，順行性 slow pathway のアブレーション後，fast-slow AVNRT が発生し，slow-slow AVNRT よりも頻拍周期が短くなり臨床症状が悪化する場合も存在する．

V　slow-slow AVNRT の診断

　slow-slow AVNRT は，多くの場合下部共通路（lower common pathway）を有しており，共通路が長ければ長いほど，逆行性 A 波は His 束電位より遅れてまたは His 束電位よりも早期に出現する　図8．slow-slow AVNRT の診断には，頻拍時とペーシング時の HA 時間差（ΔHA 時間）が 15 msec 以上であることが用いられている．しかしながら，頻拍中

Ch.3 上室性頻拍: AP, AVNRT, SANRT, inappropriate sinus tachycardia など

A PSVT 中

B RV pacing 中

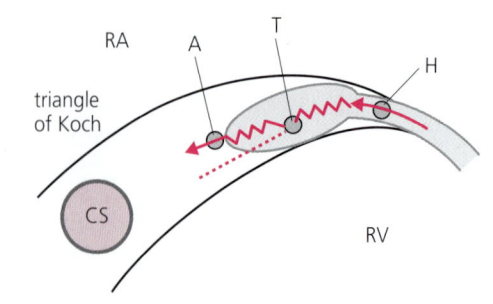

HAt（PSVT 中）＝ TA 時間－TH 時間

HAp（RVpacing 中）＝ HT 時間＋TA 時間

ΔHA ＝ HAp － HAt
lower common pathwat（TH 時間）＝ 1/2 ΔHA

図8 slow-slow AVNRT における下部共通路（lower common path）

頻拍中の HA 時間は順行性逆行性の turning point から逆行性伝導の最早期 A 波までの伝導時間（TA 時間）から His までの伝導時間（TH 時間）を差し引いたものとなる（A）．一方，右室ペーシング時の HA 時間は HT 時間と TA 時間の和となる（B）．したがって lower common pathway は TH 時間と HT 時間が同一と仮定すると，頻拍時とペーシング時の HA 時間差（ΔHA 時間）の 1/2 となる．ΔHA 時間が 15 msec 以上であることは，特異度 94％，感度 64％で slow-slow AVNRT と診断できるとされている．

の A 波は V 波と重なることも多く，最早期興奮部位の判定は必ずしも容易でない例も多い．逆行性 slow pathway は，最早期興奮部位がコッホ三角の下方（His-A より CS 方向）にあるため，最早期興奮部位の判別はきわめて重要である．この判別に最もよい方法は，頻拍中の RV からの entrainment pacing である．これにより V 波と A 波が分離し，逆伝導 A 波を顕在化することができる **図9**．さらに entrainment pacing 中の St-A 時間は逆伝導路の伝導時間を反映するため，逆伝導路が fast pathway であるのか slow pathway であるのかの判断にも有用である．

VI 洞調律時Ⅰ度房室ブロックを合併した AVNRT のアブレーション

　　AVNRT 停止後の洞調律時にⅠ度房室ブロックを認めた場合，順行性房室伝導障害を合併している可能性が考えられる．洞調律時の伝導が fast pathway であれば，fast pathway の傷害に注意して slow pathway アブレーションを施行できれば，房室ブロックの増悪をきたさずに治療可能である．一方洞調律時に slow pathway を伝導している場合には，当然ながら slow pathway アブレーションにより房室ブロックをきたすこととなる．したがって，アブレーション前の電気生理学的検査にて洞調律時の順行性伝導が fast pathway か，slow pathway かの鑑別が重要となる．心房の期外収縮により jump up 現象が認められ，jump up 後に頻拍が誘発されれば，洞調律時は fast pathway を，頻拍中は slow pathway を使っていると考えられる．この場合には slow pathway のアブレーションが可能と考えられる．fast pathway の不応期が長い場合には slow pathway アブレーション後に房室ブロックが増悪する可能性も考えられるが，多くの場合 slow pathway アブレーション後に fast

❷ 房室結節リエントリー性頻拍（AVNRT）―アブレーション困難例―

A CSo からの期外刺激により誘発された PSVT

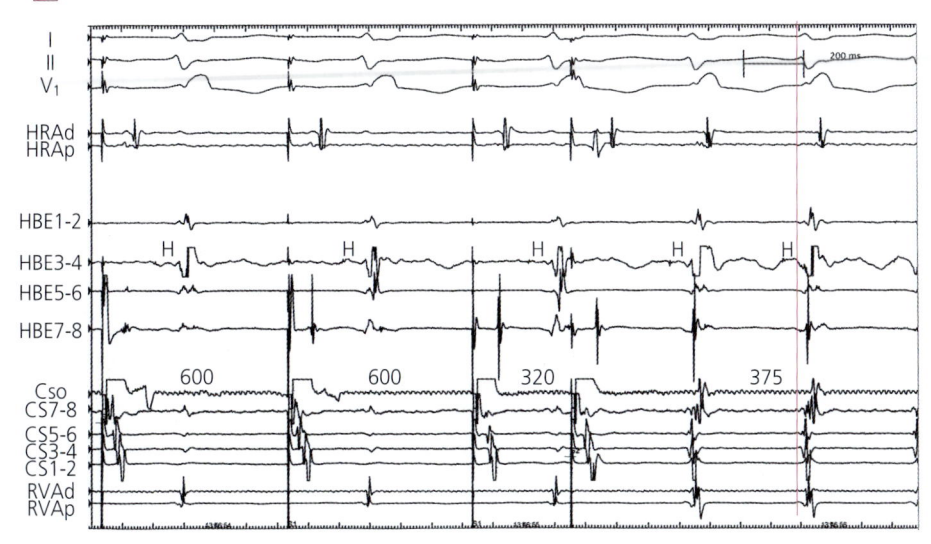

B RVA からの entrainment pacing

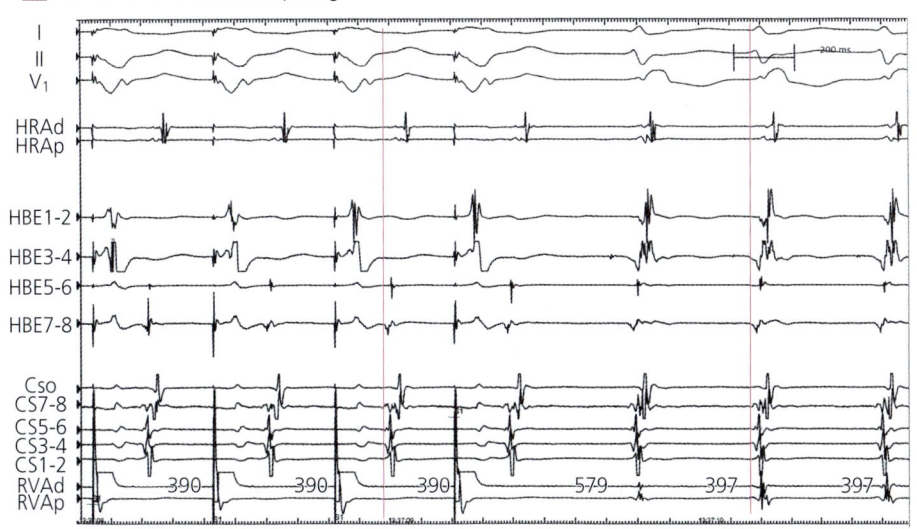

図 9 slow-slow AVNRT の entrainment pacing

A：CSo からの期外収縮（BCL 600/320 msec）にて AH 時間の jump up 現象（St-H 311 msec）を認めた後 PSVT（CL 375 msec）が誘発された．頻拍中の最早期興奮部位は CS7-8（赤線）と考えられるが，His 電位の A 波は V 波と融合しており同定が難しい．AH 時間 331 msec，HA 時間 44 msec．

B：RVA からの entrainment pacing．頻拍 CL 397 msec に対し PCL 390 msec で RVA より entrainment pacing を施行したところ，PPI は 579 msec であり，頻拍周期との差は 182 msec と長い．pacing 中 VA 時間が延長し A 波の最早期興奮部位が CS7-8 と容易に判断できる．

pathway の不応期は短縮するため，房室伝導の増悪をきたさない．AH 時間の延長が認められる場合は，fast pathway が通常よりも下方へ偏移している可能性が考えられるため，slow pathway アブレーションの際 fast pathway を傷害しないように，通電前に fast pathway

の位置を確認する．コッホ三角内を mapping カテーテルにて pacing を行い，St-H 時間の最短部位が fast pathway の位置と考えられるため，同部位と slow ptahway に対するアブレーション部位が 1 cm 以上離れていることを確認する．

　術前の電気生理学的検査にて jump up 現象を認めず，順行性 fast pathway の存在が明らかでない場合には，逆行性 fast pathway のみが存在する slow-fast AVNRT または slow-slow AVNRT が考えられる．両者の鑑別は前述したとおり，逆伝導路の位置と ΔHA 時間（頻拍中と RV pacing 中の HA 時間差）>15 msec が重要であるが，いずれにおいても逆伝導路のアブレーションができれば，順伝導路は傷害されないため，逆伝導最早期興奮部位での通電が行われる．この場合においても順伝導路の部位と逆伝導路最早期興奮部位との距離が重要であるため，コッホ三角内でのペーシングによる順伝導路の位置推定が望ましい．逆伝導路のアブレーションが困難であり，順伝導路 slow pathway を通電する場合には，房室ブロックをきたす可能性が高く，セッションを分けて再度ペースメーカ治療が必要となる危険性について十分な説明を行ってから行うべきと思われる．

VII　頻拍が誘発されない場合

　AVNRT は自律神経の影響を強く受けるため，術前電気生理学的検査にて PSVT が誘発されないことは少なくない．心房，心室からの一連の誘発試験にて頻拍が誘発されない場合には，isoproterenol の負荷を行い，再度誘発試験を行う．頻拍が誘発されれば，前述したように右室からのスキャンペーシングによるリセット現象（−）や entrainment pacing による corrected PPI にて AVNRT を診断する．稀有型 AVNRT の場合には，心房および心室からの 2 連発刺激にて誘発されることも多い．頻拍が持続しない場合には，頻拍中の回路の診断が不可能であるが，jump up 現象とそれに続く頻拍の出現，逆伝導の減衰特性および ATP 感受性，Para-Hisian pacing による AV Node パターンの証明があれば，slow pathway アブレーションを試みてもよいと考えられる．通常アブレーションエンドポイントは，心房期外収縮による心房エコーが 1 個までとされるが，もともと誘発性が低い場合には，このエンドポイントでは，再発率が高くなる可能性が考えられる．

文　献

1) Becker AE, Anderson RH. Morphology of the human atrioventricular junctional area. In: Wellens HJJ, Lie KI, Janse MJ, eds. The conduction system of the heart. Structure, function and clinical implications. Leiden: HE Stenfert Kroese BV; 1976. p.263-86.
2) Inoue S, Becker AE. Posterior extensions of the human compact atrioventricular node: a neglected anatomic feature of potential clinical significance. Circulation. 1998; 97: 188-93.
3) Tanaka S, Yoshida A, Fukuzawa K, et al. Recognition of inferiorly dislocated fast pathways guided by three-dimensional electro-anatomical mapping. J Interv Card Electrophysiol. 2011: 32: 95-103.
4) Javier García-Fernández F, Almendral J, Marta Pachón, et al. Differentiation of atrioventricular

nodal reentrant tachycardia from orthodromic reciprocating tachycardia by the resetting response to ventricular extrastimuli: comparison to response to continuous ventricular pacing. J Cardiovasc Electrophysiol. 2013; 24: 534-41.
5) Suzuki A, Yoshida A, Takei A, et al. Visualization of the antegrade fast and slow pathway inputs in patients with slow-fast atrioventricular nodal reentrant tachycardia. Pacing Clin Electrophysiol. 2014; 37: 874-83.
6) Gonzalez MD, Contreras LJ, Cardona F, et al. Demonstration of a left atrial input to the atrioventricular node in humans. Circulation. 2002; 106: 2930-4.
7) Kilic A, Amasyali B, Kose S, et al. Atrioventricular nodal reentrant tachycardia ablated from left atrial septum: clinical and electrophysiological characteristics and long-term follow-up results as compared to conventional right-sided ablation. Int Heart J. 2005; 46: 1023-31.
8) Nakagawa H, Jackman WM. Catheter ablation of paroxysmal supraventricular tachycardia. Circulation. 2007; 116: 2465-78.

〈吉田明弘〉

Case 2

洞調律時に著明なPQ延長を伴う房室結節リエントリー性頻拍（AVNRT）に対しCARTO systemを用いたablationにより房室ブロックを回避して根治しえた一例

症例提示

72歳女性．1989年頃より動悸を自覚し，発作性上室性頻拍の診断で内服にてコントロールされていた．2010年1月頃より発作頻度が増加し，薬剤抵抗性となったため今回アブレーション目的に当院へ紹介となった．洞調律時の心電図ではPQ時間200 msecのものとPQ時間410 msecのもの 図1 とが記録されていた．発作時の心電図はnarrow QRS short RP tachycardiaであった 図2．入院の上，電気生理学的検査（EPS）を行った．

EPS

心房からの連続刺激では90 ppm以上でPQ時間が著明に延長し，slow pathwayに乗り換えたと考えられた．Wenckebach rateは130 ppmであった．心房からの期外刺激でAH時間のjump upを伴い頻拍が誘発された．心室刺激での逆伝導心房波（A波）は前中隔が最早期であり，頻拍中のA波のsequenceと一致し，減衰伝導性を示したがjump upはみられなかった．Para-Hisian pacingでは房室結節の逆伝導のみの所見であった．頻拍中の心室からのSCAN pacingおよびentrainment pacingの所見より頻拍はslow-fast AVNRTと診断した．CARTO systemを用いて順伝導fast pathway，順伝導slow pathwayおよび逆伝導fast pathwayの解剖学的位置を把握した．洞調律中に心房内各所からpacingを行い，刺激からHis電位までの時間（St-H時間）を計測しCARTOのuser defined mapを作成し，St-H時間が最も短くなる点を順伝導fast pathwayのinputとした[1]．mappingの結果，順伝導fast pathwayのinputはHis電位記録部位と一致した 図3．同様に頻拍中に心房内各所からentrainment pacingを行い最終刺激からHis電位までの時間（St-H時間）を計測し，St-H時間が最も短くなる点を順伝導slow pathwayのinputとした[2]．mappingの結果，順

洞調律　HR 67　PQ＝200 msec　　　洞調律　HR 68　PQ＝410 msec

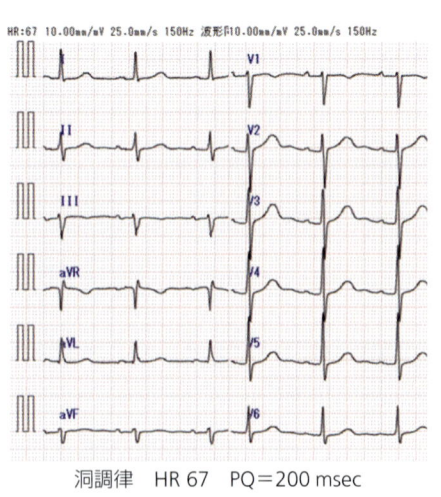

図1　入院時心電図

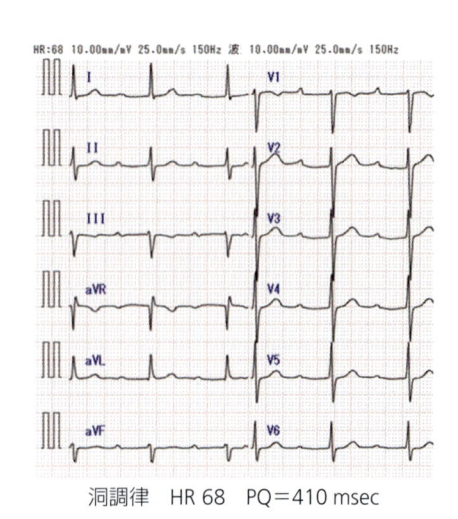

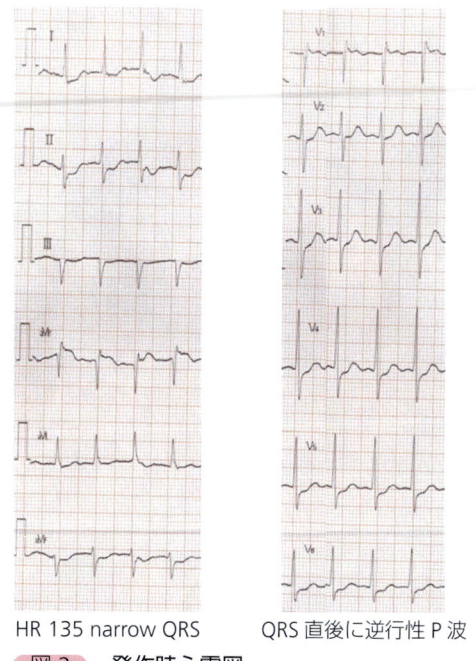

Case 2 著明なⅠ度房室ブロックを伴う房室結節リエントリー性頻拍

HR 135 narrow QRS　　QRS 直後に逆行性 P 波

図2　発作時心電図

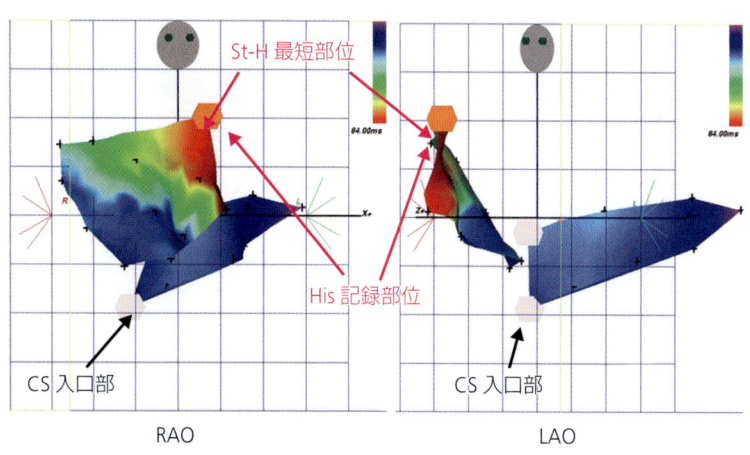

図3　CARTO map：順伝導 fast pathway（洞調律）

　伝導 slow pathway は冠静脈洞入口部の三尖弁輪側に位置していた 図4 ．引き続き頻拍中に心房の activation map を作成し，逆伝導 fast pathway の位置を評価したところ，最早期部位は His 電位記録部位から 20 mm 後方に位置しており，順伝導 fast pathway と逆伝導 fast pathway は解剖学的には距離があることが示された 図5 ．

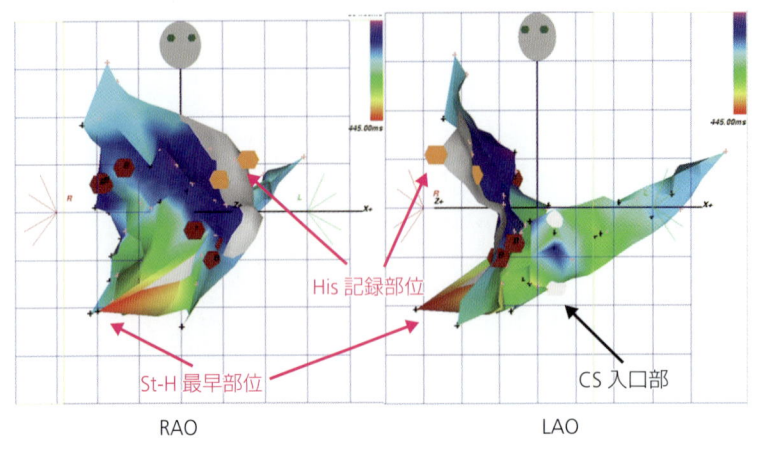

Ch.3 上室性頻拍: AP, AVNRT, SANRT, inappropriate sinus tachycardia など

図4 CARTO map: 順伝導 slow pathway（PSVT 中）

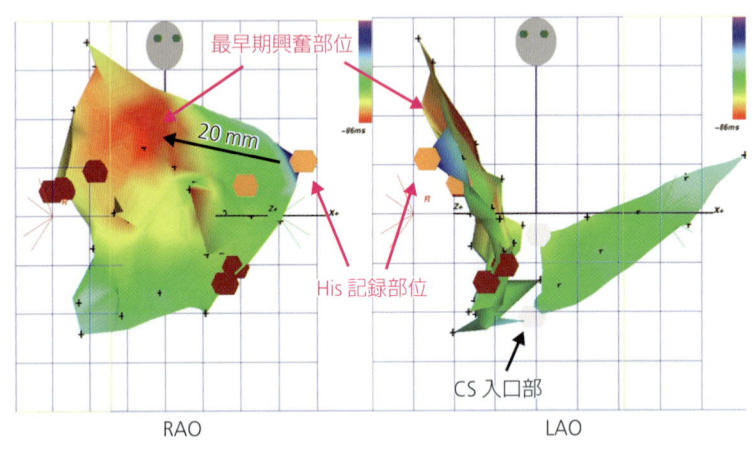

図5 CARTO map: PSVT 中の心房 acitivation map＝逆伝導 FP

ablation

　以上より順伝導 fast pathway を損傷することなく逆伝導 fast pathway を焼灼することが可能と判断して頻拍中の最早期興奮部位に対して ablation を開始した．20 W, 30 秒で 4 回通電を行ったが頻拍の停止は得られなかった．これ以上の通電は順伝導 fast pathway の障害をきたす可能性が高いと判断して通電を断念し，順伝導 slow pathway の ablation を行う方針とした．通電中に junctional rhythm の出現を認め，通電後の EPS では，AH jump up は残存するものの，イソプロテレノール負荷なし，負荷中ともに，1 echo までで頻拍誘発不能となった．また，通電後の心房連続刺激では 100 ppm 以上で PQ 延長を認め，Wenckebach rate も 130 ppm と明らかな房室伝導障害の進行はみられなかった．

考察

　房室結節の伝導能が正常の症例に対しては slow pathway ablation が広く行われており，ablation

Case 2　著明なⅠ度房室ブロックを伴う房室結節リエントリー性頻拍

に伴う房室ブロックの発生率は 0.5〜1％と報告されている[3]．洞調律時に PQ 延長を伴う症例に対する ablation 方法としては，通常の slow pathway ablation と逆伝導 fast pathway に対する ablation が報告されている．slow pathway ablation については 5 つの論文を合わせて 76 症例行われ，5 例（6.6％）に房室ブロックが発生している[4-8]．逆伝導 fast pathway については 4 つの論文を合わせて 24 症例行われ，1 例（4.2％）に房室ブロックが発生しており[4, 5, 9, 10]，いずれのアプローチであっても通常よりも房室ブロック合併のリスクが高い．

このような PQ 延長を伴う AVNRT 症例においては，順行性 fast pathway の伝導能が低下しているのか，そもそも fast pathway が存在せず slow pathway のみの伝導であるかについての評価が必要である．fast pathway が存在しない症例で slow pathway ablation を行うと房室ブロックをきたすことが考えられる．本症例においては順伝導の jump up 現象を認めており，二重伝導路の存在は電気生理学的にも証明されているが，CARTO system を用いることにより解剖学的にも fast pathway と slow pathway が離れて存在することが確認できた．

本症例では順伝導 slow pathway を ablation した場合，順伝導 fast pathway の伝導能が悪いため，将来房室ブロックへ進行する可能性が考えられた．一方，逆行性 fast pathway は順行性 fast pathway と 20 mm の距離があることが確認でき，解剖学的に別の pathway であると判断されたため，まずは逆伝導 fast pathway に対する ablation を行ったが根治には至らなかった．最終的には slow pathway ablation を行うことにより頻拍を根治することができ，治療後の電気生理検査においても順伝導 fast pathway の障害はみられなかった．CARTO system を用いて mapping を行うことが治療戦略を決定する上で非常に有用であった．

文献

1) Delise P, Bonso A, Coro L, et al. Pacemapping of the triangle of Koch: a simple method to reduce the risk of atrioventricular block during radiofrequency ablation of atrioventricular node reentrant tachycardia. Pacing Clin Electrophysiol. 2001; 24: 1725-31.
2) Suzuki A, Yoshida A, Takei A, et al. Visualiztion of the antegrade fast and slow pathway inputs in patients with slow-fast atrioventricular nodal reentrant tachycardia. Pacing Clin Electrophysiol. 2014; 37: 874-83.
3) Katritsis DG, Camm AJ. Atrioventricular nodal reentrant tachycardia. Circulation. 2010: 122: 831-40.
4) Lee SH, Chen SA, Tai CT, et al. Atrioventricular node reentrant tachycardia in patients with a prolonged AH interval during sinus rhythm: clinical features, electrophysiologic characteristics and results of radiofrequency ablation. J Interv Card Electrophysiol. 1997: 1: 305-10.
5) Reithmann C, Remp T, Oversohl N, et al. Ablation for atrioventricular nodal reentrant tachycardia with a prolonged PR interval during sinus rhythm: the risk of delayed higher-degree atrioventricular block. J Cardiovasc Electrophysiol. 2006: 17: 973-9.
6) Li YG, Grönefeld G, Bender B, et al. Risk of development of delayed atrioventricular block after slow pathway modification in patients with atrioventricular nodal reentrant tachycardia and a pre-existing prolonged PR interval. Eur Heart J. 2001: 22: 89-95.
7) Pasquié JL, Scalzi J, Macia JC, et al. Long-term safety and efficacy of slow pathway ablation in

patients with atrioventricular nodal re-entrant tachycardia and pre-existing prolonged PR interval. Europace. 2006: 8: 129-33.
8) Sra JS, Jazayeri MR, Blanck Z, et al. Slow pathway ablation in patients with atrioventricular node reentrant tachycardia and a prolonged PR interval. J Am Coll Cardiol. 1994: 24: 1064-8.
9) Verdino RJ, Burke MC, Kall JG, et al. Retrograde fast pathway ablation for atrioventricular nodal reentry associated with markedly prolonged PR intervals. Am J Cardiol. 1999: 83: 455-8.
10) Reithmann C, Hoffmann E, Grunewald A, et al. Fast pathway ablation in patients with common atrioventricular nodal reentrant tachycardia and prolonged PR interval during sinus rhythm. Eur Heart J. 1998: 19: 929-35.

〈藤原竜童,吉田明弘,平田健一〉

Ch.3 上室性頻拍: AP, AVNRT, SANRT, inappropriate sinus tachycardia など

3 心臓術後の心房頻拍治療

　開心術の周術期には心房細動や心房頻拍が出現することがあり，冠動脈バイパス術後で30％，弁膜症手術で40％，複合手術では40～50％以上の頻度とされる[1]．特に術後急性期の心房頻拍は抗不整脈薬治療に対して抵抗性で，リズムコントロールのみならずレートコントロールが困難でカルディオバージョンが必要になることも多く，ときには準緊急的にカテーテルアブレーションを要することもある．また，洞不全症候群Ⅲ型を呈する症例では恒久的ペースメーカ植込み術も考慮する必要があり，その経過は一様でないため非常に悩ましい．術後心不全の一因となることや入院期間の延長，さらには予後にも影響するとされていることから予防を図ることが重要であり，術前からのβ遮断薬やアミオダロンの投与が有用とされている[2]．しかしながら，術後の遠隔期においても心房細動や心房頻拍が新たに出現することがあり，心不全や血栓塞栓症リスクの増大，QOLの低下など，患者の日常生活に多大な影響を与えることとなる．この章では，特に術後遠隔期に認められる心房頻拍の治療戦略について述べる．

I 開心術後心房頻拍の特徴

　開心術では脱血管や送血管の挿入，心筋保護液注入のための冠静脈へのカニュレーション，右心房自由壁，心房中隔や右側左房の切開，MAZE手術など，目的とする手術に応じて様々な侵襲が加わることとなる．これらの侵襲により，三尖弁-下大静脈間の解剖学的峡部に加えて，切開線と下大静脈や三尖弁，僧帽弁などとの間にも峡部が形成されることとなり，リエントリー性心房頻拍が生じやすくなると考えられる．開心術後症例の心房細動を診る際には，複数の頻拍回路が存在していることをあらかじめ念頭におく必要がある．

　右房自由壁の切開のみを伴う開心術後症例において，40例で認められた61種類の心房頻拍に関する報告がある．37種類が三尖弁-下大静脈間峡部依存，18種類が切開線周囲を旋回，5種類が左房頻拍で，1種類は不明であった．また，8例では三尖弁-下大静脈間峡部と切開線周囲を同時に旋回する dual-loop reentry を機序とする頻拍が認められた[3]．したがって，右房自由壁切開の既往がある症例においてはまず右房のマッピングを開始することで，多くの場合，診断と治療が可能である．その一方で，左房にも切開線を有する症例では，右房，左房ともに不整脈基質を有していることから，頻拍回路もさらに複雑になることが予想される．体表面心電図では，典型的な鋸歯状波を呈する通常型心房粗動の他に，著明な緩徐伝導路を有するマイクロリエントリー性心房頻拍症例や巣状パターンを呈する心房頻拍ではP波とP波の間に iso-electoric line を有するものもある．心房に手術侵襲が加わっている症例は非開心術例と比較して心房内の興奮パターンは複雑であり，体表面心電図のみから頻拍回路を推測するには限界がある[4]．

II 薬物治療

通常型心房粗動に準ずるような心房拍数の高い心房頻拍では血栓塞栓症リスクに応じた抗凝固療法を行うことを検討し，リズムコントロールもしくはレートコントロールを図ることとなるが，心房頻拍を契機に心不全の増悪を認める症例が少なからず存在することから，リズムコントロールが必要になる症例が多い．術後遠隔期の心房頻拍では心機能に応じた抗不整脈薬の選択を考慮するが，特に心機能低下例ではアミオダロンを第一選択とする．しかしながら薬物治療抵抗性の場合や根治希望例，心房頻拍の根治によって抗凝固療法を中止することができるような例においては積極的にカテーテルアブレーションを考慮してもよいと考えられる．

III カテーテルアブレーション

先述のごとく，心房に加えられる手術侵襲によって新たに不整脈基質が形成されることがリエントリー性心房頻拍の成因の一つと考えられる．したがって，このような症例におけるカテーテルアブレーションの際に重要なことは，心臓血管外科医による手術記録をもとに，生じうるリエントリー回路をあらかじめ想定することである．数十年前に他院で開心手術を受けた後の心房頻拍症例も経験されるが，手術記録は残されていることが多いので，治療戦略を考える上でできる限り取り寄せて参考とすることが望ましい．実際のアブレーションの際には，複数あるいは複雑な回路が存在する可能性が高いことから，CARTO や NavX などの 3 次元マッピングシステムを用いて頻拍中の activation map を作成する．心房頻拍が持続していればそのまま開始し，洞調律ならば心房連続刺激などで頻拍を誘発してからマッピングを開始する．我々は基本的なカテーテル配置としては，①カルディオバージョン可能な CS-RA カテーテル（⇒心房細動への移行でマッピングができなくなった際に備えて），②His 束カテーテル，③三尖弁輪に Halo カテーテル，を留置している．マッピング中に別回路の心房頻拍に移行することもあり，頻拍周期や心内心電図上の activation sequence に変化がないかを常に気をつけていなければならないが，③を用いることで頻拍の変化により容易に気づくことができる．アブレーションのエンドポイントは，リエントリー性頻拍では臨床的心房頻拍の停止に加えてリエントリー回路となりうる切開線-下大静脈間，scar（瘢痕）-scar 間などのチャネル（No channel-No macroreentry[5]）および三尖弁-下大静脈間でのブロックラインの作成と，心房連続刺激（2：1 捕捉まで）による非誘発性，巣状興奮を示すもののうち非リエントリー性と考えられる頻拍では頻拍の停止と自然再発がないことと心房連続刺激やイソプロテレノール負荷での非誘発性としている．ここでは，MAZE 手術を施行している症例とそうでない症例について述べる．

MAZE 手術非施行例

心房中隔欠損症や冠動脈バイパス術，大動脈弁置換術など，左心房に切開が加えられていない症例が主な対象となることから，右心房にリエントリー回路を有している症例が多い．脱血管，冠静脈へのカニュレーション，手術のための右房切開線などが不整脈基質を形成しうる．

❸ 心臓術後の心房頻拍治療

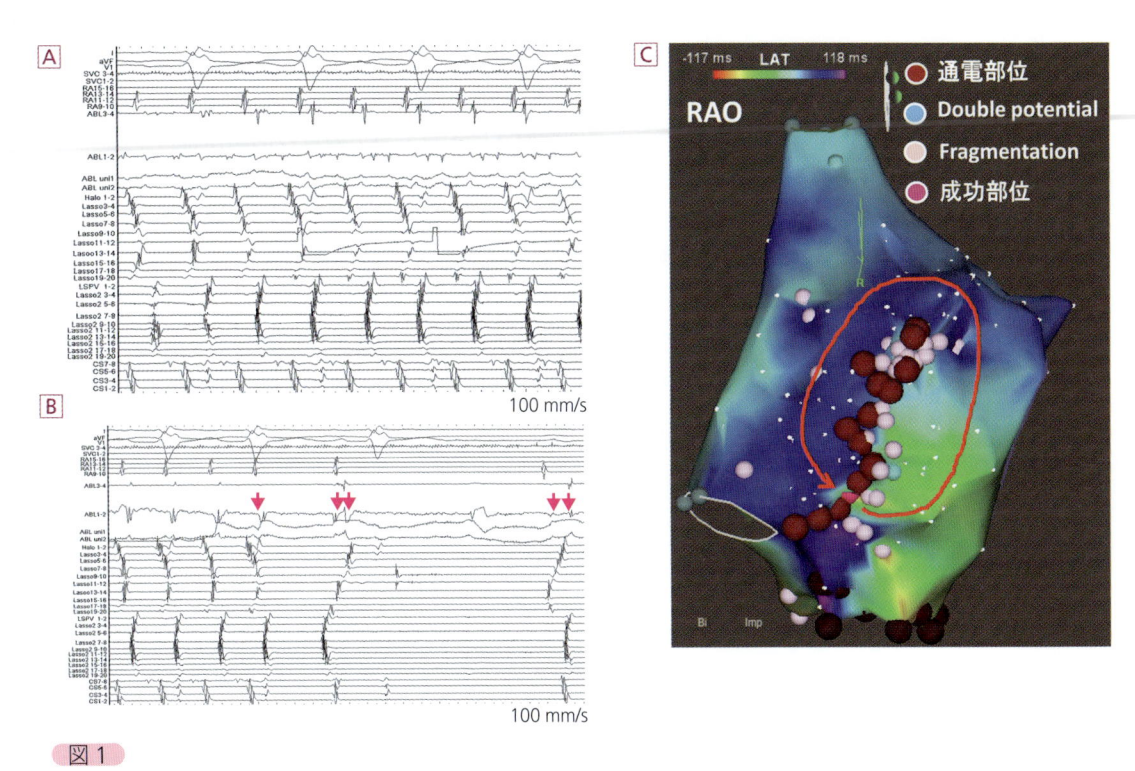

図1
A：心房頻拍中の心内心電図．頻拍周期235 msec．
B：通電中に頻拍は停止．局所電位は頻拍中のsingle potentialが停止後にはdouble potentialになっている（矢印）．
C：頻拍中のactivation map．切開線周囲を反時計回りに旋回しており，矢印部位での通電で停止．

　持続中あるいは誘発された頻拍中のactivation mapを，手術記録と対比させながら作成していく．切開線周囲ではしばしばdouble potentialが記録される．電位が記録されない部位は瘢痕領域としてタグをつけて残しておくが，心房全体から大きな偏りなく電位情報が得られるようなカテーテル操作ができていなかったり，コンタクトが不十分であれば，これらの電位を見落としたり誤って判定する可能性があるので注意を要する．マッピングの開始前に心房造影を行って輪郭を把握することや，コンタクトフォースを測定できるアブレーションカテーテルを用いるのもよい[6]．特に手術操作が加えられていると考えられる領域に関してはより詳細にマッピングを行う必要があるが，緩徐伝導路へのアブレーションカテーテルのコンタクトによってbump現象のため頻拍が停止し，誘発も不能となることがあるために過度なコンタクトは避けることが望ましい．できるだけ手術創部に関係のない領域の全体的なマップを作成してから，手術創部近傍の詳細なマッピングを行うようにすればよい．大動脈弁置換術後の低心機能例で，術後7年目に心房頻拍の発症を契機にカテコラミン依存性の心不全となり，準緊急的にアブレーションを行った症例を示す 図1．右房切開線-下大静脈間を峡部として旋回するincisional ATと診断し，同部位に対する線状焼灼で頻拍は停止し，三尖弁-下大静脈間にもブロックラインを作成した．その後，洞調律を維持できるようになり，カテコラミンから離脱して退院可能となった．

MAZE 手術施行例

　MAZE 手術は，心房細動を有する僧帽弁疾患に対して行われることが多いため，もともとの左房径も大きい症例が多くなり，手術適応や術式によってもその後の洞調律維持率は左右されると考えられるが，近年はアブレーションデバイスを用いた Cox MAZE 手術の良好な成績が報告されている[7]．兵庫県立姫路循環器病センター心臓血管外科では，弁膜症などに伴う心房細動症例に対しては特に除外基準を設けずに積極的に本手術を行っているが，術後5年での洞調律維持率は約70％である．特に心房細動の持続が10年以内でかつ左房径が60 mm 未満の症例に限ってみると，洞調律維持率は約80％と長期成績は非常に良好である．近年の MAZE 手術は，手術に必要な右房や左房の切開線に加えて，高周波や凍結凝固を用いて肺静脈や左房後壁の隔離，僧帽弁峡部（mitral isthmus），左心耳，心房中隔，右房への線状焼灼を行うことが主流となっているが，我々循環器内科医が行うカテーテルアブレーションと同様に術中の伝導ブロックの作成が不十分であったり，術後に再伝導したりすることが心房頻拍の出現や再発の原因となりうる．

　MAZE 手術後の頻拍に対するアブレーションの際には，肺静脈の再伝導の有無を確認するために，先述の留置カテーテルに加えてリング状カテーテルも肺静脈に留置する．肺静脈の再伝導があれば MAZE で作成された後壁隔離をあらためて行えばよいが，伝導 gap の同定が困難な際には肺静脈の個別隔離を行わざるをえないこともある．心房頻拍は左房心筋の障害が

表1 MAZE 術後心房頻拍に対するアブレーション症例 (n=11)

症例	年齢	性別	疾患	手術	追加手術	心房頻拍	心房細動	Any LA-PV conduction	Complete MI block	Any MAZE lesion	アブレーション部位	F/U (M)	再発
1	74	女	MR	MAP	−	+	+	+	−	不完全	MI, PVI, LAA, CFAE	69	+
2	62	男	MR	MVP	−	+	−	+	−	不完全	MI	103	−
3	60	女	MR	MAP	−	−	+	−	+	完全	Resected LAA-MA	68	−
4	69	男	MR	MAP	−	+	−	+	−	不完全	右房切開線-IVC	57	−
5	57	男	MR	MVP	−	+	−	−	−	不完全	MI	37	−
6	69	男	MR	MAP	CABG	+	+	+	−	不完全	PVI, CTI	17	+
7	65	男	MR AR	DVR	−	+	−	−	−	不完全	左房天蓋部	13	−
8	65	男	MR	MVP	−	+	−	−	+	完全	心房中隔, CTI	8	−
9	57	男	MR	MVP	−	+	−	+	−	不完全	CS-LA connection	36	−
10	68	男	MR	MVP	CABG	+	−	−	−	不完全	MI	30	−
11	75	男	AS MR	DVR	CABG	+	+	+	−	不完全	PVI, MI	19	+

MR: 僧帽弁閉鎖不全症，AR: 大動脈弁閉鎖不全症，AS: 大動脈弁狭窄症，CABG: 冠動脈バイパス術，AVR: 大動脈弁置換術，Any LA-PV conduction: いずれかの左房-肺静脈伝導を有する，Complete MI block: 僧帽弁峡部の完全な伝導ブロック，Any MAZE lesion: MAZE で作成した肺静脈隔離，ラインの伝導ブロック，MI: 僧帽弁峡部，RSPV: 右上肺静脈，PVI: 肺静脈隔離，LAA: 左心耳，CFAE: Complex fractionated atrial electrogram, IVC: 下大静脈，CTI: 三尖弁-下大静脈

強いと非常に低電位で，マッピングも困難であることもあるが，手術記録を参考にしながらactivation map の作成を行う．

　僧帽弁手術に合併して行われた MAZE 術後の心房頻拍に対してアブレーションを行った当院の連続 11 症例（平均年齢 66±6 歳，男性 9 例，平均左室駆出率 53±8％，平均左房径 51±6 mm）の特徴を示す 表1．いずれかの肺静脈電位を認めた症例が 8 例，僧帽弁峡部のブロックラインの伝導を認めた症例が 8 例であり，MAZE 手術で作成したいずれかのブロックラインが不完全であった症例が併せて 9 例であった．このうち，僧帽弁峡部のブロックラインが不完全であった 8 例中 6 例で僧帽弁輪を旋回するリエントリー性頻拍が認められ，同部位に対するアブレーションによって頻拍の治療に成功した．ただし，心内膜側での通電のみでは両方向性ブロックラインの作成に難渋する症例もあり，冠静脈内での通電を要する症例[8]や，左房前壁に新たにラインを作成する必要がある症例もあった 図2．アブレーション後の観察期間 42±30 カ月において，11 例中 8 例で洞調律を維持している．電気生理学的特徴をまとめると，11 例中 10 例でマクロリエントリー性頻拍（僧帽弁峡部依存 6 例，左房天蓋部依存 1 例，三尖弁-下大静脈間依存 2 例，右房切開線依存 1 例）が認められたが，2 例（うち 1 例はマクロリエントリーも有する）では巣状興奮パターンを呈する心房頻拍（左心耳切除部位近傍 1 例，左房中隔 1 例）が認められている 表2．

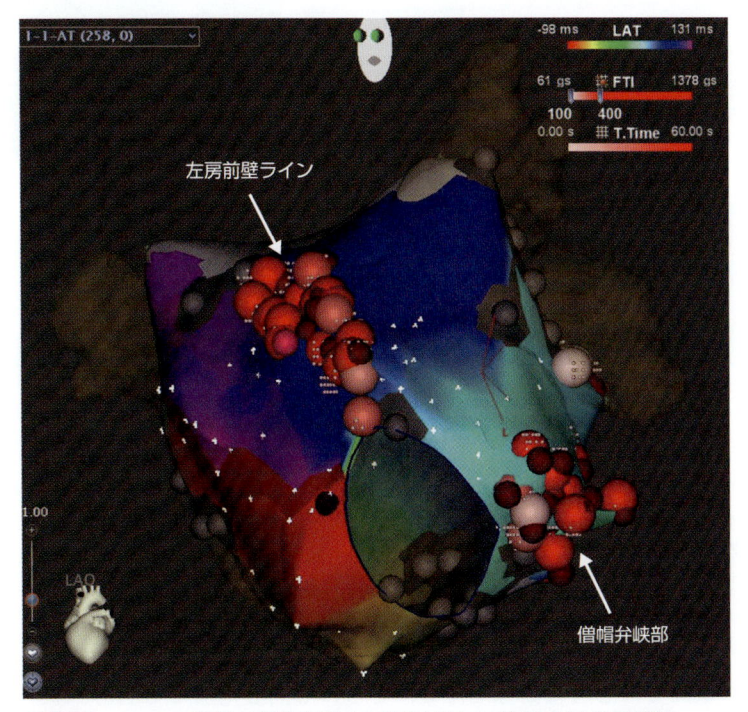

図2 MAZE 術後の僧帽弁輪を反時計周りに旋回する心房頻拍
本症例では僧帽弁峡部の術後の伝導 gap 部位の同定ができなかったために僧帽弁-左下肺静脈での伝導ブロック作成を試みたが困難であり，左房前壁ラインを作成することで頻拍は停止した．

Ch.3 上室性頻拍: AP, AVNRT, SANRT, inappropriate sinus tachycardia など

表2 MAZE 術後心房頻拍の機序（n＝11）

● マクロリエントリー性心房頻拍（n＝10）	
僧帽弁峡部依存性	6
左房天蓋部依存性	1
三尖弁-下大静脈間峡部依存性	2*
右房切開線依存性	1
● 巣状興奮を示す心房頻拍（n＝2）	
切除した左心耳近傍起源	1
左房中隔起源	1*

*：1 例は 2 種類を有していた

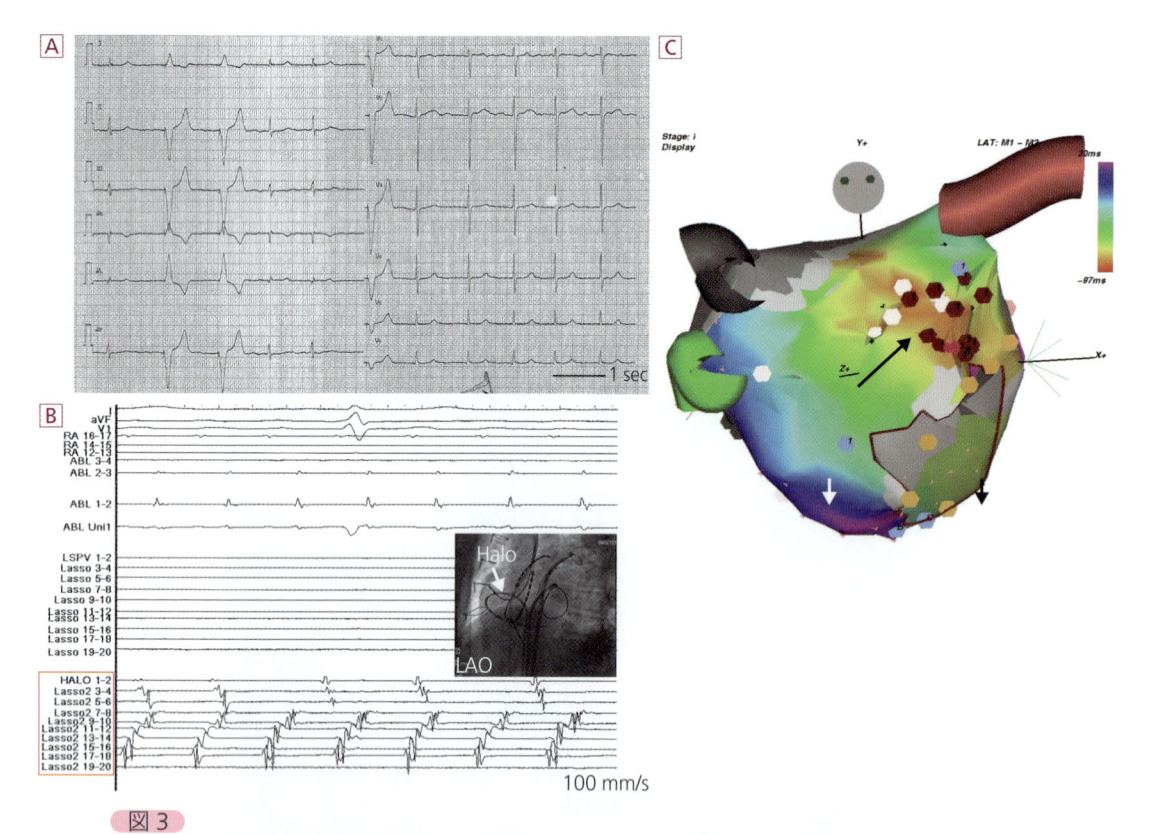

図 3
A：MAZE 術後心房細動の心電図．B：Halo1-2 から 5-6 と他の電極との間で伝導ブロックを認める．肺静脈および左房後壁は隔離されており，左房内は regular であった．C：activation map では左心耳近傍起源の巣状興奮パターンを呈した．本症例は同部位近傍での通電を繰り返しているうちに左心耳切除部位近傍の左房前壁−僧帽弁峡部までが隔離されて洞調律となったが，隔離内では頻拍は持続していた．

　　　体表面心電図では心房細動様を呈し，さらに心内心電図でも右房三尖弁輪部に留置した Halo カテーテルでは心内での伝導ブロックを伴っていたが，左房内は regular で，activation map で左心耳切除部位近傍の巣状興奮パターンを呈した MAZE 後の一例を示す 図 3．本症例は肺静脈隔離および僧帽弁峡部のブロックラインは完成されており，最早期

興奮部位近傍への通電で頻拍は停止した．このようにMAZE術後の心房細動や心房頻拍においても，3Dマッピングを用いた電気生理学的検査で頻拍の起源，機序を診断してアブレーションを追加することで，さらなる洞調律維持効果を期待できるものと考えられる[9]．

まとめ

術後の心房細動や心房頻拍，特にMAZE術後などのように複雑な手術ほど多様な回路が想定されるが，3Dマッピングを用いた電気生理学的検査で頻拍の起源，機序を診断してカテーテルアブレーションを追加することで，良好な洞調律維持効果を期待できるものと考えられる．

謝辞

MAZE術後成績を提供して頂きました，兵庫県立姫路循環器病センター心臓血管外科 吉田正人先生に感謝申し上げます．

文献

1) Almassi GH, Schowalter T, Nicolosi AC, et al. Atrial fibrillation after cardiac surgery: a major morbid event? Ann Surg. 1997; 226: 501-11.
2) 尾前 毅．術後心房細動を制御するために．日臨麻会誌．2010; 30: 771-8.
3) Seiler J, Schmid DK, Irtel TA, et al. Dual-loop circuits in postoperative atrial macro re-entrant tachycardias. Heart. 2007; 93: 325-30.
4) Tritto M, De PR, Zaridini M, et al. Bystander cavo-tricuspid isthmus activation during post-incisional intra-atrial reentrant tachycardia. Europace. 2002; 4: 91-7.
5) Nakagawa H, Shah N, Matsudaira K, et al. Characterization of reentrant circuit in macroreentrant right atrial tachycardia after surgical repair of congenital heart disease. Circulation. 2001; 103: 699-709.
6) Kuck KH, Redy VY, Schmidt V, et al. A novel radiofrequency ablation catheter using contact force sensing: Tocca study. Heart Rhythm. 2012; 9: 18-23.
7) Henn MC, Lancaster TS, Miller JR, et al. Late outcomes after the Cox maze IV procedure for atrial fibrillation. J Thorac Cardiovasc Surg. 2015; 15: 1168-78.
8) Kanda G, Kiuchi K, Shimane A, et al. Perimitral atrial flutter associated with a protected coronary sinus after a Maze IV procedure and concomitant mitral annulus repair. Heart Rhythm Case Reports. 2015; 1: 41-5.
9) Trumello C, Pozzoli A, Mazzone P, et al. Electrophysiological findings and long-term outcomes of percutaneous ablation of atrial arrhythmias after surgical ablation for atrial fibrillation. Eur J Cardiothorac Surg. 2016; 49: 273-80.

〈岡嶋克則〉

Case 3
心臓移植後に徐脈および頻脈発作を認め，治療を必要とした1例

症例
46歳，女性

現病歴
20歳時に急性骨髄性白血病を発症し，化学療法にて寛解するも，アドリアマイシンによる心筋症を発症した．心不全は薬剤治療抵抗性であり，37歳時に左室補助人工心臓（LVAD）装着術を施行，38歳時に渡航心移植を受けた．以後経過良好であったが，46歳時（2012年1月頃）より動悸を自覚し，心電図にて心房粗動を認めた．また，同年5月頃より発作性房室ブロックによる失神発作を認めるようになった．房室ブロックに対するペースメーカ植え込み術および心房粗動に対するカテーテルアブレーション施行目的に入院となった．

経過
来院時12誘導心電図検査は三束ブロックを呈し 図1 ，動悸発作時はV_1誘導で陽性，Ⅱ，Ⅲ，aVF誘導にて陰性の鋸歯状波を認めることから 図2 ，通常型心房粗動が疑われた．胸部X線，心エコー図検査，血液検査に明らかな異常は認めなかった．

心房頻回刺激にて臨床上認められたものと同様の頻拍が誘発された．電気生理検査の結果，頻拍は術前の12誘導心電図診断と同様，三尖弁輪を反時計方向に旋回する通常型心房粗動であり，三尖弁輪下大静脈峡部を通電中に頻拍は停止 図3 ，同部位において両方向性のブロックラインを確認し

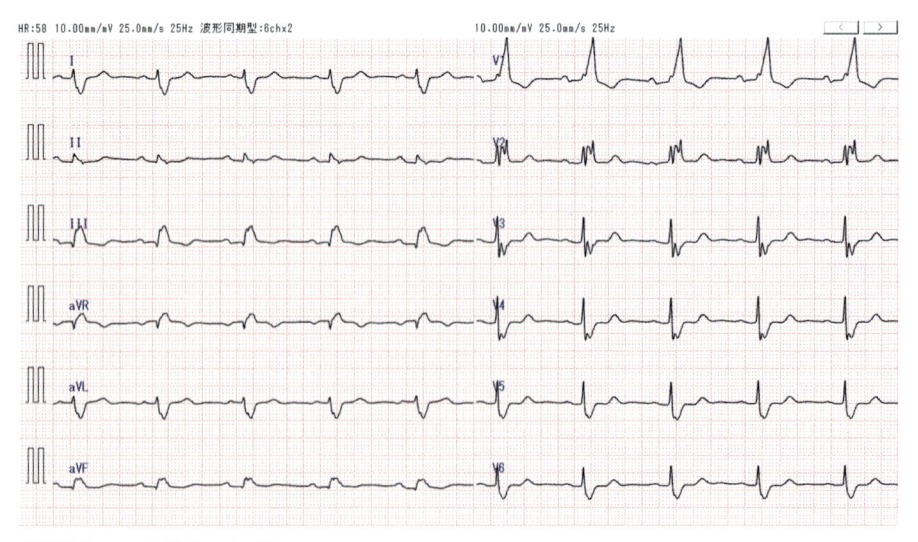

図1 洞調律時の心電図
HR 58/分．三束ブロックを認める．

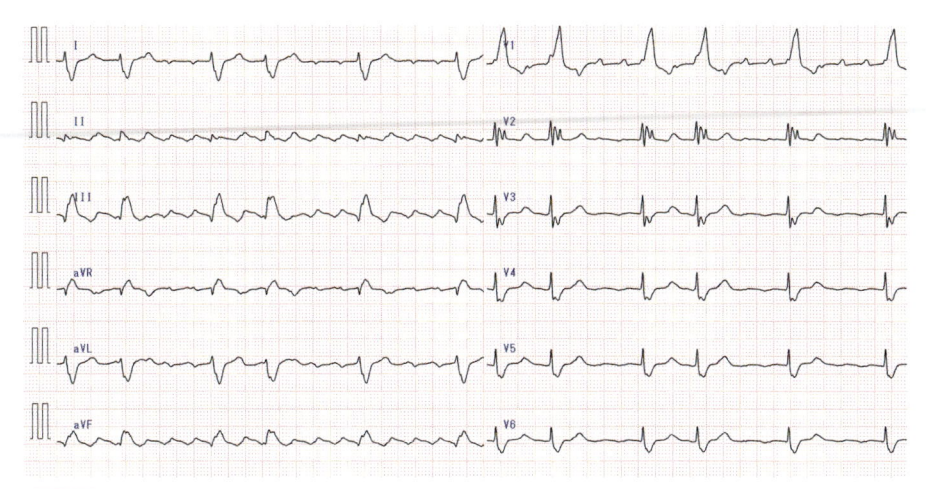

図2 動悸発作時の心電図
HR 68/分．II，III，aVF にて陰性の鋸歯状波を認める．

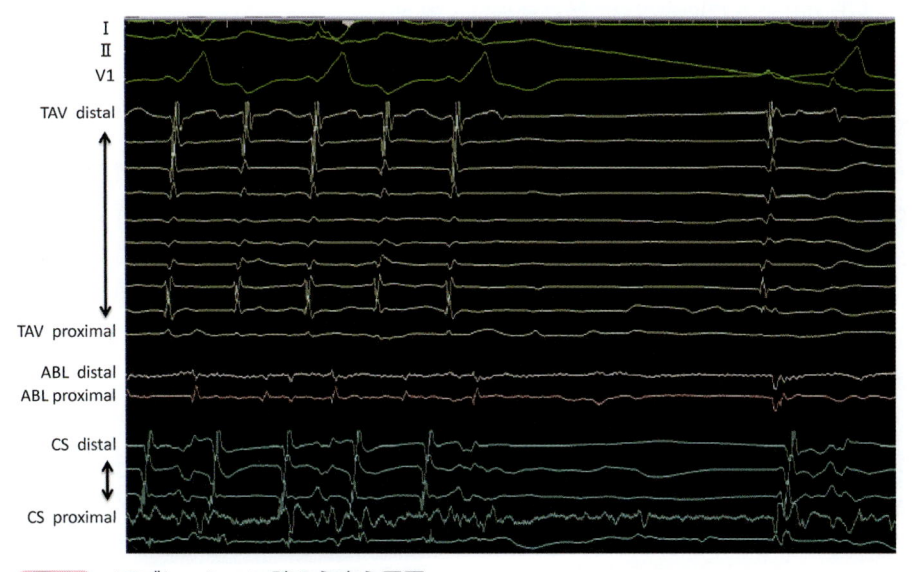

図3 アブレーション時の心内心電図
頻拍は三尖弁輪（Halo カテ）を反時計方向に旋回した．三尖弁輪下大静脈峡部への通電中に頻拍は停止した．TAV: 三尖弁輪，CS: 冠静脈

手技を終了とした．

次に，症候性発作性房室ブロックに対して dual chamber pacemaker の植え込み術を施行した．右鎖骨下静脈は，化学療法のための長期中心静脈カテーテル留置によると思われる閉塞を認めた**図4**．左鎖骨下静脈は，開心術によると思われる高度狭窄を認めた**図5**．左胸郭外穿刺ののち，0.025 インチワイヤーにて狭窄部の通過に成功し 1 puncture 2 sheath テクニックを用いて，右心房，右心室にそれぞれリードを留置した．

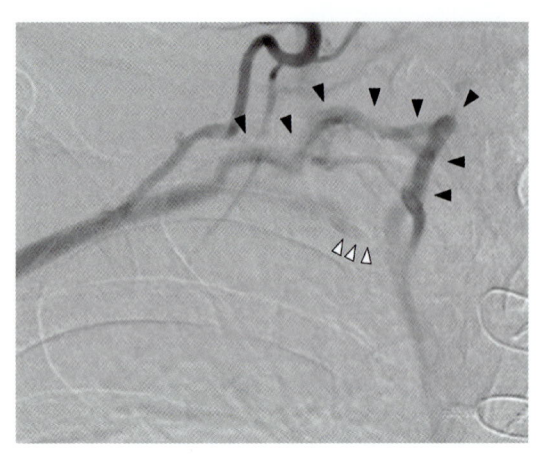

図4　右鎖骨下静脈は閉塞（白矢頭）しており，側副血行路（黒矢頭）を認める

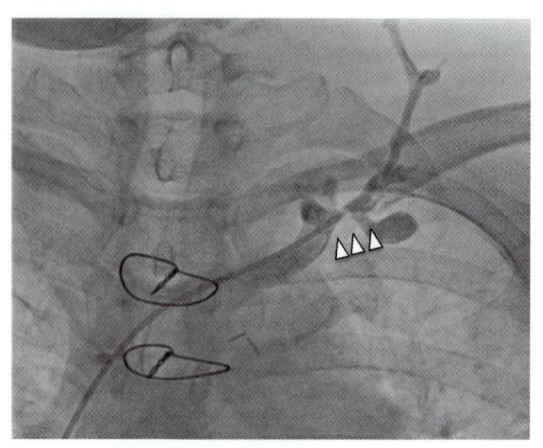

図5　左鎖骨下静脈の高度狭窄を認める（矢頭）

退院後は動悸発作や失神は消失し，経過は良好である．

考察

①移植心と上室性不整脈

Scottらの報告によると，心移植後症例の約10%に上室性不整脈を認めるとされる[1]．Vaseghiらの詳細な検討によると，最も頻度の高いものはマクロリエントリー性頻拍（心房粗動および切開線の関与したリエントリー）であり，カテーテルアブレーションが有効とされる．また頻度は少ないものの，ドナー心自体に素因が存在すると考えられるPSVTや，拒絶反応や移植後血管障害の関与が疑われる心房細動も起こりうる．

②移植心と徐脈性不整脈

Jonesらは心移植例389症例を対象に平均3年の観察期間にて，12.3%にペースメーカ植え込みを必要とする徐脈性不整脈を認めたと報告している[3]．一般に心臓移植時の吻合術式にはbiatrial法とbicaval法があるが，Jonesらは術式（biatrial法）とドナー心の年齢がペースメーカ植え込みに関する予測因子であったと報告している．なお，ペースメーカ植え込みと遠隔生命予後とには関連を認めていない．

③大阪大学医学部附属病院での経験

外来通院中の心移植後42例を対象とした検討では，本例を含め3例に上室性頻拍（通常型心房粗動1例，slow-fast AVNRT 1例，focal AT 1例）を認めた[4]．また2例に房室ブロック，1例に洞不全症候群を認め，ペースメーカ植え込みを要した．

文 献

1) Scott CD, Dark JH, McComb JM. Arrhythmias after cardiac transplantation. Am J Cardiol. 1992; 70: 1061-3.
2) Vaseghi M, Boyle NG, Kedia R, et al. Supraventricular tachycardia after orthotopic cardiac transplantation. J Am Coll Cardiol. 2008; 51: 2241-9.
3) Jones DG, Mortsell DH, Rajaruthnam D, et al. Permanent pacemaker implantation early and late after heart transplantation: clinical indication, risk factors and prognostic implications. J Heart Lung Trasnplant. 2011; 30:1257-61.
4) Minamiguchi H, Mizuno H, Masuda M, et al. Catheter ablation of focal atrial tachycardia originating from a donor heart after bicaval orthotopic heart transplantation guided by a noncontact mapping system. Int Heart J. 2012; 53: 146-8.

〈小西正三, 南口　仁〉

Ch.3 上室性頻拍: AP, AVNRT, SANRT, inappropriate sinus tachycardia など

4 非通常型 AFL

心房粗動（atrial flutter: AFL）・心房頻拍（atrial tachycardia: AT）の分類は，古典的には体表面心電図所見に基づいた Wells の分類が広く知られている[1]．これは頻拍周期が240〜250回/分より速いものを心房粗動，遅いものを心房頻拍としており，また心房頻拍には体表面心電図で等電位線が存在するとされている．その後電気生理学的知見が集積し，心房粗動・心房頻拍の機序は必ずしも体表面心電図の特徴とは合致しないことがわかり，この混乱を解決すべく2001年にエキスパートコンセンサスが示された[2]．このコンセンサスは，不整脈の機序と頻拍回路に基づいて心房粗動・心房頻拍の分類をすることを基本としている．つまり，心房性頻拍には巣状興奮パターンを示すものと比較的大きな解剖学的障壁周囲を旋回するマクロリエントリー性頻拍の2つがある．巣状興奮パターンを示すものには，マイクロリエントリー，撃発活動（triggered activity），異常自動能を機序とするものが存在しこれらを心房頻拍と定義している．マクロリエントリー性頻拍は，回路に基づき，三尖弁周囲を心尖部から見て反時計方向に旋回する頻拍を typical（通常型）AFL，時計方向に旋回するものを reverse typical AFL，切開線によるブロックライン周囲を旋回するものを incisional AFL（あるいは lesion AFL），これらに該当しないものを atypical（非通常型）AFL と呼ぶ．心房粗動のうち，実に90％が三尖弁下大静脈間峡部依存性の typical もしくは reverse typical AFL に分類されるが，これらの治療戦略については『カテーテルアブレーションの真髄』（奥山裕司，編）を参照されたい．また incisional AFL については Ch.3-3（p.189〜）を，近年問題視されている心房細動アブレーション後の心房頻拍，心房粗動については Ch.1-10（p.63〜）を参照されたい．

本稿では，難治性不整脈で，必ずしも"根治"できるわけではないが，成功すれば患者のメリットが大きい非通常型 AFL のカテーテル治療を行う上でのポイントについて概説する．

I 心房粗動の術前評価

心房粗動の発症様式には，発作性もあれば持続性のものもあり，心室応答が早く頻脈を呈しているものもあれば，そうでないものもある．術前に評価すべき事項としては，心房粗動が血行動態あるいは患者 QOL にどのような影響を与えているかを把握することである．そのためには問診（動悸発作の頻度，持続時間，発作時の症状，頻脈が出現することにより具体的にどのような生活制限があるかなど），心機能，冠動脈疾患の有無に加え，合併疾患の評価（高血圧，糖尿病，脳梗塞既往や甲状腺機能）も欠かせない．

4 非通常型 AFL

診断
　典型的な鋸歯状波が 12 誘導心電図でみられる場合，診断は比較的容易である．QRS 波に重なり基線の観察が困難な場合には，迷走神経刺激法やアデノシンを用いて診断を行う．atypical AFL と診断されれば，カテーテル治療を行う際に左房へのアプローチが必要となることがある．術前に経食道心エコーや造影 CT の準備を行う．

薬物療法
①抗凝固療法
　本邦のガイドラインでは心房粗動の場合も心房細動に準じ脳梗塞リスクに応じて抗凝固療法が推奨されている．ただし，新規経口抗凝固薬は保険適応外であることは留意されたい．

②レートコントロール/リズムコントロール
　抗不整脈薬の I 群薬を単独で投与した場合，粗動周期を下げることにより心室応答がかえって増加してしまう場合があるので注意を要する．また低心機能患者へ不用意に心機能抑制作用のある I 群薬や非ジヒドロピリジン系 Ca チャネル拮抗薬を使用することは厳に慎みたい．
　カテーテル治療を前提としている場合には，頻拍回路を修飾しうる薬剤は極力避ける．頻拍が持続している場合には十分な抗凝固療法ができるまで心不全を発症・悪化させないことを目標に薬物療法を行う．可能であれば頻拍が持続したまま検査・治療を実施することが望ましい．

II アブレーションを行う前に知っておくこと

　atypical AFL には右房起源，左房起源のものがある．右房起源では，いわゆる lower loop reentry と upper loop reentry が知られている．前者は，通常型心房粗動において crista terminalis を短絡する回路が想定されており，三尖弁-下大静脈間峡部のブロックライン作成により停止が可能である．一方後者は，卵円窩と下大静脈の間で焼灼が可能との報告があるが，確立した定義や治療法はない[3]．左房起源では，僧帽弁輪周囲を旋回するもの（perimitral AFL）が多く，そのほかには天蓋部に伝導遅延部位を有し，リエントリー回路の一部がおおむね天蓋部に存在するものが知られている．いずれの場合も左房に大きな瘢痕領域，低電位領域が存在するのが特徴であり，瘢痕領域周囲あるいは解剖学的障壁との境界域において峡部を形成し頻拍が成立することがある[4]．

III activation mapping の作成と ablation における tips and tricks

　心房粗動に限ったことではないが，activation mapping を行う上では，瘢痕領域の認識が重要である．瘢痕領域の広がりを認識することで，頻拍回路を同定するのみならず，どこを焼灼目標とするかを決めることができる．最終的には解剖学的峡部を線状焼灼することとなるが，少ない通電回数で頻拍を停止させるためには，瘢痕領域を最終的な伝導ブロックラインの

一部として使わない手はない．正しい activation map を作成するには，①カテーテル先端が十分心筋に接しているかを認識すること，②局所電位からその部位が正常心筋か異常心筋かを認識することが重要となる．カテーテル先端が心筋に接しているかどうかは，透視上でカテーテル先端が心拍動とともに動いているか，3D mapping 上ではすでに取得したポイントとの位置関係などから判断することができる．CARTO system では，先端荷重が計測できる SMARTTOUCH® が利用できる．mapping 中も先端と心筋とのコンタクトフォースを定量的に評価することができるため，安全であり有用でもある．また局所電位の認識には，安定した電位を記録することも大切である．1 拍ごとに電位の位相や形が変化する場合には，カテーテルの心筋への密着度，カテーテル位置の安定性に注意が必要である．また far field の電位を局所電位と誤認することも時折経験する．特に左房の mapping では左上肺静脈で左心耳，右肺静脈で右房あるいは上大静脈の電位を拾うため注意を要する．双極誘導では far field の電位は dull な波形が多く，一般に振幅は小さいという特徴があり，鑑別の参考とする．また局所の焼灼によって局所電位は減高するが，far field の電位は波高，形態が変化しないといった点にも留意をしつつ鑑別を進める．このほか冠静脈洞内では冠静脈を覆う musculature の電位と左房の電位が，また中隔では右房，左房の電位が記録される[5]．

reference 電位も非常に大切である．3D mapping システムでは頻拍周期の基準となる電位を定義している．多くの場合冠静脈洞内の電位が選択されるが，冠静脈洞内では心室電位も捕捉される．mapping 中 reference 電位は自動認識されるため，知らぬ間に心室電位を reference にしていることが往々にして生じる．これを防ぐ方法として筆者らは，mapping をする際に冠静脈洞に留置するカテーテルには電極が小さく，極間が狭いものを好んで使用している．電極の大きいカテーテルでは，心房電位と心室電位が類似した形態となりやすいが，極間の狭いカテーテルでは心房電位は時に低電位となるものの，高周波成分に富む波形として記録されるため，心室波形と心房波形の分離に適している．また mapping 中に冠静脈洞に留置したカテーテルが心拍や mapping カテーテルと干渉し位置が変わることがあるため，動かないように絹糸やテープでシース等に固定している．

一通り activation map を作成したらそれを俯瞰する．右房，左房全体を見て位相や alignment がおかしなところはないかを確認する．位相がずれているポイントは局所の電位を確認し reference がおかしくないか，noise や期外収縮を拾っていないかなどを確認する．alignment がおかしなところは，カテ先端が心筋に十分接していない場合があり必要に応じてポイントを消去，追加し修正する．ポイント数が不足している領域があれば mapping を追加する．全体を俯瞰し，頻拍回路を予測しながら activation map を完成させる．

activation map が完成したら，次はその妥当性の検証を行う．entrainment pacing を行い，post pacing interval（PPI）を計測することで，頻拍回路を特定する．一般的に PPI から頻拍周期を引いた値が 30 msec 以下であれば，pacing cite は頻拍回路上と考えられる[6,7]．

pacing により頻拍回路が変わることもあるため，誘発性が悪い場合や頻拍が不安定な場合は PPI の計測ができないこともある．

焼灼を開始するにあたって，頻拍周期を 1 心拍ごとにモニターする．EP recording system

4 非通常型 AFL

に搭載されている trigger mode 機能を利用すると便利である．通電中頻拍周期が延長した場合には，①不完全ブロックが形成された，②回路を乗り換えた，ことを念頭におく．通電により頻拍周期は延長したものの，頻拍が停止しない場合は，頻拍回路の乗り換えが起こった場合があるため entrainment pacing にて評価を行うか，再度 mapping を行う．

IV 症例

　心房粗動を契機に心不全が悪化した拡張型心筋症の一例である．薬剤不応性の心房粗動であり，心房-心室同期不全により心不全コントロールが困難となった．12 誘導心電図では 4：1 伝導の非通常型心房粗動を認める 図1．右房の mapping を行ったが中隔側から興奮が始まり，右房における興奮持続時間が頻拍周期をまったく満たさなかったため左房起源と判断し，左房へアプローチした．

　activation map を作成したところ両側肺静脈に電位を認めず，また左房前壁に広範囲に瘢痕領域が広がっており，天蓋部を通って頻拍が持続していた 図2．両側肺静脈の瘢痕領域をつなぐように天蓋部に線状焼灼を行うと，頻拍周期が延長した 図3．頻拍回路を乗り換えたと判断し，再度 activation mapping を行った 図4．頻拍周期は 426 msec である一方，activation map 上，左房の興奮持続時間は 381 msec（258 msec＋123 msec）であり頻拍周期を満たしていなかった．しかし僧帽弁峡部（mitral isthmus）における PPI は頻拍周期と一致した．左房前壁における瘢痕領域を伝導遅延部位とする，僧帽弁峡部依存性の頻拍と判断した 図5．左房前壁の瘢痕領域はいわゆる perimitral AFL の anterior line であったため，伝導遅延部位を焼灼することで頻拍の停止に成功した．

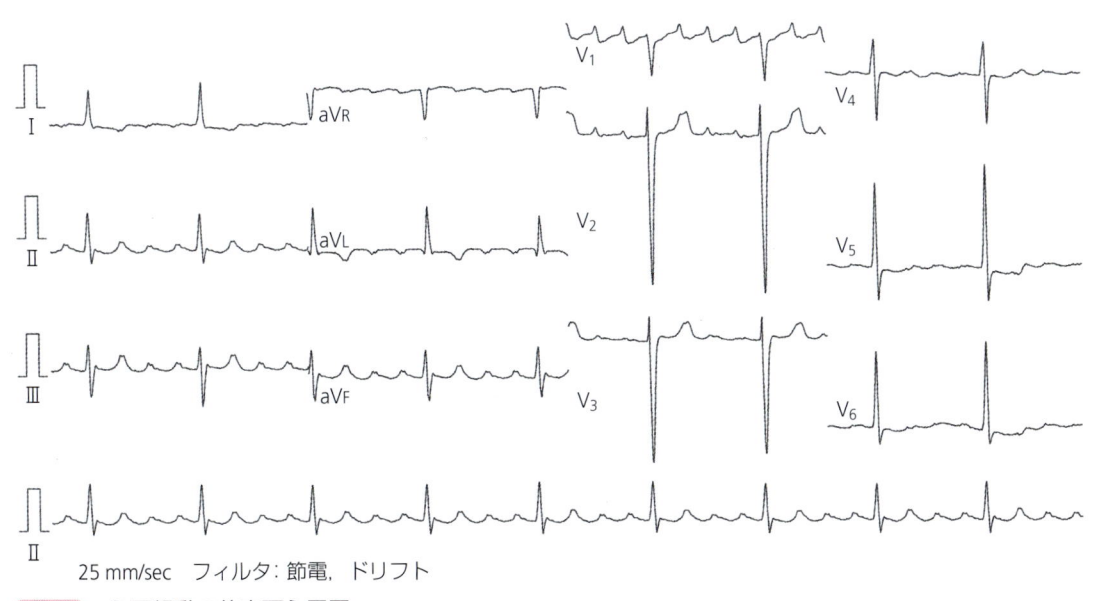

25 mm/sec　フィルタ：節電，ドリフト

図1　心房粗動の体表面心電図

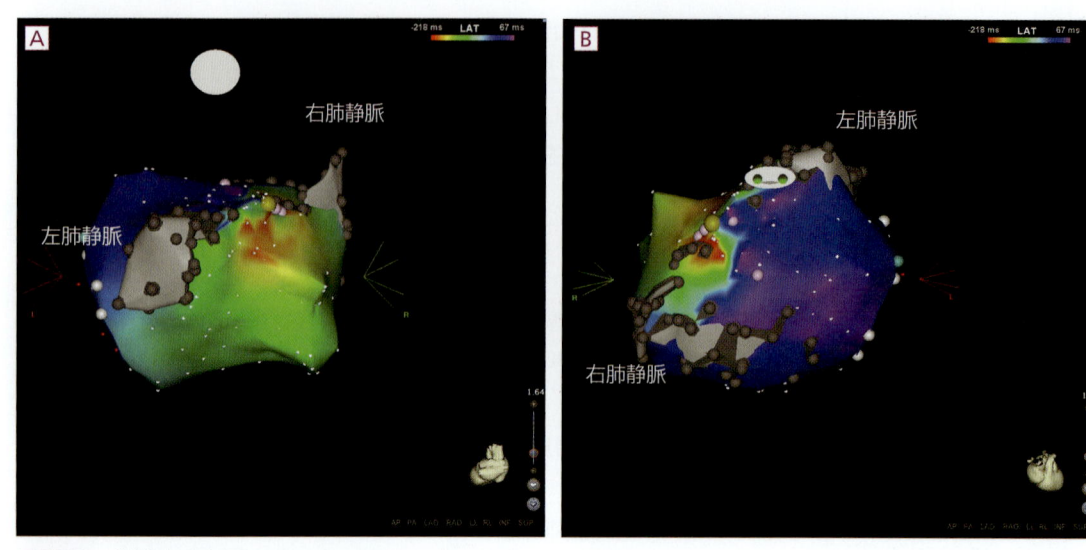

Ch.3 上室性頻拍: AP, AVNRT, SANRT, inappropriate sinus tachycardia など

図2　頻拍中の左房 activation map
A：PA やや頭側からみた activation map，B：AP やや頭側からみた activation map
両側肺静脈には電位を認めなかった．また左房前壁にも広範囲に瘢痕領域が広がっていた．頻拍は左房天蓋部を抜け，左肺静脈周囲を旋回していた．

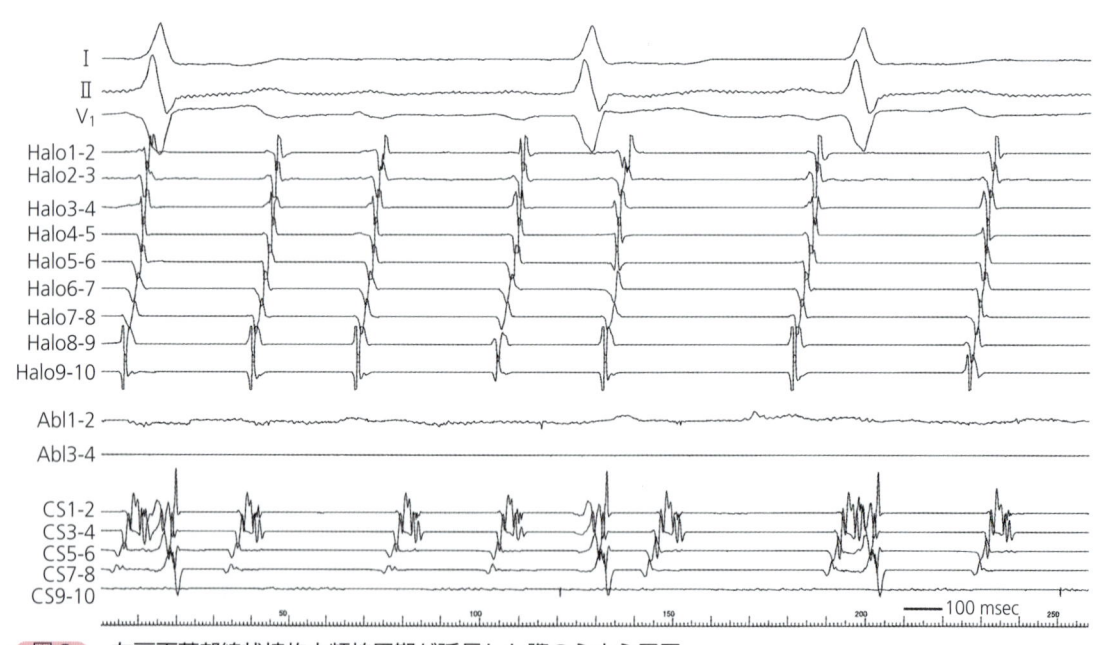

図3　左房天蓋部線状焼灼中頻拍周期が延長した際の心内心電図
左房天蓋部を線状焼灼中頻拍周期が延長した．追加通電を行っても頻拍は停止しなかった．

❹ 非通常型 AFL

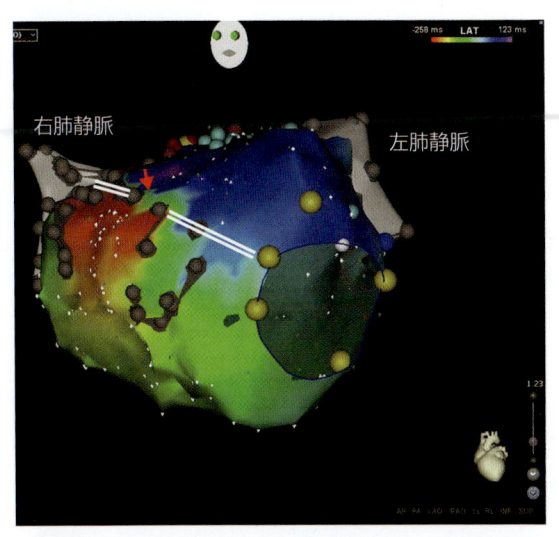

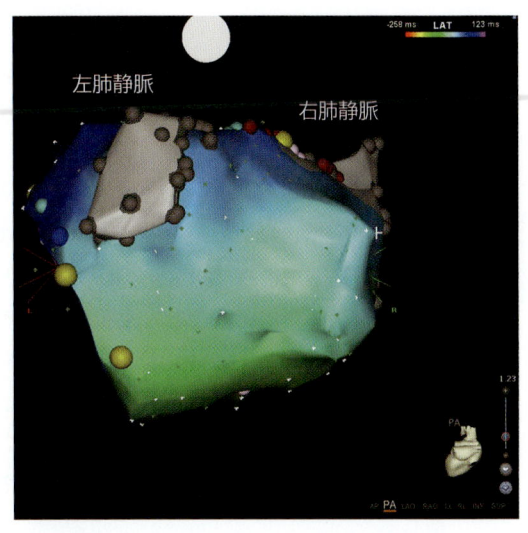

図4 左房天蓋部線状焼灼中に出現した頻拍の activation map

activation map 上は左房の興奮持続時間は 258＋123＝381 msec であり，頻拍周期（426 msec）を満たさなかった．僧帽弁峡部における post pacing interval が頻拍周期と一致したため，頻拍は図中赤矢印を伝導遅延する perimitral AFL と診断した．伝導遅延部位への通電により頻拍は停止した．

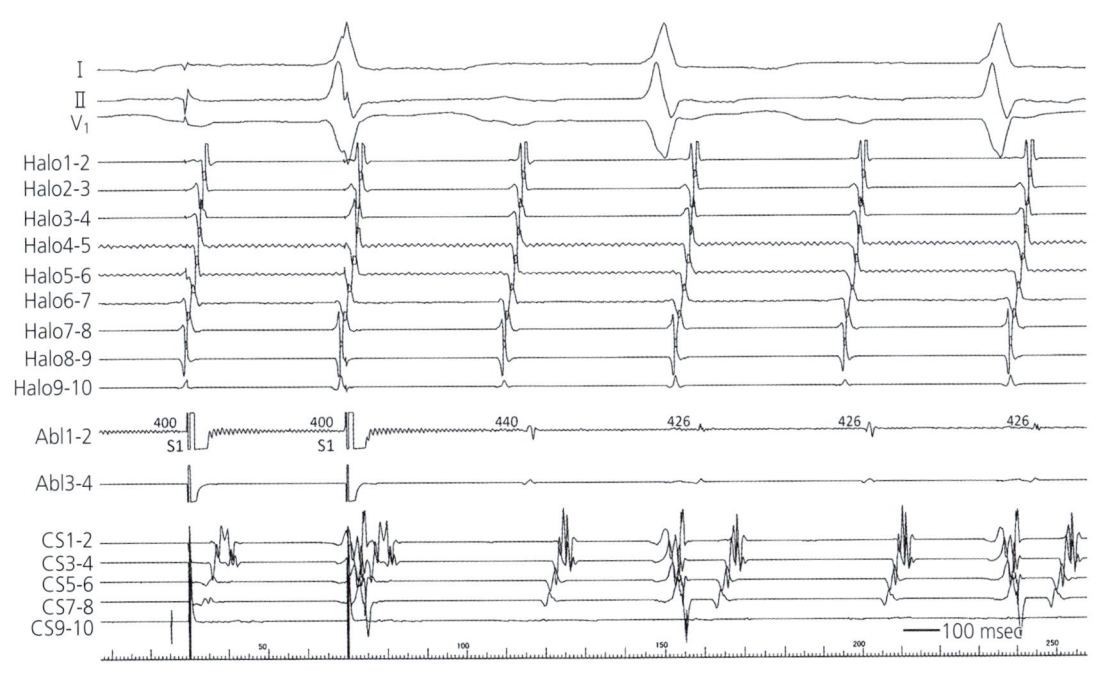

図5 僧帽弁峡部における PPI

僧帽弁峡部において PPI を計測した．return cycle は 440 msec であり，頻拍周期（426 msec）とほぼ一致した．

おわりに

非通常 AFL は，体表面心電図からその回路を推測することが困難であり，カテーテル治療を実践するにあたっては，ともすると"出たとこ勝負"となりがちである．体表面心電図上は，典型的な鋸歯状波でなくても，三尖弁下大静脈間峡部（cavotricuspid isthmus: CTI）依存性のこともあり，比較的短時間の治療で大きな成果を得ることもあるが，CTI 非依存性では頻拍回路の同定に難渋する，あるいは伝導ブロックの作成が困難であることも珍しくない．手技の継続に伴う患者負担が大きいと判断される場合にはカルディオバージョンや薬物療法で経過をみるということも選択肢となる．

近年様々な new technology が開発され，その進歩には目を見張るものがある．多点同時 mapping, low flow irrigation system, contact force technology などが次々に臨床応用され手技時間の短縮，安全性や成功率の向上にも寄与している．今後もこの発展は続いていくものと思われる．今現在治療困難な症例であっても，やがて将来これを克服できる日が来ると信じる．

文 献

1) Wells JL Jr, MacLean WA, James TN, et al. Characterization of atrial flutter. Studies in man after open heart surgery using fixed atrial electrodes. Circulation. 1979; 60: 665-73.
2) Saoudi N, Cosío F, Waldo A, et al. Working Group of Arrhythmias of the European of Cardiology and the North American Society of Pacing and Electrophysiology. A classification of atrial flutter and regular atrial tachycardia according to electrophysiological mechanisms and anatomical bases; a Statement from a Joint Expert Group from The Working Group of Arrhythmias of the European Society of Cardiology and the North American Society of Pacing and Electrophysiology. Eur Heart J. 2001; 22: 1162-82.
3) Yang Y, Cheng J, Bochoeyer A, et al. Atypical right atrial flutter patterns. Circulation: 2001; 103: 3092-8.
4) Jaïs P, Shah DC, Haïssaguerre M, et al. Mapping and ablation of left atrial flutters. Circulation. 2000; 101: 2928-34.
5) Shah D, Burri H, Sunthorn H, et al. Identifying far-field superior vena cava potentials within the right superior pulmonary vein. Heart Rhythm. 2006; 3: 898-902.
6) Deo R, Berger R. The clinical utility of entrainment pacing. J Cardiovasc Electrophysiol. 2009; 20: 466-70.
7) Stevenson WG, Sager PT, Friedman PL. Entrainment techniques for mapping atrial and ventricular tachycardias. J Cardiovasc Electrophysiol. 1995; 6: 201-16.

〈川﨑真佐登〉

心室頻拍，心室細動，VPCなどに対するアブレーション，外科手術

Ch. 4

Ch.4 心室頻拍，心室細動，VPC などに対するアブレーション，外科手術

1 心外膜アプローチによるアブレーション

　左室心筋は患者・部位によっては 1 cm 以上の壁厚があり，内膜側のみからの高周波通電で貫壁性の焼灼病変を形成するのが困難なことがしばしば経験される．外膜側に起源を有する心室頻拍に対するアブレーションにおける心外膜アプローチは 1996 年に Sosa によって最初に報告されて以来[1]，心室頻拍の治療オプションとして用いられるようになった．本項では，心外膜アブレーションの適応・実際の方法・有効性について自験例を交えて概説する．

I 心外膜アプローチの実態と適応

　Sosa の報告以来，各施設から心外膜アプローチによる心室頻拍アブレーションの経験が報告されるようになったが，当初は比較的少数の症例を対象とした単施設の経験が主であった．2011 年に報告された欧州の多施設登録試験[2]では，心外膜アプローチを施行した 218 名中，心外膜アプローチが first-line therapy として選択された症例は 78 例（36％）であり，その主な理由は，① 12 誘導心電図上の VT 波形が外膜起源を示唆，②拡張型心筋症など疫学的に外膜起源 VT を高頻度に合併する基礎疾患の存在，③内膜側マッピングにおいて洞調律中の低電位領域や異常電位，あるいは VT 中の拡張期電位が欠如，または VT 中の activation map における "pseudofocal pattern"（内膜側最早期部位の局所電位が体表面 QRS 起始部に比し早期性を有さない）の存在，④心室内血栓の存在，であった．手術関連死亡はなく，重篤な合併症は 9 例（心タンポナーデ 8 例，下横隔膜動脈損傷による腹腔内血腫 1 例）であり，3 例で外科的処置を要した．以下にこの①～③について詳述する．

外膜起源を疑う 12 誘導心電図波形

　12 誘導心電図波形から心外膜起源心室頻拍を推定する試みは以前から報告されており，外膜起源を示唆する所見として QRS の立ち上がりの鈍化（interval criteria）および内膜起源からは予測し得ない初期 QRS ベクトル（morphology criteria）があげられる．Berruezo らは右脚ブロックパターンを呈する虚血性・非虚血性心室頻拍症例において以下のパラメータ（①～③）を評価し，心内膜からのアブレーション不成功例においては，成功例に比しこれらの値が有意に延長することを報告した[3]．① pseudodelta：前胸部誘導における心室興奮開始から速い QRS の立ち上がりまでの時間，② intrinsicoid deflection time in V2：V2 誘導における心室興奮開始から R 波頂点までの時間，③ RS complex duration：前胸部誘導における心室興奮開始から S 波頂点までの時間　図 1．
　また，Daniels ら[4]によって提唱された，④ MDI（maximum deflection index）は各誘導において心室興奮開始から最も振幅の高い Q 波または R 波頂点までの時間を QRS 幅で除

❶ 心外膜アプローチによるアブレーション

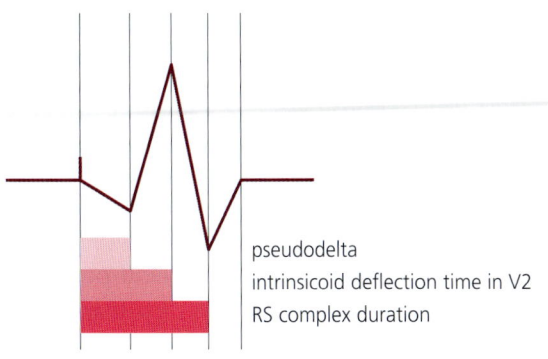

図1 心外膜起源と関連する心室頻拍時のQRS波形パラメータ
外膜起源ではこれらの値が内膜起源に比し大きくなり，QRS波形の立ち上がりが緩徐になる傾向がある．
(Berruezo A, et al. Circulation. 2004; 109: 1842-7 より改変)[3]

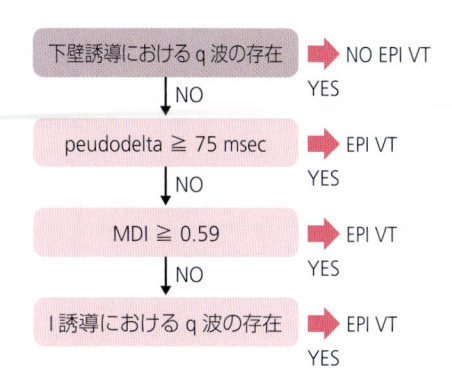

図2 前壁-側壁起源の非虚血性VTにおいて外膜起源を推定するためのアルゴリズム
ペースマップを基準とすると，本アルゴリズムの感度は96％，特異度は93％であった．(Valles E, et al. Circ Arrhythm Electrophysiol. 2010; 3: 63-71 より改変引用)[5]

した値の最小値であり，特発性左室起源心室頻拍において0.55以上のMDIは感度100％，特異度98.7％と良好に心外膜起源を予測しうることが示されている．

さらに，Vallesら[5]は非虚血性心筋症における心外膜（特に前壁から側壁基部）起源VTのmorphology criteriaとしてⅠ誘導におけるQ波の存在，下壁誘導におけるQ波の消失をあげており，上述のinterval criteriaとの併用による診断アルゴリズムを提唱した 図2．

これらの心電図基準の妥当性は他のコホートにおいて検討されているが，基礎疾患や頻拍起源の違いから，必ずしも既報と一致しないこともあり[6]，参考所見の一つとして考慮するべきものである．

基礎疾患

合併する基礎心疾患によりVT起源が外膜側に好発することがある．例えば，Chagas病は*Tripanosoma cruzi*による原虫感染症であるが，高率に心外膜起源のVTを起こすことが知られている．また，心外膜起源VTは非虚血性VTに多いとされ，非虚血性心筋症で25〜45％，ARVCで10％程度と報告されている．虚血性VTは虚血や線維化などの病態が内膜側から進行するため，心内膜アプローチが第一選択とされることが多いが，後側壁梗塞症例や心室瘤を伴う症例ではリエントリー回路が心外膜下に存在することがある．

心内膜アブレーション不成功例・心内膜マッピング所見から外膜側病変が予測される例

以前の心内膜アブレーションの不成功，もしくは再発は心外膜アブレーションを考慮する一つの材料となる．Brugadaらはincessant VT 19例中10例に心外膜アブレーションを施行し，うち8例ではその理由が心内膜アプローチによるVT抑制が不成功であったことを報告している[7]．

また，Marchilinski らのグループは心内膜・心外膜両側から双極・単極による電位マッピングを施行した非虚血性 VT 患者 16 例について比較検討を行い，内膜側マッピングの所見が外膜側の病変を予測しうるかを検討した[8]．心外膜側の双極電位マッピングにおいて電位波高 0.5 mV 以下の瘢痕領域（bipolar scar）を有した 11 例では，うち 9 例の内膜側に単極電位マッピングでの瘢痕領域（unipolar scar，電位波高 5 mV 以下）が認められた．これに対し，外膜側に低電位領域を有しない 5 例の内膜側には双極・単極電位ともに異常を認めなかった．双極電位が近接 2 電極間の局所電位を表現する一方，単極電位は far field potential を含んだより広範囲の電位を表す．この知見から，非虚血性 VT 症例において内膜側単極電位マッピングのみで検出される瘢痕領域が外膜側の双極低電位領域の存在を示唆するものと考えられた．

また近年，不整脈基質を CT や MRI の画像診断によって可視化し，その局在を同定する試みが盛んに行われている．Zeppenfeld らは造影 MRI を行った虚血性・非虚血性 VT 症例において，造影 MRI における瘢痕領域および境界領域が不整脈の緩徐伝導部位と密接に関連することを報告している[9]．今後，画像診断と不整脈基質の関連に関する知見が集積されれば，CT や MRI の所見を基に心外膜アブレーションを考慮する機会も増加すると考えられる．

また実践的なアドバイスとして心外膜アプローチを含む必要なアクセスはすべてヘパリン開始前に用意することをお勧めしたい．心内膜アプローチが不成功であった場合に改めて心外膜穿刺を行うことは出血リスクを最小化する観点から勧められない．したがって，心外膜アプローチの要否については事前に十分な評価を行っておく必要がある．

II 外膜アプローチの方法

準備

一般的に，心外膜アプローチは全身麻酔・人工呼吸管理下に行う．大腿動静脈を確保した後，透視上の目安として大腿静脈より右室心尖部に電極カテーテルを留置しておく．また，剣状突起から心囊への穿刺線上に肝臓が重ならないか，エコーにて確認しておく．

心囊穿刺には前壁・下壁どちら側にシースが入るかにより前方アプローチと下方アプローチの 2 法があり，可能であれば関心部位によって選択する．後者の場合，剣状突起より右室中間部下壁に向かって穿刺する．通常は体軸に対し 45 度，水平面に対し 45 度の角度を基本とするが，心臓の位置や向き，体表からの距離に個人差があるため正面のみならず左右斜位を含めた透視でよく方向と距離を確認する．なお，前方アプローチの場合には水平面と穿刺針のなす角度は小さくなり，より針を寝かせた状態で穿刺することになる．

穿刺針には先端が湾曲した硬膜外麻酔針（Tuohy 針）を用いるとよい．湾曲した大湾側が心筋に接するように（すなわち，ガイドワイヤーが心筋ではなく心外膜側に出るように）針の向きを設定する．したがって，前方アプローチと下方アプローチでは穿刺するときの針の向きが反対になる 図3 ．

❶ 心外膜アプローチによるアブレーション

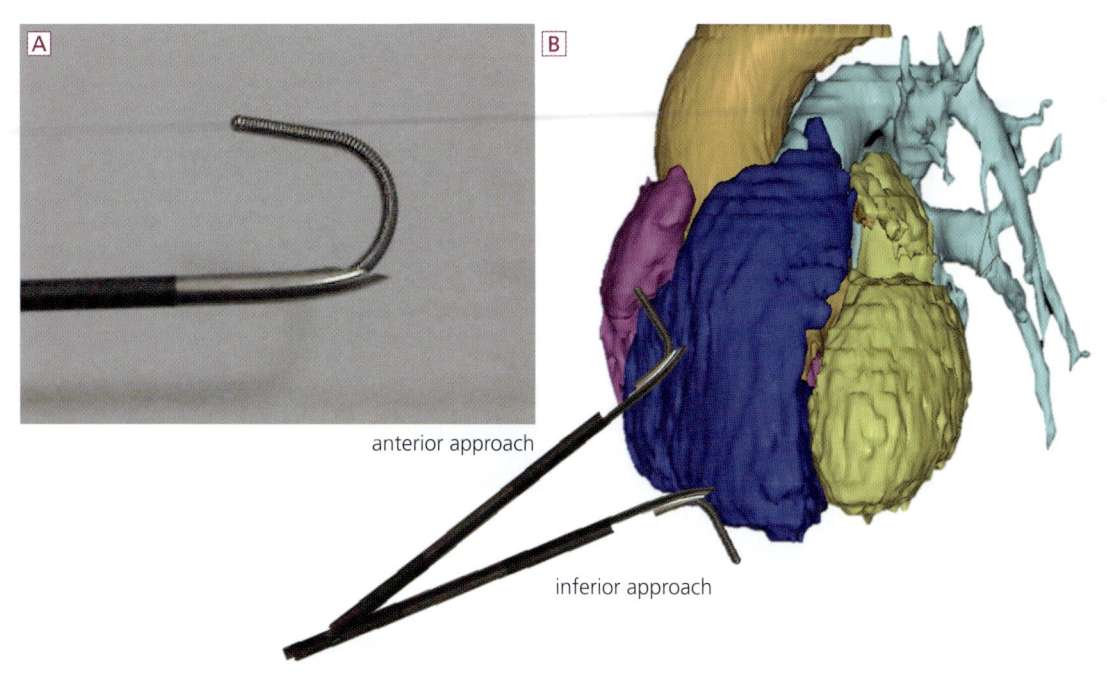

図3 Tuohy 針の先端形状（A）と anterior/inferior approach における向き（B）
Tuohy 針先端がカーブしているため挿入したガイドワイヤーは針の向きに対し角度がついた状態となる．針の大湾側が心筋表面に接し，ガイドワイヤーが心筋から遠ざかるよう針の向きに注意する．

穿刺

　体表から少しずつ針先を心表面に向かって進める．針先端が心拍動に合わせて動いているのが確認できれば，針先は心囊腔から 2～5 mm 以内のごく近傍にあると判断してよい．人工呼吸を一旦中断し，呼吸による胸郭の変動をなくした状態でさらに針を進めるとクリック感とともに針先が心囊腔に侵入する．実際には複数の層が重なっているため何回かクリック感を感じることが多く，その都度ガイドワイヤーを挿入して確認する．

　針先が心囊腔に入ったことを確認する手段は下記の通りいくつか存在する．①心囊腔は陰圧であるため Tuohy 針を生理食塩水で満たしておくと，心囊腔到達とともに水滴が中に引き込まれる（hanging drop），②造影剤を針内に満たしておき，心囊の tenting 図4 および穿刺直後の心囊腔内への造影剤の広がりを確認する，③針に圧ラインモニターを接続し，圧の急速な低下 図5 により心囊腔到達を確認する．筆者は，針先が心囊腔を通り抜け心室内に到達した際に，心内圧波形によってその確認が容易に行えるという理由で②に加え③の圧ラインモニターの併用を好んで用いている．万が一心室内に針が到達した場合には，内圧波形が記録されなくなるところまで針をゆっくり引いてガイドワイヤーを挿入すれば心囊腔に到達可能である．また，針先が確認できなくなるため，途中の造影剤の使用は最小限にとどめるのが望ましい．

　いずれにしても，穿刺が困難であれば早々に外科的開窓術への変更を検討する．

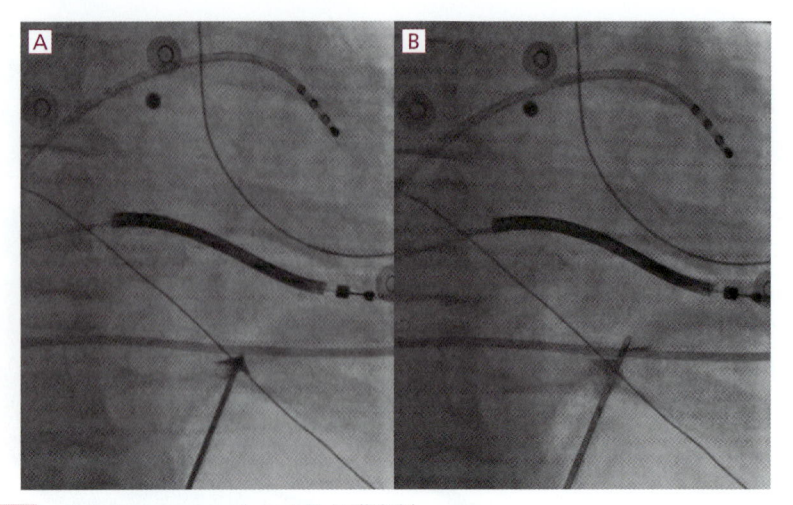

Ch.4 心室頻拍，心室細動，VPC などに対するアブレーション，外科手術

図4 inferior approach による心膜穿刺
Tuohy 針内に貯留した造影剤により tenting（A）および心囊腔への侵入（B）が確認できる．

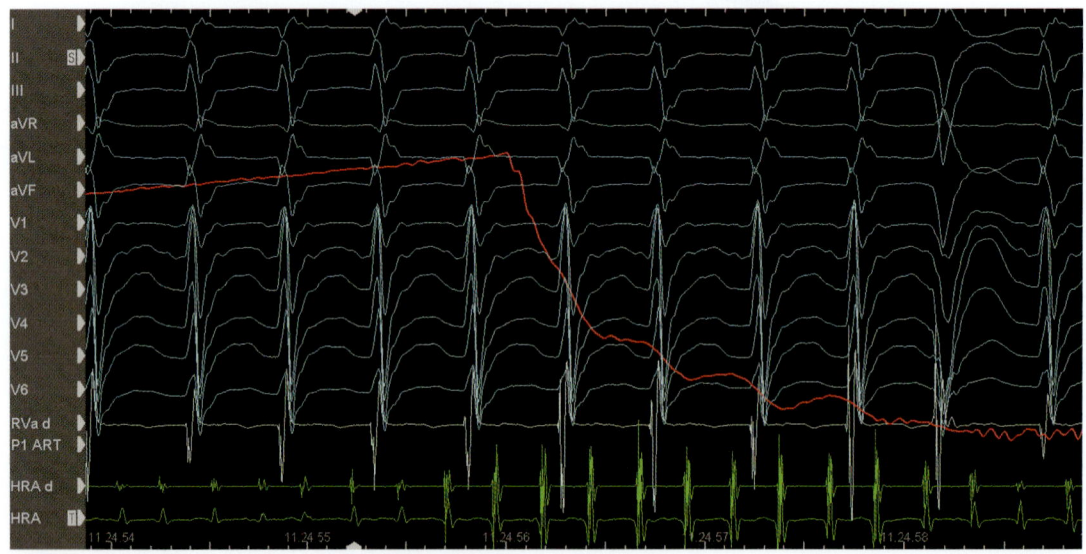

図5 心膜穿刺中の Tuohy 針先端圧波形（赤線）
通常，心囊腔は陰圧なのでクリック感と圧の急速な低下により心囊腔内に入ったことが確認できる．

ガイドワイヤー挿入

　針先が心囊腔に位置することが確認できたらガイドワイヤーを挿入し，人工呼吸を再開する．この際，左前斜位で挿入したガイドワイヤーが左室・右室を取り囲んでおり，心囊外に出ていないことを確認する．右室・左室内に針先が入った際には挿入したガイドワイヤーは対側の心室方向には行かず，肺動脈または大動脈を通り心陰影外に迷出する．この時，斜位が浅いと肺動脈など心外に出ていても心陰影と重なるので見つけにくいため十分な斜位をとって確認を行うことが重要である．

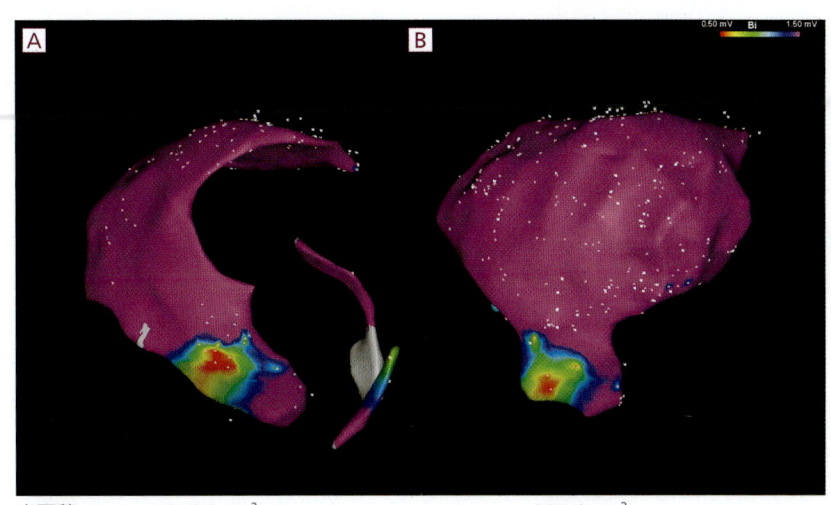

| 表面積 | 216.1 cm^2 | 251.9 cm^2 |
| 体積 | 47.54 mL | 65.42 mL |

図6 可変シース非使用時（A），使用時（B）における同一時間（10分）でのマッピング範囲
可変シースの使用により短時間で広範囲に到達することが可能となる．

確認造影，シース挿入

　ごく稀に，心室内に入ったガイドワイヤーが心室を貫通して心嚢腔に再度抜け出ていることがある．4 Fr のごく細いシースを挿入し，抜きながら造影，または圧波形を確認することでワイヤーが心室内を通過していないかを確認することができる．ガイドワイヤーのみの穿孔であれば外科的修復術を要さず，ドレナージのみで対処可能であることが多いため，9 Fr シースを挿入する前には十分な確認が必要である．
　患者の体格によっては通常の大腿用シースでは十分な余裕を持って心嚢腔内に到達できないことがあり，当院では 23 cm と長めの 9 Fr シースを挿入している．また，本邦では未承認であるが，心外膜用の可変シースがあるとバックアップが十分確保でき，前壁心尖部等のマッピングの際に操作性がよい 図6 ．当院ではイリゲーションカテーテルを使用するため，機械式の持続ドレナージをシースに接続し，常時吸引を行っている．

マッピング

　心嚢腔にマッピングカテーテルが入ってしまえば，カテーテルの操作自体は心内膜側のマッピングとなんら変わらず，むしろ手技自体は比較的容易である．心筋表面は平滑であり，ほぼ抵抗なく心嚢腔内のどの場所にも到達することが可能である．下方アプローチの場合，穿刺部位に近い下壁領域はややカテーテルの操作に難渋することがある．この場合，無理な操作でアクセスを消失することを避けるため，心嚢内で下壁-側壁-前壁-右室とループを作り右室側から下壁に到達するとよい．また，最近ではカテーテル先端が接触している強さ（コンタクトフォース）モニタ付きのカテーテルを併用した 3 次元マッピングを使用する機会が増加しているが，心外膜の場合，カテーテル先端は心筋と心嚢に挟まれており，どちら側に先端が接触

した場合にも陽性の値が表示されることになる．接触力の向きは3次元マッピング上に矢印で表示されるので，接触力の大きさのみならず，カテーテル先端がきちんと心筋方向に接触しているか，その向きに注意を払う必要がある．

アブレーション

　大阪大学医学部附属病院では late potential, LAVA (local abnormal ventricular activity) などの異常電位を指標とした洞調律中の基質マッピング・アブレーションを基本としている．心内膜アブレーションと比較し，心外膜アブレーションを行う際に特に注意すべき点は冠動脈および横隔神経，脂肪の存在である．非虚血性 VT の場合，異常電位領域が比較的心基部に存在することが多く，通電に際しては冠動脈造影によりその位置を確認しておくことが望ましい．最近の3次元マッピングシステムでは透視画面をマッピング画面に重ねることが可能であり，焼灼予定部位と冠動脈の位置関係を比較的容易に把握することが可能となっている．

　また，横隔神経は心嚢のすぐ外側を走行しており，焼灼により神経麻痺をきたす可能性があることを常に念頭におく必要がある．横隔神経は神経鞘内を心膜横隔動脈と並走するため，事前の造影 CT で心膜横隔動脈を描出しておくことによりだいたいの位置を確認しておくことが可能である．また，通電部位でのペーシングによる twitching の有無により横隔神経捕捉部位にタグをつけておくとよい．横隔神経のために通電ができない場合には心嚢内への空気や生理食塩水の注入，または大腿動脈形成術用のバルーンなどにより心筋と心嚢との間隙を開大させることによって通電が可能となる場合がある　図7．

術後

　術後，可変シースは通常のシースに入れ替え，ピッグテールカテーテルを留置しておく．

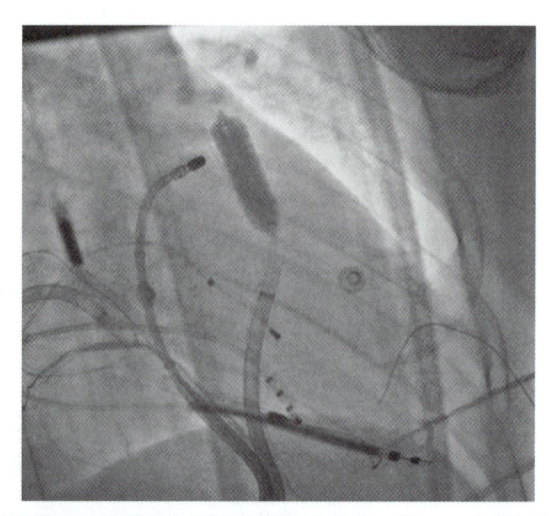

図7　横隔神経損傷回避のため経皮的血管形成術（PTA）バルーンを使用した例
通電部位からのペーシングで横隔神経が補足され twitching が生じるため，PTA バルーンにより心嚢内に間隙を確保したところ twitching は消失し，通電が可能となった．

❶ 心外膜アプローチによるアブレーション

シース単体での留置は先端で心筋を損傷する可能性があり推奨されない．ドレナージをクランプし，数時間後エコーで心囊液が増加していないことを確認後，シースを抜去する．本邦では保険適応外であるが，施設によっては癒着防止目的にステロイドの局所投与を行うこともある．

III 外膜アブレーションの実際

　大阪大学医学部附属病院における自験例を示す．症例は16歳男性，左室緻密化障害疑いで13歳時より他院小児科通院中であった．16歳時より意識消失を伴う心室頻拍発作が頻発し，心肺停止による救急搬送を含む複数回の緊急入院を繰り返した．他院にて心内膜側のマッピングを施行されたが，頻拍の根治に至らず紹介受診となった．心内膜側の双極電位マップでは比較的狭い領域に低電位領域を認めるのみで 図8A ，明らかな遅延異常電位は認められず 図8B ，内膜側の局所電位は概ね正常であった．一方，内膜側の単極電位マップにおいては5 mV以下の瘢痕領域を広範囲に認め 図8C ，前述の通り外膜側基質の存在が示唆された．外科的開窓術下に心外膜の双極電位マッピングを施行したところ，この内膜側単極マップの瘢痕領域と一致する部分に双極電位0.5 mV以下の瘢痕領域を認め 図8D ，さらにその一部

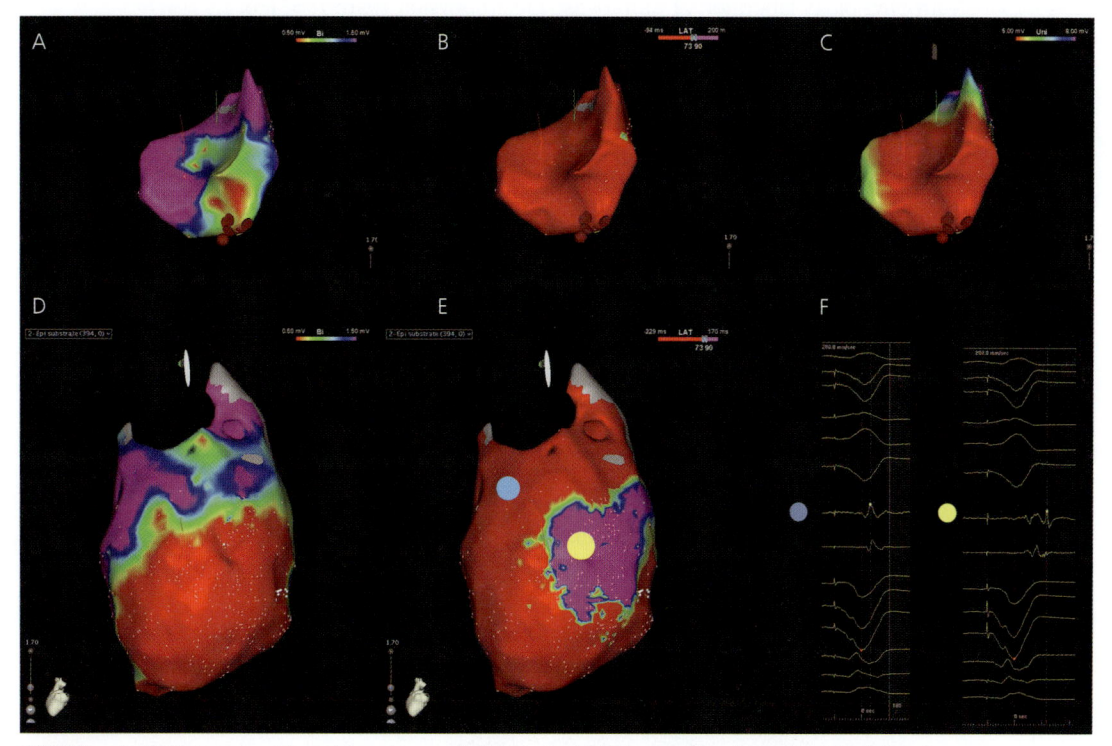

図8　心外膜マッピング/アブレーションを施行した自験例（16歳，左室緻密化障害疑い）
A：内膜側 bipolar voltage map（低電位領域が紫以外で表される），B：内膜側 late potential (LP) map（QRS終末より遅い電位は紫で表される），C：内膜側 unipolar potential map（赤色は単極で5 mV以下の瘢痕領域），D：外膜側 bipolar potential map（赤色は双極で0.5 mV以下），E：外膜側 LP map〔紫色は遅延電位（黄丸）〕，F：Eの正常電位（青丸）および遅延電位（黄丸）記録部位における局所電位．説明は本文参照．

215

に明らかな遅延電位が記録された 図8E, F. また，同部位において長い S-QRS を伴う perfect pace map が記録され，頻拍回路の緩徐伝導部位に相当すると考えられた．一方，内膜側の低電位領域からのペースマッピングにおいてもほぼ clinical VT と同一の波形が記録されたが，S-QRS の時間差はきわめて短かった．これらの所見より，頻拍回路出口は内膜側にあるものの，緩徐伝導部位を含む回路本体は外膜側に存在するものと推定された．外膜側の異常電位消失をエンドポイントとして通電を行い，最終的に頻拍の抑制に成功した．

おわりに

　心外膜アブレーションの適応，実際の手技について概説した．非虚血性 VT が比較的多い本邦においては，VT のアブレーションのために心外膜にアプローチする機会も増加するものと思われる．ある程度の経験を積めば決して困難な手技ではないが，もともと低心機能の患者に施行する機会が多いため，緊急外科手術を含め十分な危機管理体制を組んだ上で臨むことが必要である．

文　献

1) Sosa E, Scanavacca M, d'Avila A, et al. A new technique to perform epicardial mapping in the electrophysiology laboratory. J Cardiovasc Electrophysiol. 1996; 7: 531-6.
2) Della Bella P, Brugada J, Zeppenfeld K, et al. Epicardial ablation for ventricular tachycardia: a European multicenter study. Circ Arrhythm Electrophysiol. 2011; 4: 653-9.
3) Berruezo A, Mont L, Nava S, et al. Electrocardiographic recognition of the epicardial origin of ventricular tachycardias. Circulation. 2004; 109: 1842-7.
4) Daniels DV, Lu YY, Morton JB, et al. Idiopathic epicardial left ventricular tachycardia originating remote from the sinus of Valsalva: electrophysiological characteristics, catheter ablation, and identification from the 12-lead electrocardiogram. Circulation. 2006; 113: 1659-66.
5) Valles E, Bazan V, Marchlinski FE. ECG criteria to identify epicardial ventricular tachycardia in nonischemic cardiomyopathy. Circ Arrhythm Electrophysiol. 2010; 3: 63-71.
6) Piers SR, Silva Mde R, Kapel GF, et al. Endocardial or epicardial ventricular tachycardia in nonischemic cardiomyopathy? The role of 12-lead ECG criteria in clinical practice. Heart Rhythm. 2014; 11: 1031-9.
7) Brugada J, Berruezo A, Cuesta A, et al. Nonsurgical transthoracic epicardial radiofrequency ablation: an alternative in incessant ventricular tachycardia. J Am Coll Cardiol. 2003; 41: 2036-43.
8) Hutchinson MD, Gerstenfeld EP, Desjardins B, et al. Endocardial unipolar voltage mapping to detect epicardial ventricular tachycardia substrate in patients with nonischemic left ventricular cardiomyopathy. Circ Arrhythm Electrophysiol. 2010; 4: 49-55.
9) Piers SR, Tao Q, de Riva Silva M, et al. CMR-based identification of critical isthmus sites of ischemic and nonischemic ventricular tachycardia. JACC Cardiovasc Imaging. 2014; 7: 774-84.

〈水野裕八〉

Case 4

心外膜アブレーションにて救命できた右室心室頻拍ストームの一例

流出路起源の特発性心室頻拍は，器質性心疾患を伴わず，右室または左室の流出路に起源を持ち，カテコラミン誘発性があり，時に反復性に出現する特徴を有する．カテーテルアブレーションは高い成功率が報告されている[1,2]一方，一部の例では，大動脈弁尖や心外膜起源の例が報告されており[3-5]，治療に難渋することもある．我々は，右室心外膜側に起源を持ち，リエントリーが機序と考えられ，心外膜アプローチによりアブレーションに成功した心室頻拍ストームの一例を経験したので，報告する．

症例

56歳，男性，主訴：動悸，家族歴，既往歴に特記すべきことなし．

現病歴：生来健康であったが，2005年9月頃より突然の動悸発作が出現するようになり，近医を受診し，入院精査にて右室流出路起源特発性心室頻拍（VT）と診断された．カテーテルアブレーションを施行するも再発を繰り返すため，2008年6月，当院紹介入院となった．入院時心不全徴候はなかったが，反復性の非持続性心室頻拍を認めた 図1．心エコーでは，明らかな異常を認めず，右室拡大も認めなかった．加算平均心電図では，fQRS 148 msec，LAS_{40} 43 m，RMS_{40} 6.3μVとLP陽性であったが，右室生検では，軽度の線維化と脂肪細胞をごく少量認めるが催不整脈性右室心筋症の診断確定は困難との所見であった．

2008年6月，アブレーションを施行した．持続性心室頻拍が右室流出路からの2連発期外刺激（600/290/230 msec）にて再現性を持って誘発され，血行動態が安定していたため，EnSite Array

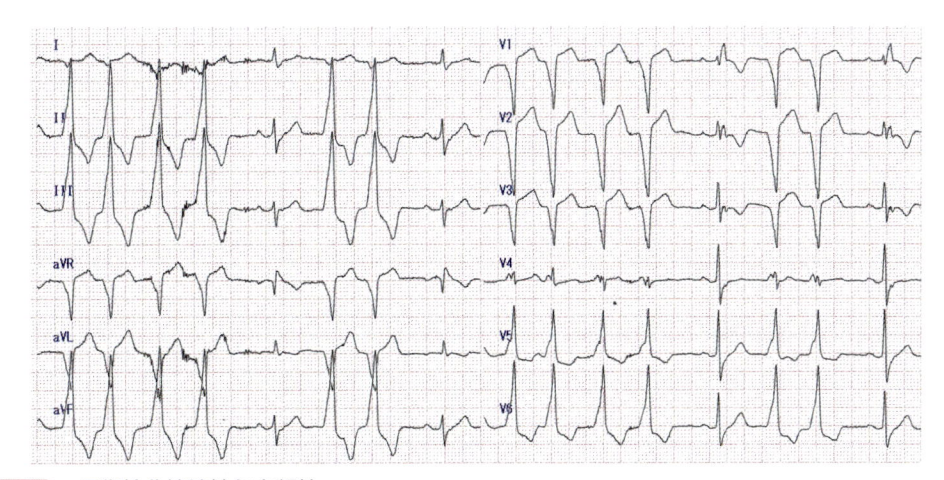

図1 反復性非持続性心室頻拍
体表面12誘導心電図における反復性の非持続性心室頻拍は，左脚ブロック型下方軸を示し，その起源は右室流出路起源と考えられたが，V5, 6のQRS波の立ち上がりはデルタ波様であり，心外膜起源が疑われた．洞調律のQRS波形は右脚ブロック型でV3のQRS終末部にノッチを認めた．

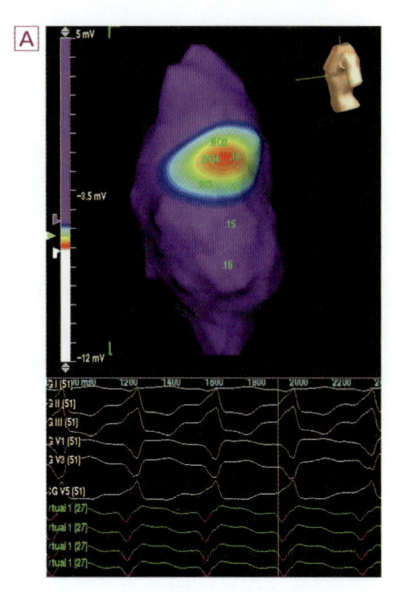

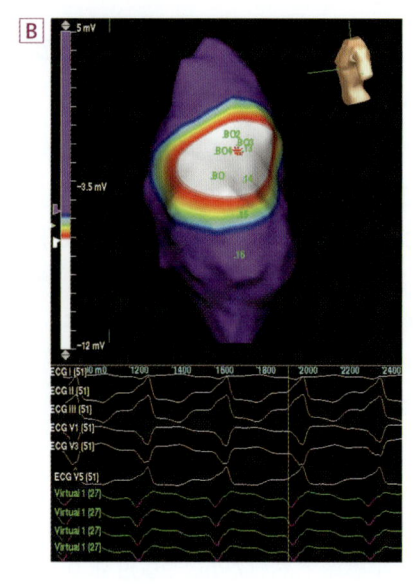

Ch.4 心室頻拍，心室細動，VPC などに対するアブレーション，外科手術

図2 Ensite array を用いた心室頻拍の mapping
電気生理学的検査にて，期外刺激法により再現性を持って心室頻拍が誘発された．頻拍の起源は，右室流出路に留置した EnSite Array 電極による non-contact mapping により，右室流出路であり，focal pattern を呈した．興奮伝播の break out（BO）ポイントに先行する preferential conduction は認めなかった．

を用いた non-contact mapping を施行したところ，右室流出路起源の focal pattern を示した 図2 ．最早期興奮部位に対し，数回の通電を行うも無効であった．2カ月後の 2008 年 8 月，CARTO システムを用いたアブレーションを試みたが，右室流出路に低電位領域は認めず 図3 ，頻拍は前回と同様 focal pattern を呈し，やはり最早期興奮部位に対するアブレーションは無効であり心外膜起源が考えられた．

2009 年 2 月，頻拍発作が止まらなくなったため，緊急入院となった．各種の抗不整脈薬はいずれも無効であり，カルディオバージョンを施行するも，すぐに頻拍は再発し，頻拍は 3 日間持続した．徐々に心不全が進行したため，2009 年 2 月 4 日，緊急のアブレーションを施行した．CARTO システムを用い心内膜の activation mapping を施行した後，胸骨剣状突起下よりペリカン針を用いた心外膜穿刺を施行した．CARTO システムによる心外膜マッピングを施行したところ，肺動脈弁の前面部に mid-diastolic potential を認め，同部位での pacing では concealed entrainment を認め，reentry 回路は，右室流出路から肺動脈弁の心外膜側へ迷入した心室筋と考えられた 図4 ．冠動脈造影を行い，同部位が冠動脈と十分離れていることを確認し，通電を開始したところ頻拍は直ちに停止し，数回の通電の後，頻拍は完全に誘発不能となった．その後 14 カ月再発を認めていない．

考察

右室流出路起源特発性心室頻拍は，反復性で巣状興奮を示すことから，その機序として delayed after-depolarization が考えられているが，今回我々は，心外膜にリエントリー機序を持つ心室頻拍を経験した．頻拍の起源は，肺動脈弁周囲の心外膜部であり，心内膜での最早期興奮部位からは約

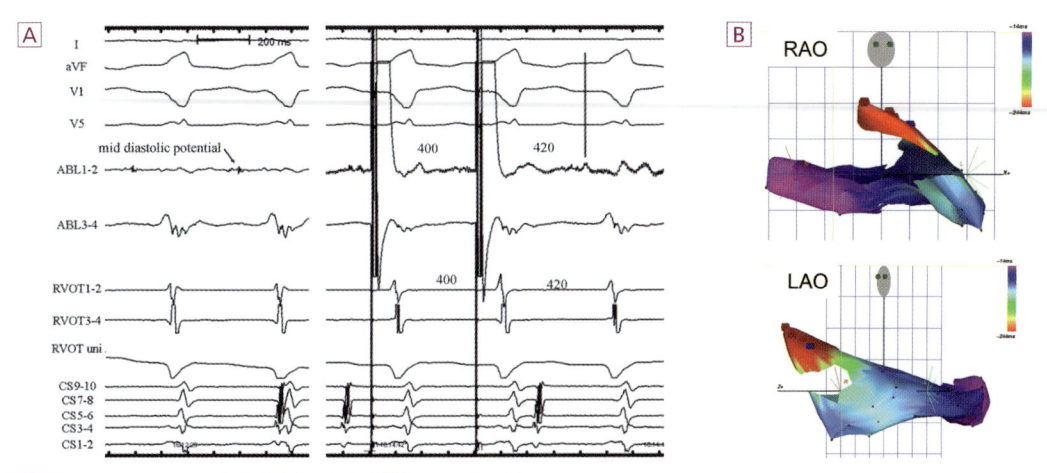

Case 4 心外膜アブレーションを要した右室起源心室頻拍

図3 CARTO システムを用いた心外膜マッピング

A: 右室流出路肺動脈の心外膜側に留置したアブレーションカテーテル（ABL）において，体表面心電図の QRS に 244 msec 先行する拡張中期電位を認めた．同部位からの entrainment paicng において post-pacing interval は VT 周期に一致した．

B: CARTO による心外膜 activation mapping マッピング範囲は不十分であるが，右室流出路肺動脈前面の心外膜側に最早期興奮部位を認めた．

RVOT: 右室流出路の心内膜面に留置した電極カテーテル電位，CS: 冠静脈洞，uni: アブレーションカテーテル遠位電極の単極電位，RAO: 右前斜位，LAO: 左前斜位

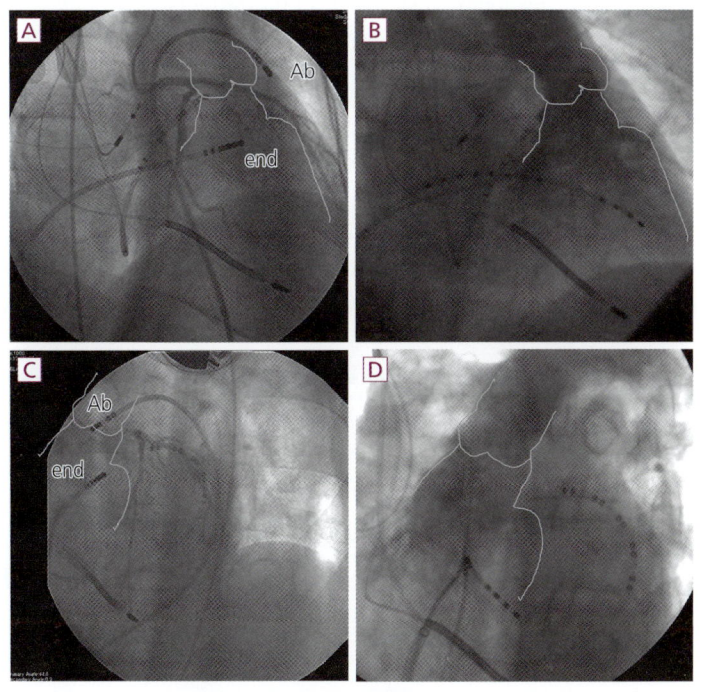

図4 アブレーションカテーテル位置の透視像

A, B は右前斜位，C,D は左前斜位，B, D は右室造影，A, C は冠動脈造影におけるアブレーションカテーテル（ab）位置を示す．アブレーション成功部位は肺動脈弁前面の心外膜側であり，右室流出路心内膜側の最早期興奮部位（end）から 2 cm 以上離れていることがわかる．

5 cm 離れていた．また通電成功部位での心内膜電位は，必ずしも早期性を示していなかったことから，心外膜にリエントリー回路があり，その興奮伝播は，右室心尖部方向に離れた心内膜側へ breakthrough していたものと想定された．山田らは，大動脈弁尖から右室流出路心外膜側へ伝播する回路を持つ特発性心室頻拍の1例を報告している[6]が，我々の症例と異なり isoproterenol により頻拍が誘発され，リエントリーが機序ではないと考えられる．基礎心疾患としては，LP 陽性であったことからも催不整脈起源右室心筋症が鑑別として考えられるが，右室拡大や壁運動異常はなく生検所見からも確定診断には至らなかった．しかし催不整脈右室心筋症の初期像である可能性も否定できず，今後の経過観察が必要と考えられた．

まとめ

右室流出路起源の難治性持続性心室頻拍に対し，心外膜アプローチによるカテーテルアブレーションが有効であった例を経験した．頻拍の機序は，肺動脈弁近傍の心外膜側に緩徐伝導路を持つリエントリーが考えられた．基礎心疾患として催不整脈性右室心筋症の初期像である可能性も否定できず，フォローアップが必要と考えられた．

文献

1) Morady F, Kadish AH, DiCarlo L, et al. Long-term results of catheter ablation of idiopathic right ventricular tachycardia. Circulation. 1990; 82: 2093-9.

2) Coggins DL, Lee RJ, Sweeney WW, et al. Radiofrequency catheter ablation as a cure for idiopathic tachycardia of both left and right ventricular origin. J Am Coll Cardiol. 1994; 23: 1333-41.

3) Kanagaratnam L, Tomassoni G, Schweikert R, et al. Ventricular tachycardia arising from the aortic sinus of Valsalva: an under-recognized variant of left outflow tract ventricular tachycardia. J Am Coll Cardiol. 2001; 37: 1408-14.

4) Daniels DV, Lu YY, Morton JB, et al. Idiopathic epicardial left ventricular tachycardia originating remote from the sinus of Valsalva: electrophysiological characteristics, catheter ablation, and identification from the 12-lead electrocardiogram. Circulation. 2006; 113: 1659-66.

5) Doppalapudi H, Yamada T, Ramaswamy K, et al. Idiopathic focal epicardial ventricular tachycardia originating from the crux of the heart. Heart Rhythm. 2009; 6: 44-50.

6) Yamada T, McElderry TH, Doppalapudi H, et al. Ventricular tachycardia with a myocardial fiber travelling from the origin in the right aortic sinus cusp to the epicardial breakout site of the right ventricular outflow tract. Europace. 2008; 10: 469-70.

〈吉田明弘，福沢公二，平田健一〉

Case 5
心サルコイドーシスに合併した左室乳頭筋起源心室頻拍に対して，カテーテルアブレーションを施行した一例

　心室性不整脈に対して，カテーテルアブレーションが有効であることは知られているが，頻拍起源によっては難渋することがあり，左室乳頭筋起源はその一つである．左室乳頭筋起源の心室性不整脈をアブレーションする際には，その周囲の解剖を理解しておく必要がある．2つの乳頭筋（前外側，後内側）は，多数の腱索で僧帽弁に接着しており，また乳頭筋の表面には Purkinje fiber network が分布している．特発性左室乳頭筋起源心室頻拍の12誘導心電図の特徴として，前外側乳頭筋起源の場合，aVR 誘導で qR，V6 誘導で R/S ratio≦1，後内側乳頭筋起源の場合には QRS 幅 160 msec 以上との報告がある[1]．そのメカニズムとしては，プログラム刺激での誘発が困難であることより reentry ではなく，automaticity や triggered activity の可能性が高いと考えられており，ベラパミル感受性特発性心室頻拍と異なり，通常ベラパミルは無効である[2,3]．アブレーション成功部位の局所電位は，洞調律時には Purkinje potential を認めないが，頻拍中には，spiky な prepotential を認めることがある[4]．アブレーションに難渋することが多く，その理由として，乳頭筋深層が起源となっている可能性の他に，non-irrigation catheter であると乳頭筋基部では温度上昇が生じ，十分な出力が出せない可能性，浮遊している乳頭筋にカテーテルを固定することが困難であることや，症例によっては exit が multiple で広範囲な焼灼を要することなどがあげられている[4,5]．

　器質性心疾患を伴わない特発性左室乳頭筋心室性不整脈に関しては，これまでも報告[1-6]があるが，今回我々は，心サルコイドーシスに伴う左室前外側乳頭筋起源心室頻拍の症例を経験したので報告する．

症例

　症例は，70歳，男性．2005年に高度房室ブロックで，VDD pacemaker 植え込み術を施行された．2009年，動悸，息切れのため受診し，心電図にて持続性心室頻拍（VT1 図1）を認め，カルディオバージョンを施行され入院となった．非発作時の心電図は，心房感知の右室心尖部ペーシング波形で，ペースメーカ check を行うと，完全房室ブロックに移行していた．入院6日目に VT1 とは若干波形の異なる VT2 図1 が出現し，再度カルディオバージョンを要した．心エコーでは，EF 50%，前壁中隔基部に菲薄化，前壁 mid-basal，下壁に壁運動異常を認めた．PET-CT で，左室前側壁中間部〜基部側，中隔基部側に集積の亢進を認め，活動性のある心サルコイドーシスと診断した．その後も，VT1 が出現し，リドカイン 100 mg 静注後に，VT2 へ波形が変化し，ベラパミル 5 mg で停止した．カテーテルアブレーションは，左室に EnSite Array を留置し施行した．voltage map を作成したところ，左室前中隔基部に low voltage zone（LVZ）を認めた 図2．pace mapping は，LVZ 周囲では一致せず，前側壁で VT2 と比較的良好な pace mapping が得られたのみで，VT1 と一致する pace mapping は得られなかった 図2．そのため，プログラム刺激で誘発を行ったところ，左室前側壁でのみ，再現性をもって VT1 が誘発されたが，すぐに停止し，EnSite Array では，LV lateral の focal pattern を示していた．同部位に通電を行うことにしたが，最早期興奮部位周囲のカテの固定および，操作に難渋し，心腔内超音波で確認したところ，最早期興奮部位は前外側乳頭筋上

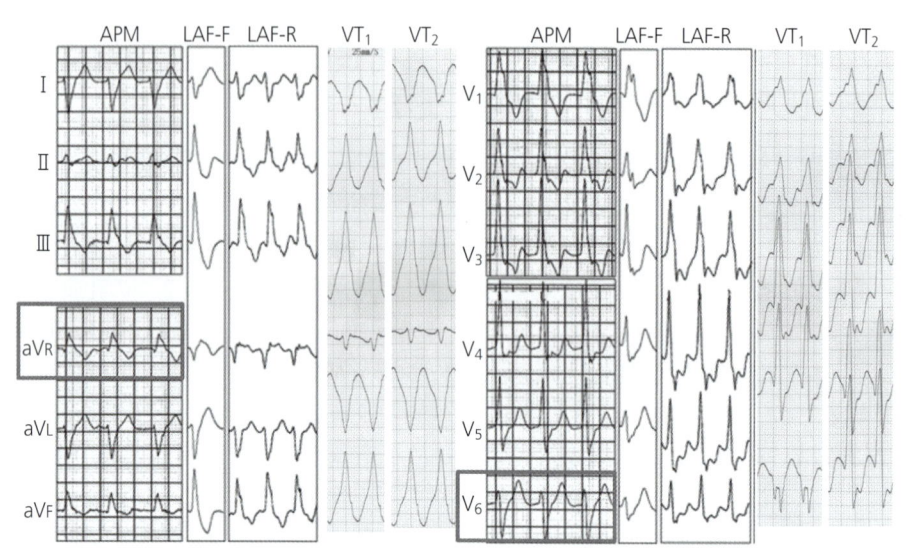

Ch.4 心室頻拍，心室細動，VPC などに対するアブレーション，外科手術

図1 12誘導心電図による起源の推定：左室前側壁起源心室頻拍の鑑別，および本症例との比較

aVR 誘導で qR，V6 誘導で R/S ratio≦1 が，前外側乳頭筋起源に特徴的．本症例は，いずれの VT とも良好な類似性がみられない．
APM：anterior papillary muscle，LAF-F：left anterior fascicle with a focal mechanism，
LAF-R：left anterior fascicle with a macroreentrant mechanism

VDD pacemaker による RV pacing 中

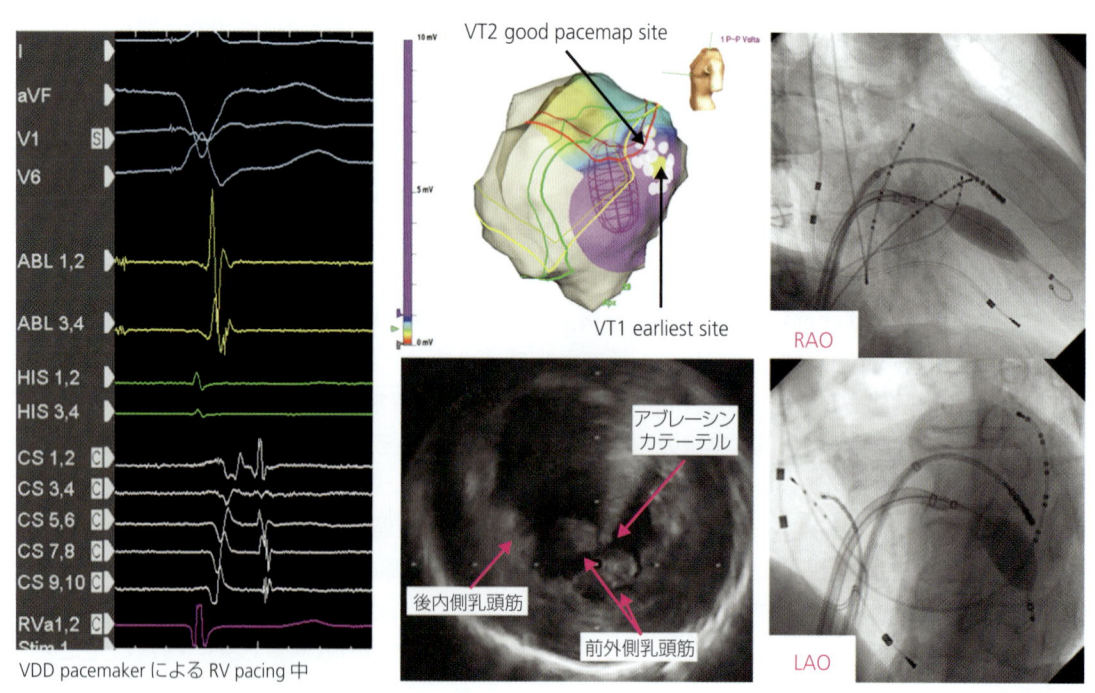

図2 アブレーション部位，心腔内超音波像

にあると推定された 図2 ．最早期興奮部位では，Purkinje potential は認めなかった．周囲に十分な通電を行い，VT が誘発されなくなったことを確認し，手技を終了した．以後 5 年間，再発なく経過している．

考案

本症例では，基礎心疾患として心サルコイドーシスがあったこと，完全房室ブロックがあったことから，広範な左室伝導障害の存在が想定される．そのため，12 誘導心電図では，前外側乳頭筋起源に特徴的な所見は示さなかったと考えられた．プログラム刺激で再現性をもって誘発され，ベラパミルが有効であったことから，特発性とは異なるメカニズムが考えられた．以前より心腔内超音波の有用性が報告されており[5,7]，今回我々も真腔内超音波を使用することで頻拍起源と乳頭筋の正確な位置確認を行うことができた．最近では CARTO SOUND™ を使用して，あらかじめ乳頭筋とカテーテルの正確な解剖学的位置を確認しながら，マッピングおよび通電が可能であり，実際に有用であった症例も経験している．今後，この領域が起源の心室頻拍に対するカテーテルアブレーションを施行する場合には，器質的心疾患を合併した例やリエントリーが疑われた例においても積極的に乳頭筋の解剖学的把握を行うことが必要と考えられた．

文献

1) Yamada T, Doppalapudi H, McElderry HT, et al. Idiopathic ventricular arrhythmias originating from the papillary muscles in the left ventricle: prevalence, electrocardiographic and electrophysiological characteristics, and results of the radiofrequency catheter ablation. J Cardiovasc Electrophysiol. 2010; 21: 62-9.

2) Yamada T, McElderry HT, Okada T, et al. Idiopathic focal ventricular arrhythmias originating from the anterior papillary muscle in the left ventricle. J Cardiovasc Electrophysiol. 2009; 20: 866-72.

3) Zipes DP. Mechanisms of clinical arrhythmias. J Cardiovasc Electrophysiol. 2003; 14: 902-12.

4) Yamada T, Doppalapudi H, McElderry HT, et al. electrocardiographic and electrophysiological characteristics in idiopathic ventricular arrhythmias originating from the papillary muscles in the left ventricle relevance for catheter ablation. Circ Arrhythm Electrophysiol. 2010; 3: 324-31.

5) Good E, Desjardins B, Jongnarangsin K, et al, Ventricular arrhythmias originating from a papillary muscle in patients without prior infarction: a comparison with fascicular arrhythmias Heart Rhythm. 2008; 5: 1530-7.

6) Doppalapudi H, Yamada T, McElderry HT, et al. Ventricular tachycardia originating from the posterior papillary muscle in the left ventricle: a novel clinical syndrome. Circ Arrhythm Electrophysiol. 2008; 1: 23-9.

7) Yamada T, McElderry HT, Doppalapudi H, et al. Real-time integration of intracardiac echocardiography and electroanatomic mapping in PVCs arising from the LV anterior papillary muscle. Pacing Clin Electrophysiol. 2009; 32: 1240-3.

〈今村公威〉

Ch.4 心室頻拍，心室細動，VPC などに対するアブレーション，外科手術

2 心室頻拍の外科治療（開胸手術）

I VT 手術の歴史的変遷

過去において，難治性心室性不整脈に対する治療方法として外科手術がいろいろ開発されてきたが[1]，その主な対象疾患は，持続性心室頻拍（VT）を合併する陳旧性心筋梗塞症例であった．初期の術式は肉眼的に瘢痕化した心筋梗塞組織を切除（瘤切除）するものであったが，術後遠隔期まで不整脈をコントロールできるのは，せいぜい 40％程度までであった．次に Guiraudon らが直接 VT を治す手術として，encircling endocardial ventriculotomy（EEV）を考案し，その後 Josephson らがマッピングによる研究から瘢痕化した瘤を囲む領域の 2〜4 mm の深さの組織を切除する subendocardial resection procedure（ERP）を発表した[2]．そして Moran らは ERP に加えて瘤や梗塞組織の瘢痕組織をすべて切除する術式である extended ERP（EERP）を発表し，また ERP の他の改良術式として Guiraudon らは心内膜側より冷凍凝固を加える術式を考案した．その後マッピング機器の進歩により外科的 VT ablation においても VT 回路をより正確に把握できるようになった[3,4]．

このような改良にもかかわらず VT に対する外科治療は，胸骨正中切開にて人工心肺を用いて（多くは心停止下に）心室切開を行うという高い侵襲性のため，その対象は非常に限られていた．その上，本手術は低左心機能の非常に状態の悪い患者（種々の抗不整脈薬の使用にもかかわらず VT を繰り返す患者）に行うため，手術を乗り切ったとしてもその遠隔成績は決してよいものではなかった[5,6]．

一方植え込み型除細動器（ICD）の開発・発達に従って，VT に対する外科治療はその治療の本流からはずれるようになった．さらに第 4 世代以降の ICD では，局麻下に経静脈的に内科医が植込みを行えるようになったため，ICD はさらに広く普及するようになった．また経皮的に行うカテーテルマッピングとアブレーションも大きく進歩し，外科手術よりはるかに低侵襲な方法で外科手術と同様の心外膜マッピングも再現できるようになった．

これらの進歩の結果，VT に対する外科手術の適応はさらに少なくなったが，ごく一部の症例においては，外科手術は難治性 VT に対する治療方法の一つの選択肢として，現在でも重要な役割を持っていることも事実である．現在での手術方法は，可能である限りカテーテルアブレーションと同様にマッピングにて責任病変を同定し，同部位に直視下に適切なエネルギー源（多くは冷凍凝固）を用いて外科的アブレーションを行うことが一般的である．

II 適応

日本循環器病学会の不整脈の非薬物治療ガイドライン（2011 年改訂版）では，手術適応は

❷ 心室頻拍の外科治療（開胸手術）

表1　心室頻拍手術の適応

Class I：
1. 基礎心疾患に伴う単形性持続性 VT を有し，薬物治療・カテーテルアブレーション・ICD が無効ないし使用できず，再現性を持って VT を誘発される場合
2. 薬物治療が無効または使用不能の重篤な症状または QOL の著しい低下を伴う特発性持続性 VT で，カテーテルアブレーションが不成功あるいは再発した場合で，再施行によっても高い成功率が期待できない場合
3. VT の頻回発作，あるいはそれに伴う ICD の頻回作動があり，薬物治療やカテーテルアブレーションにても頻回発作が抑制されない場合

Class II a：
1. 心筋梗塞に合併した単形性持続性 VT で，心室瘤あるいは左室壁運動異常に起因する心不全や血栓塞栓症を伴う場合

〔循環器病の診断と治療に関するガイドライン（2010 年度合同研究班報告）．不整脈の非薬物治療ガイドライン（2011 年改訂版）．http://www.j-circ.or.jp/guideline/pdf/JCS2011_okumura_h.pdf（2015 年 1 月閲覧）より〕

表1のようになっている．

　基礎心疾患に伴う VT においては，通常は薬物療法，カテーテルアブレーション，ICD が有効である場合が多いが，これらの治療法が無効あるいは施行不可能な場合・再発例は手術療法の対象となる．非虚血性心筋症に合併した VT では，その責任病変となる瘢痕組織の分布が一様でなかったり，心外膜側や弁輪近傍（心基部）にあることがあり，カテーテルアブレーションが無効な場合は手術が考慮される[7]．また心筋梗塞に合併した単形性持続性 VT では，心室瘤切除術や左室形成術等の外科手術が必要である場合は同時に VT に対しても不整脈手術を行う適応がある．特発性 VT では心外膜起源でカテーテルアブレーションが困難な症例やカテーテルアブレーション不成功例あるいは再発例では手術療法が適応となる．

III　マッピングとアブレーション機器

　ごく初期の時代には，術中の心室性不整脈のマッピングには指に双極の電極をつけて，心室の関心領域の電位を順に記録していた．その後 8～16 個の電極を持つパッチ電極が作られ，さらに多電極のメッシュ電極やバスケット電極が開発され，一定範囲の電位の高解像度解析ができるようになり，心室頻拍中の興奮伝播が理解できるようになった[3, 4]．しかしマッピングには専用の機器が必要で，データの解析には特別な信号処理を必要とし，またデータが多ければ解析に時間を要するという制約もあり，術中マッピングは一部の専門施設に限られていた．

　その後 CARTO system を用いた electroanatomic mapping（EAM）が開発され，カテーテル検査室において 3 次元に合成された図を容易に作成し，現在起こっている不整脈を解析できるようになった．EAM は患者の周囲に低強度の磁場を作る必要があるが，手術室でも工夫してこれらのセットアップを行えば，手術中に EAM を用いたマッピングが可能である[8]．またハイブリッド OR において，EAM を含めた最新のマッピング機器が心臓手術中に使用可能で，また心臓を開けることなく心内膜のマッピングも可能になる．

しかし，術中にVTのマッピングを行うためには，持続したVTを誘発する必要がある．麻酔薬の影響や自律神経の緊張の変化のために，はたして再現性を持ってclinical VTが誘発できるかどうかが問題である．また血行動態が安定しないVTや，心内膜マッピングが必要な症例では，人工心肺下にVTを誘発する必要があるが，容量負荷がとれている状態ではVTが誘発されない可能性もある．もし治療に冷凍凝固を用いるのであれば，心停止下にablationを行うのが最も効果的な方法であるが，その場合はreal timeにablationの効果が確認できず，治療のエンドポイントを決めるのが難しくなる．

術中マッピングを補う方法として，予め術前に詳細なカテーテルマッピングを行っておくことは非常に重要である．少なくとも心内膜マッピングを行い，また必要であれば心外膜マッピングも行い，VTのリエントリー回路の責任病変やVTの最早期興奮部位を同定し，これらに通常のRFアブレーションを行っておくのがよい．このRFアブレーションはたとえ無効であっても，術中にその部位を視覚的にとらえることができるため，これを基準にして冷凍凝固を追加することが可能である．

アブレーション機器のエネルギー源としては，冷凍凝固，高周波（RF），マイクロウェーブ，レーザーなどがあるが，最もよく使われているものが冷凍凝固である．冷凍凝固の中では，古くは二酸化炭素や笑気ガスであったが，−60℃ないし−70℃までしか冷却できないため，心室壁に作成できるlesionの深さがせいぜい5 mm程度までであり，十分な病変をつくることができなかった．一方アルゴンを使用する機器では−150℃まで冷却できるため，十分な深さの病変を作成することができる．またこのアルゴンを使用したMedtronic社製のアブレーションデバイス（Cardioblate CryoFlex）は長さ10 cmのフレキシブルなプローベや，双極クランプタイプのものがあり，広い範囲や深い心筋までの冷凍凝固が可能となっている（本邦では未承認）．

IV 手術のエンドポイントと術後不整脈管理

手術中に持続性VTが誘発可能で，マッピングが実施できている症例では，VTが停止し誘発できなくなれば手術は終了である．しかし誘発の可否を判断するには常温の状態でなければならず，冷凍凝固を用いている低体温体外循環下や心停止下ではVTの誘発は不可能である．これらの状況では予定されたlesion setが作成された後に復温・心拍再開させ，VTの誘発が試みられる．

また，手術室でのVT誘発（プログラム刺激：PES）には下記のようにいろいろな問題点・制約が存在する．①追加の心臓手術（弁膜症手術やバイパス手術）がある場合は，VT手術の直後にPESを行うことはできない．②大動脈遮断解除直後は心筋に大きなダメージが加わっており，その状況でのVT誘発には臨床的価値があまりない可能性がある．③他の要素（麻酔薬，自律神経系の緊張，心臓への容量負荷など）がVTの誘発性に影響を与える可能性がある．④開胸中は標準12誘導の心電図が記録できないため，手術室でのVTとclinical VTとが同一であるか鑑別がつきにくい．

基本的には可能な限り手術室内でVTの誘発を試みるべきであるが，無理な場合は術後急

性期にもEPSを行うべきである．特にICDが植え込まれている患者では，術後のPESはICDのペーシング機能を用いて容易に行えるため，術中にVTが誘発されなくても術後早期のPESを考慮すべきである．また外科的VT治療の後には術前みられなかった別のVTが顕在化することがあり得るので，その場合はEPSとカテーテルアブレーションを考慮すべきである．なお術後1カ月以内であれば，心臓周囲の癒着がまだあまりないため，心外膜アプローチでのアブレーションが可能であるが，この時期を過ぎると心周囲の癒着が強くなり心外膜アブレーションが困難になることを覚えておくべきである．

V 合併症

外科的VT手術の合併症の多くは，通常の開心術患者に起こりうるものと同じであるが，外科的VT手術に特異的な合併症としては下記の2つがあげられる．

心室性不整脈

外科的VT手術は前述のように時に催不整脈作用を有し，術直後からVTが増悪することもあり得る．もし持続性のもので血行動態が破綻するものであれば，PCPSを用いなければならなく，このような状況ではカテーテルアブレーションを行うべきであるが，それでも出現する場合では，欧米では心移植が唯一の解決法として検討されることになる．

心不全の悪化

VT手術を受ける多くの患者はもともと左室機能が悪く，外科手術を加えたことが左室機能をさらに悪化させ，また術中の心停止によって心筋の収縮性が一時的にせよ低下するため，術後心不全が悪化することも珍しくない．ablationの範囲を最小限に留めることが重要であり，そのためには，術前にカテ室にて，あるいは術中マッピングにてVT回路の責任部位を同定することが大切である．非虚血性心筋症で病変部位がパッチ状で開心術中に心筋をみても病変部位が同定できないような症例では術前の詳細な検査がきわめて重要である．

VI 長期成績

外科的VT手術の最も長期の成績は，20～30年前に陳旧性心筋梗塞によるVTに対して手術を施行された患者でみることができる．Pirkらの報告[3]では術後1年生存率は80％，5年生存率は75％となっているが，この生存率は心不全を伴った低左心機能患者に別の開心術を施行した場合の5年生存率と同等のものであった．したがって，外科的VT手術はこれらを行わなければ実際に生存できなかったような患者にとって，生存率を改善していると考えられる．

最近では，非虚血性心筋症に合併する難治性VTに対する手術の報告も出てきている[7]．この報告では平均術後24カ月の成績で，生存6中4例ではVTは消失し，残りの2例も術後3カ月以内にのみVTが起こっており，遠隔期にはVTは起こっていない．

VII 今後の展望

　外科手術における大きな課題は，clinical VT の術中の誘発とマッピングである．したがって，手術室で詳細なマッピングが行えるシステムの開発が強く望まれ，ハイブリッド OR でカテーテル検査室と同じ機器（多電極での電位記録や EAM）を用いることは一つの解決方法と考えられる．また心臓の冷却を必要としないようなアブレーション機器が開発されれば，心拍動下に目的とする VT の ablation と誘発が繰り返し行え，成績向上が期待できる．

　もう一つの課題は低侵襲手術である．心房細動手術では胸骨正中切開を行わない小開胸による手技が開発されているが，VT の場合でもさらなる機器の開発により MICS でアプローチできるようになれば，手技に関連する合併症の減少が期待できる．

文 献

1) Cox JL. Patient selection criteria and results of surgery for refractory ischemic ventricular tachycardia. Circulation. 1989; 79（suppl I): I-163- 77.
2) Josephson ME, Harken AH, Horowitz LN. Endocardial excision: a new surgical technique for the treatment of recurrent ventricular tachycardia. Circulation. 1979; 60: 1430-9.
3) Pirk J, Bytesnik J, Kautzner J, et al. Surgical ablation of ventricular tachycardia guided by mapping in sinus rhythm: long term results. Eur J Cardiothorac Surg. 2004; 26: 323-9.
4) Bakkera PF, de Langea F, Hauer RN, et al. Sequential map-guided endocardial resection for ventricular tachycardia improves outcome. Eur J Cardiothorac Surg. 2001; 19: 448-53; discussion 454.
5) Bechtel JFM, Tolg R, Graf B, et al. High incidence of sudden death late after anterior aneurysm repair. Eur J Cardiothorac Surg. 2004; 25: 807-11.
6) Sartipy U, Albåge A, Strååt E, et al. Surgery for ventricular tachycardia in patients undergoing left ventricular reconstruction by the Dor procedure. Ann Thorac Surg. 2006; 81: 65-71.
7) Anter E, Hutchinson MD, Deo R, et al. Surgical ablation of refractory ventricular tachycardia in patients with non-ischemic cardiomyopathy. Circ Arrhythm Electrophysiol. 2011; 4: 494-500.
8) Nitta T, Kurita J, Murata H, et al. Intraoperative electroanatomic mapping. Ann Thorac Surg. 2012; 93: 1285-8.

〈光野正孝〉

Topic 4

難治性不整脈治療のイノベーション実現に向けた in silico arrhythmology

　臨床研究や動物実験では解決できない難治性の疾患の治療を，あきらめて未来に託すのではなく，自分で何とかしたい．不整脈研究における in silico（コンピュータシミュレーション）の歴史は，まさにそのような想いの連鎖によって創られたのであろう．in silico による不整脈学，すなわち in silico arrhythmology は，1964年の Moe ら[1] に端を発する．単純な状態遷移則に基づく小さな心筋シートモデルであったが，multiple wavelets という心房細動の一面を的確に捉えていた．

　1990年代に入ると，イオンチャネルの開閉を Hodgkin-Huxley 型の微分方程式系や Markov モデルで記述した活動電位モデルを心筋ユニット（機能単位）とする大規模な心臓モデルが主流となった．わが国でも数百万個の心筋ユニットからなる大規模なヒト心臓モデル Virtual Heart[2] が開発され，頻脈性不整脈や薬効評価などの研究に用いられた．その後も，研究目的に応じて日々新たな心臓モデルが開発され，不整脈研究に応用されている．

　現在，心室細動や慢性化した心房細動のような難治性不整脈に対して，新たな治療戦略が求められている．そのような社会的ニーズに，in silico という理論的アプローチを組み合わせることで，創造的かつ斬新なアイデアが生まれるかもしれない．本稿では，異分野を交差させることで生まれるイノベーション，それを実現するために奮闘した研究の一部を概説したい．

▍ トンネル伝播仮説：電気的除細動の in silico

　電気的除細動の発見[3] から115年以上になる．救急医療の現場において，心室細動に陥った患者を蘇生する際に，電気的除細動器を用いることは今や常識である．電気ショックはすべての心筋細胞を直接刺激し，脱分極させることで心臓をリセットすると永らく信じられてきた．しかし，よく考えてみると，心筋組織には電流の入口と出口があり，それぞれ反対方向に分極するはずである．しかも電流は，脂質二重層で守られた電気抵抗の高い細胞膜よりも，電気抵抗の低い細胞外液を優先的に通過するため，そう簡単には膜電位変化が起こらないはずである．

　これらの物理的な矛盾に目をつぶってきた医学教育に，理論的なメスを入れるべく開発されたのがバイドメインモデル[4-6]（心筋細胞の内外2領域の電位分布を扱うモデル）である．通常の in silico モデル（モノドメインモデル）に比べて，計算量が数十～数百倍となるため扱いにくいが，このモデルのおかげで，電気ショックが細胞外液に電位勾配を作り，それぞれの心筋細胞には間接的に影響して仮想電極と呼ばれる膜電位変化を惹起することが証明された．

　これらの細かい電気現象は，臨床研究や動物実験では時空間的な限界のため検出できないが，心室表面を観察した研究[7,8] によると，電気的除細動の失敗は，一度は完全に停止した心室細動が，数十 msec にわたる等電位時間（電気的に静止した時間）を経て再発することによると説明されていた．

　我々は，3次元ウサギ心室バイドメインモデルを用いた電気ショックの in silico 実験で心室壁の内部を観察することにより，その等電位時間に興奮可能領域のトンネルを，ショック後興奮が心室表面からは見えない形で伝播（トンネル伝播）していることを突き止めた[9]．トンネル伝播は，植え込み型除細動器（ICD）の in silico 実験[10,11] でも確認され 図1A ，心室細動の再発につながるショッ

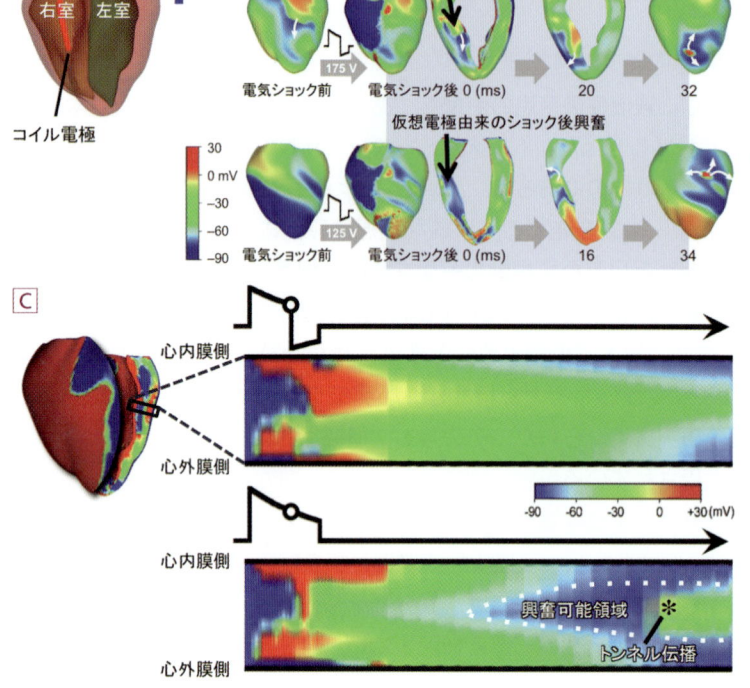

Ch.4 心室頻拍，心室細動，VPCなどに対するアブレーション，外科手術

図1 電気的除細動の *in silico* モデル
A: 3次元ウサギ心室バイドメインモデルとICDのショック電極.
B: 二相性ショックによる心室反応. 心室細動の再発につながるショック後興奮には，心室細動由来と仮想電極由来が約50%ずつ存在した（Constantino J, et al. Heart Rhythm. 2010; 7: 953-61[10]）および Ashihara T, et al. Croatia: InTech; 2011. p.3-10[11]）より改変）.
C: 二相性ショックと単相性ショックにおける壁内分極の時間変化の違い（芦原貴司. 心電図. 2014; 33: 437-41[12]）より改変）.

ク後興奮の半分はもとの心室細動に由来し，残りの半分は電気ショックで惹起された仮想電極に由来するものであった 図1B. 電気ショックのタイミングによって除細動閾値がばらつくのは，このトンネル伝播がもとの心室細動の影響を受けるためと考えられる.

二相性ショックの優位性も，このトンネル伝播で説明できる[9, 12]. 心室壁内部の分極は複雑なため，心室表面からは推測できないが，左室自由壁の一部を拡大して時系列で示すと，二相性ショックでは壁内に数十msec以上の長い不応期を残せたのに対して，同じ強度の単相性ショックではすぐに興奮可能領域が現れ，新たな心室細動につながるトンネル伝播が発生していた 図1C.

この *in silico* でしか知り得なかったであろうトンネル伝播をいかに抑え込むかという視点が，ICDをデザインしたり，除細動時の併用薬を考えたりする上で鍵になると思われる.

線維芽細胞仮説：慢性心房細動の *in silico*

高齢化社会を反映して心房細動の患者数は増え続けており，その治療は社会的急務とされる. 発作性心房細動アブレーションで広く行われる肺静脈隔離術は，慢性化した心房細動には治療効果が低い. 心房内で記録される分裂電位 CFAE（complex fractionated atrial electrogram）を標的とするアブレーションの報告[13]もあるが，CFAE成因が未解明のこともあり，CFAE標的アブレーションの有用性には報告間でばらつきがある.

CFAE領域の特徴[14]としては次のようなことがあげられる. ① CFAE領域では心房細動中の興奮

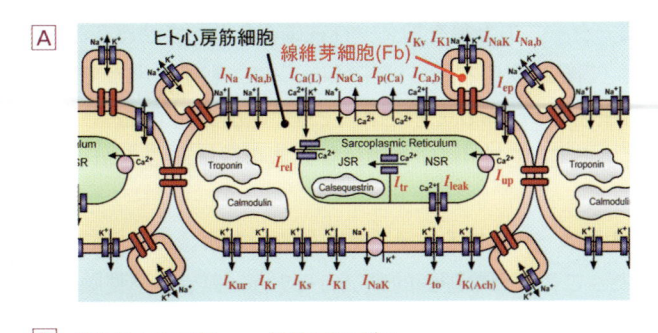

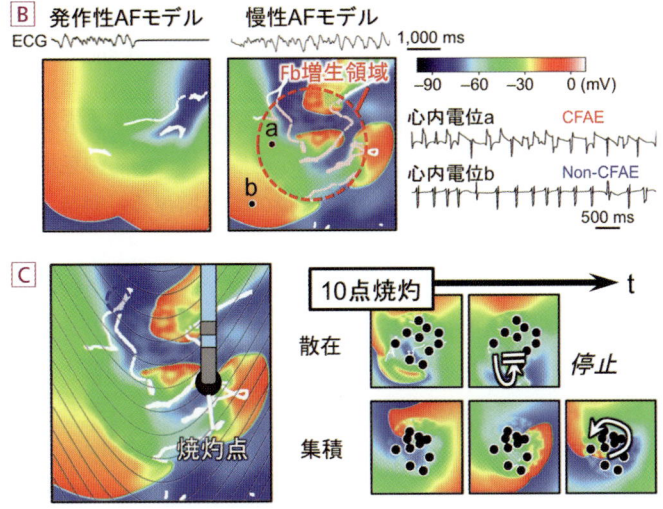

Topic 4 難治性不整脈治療のイノベーション実現に向けた in silico arrhythmology

図2 慢性心房細動の in silico モデル
A: ヒト心房筋細胞と線維芽細胞の結合モデル.
B: 線維芽細胞の増生による心房細動の慢性化と CFAE 生成 (Ashihara T, et al. Circ Res. 2012; 110: 275-84 より引用改変)[15].
C: CFAE 標的アブレーションの戦略による効果の違い.
Fb: 線維芽細胞, ECG: 心電図, CFAE: 心房分裂電位.

周期が短い（電気的リモデリングの関与を示唆），②心房細動の慢性化で CFAE 領域が拡大（構造的リモデリングの関与を示唆），③CFAE 領域は必ずしも強い線維化が示唆されるような低電位領域ではない（実際，興奮伝播の途絶や迂回が観察される CFAE 領域でも，洞調律下やペーシング下では CFAE のような分裂電位は記録されない）．これら3つの事象を一元的に説明しうるものとして，in silico で導き出されたのが線維芽細胞仮説[15]である．

　線維芽細胞は，心房筋細胞と電気的な結合を持たない状態で，心房筋にある程度もともと存在する．しかし，心房負荷や虚血性変化などによって心房筋が障害されると，線維芽細胞はさらに増生しつつ心房筋細胞と電気的な結合を持つようになる．つまり，心房細動が初発または発作性のものから持続性のものへと慢性化する過程で，線維芽細胞は心房筋リモデリングの一端を担っていると考えられている．そこで，ヒト心房筋細胞の数学モデルに，線維芽細胞の数学モデルを結合した in silico 心房筋（図2A）を構築したところ，線維芽細胞の増生とともに心房細動の持続時間が延長した（慢性化）（図2B の左）．しかも，線維芽細胞の増生が，①心房筋細胞の活動電位持続時間を短縮（電気的リモデリングに酷似），②組織興奮性を低下して興奮波分裂と CFAE を促進（構造的リモデリングと CFAE を関連づけ）（図2B の右），③低電位領域やペーシング下の分裂電位を形成せず（心筋壊死やコラーゲン沈着をモデルに導入していない），などの結果も得た．

　この線維芽細胞仮説に基づく慢性心房細動において，CFAE を標的としたアブレーションを行うと

231

（図2C の左），スパイラルリエントリー（ローター）の分裂を抑え，存在確率を低下させることで，心房細動を停止しやすくすることがわかった（図2C の右上）．アブレーション戦略によっては，心房頻拍に陥り，満足な結果が得られない可能性も in silico で示されており（図2C の右下），臨床報告[16] と矛盾しない．さらに I_{Kr} 遮断薬による CFAE 縮小[17] も線維芽細胞仮説に基づく in silico で再現された[15]．

心房細動の慢性化と CFAE に関わる複数の事象は，一見するとそれぞれ独立した事象のようにも思えたが，それらを in silico が一つに結びつけた．このような理論的アプローチが，難治性不整脈の新たな治療戦略を探る上で有用となる可能性がある．

in silico による不整脈マッピングシステムの開発

これまで心房細動のトリガーを標的として行っていた肺静脈隔離術に加え，維持メカニズムを標的とする不整脈基質アブレーションが，近年，にわかに注目を集めている．不整脈基質そのものを標的とすることで，発作性心房細動のみならず慢性（持続性）心房細動にも治療の幅が拡がると期待されている．

そのためには，心房細動が難治性となる所以の不整脈基質が，どこにどのような形で潜んでいるのか，またそれが興奮動態にどのような影響を与えているのかを明らかにする必要がある．

一般に心房細動アブレーションの戦略には，①トリガーを標的とする[18]，②維持基質を標的とする[13,19]，③ドライバー（駆動的役割を果たすローター）を標的とする[20,21] の3つがある．最新の3つめの戦略には，①可視化の壁（興奮動態を正確かつ迅速に捉えられるのか），②有効性の壁（ドライバーを確実に停止できるのか），③信頼性の壁（標的はドライバーとして信頼できるのか）の3つの壁が立ちはだかっており，国内外で試行錯誤が続いている．

そのような現状を踏まえ，我々の研究チームは，in silico を応用して，実臨床の心房内においてオンラインかつリアルタイムで使える位相マッピングシステム（ExTRa Mapping）の開発に世界で初めて成功した[22]．図3A．らせん状の20極カテーテル（Reflexion HD™，St. Jude Medical）を用いて心房内で記録した32双極信号と9つの仮想双極信号をもとに，足りない時空間情報と電気生理学的情報を in silico で補完しつつ，瞬時に位相マップ（phase map）のリアルタイム動画を得るシステムである．マッピング精度も in silico で十分に検証済みであり，平面波の伝播や興奮波の衝突・旋回などが忠実に再現されていることがわかる 図3B．従来のマッピングシステムには，このような in silico による検証プロセスが存在しない．

臨床例での検討は，まだ始まったばかりであり，詳細については今後に譲りたいが，本システムを用いれば，心房細動下の興奮動態を臨床現場ですぐに理解し，ドライバーに対する治療効果もすぐに判定できるようになることから，慢性心房細動に対する新たな治療戦略の開発にも期待が膨らむ．

将来的にはこうした医療機器の開発や検証に in silico を活用する機会が増えるであろう．実際，米国では，昨今のデフレ経済や動物愛護運動の高まりを受けて，2008年以降，医療機器，創薬，再生医療などの各分野で，FDA（食品医薬品局），NIH（国立衛生研究所），NSF（全米科学財団）などが，in silico 導入による産業創出と経費削減を目指している[23]．わが国でも厚生労働省や経済産業省などの省庁とその関連施設が，医療分野における in silico 評価の導入に向けてすでに動き始めており，微力ながら筆者もその一端を担うこととなった．

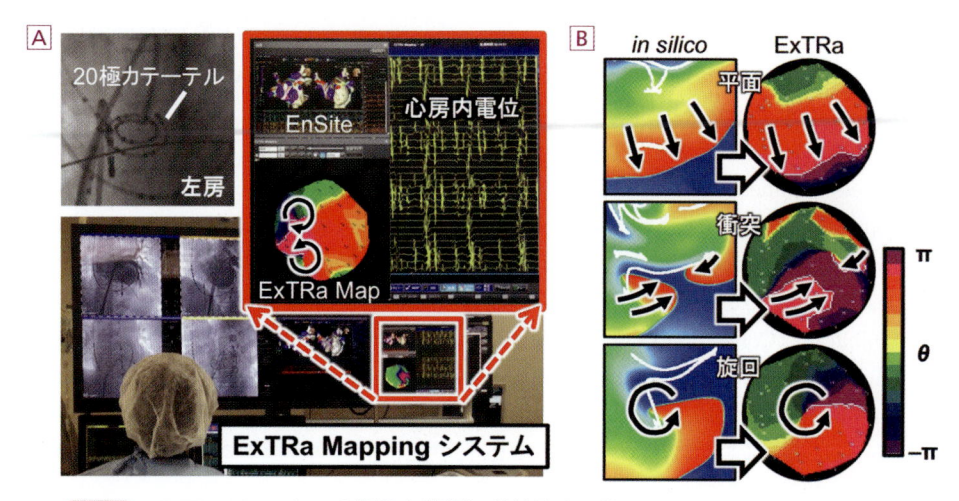

Topic 4 難治性不整脈治療のイノベーション実現に向けた *in silico* arrhythmology

図3 ExTRa Mapping の開発と評価における *in silico*
A：心房内オンライン＆リアルタイム位相マッピングシステム（ExTRa Mapping）の実際（滋賀医科大学医学部附属病院にて）．
B：ExTRa Mapping の *in silico* 評価．

最後に

難治性不整脈に関わる *in silico* 研究の一部を，最近の知見を交えて概説した．不整脈を知り，治療に結びつけるために，臨床医は患者を対象に研究し，研究者は動物実験を行う．それが当たり前となっている学問分野ほど，*in silico* がもたらすインパクトは大きい．医学，生物学，数理工学，薬学など異分野の融合領域であるため，*in silico* 技術の習得はやや難しいが，ひとたびそれがうまく"はまれば"，その学問分野における閉塞感を打破できるかもしれない．難治性不整脈の分野における *in silico* の今後の動向にご注目いただきたい．

文献

1) Moe GK, Rheinboldt WC, Abildshov JA. A computer model of atrial fibrillation. Am Heart J. 1964; 67: 200-20.
2) Ashihara T, Namba T, Ito M, et al. The dynamics of vortex-like reentry wave filaments in three-dimensional computer models. J Electrocardiol. 1999; 32: 129-38.
3) Prevost JL, Battelli F. Sur quelques effets des dechanges electriques sur le coer mammifres. Comptes Rendus Seances Acad Sci. 1899; 129: 1267.
4) Ashihara T, Yao T, Namba T, et al. Electroporation in a model of cardiac defibrillation. J Cardiovasc Electrophysiol. 2001; 12: 1393-403.
5) Ashihara T, Trayanova NA. Asymmetry in membrane responses to electric shocks: Insights from bidomain simulations. Biophys J. 2004; 87: 2271-82.
6) Ashihara T, Namba T, Ikeda T, et al. Mechanisms of myocardial capture and temporal excitable gap during spiral wave reentry in a bidomain model. Circulation. 2004; 109: 920-5.
7) Shibata N, Chen PS, Dixon EG, et al. Epicardial activation after unsuccessful defibrillation shocks in dogs. Am J Physiol. 1988; 255: H902-9.

8) Wang NC, Lee MH, Ohara T, et al. Optical mapping of ventricular defibrillation in isolated swine right ventricles: demonstration of a postshock isoelectric window after near-threshold defibrillation shocks. Circulation. 2001; 104: 227-33.

9) Ashihara T, Constantino J, Trayanova NA. Tunnel propagation of postshock activations as a unified hypothesis for fibrillation induction and isoelectric window. Circ Res. 2008; 102: 737-45.

10) Constantino J, Long Y, Ashihara T, et al. Tunnel propagation following defibrillation with ICD shocks: hidden postshock activations in the left ventricular wall underlie isoelectric window. Heart Rhythm. 2010; 7: 953-61.

11) Ashihara T, Constantino J, Trayanova N. Chapter 1: Mechanisms of defibrillation failure. In: Trayanova N, ed. Cardiac defibrillation-mechanisms, challenges and implications. Croatia: InTech; 2011. p.3-10.

12) 芦原貴司．連載「モデル解析の視点」：第8回「3次元心室モデルが語る二相性ショックの優位性」．心電図．2014; 33: 437-41.

13) Nademanee K, McKenzie J, Kosar E, et al. A new approach for catheter ablation of atrial fibrillation: mapping of the electrophysiologic substrate. J Am Coll Cardiol. 2004; 43: 2044-53.

14) Jadidi AS, Duncan E, Miyazaki S, et al. Functional nature of electrogram fractionation demonstrated by left atrial high density mapping. Circ Arrhythm Electrophysiol. 2012; 5: 32-42.

15) Ashihara T, Haraguchi R, Nakazawa K, et al. The role of fibroblasts in complex fractionated electrograms during persistent/permanent atrial fibrillation: Implications for electrogram-based catheter ablation. Circ Res. 2012; 110: 275-84.

16) Oral H, Chugh A, Good E, et al. Radiofrequency catheter ablation of chronic atrial fibrillation guided by complex electrograms. Circulation. 2007; 115: 2606-12.

17) Singh SM, D'Avila A, Kim SJ, et al. Intraprocedural use of ibutilide to organize and guide ablation of complex fractionated atrial electrograms: preliminary assessment of a modified step-wise approach to ablation of persistent atrial fibrillation. J Cardiovasc Electrophysiol. 2010; 21: 608-16.

18) Haissaguerre M, Jais P, Shah DC, et al. Spontaneous initiation of atrial fibrillation by ectopic beats originating in the pulmonary veins. N Engl J Med. 1998; 339: 659-66.

19) Nakagawa H, Scherlag BJ, Patterson E, et al. Pathophysiologic basis of autonomic ganglionated plexus ablation in patients with atrial fibrillation. Heart Rhythm. 2009; 6: S26-34.

20) Narayan SM, Krummen DE, Shivkumar K, et al. Treatment of atrial fibrillation by the ablation of localized sources: CONFIRM (Conventional Ablation for Atrial Fibrillation With or Without Focal Impulse and Rotor Modulation) trial. J Am Coll Cardiol. 2012; 60: 628-36.

21) Haissaguerre M, Hocini M, Denis A, et al. Driver domains in persistent atrial fibrillation. Circulation. 2014; 130: 530-8.

22) 芦原貴司, 小澤友哉, 土谷 健, 他. 慢性心房細動の新たな治療戦略に向けて：*in silico* によるリアルタイム Phase Mapping システムの開発. 生体医工学. 2015; 53: 117.

23) Public Meeting-FDA/NIH/NSF Workshop on Computor Models and Validation for Medical Devices, June 11-12, 2013. http://www.fda.gov/MedicalDevices/NewsEvents/WorkshopsConferences/ucm346375.htm

〈芦原貴司〉

Ch.4 心室頻拍，心室細動，VPC などに対するアブレーション，外科手術

3 心室性頻脈性不整脈の診断・治療

　心室性期外収縮とは His 束および His 束以下を起源とする期外収縮で洞調律より早期に生じるものである．心電図上は先行する P 波を伴わず，QRS 波形は幅が広いことが多い．

I 心室性期外収縮，心室頻拍の分類

　心室性期外収縮は単発，2 連発までとそれ以上に分類される．
　心室性期外収縮が 3 連発以上続く頻拍を心室頻拍と定義される．心室頻拍は通常は心拍数が 100/分以上のものをいう．さらに心室頻拍はその持続時間から以下のように分類される．
①**非持続性心室頻拍**（nonsustained ventricular tachycardia: NSVT）
　3 連発以上で 30 秒未満に自然停止する心室頻拍．血行動態の破綻を伴わない．
②**持続性心室頻拍**（sustained ventricular tachycardia）
　30 秒以上の持続か，30 秒未満であっても血行動態の破綻のため早急に何らかの治療が必要になる心室頻拍．

　心室期外収縮が単一の QRS 波形からなる場合は単形性心室期外収縮，複数の QRS 波形からなる場合は多形性心室期外収縮とする．
　心室頻拍も QRS 波形からも分類され，以下のように分類される．
①**単形性心室頻拍**（monomorphic ventricular tachycardia）
　心室頻拍が単一の QRS 波形で続くもので，2 つ以上の種類の単形性心室頻拍がみられる場合は複数単形性心室頻拍という．
②**多形性心室頻拍**（polymorphic ventricular tachycardia）
　QRS 波形が連続的に変化する心室頻拍をいう．

II 心室性期外収縮，心室頻拍を有する患者での検査

　心室性期外収縮を認めた場合，まず頻度，器質的心疾患の有無，リスク評価を行う必要がある．心室性期外収縮の重症度分類として Lown 分類がある　表 1 ．Lown 分類はもともと急性心筋梗塞患者に用いられていた分類であり[1]，慢性期の患者に適応するのは議論の分かれるところであるが新たな分類は未だなく慣例的に用いられている．心室性期外収縮のリスク評価として以下の検査がある．それぞれの検査はすべて行うわけではなく，症状・年齢・冠動脈危険因子の有無などを参考にし侵襲の少ない検査から行う．具体的には，以下の標準 12 誘導心電図，Holter 心電図，心臓超音波検査を基本として行った上で重症度を評価し個々の症例に

表1　心室期外収縮の重症度分類

grade	心室期外収縮
0	なし
1	1時間30個以下
2	1時間30個以上
3	多形性
4a	2連発
4b	3連発以上
5	早期 R on T

〔循環器病の診断と治療に関するガイドライン（2010年合同研究班報告）．臨床心臓電気生理検査に関するガイドライン（2011年改訂版）．http://www.j-circ.or.jp/guideline/pdf/JCS2011-ogawas_h.pdf（2016年1月閲覧）より〕

応じ検査を追加する．

① 標準12誘導心電図：洞調律または心房ペーシング波形からQT延長，ST部分（Brugada型心電図など），J波の有無やR波高，QRS幅などから器質的心疾患の有無を推察することができる．また，心室性期外収縮をとらえることができた場合，その起源を推察することが可能である．

② Holter心電図：心室性期外収縮の頻度および非持続性心室頻拍・持続性心室頻拍の持続時間や頻度などを評価する．また，不整脈が生じる時間帯と行動記録を比較することにより誘因となる事象（運動，飲酒，睡眠など）を把握することができる．

③ 心臓超音波検査：心機能の評価（左室径，駆出率，弁膜症の有無，局所的壁運動異常の有無など）を行う．また，心筋の性状を観察することによりサルコイドーシスや催不整脈性右室心筋症などの心室頻拍を生じやすい疾患を推察することができる．

④ 運動負荷心電図：運動誘発性心室性不整脈の診断や冠動脈疾患例での心室性不整脈の診断に有用である．運動負荷を行うことにより予後判定に役立つという報告もある．心疾患の既往のない2,885例を対象とし運動負荷試験を行った研究では運動誘発性の心室性期外収縮を多く認めた例では総死亡が多かったと報告されている[2]．また，運動後の心室性期外収縮[3,4]，運動耐容能，心拍応答[5]なども予後に関係していたとの報告もある．運動負荷心電図は運動や就労の制限を判断する資料の一つにもなる．

⑤ 心拍変動：心筋梗塞後における突然死の予知に有効である．

⑥ T-wave alternans：心筋梗塞後あるいは心機能の低下した虚血性心筋症での心臓突然死の予知に有効である．

⑦ 心臓電気生理検査：期外収縮の症状が強い，頻発が心機能低下に関わるなどの理由でカテーテルアブレーションが考慮される場合，単源性の期外収縮から心室細動が繰り返し誘発される場合，基礎疾患を伴う原因不明の失神などの場合に推奨度が高い 表2．心室頻拍については心室性期外収縮の場合と同様に，重症度，基礎心疾患・心機能についての検

表2　心室期外収縮に対する電気生理検査の適応

クラスI
1. なし

クラスIIa
1. 期外収縮による症状が強い患者，頻発することにより左室機能低下を伴う患者，薬物治療が無効か副作用のため使用不能の患者，R on Tなど危険性が高いと考えられる患者で，カテーテルアブレーションが考慮される患者
2. 心室細動が，同一箇所の心室期外収縮によって繰り返し誘発される患者で，心室期外収縮に対するカテーテルアブレーションが考慮される患者
3. 心筋梗塞等の基礎心疾患を伴う患者で失神や動悸の既往があり，加算平均心電図が強陽性の患者

クラスIIb
1. 持続性心室性不整脈が誘発された場合の薬物効果判定
2. 基礎心疾患がない患者で，心室期外収縮が頻発しており，加算平均心電図で心室遅延電位が記録される患者

クラスIII
1. 基礎心疾患を伴わないか，基礎心疾患を有していても左室機能が比較的保たれており（EF＞40％），症状が軽度か全くなく，連発，R on Tがなく，持続性心室頻拍あるいは心室細動が誘発される危険性がないと考えられる患者

〔循環器病の診断と治療に関するガイドライン（2010年合同研究班報告）．臨床心臓電気生理検査に関するガイドライン（2011年改訂版）．http://www.j-circ.or.jp/guideline/pdf/JCS2011-ogawas_h.pdf （2016年1月閲覧）より〕

表3　持続性心室頻拍に対する電気生理検査の適応

クラスI
1. 基礎疾患の有無を問わず単形性持続性心室頻拍が記録された患者
2. 心室頻拍に対するカテーテルアブレーションまたは手術を予定している有症候性の単形性持続性心室頻拍
3. wide QRS頻拍
4. 原因として心室頻拍が疑われる失神/めまいを有する患者
5. 持続性心室頻拍に対する薬効および催不整脈作用の評価

クラスIIa
1. カテーテルアブレーション後の追跡評価
2. 心筋梗塞後で左室機能低下（左室駆出率＜35％）があり，持続性心室頻拍の誘発を前提に植込み型除細動器を考慮する場合

〔循環器病の診断と治療に関するガイドライン（2010年合同研究班報告）．臨床心臓電気生理検査に関するガイドライン（2011年改訂版）．http://www.j-circ.or.jp/guideline/pdf/JCS2011-ogawas_h.pdf （2016年1月閲覧）より〕

査を行うとともに，心室頻拍が疑われる失神の原因精査やカテーテルアブレーション治療を行う予定の患者に推奨される　表3．

⑧ 心臓カテーテル検査：冠動脈病変の有無や心機能評価および心筋生検による心筋症などの診断に有効である．

III 器質的心疾患を認めない場合の心室性期外収縮・非持続性心室頻拍

　器質的心疾患を認めない患者では心室性期外収縮の多発や非持続性心室頻拍も予後には影響しないと報告されている[6,7]．しかしながら，心室性期外収縮を頻回に認める例においては心機能が低下してくる症例も認められ[8]，心臓超音波検査などによる定期的な経過観察が必要である．心室性期外収縮の頻度と心機能低下の関係については，Holter心電図にて心室性期外収縮数が全心拍数の24％以上になると心機能低下を認める例が増えると報告されている[9]．このような例においてカテーテルアブレーション治療は有効であり，心室性期外収縮を抑制することにより心機能は正常化すると報告されている．したがって，無症候性であっても心室性期外収縮が頻発する例では定期的にHolter心電図や心臓超音波検査を行い心室性期外収縮の頻度や心機能の推移をみる必要がある．

IV 器質的心疾患を有する場合の心室性期外収縮・非持続性心室頻拍

　慢性心不全患者（左室駆出率35％以下）2,123例に運動負荷テストを行い，重症心室性不整脈（3連発以上の心室頻拍，多形性心室頻拍，心室細動）の有無と一次エンドポイント（総死亡および心移植）の関係を検討した報告では，運動回復期の重症心室性不整脈が死亡の予測因子であった．一方，安静時や運動中の重症心室性不整脈や最大酸素摂取量は死亡の予測因子にはならなかったと報告されている[10]．

V 心室性期外収縮および心室頻拍に対する薬物療法および非薬物療法

　心室期外収縮の治療には薬物療法や非薬物療法が選択されるが，その場合まず本当に治療が必要な不整脈であるのか判断する必要がある．症状がなく，心機能正常で，基礎心疾患がない場合は予後良好であることが多いため，積極的な治療は行わず，外来での定期チェックにとどめる．一方，症状にかかわらず職業上必要である場合や心機能低下や突然死をきたす可能性のあるような場合は治療の対象となる．治療が必要と判断された場合，個々の症例に応じて薬物療法またはカテーテルアブレーション治療を行うが薬物療法についても有効性と限界を知る必要がある．また，治療が必要と判断されカテーテルアブレーション治療が適当と判断される場合も，まず12誘導心電図から期外収縮の起源を推定し成功率を判断することが，患者への治療方針の説明においても重要である．

特発性心室期外収縮・特発性単形性非持続性心室頻拍
①左脚ブロック＋右軸偏位型のQRS波形
　左脚ブロック＋右軸偏位型のQRS波形を呈する期外収縮・非持続性心室頻拍は，右室流出路起源（およびその近傍）のことが多い．30～50歳代に好発し，比較的女性の頻度が高い．多くは肺動脈弁下の中隔側に起源を有する 図1A が，一部自由壁起源 図1B の頻拍も認める[11]．

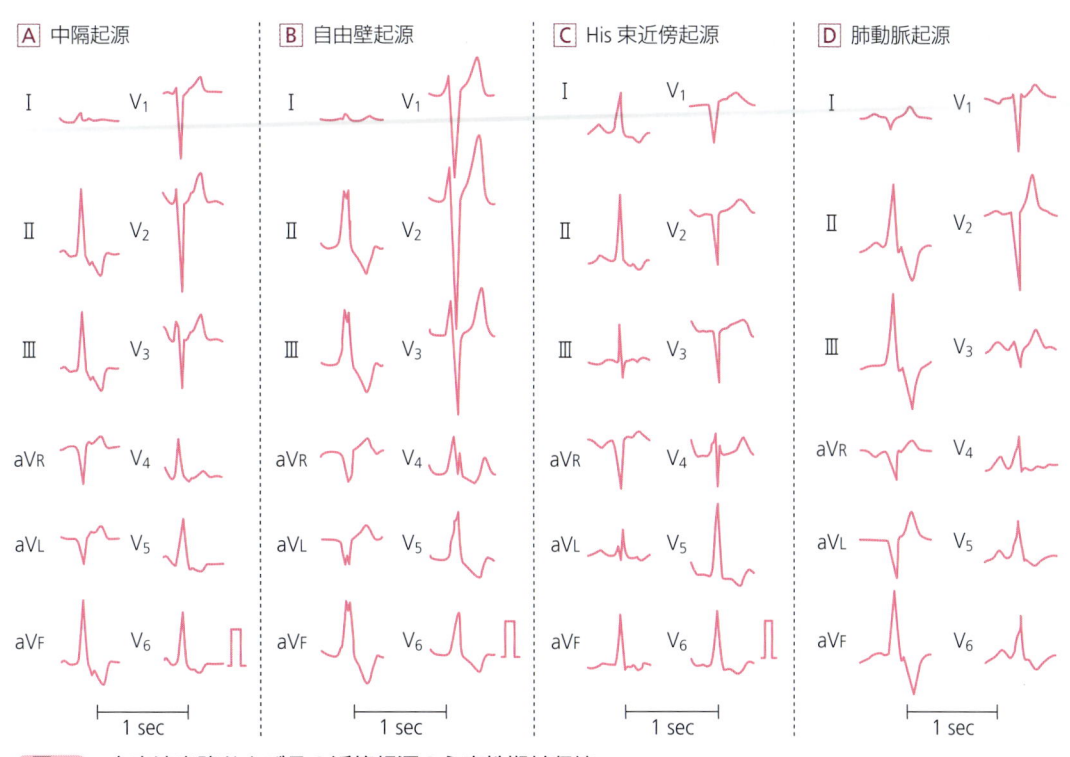

❸ 心室性頻脈性不整脈の診断・治療

| A 中隔起源 | B 自由壁起源 | C His束近傍起源 | D 肺動脈起源 |

図1 右室流出路およびその近傍起源の心室性期外収縮

　右室流出路近傍の不整脈としては，右室流出路低位のHis束近傍 図1C や肺動脈起源 図1D の心室性期外収縮も認められる[12]．

　発生はカテコラミン依存性のことが多いため，第一にβ遮断薬またはβ遮断作用を有する薬剤を選択する．また遅延後脱分極を機序とすることも多いので，第二選択としてはCa電流を抑制することを目的にCaチャネル遮断作用を有する薬剤が選ばれる．これらが無効の場合にはNaチャネル遮断薬が用いられる 図2．

　左脚ブロック＋右軸偏位型のQRS波形を呈していても稀に左室起源の場合がある．右室起源であるか左室起源であるかの判定はカテーテルアブレーション治療を行う上でも成功率や手技リスクの説明上でも重要である．右室流出路起源か左室流出路起源であるかの判定にはいくつかの指標が報告されている[13]．右室起源では移行帯はV_3以降にあることが多く，逆に左室起源ではV_3までにあることが多い 図3．また，左室起源と判断した場合，心内膜側であるか心外膜側であるかの判定もカテーテルアブレーションのストラテジーを決める上で重要である．V_1誘導に深いS波（1.2 mV以上）を認める場合は心外膜側，V_6誘導にS波（0.1 mV以上）を認める場合は心内膜側の可能性がある 図4．

②**右脚ブロック＋左軸偏位型のQRS波形**

　発生機序は左脚後枝領域のCa電流依存性組織におけるリエントリーと考えられる．

　治療の標的分子はCaチャネルということになり，第一選択薬としてCaチャネル遮断作用

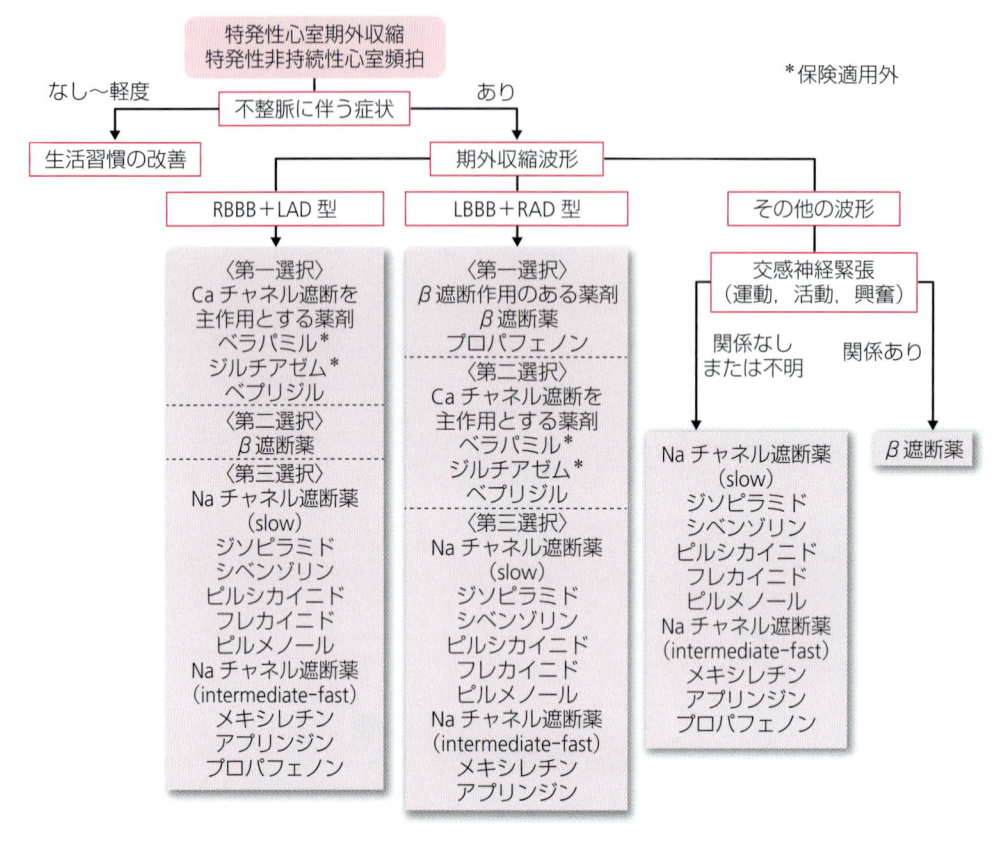

Ch.4 心室頻拍，心室細動，VPC などに対するアブレーション，外科手術

図2 基礎心疾患を伴わない（特発性）心室期外収縮・単形性非持続性心室頻拍
〔循環器病の診断と治療に関するガイドライン（2008年度合同研究班報告）．不整脈薬物治療に関するガイドライン（2009年改訂版）．http://www.j-circ.or.jp/guideline/pdf/JCS2009_kodama_h.pdf（2015年1月閲覧）より〕

を有する薬剤が選ばれる．第二選択薬としてCa電流を抑制するβ遮断薬が用いられる．これらが無効の場合には経験的にNaチャネル遮断薬が用いられる．

　ベラパミル感受性心室頻拍の1例を提示する．若年女性で数回動悸発作を自覚していた．当院受診時は心拍数190 bpm，右脚ブロック，左軸偏位を呈していた．ベラパミル静注にて洞調律化したが，若年女性であるため内服治療よりもカテーテルアブレーション治療を希望された．電気生理検査にて臨床的に認められたものと同様の頻拍は容易に誘発された．アブレーションカテーテルでマッピングを行い，頻拍と一致するペースマップが得ることができる部位で通電したところ，頻拍は停止し誘発されなくなった 図5 ．

③その他のQRS波形の場合
　交感神経緊張が誘因となる例ではβ遮断薬を優先的に用い，その他ではNaチャネル遮断薬を用いる．

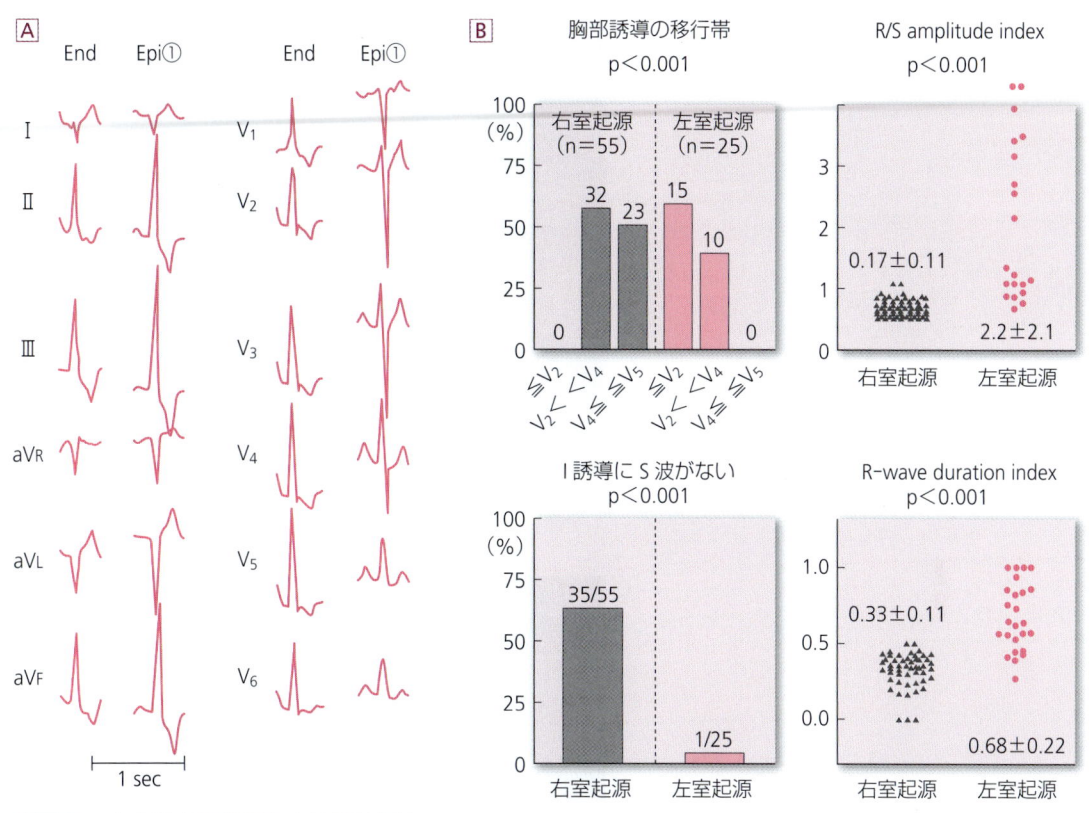

3 心室性頻脈性不整脈の診断・治療

図3 左室流出路起源心室性期外収縮

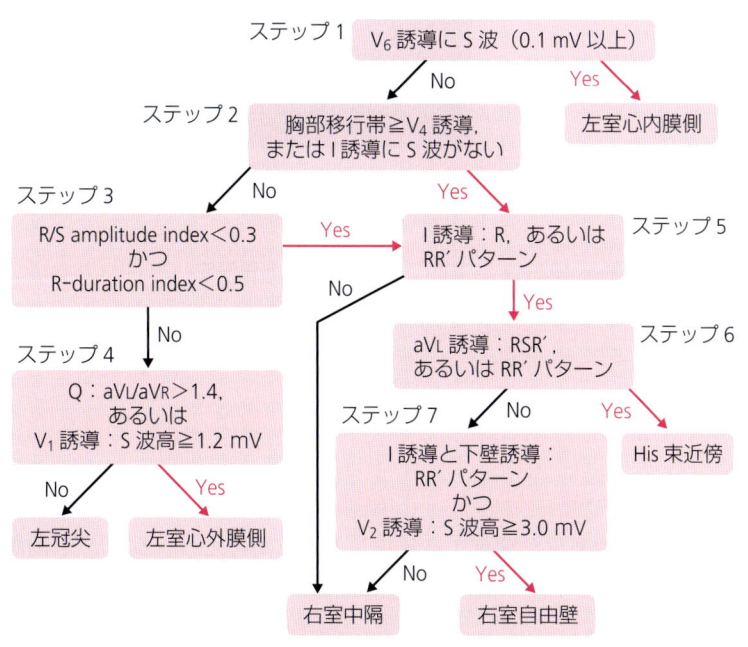

図4 流出路頻拍の至適通電部位診断のためのアルゴリズム

ステップ1 V₆誘導にS波（0.1 mV以上）
- Yes → 左室心内膜側
- No → ステップ2

ステップ2 胸部移行帯≧V₄誘導，またはⅠ誘導にS波がない
- No → ステップ3
- Yes → ステップ5

ステップ3 R/S amplitude index＜0.3 かつ R-duration index＜0.5
- Yes → ステップ5へ（Ⅰ誘導：R，あるいはRR'パターン）
- No → ステップ4

ステップ4 Q：aVL/aVR＞1.4，あるいは V₁誘導：S波高≧1.2 mV
- No → 左冠尖
- Yes → 左室心外膜側

ステップ5 Ⅰ誘導：R，あるいはRR'パターン
- No → 右室中隔
- Yes → ステップ6

ステップ6 aVL誘導：RSR'，あるいはRR'パターン
- Yes → His束近傍
- No → ステップ7

ステップ7 Ⅰ誘導と下壁誘導：RR'パターン かつ V₂誘導：S波高≧3.0 mV
- No → 右室中隔
- Yes → 右室自由壁

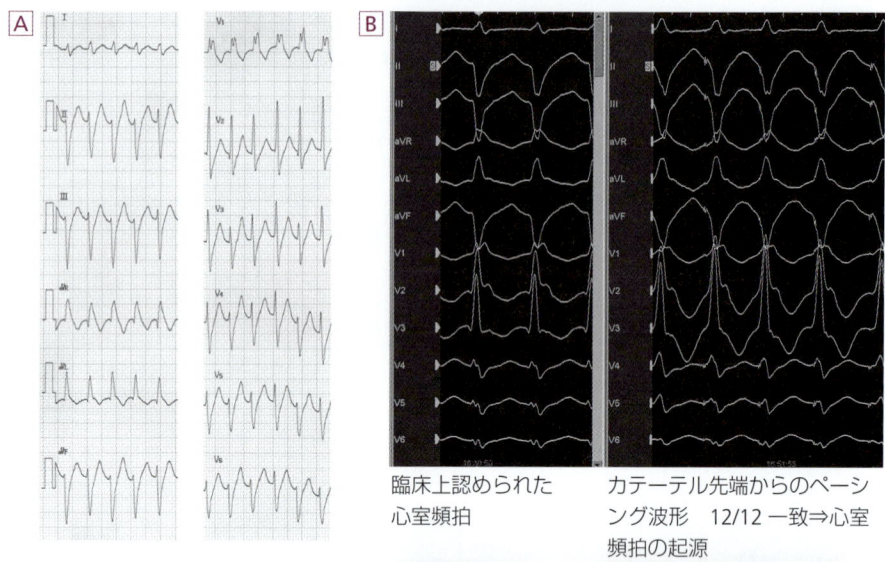

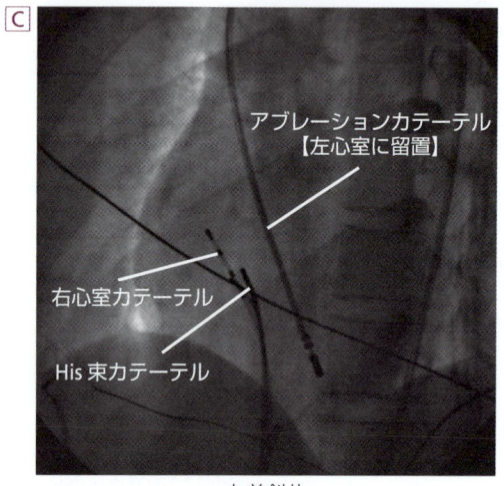

Ch.4 心室頻拍，心室細動，VPC などに対するアブレーション，外科手術

図5 来院時 12 誘導心電図（A），カテーテルアブレーション：perfect pacemap（B），最早期興奮部位の確認（C）
A：来院時 12 誘導心電図．脈拍 192 bpm，右脚ブロック波形，左軸偏位，QRS 幅 138 msec，明らかな P 波は認めない．
B：カテーテルアブレーション—perfect pacemap．
C：カテーテルアブレーション—最早期興奮部位の確認．

虚血性心疾患に伴う心室期外収縮・心室頻拍

発生機序として多くは梗塞巣が関与するリエントリーが考えられる[14]．冠動脈に高度狭窄が残存している場合など，心室性不整脈の発生に虚血が関与していると考えられる場合は虚血の改善が必要である．

①心筋梗塞急性期（発症 48 時間以内）

　Lown 分類の重症度を参考にして治療方針を決定する．Grade 2～5 では心電図を注意深く連続監視し，電解質やアシドーシスの補正など全身管理を行う必要がある．非持続性心室頻拍や R on T など，心室頻拍や心室細動に移行する危険性が高いと判断した場合に抗不整脈薬静脈内投与を考慮する．虚血心筋では膜電位が浅く Na チャネルが不活性化状態にある心筋細胞が多いと考えられるので，これに親和性の高いリドカインが用いられる．非持続性心室頻拍が多発し，持続性心室頻拍・心室細動の発生が危惧される場合には，ニフェカラント静注やアミオダロン静注も積極的に考慮すべきである[15, 16]．ニフェカラントは半減期が約 90 分と比較的短いため，副作用を認めた場合も中止により速やかな回復が見込まれる．アミオダロンは経口投与に比し，静脈投与は常用量でも血圧低下を生じる可能性があるため緊急時を除き急速投与時は血行動態に注意が必要である．いずれの薬剤も効果がない場合は速やかに中止・変更が必要である．

②心筋梗塞亜急性期（発症 48 時間～1 カ月）

　虚血の解除，心機能の改善を図り，突然死のリスク評価を定期的に行う．3 連発未満の期外収縮のみであれば経過観察でよいが，非持続性心室頻拍を認める場合には治療適応を考慮する．不整脈に伴ってめまい・失神をきたす例や頻拍レートにより重症型（頻拍レートが 120

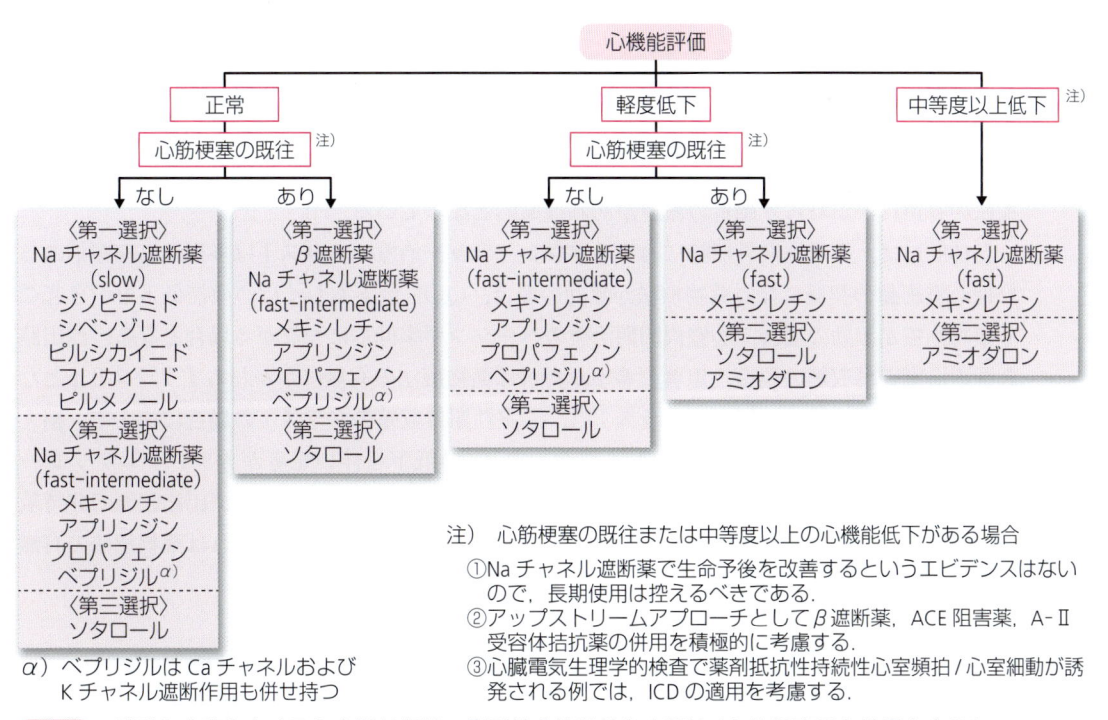

図6 基礎心疾患を有する心室期外収縮・単形性非持続性心室頻拍（心筋梗塞亜急性期を含む）
〔循環器病の診断と治療に関するガイドライン（2008 年度合同研究班報告）．不整脈薬物治療に関するガイドライン（2009 年改訂版）．http://www.j-circ.or.jp/guideline/pdf/JCS2009_kodama_h.pdf（2015 年 1 月閲覧）より〕

心機能評価
- 正常
  - 心筋梗塞の既往[注]
    - なし
      - 〈第一選択〉Na チャネル遮断薬（slow）ジソピラミド／シベンゾリン／ピルシカイニド／フレカイニド／ピルメノール
      - 〈第二選択〉Na チャネル遮断薬（fast-intermediate）メキシレチン／アプリンジン／プロパフェノン／ベプリジル[α]
      - 〈第三選択〉ソタロール
    - あり
      - 〈第一選択〉β遮断薬／Na チャネル遮断薬（fast-intermediate）メキシレチン／アプリンジン／プロパフェノン／ベプリジル[α]
      - 〈第二選択〉ソタロール
- 軽度低下
  - 心筋梗塞の既往[注]
    - なし
      - 〈第一選択〉Na チャネル遮断薬（fast-intermediate）メキシレチン／アプリンジン／プロパフェノン／ベプリジル[α]
      - 〈第二選択〉ソタロール
    - あり
      - 〈第一選択〉Na チャネル遮断薬（fast）メキシレチン
      - 〈第二選択〉ソタロール／アミオダロン
- 中等度以上低下[注]
  - 〈第一選択〉Na チャネル遮断薬（fast）メキシレチン
  - 〈第二選択〉アミオダロン

α）ベプリジルは Ca チャネルおよび K チャネル遮断作用も併せ持つ

注）心筋梗塞の既往または中等度以上の心機能低下がある場合
①Na チャネル遮断薬で生命予後を改善するというエビデンスはないので，長期使用は控えるべきである．
②アップストリームアプローチとしてβ遮断薬，ACE 阻害薬，A-Ⅱ受容体拮抗薬の併用を積極的に考慮する．
③心臓電気生理学的検査で薬剤抵抗性持続性心室頻拍/心室細動が誘発される例では，ICD の適用を考慮する．

~200/分では5連発以上，200/分以上では3連発以上）と判断された場合は治療を行う．実際の治療法選択にあたっては，図6 に示すように心機能低下の有無とその程度を勘案して選択順位を決定する．高リスクと判断された場合はアミオダロン，ソタロールを第一選択として用いる．薬物療法の効果が不十分で，心臓電気生理学的検査等により持続性心室頻拍や心室細動発生の危険性が高いと判断された場合はガイドラインに従ってICDの適用を考慮する．

③心筋梗塞慢性期（発症1カ月以降）
心筋梗塞亜急性期の治療方針に準じて考える．

その他の心疾患（心筋症など）に伴う心室期外収縮
基本的には前述の心筋梗塞亜急性期に準じて判断する．特に心筋症など重篤な基礎心疾患を有する例においては，心機能を十分に考慮に入れた薬剤選択が必要である．

VI 心室性不整脈に対するカテーテルアブレーション治療

心室期外収縮・非持続性心室頻拍
心室性期外収縮があっても器質的心疾患を伴っておらず自覚症状のない例では治療を必要としない．軽度の自覚症状がある場合でも生活習慣の改善や安定剤の投与などで経過観察できる例も多い．症状が強く治療が必要な場合，日本循環器学会のガイドライン上，心室性期外収縮の場合は薬物治療が優先となっているため，前述した期外収縮の波形により起源を推測し適切な薬物療法を行う．また，全心拍数の24％以上を占める心室性期外収縮では心機能低下につながる場合があり，カテーテルアブレーション治療で改善すると報告されている[9]．非持続性心室頻拍の場合もほぼ同様であるが，意識消失などの症状が発生する可能性もあるため，薬物療法の有無にかかわらず患者の希望があれば適応となっている．

具体的には，心室性期外収縮に対するアブレーション治療のクラスⅠは多形性心室頻拍あるいは心室細動の契機になり薬物療法が無効の場合，QOL低下もしくは心機能低下を引き起こし薬物治療が無効の場合，心臓再同期治療のペーシング率低下につながる場合となる．流出路起源の心室期外収縮の場合，患者の希望があれば薬物療法の有無にかかわらずクラスⅡaとなる．非持続性心室頻拍の場合，クラスⅠは，心室性期外収縮のクラスⅠの場合に加えて，植え込み型除細動器の頻回作動につながる場合，QOLの低下を伴い患者がカテーテルアブレーションを希望する場合（薬物治療への反応性は問わない）も適応となる．流出路起源の非持続性心室頻拍の場合，無症状でも心拍数が著しく速い場合や患者の希望があれば薬物療法の有無にかかわらずクラスⅡaとなる 表4．

持続性心室頻拍
持続性心室頻拍に対するカテーテルアブレーション治療に関してはまず特発性であるか器質的心疾患に伴うものであるかにより適応は異なる．特発性の場合は症状がありQOL低下を伴う場合に，薬物療法の有無にかかわらず患者希望があればクラスⅠとなる．器質的心疾患に伴

表4　心室期外収縮・非持続性心室頻拍に対するカテーテルアブレーションの適応

クラスⅠ
1. 心室期外収縮，非持続性心室頻拍が多形性心室頻拍あるいは心室細動の契機になり，薬物治療が無効または副作用のため使用不能な場合
2. QOLの低下，心機能低下または心不全を有する頻発性心室期外収縮，非持続性心室頻拍で，薬物治療が無効または副作用のため使用不能な場合
3. 頻発性心室期外収縮，非持続性心室頻拍が原因で心臓再同期治療のペーシング率が低下して十分な効果が得られず，薬物治療が無効または副作用のため使用不能な場合
4. 非持続性心室頻拍に対して植込み型除細動器治療が頻回に作動し，薬物治療が無効または副作用のため使用不能な場合
5. 症状があり，QOL低下を有する特発性非持続性心室頻拍で，薬物治療が有効または未使用でも患者がカテーテルアブレーションを希望する場合

クラスⅡa
1. 心機能低下または器質的心疾患に伴う流出路起源の頻発性心室期外収縮
2. 無症状の流出路起源の特発性非持続性心室頻拍で，心拍数が著しく速い場合
3. 流出路起源の頻発性心室期外収縮，特発性非持続性心室頻拍で，薬物治療が有効または未使用でも患者がカテーテルアブレーション治療を希望*1する場合

*1 例えば妊娠を希望する女性，スポーツ選手，旅客輸送運転などを職業とする症例などでアブレーション希望がある場合もこの項目に該当する．

〔循環器病の診断と治療に関するガイドライン（2010-2011年度合同研究班報告）．カテーテルアブレーションの適応と手技に関するガイドライン．http://www.j-circ.or.jp/guideline/pdf/JCS2012_okumura_h.pdf（2015年1月閲覧）より〕

う場合は，血行動態が破綻する可能性があることや複数の心室頻拍が誘発される可能性が高いことなどから，手技に伴うリスクも高くなることが考えられる．心機能や他の合併疾患，年齢なども考慮し植え込み型除細動器も含めた治療を検討する必要がある．低左心機能（駆出率40％以下）例に持続性心室頻拍を合併した場合，突然死の予防に最も有用であるのは植え込み型除細動器である．しかしながらアブレーション治療を行うのであれば，除細動器植え込み後しばらくはリードのディスロッジメントや感染の可能性があるため，可能であれば植え込み前に行う方がよいと考える．陳旧性心筋梗塞患者の突然死二次予防として除細動器を植え込まれた患者に対し，アブレーション治療を行った群と行わなかった群に分けた場合，アブレーションを行うことによりショック治療を有意に減らすことができたと報告されている[17]．薬物療法無効で心室頻拍に対する抗頻拍治療が頻回になる例や心臓再同期療法の妨げになる場合もアブレーション治療の適応となる　表5．

多形性心室頻拍・心室細動

従来，多形性心室頻拍や心室細動はカテーテルアブレーション治療の対象にはならなかったが，Haïssaguerreらは末梢Purkinje線維起源の心室期外収縮により心室細動が誘発される特発性心室細動例においてトリガーとなる心室期外収縮をアブレーションすることによって非常に良好な成績を得ることができたと報告した[18]．その後もいくつかの報告があり，右室流出路あるいは末梢Purkinje線維起源の心室期外収縮が契機となり特発性多形性心室頻拍や心室細動が誘発される場合は，その心室期外収縮をカテーテルアブレーションで治療することにより多形性心室頻拍や心室細動の発生は抑制可能である．しかしながら，心筋炎やアミロイ

表5　持続性心室頻拍に対するカテーテルアブレーションの適応

クラス I
1. 心機能低下または心不全に伴う単形性持続性心室頻拍で，薬物治療が無効または副作用のため使用不能な場合
2. 脚枝間リエントリによる持続性心室頻拍
3. 植込み型除細動器の植込み後に抗頻拍治療が頻回に作動し，薬物治療が無効または副作用のため使用不能な場合
4. 症状があり QOL 低下を有する特発性持続性心室頻拍で，薬物治療が有効または未使用でも患者がカテーテルアブレーション治療を希望する場合
5. 単形性心室頻拍が原因で心臓再同期療法の両室ペーシング率が低下して十分な効果が得られず，薬物治療が無効または副作用のため使用不能な場合

クラス IIa
1. 無症状あるいは症状が軽微な特発性持続性心室頻拍

〔循環器病の診断と治療に関するガイドライン（2010-2011年度合同研究班報告）．カテーテルアブレーションの適応と治療に関するガイドライン（2013年改訂版）．http://www.j-circ.or.jp/guideline/pdf/JCS2012_okumura_h.pdf（2015年1月閲覧）より〕

表6　多形性心室頻拍・心室細動に対するカテーテルアブレーションの適応

クラス I
　なし

クラス IIa
1. 右心室流出路あるいは末梢プルキンエ線維起源の心室期外収縮を契機とする反復性の特発性多形性心室頻拍あるいは特発性心室細動において，薬物治療が無効または副作用のため使用不能な場合
2. 末梢プルキンエ線維起源の心室期外収縮を契機とする反復性の虚血性多形性心室頻拍において，心筋虚血改善治療に反応せず，薬物治療が無効または副作用のため使用不能な場合

クラス IIb
1. 右心室流出路あるいは末梢プルキンエ線維起源の心室期外収縮を契機とする反復性の多形性心室頻拍あるいは心室細動において，心筋炎，アミロイドーシス，弁膜症，非虚血性心筋症，ブルガダ症候群，QT 延長症候群，早期再分極症候群，カテコラミン感受性多形性心室頻拍を基礎疾患とするもの

〔循環器病の診断と治療に関するガイドライン（2010-2011年度合同研究班報告）．カテーテルアブレーションの適応と治療に関するガイドライン（2013年改訂版）．http://www.j-circ.or.jp/guideline/pdf/JCS2012_okumura_h.pdf（2015年1月閲覧）より〕

ドーシス，Brugada 症候群，QT 延長症候群などでの有効性のエビデンスは少なくクラス IIb となっている　表6．

文献

1) Lown B, Wolf M. Approaches to sudden death from coronary heart disease. Circulation. 1971; 44: 130-42.
2) Morshedi-Meibodi A, Evans JC, Levy D, et al. Clinical correlates and prognostic significance of exercise-induced ventricular premature beats in the community: the Framingham Heart Study. Circulation. 2004; 109: 2417-22.
3) Jouven XP, Empana JP, Ducimetière P. Ventricular ectopy after exercise as a predictor of death.

N Engl J Med. 2003; 348: 2357-9; author reply 2357-9.
 4) Frolkis JP, Pothier CE, Blackstone EH, et al. Frequent ventricular ectopy after exercise as a predictor of death. N Engl J Med. 2003; 348: 781-90.
 5) Lauer M, Froelicher ES, Williams M, et al. Exercise testing in asymptomatic adults: a statement for professionals from the American Heart Association Council on Clinical Cardiology, Subcommittee on Exercise, Cardiac Rehabilitation, and Prevention.Circulation. 2005; 112: 771-6.
 6) Gaita F, Giustetto C, Di Donna P, et al. Long-term follow-up of right ventricular monomorphic extrasystoles. J Am Coll Cardiol. 2001; 38: 364-70.
 7) Niwano S, Wakisaka Y, Niwano H, et al. Prognostic significance of frequent premature ventricular contractions originating from the ventricular outflow tract in patients with normal left ventricular function. Heart. 2009; 95: 1230-7.
 8) Mountantonakis SE, Frankel DS, Gerstenfeld EP, et al. Reversal of outflow tract ventricular premature depolarization-induced cardiomyopathy with ablation: effect of residual arrhythmia burden and preexisting cardiomyopathy on outcome. Heart Rhythm. 2011; 8: 1608-14.
 9) Baman TS, Lange DC, Ilg KJ, et al. Relationship between burden of premature ventricular complexes and left ventricular function. Heart Rhythm. 2010; 7: 865-9.
10) O'Neill JO, Young JB, Pothier CE, et al. Severe frequent ventricular ectopy after exercise as a predictor of death in patients with heart failure. J Am Coll Cardiol. 2004; 44: 820-6.
11) Tada H, Ito S, Naito S, et al. Prevalence and electrocardiographic characteristics of idiopathic ventricular arrhythmia originating in the free wall of the right ventricular outflow tract. Circ J. 2004; 68: 909-14.
12) Tada H, Tadokoro K, Miyaji K, et al. Idiopathic ventricular arrhythmias arising from the pulmonary artery: prevalence, characteristics, and topography of the arrhythmia origin. Heart Rhythm. 2008; 5: 419-26.
13) Ito S, Tada H, Naito S, et al. Development and validation of an ECG algorithm for identifying the optimal ablation site for idiopathic ventricular outflow tract tachycardia. J Cardiovasc Electrophysiol. 2003; 14: 1280-6.
14) Aryana A, d'Avila A, Heist EK, et al. Remote magnetic navigation to guide endocardial and epicardial catheter mapping of scar-related ventricular tachycardia. Circulation. 2007; 115: 1191-200.
15) Igawa M, Aonuma K, Okamoto Y, et al. Anti-arrhythmic efficacy of nifekalant hydrochloride, a pure class III anti-arrhythmic agent, in patients with healed myocardial infarction and inducible sustained ventricular tachycardia. J Cardiovasc Pharmacol. 2002; 40: 735-42.
16) Cairns JA, Connolly SJ, Gent M, et al. Post-myocardial infarction mortality in patients with ventricular premature depolarizations. Canadian Amiodarone Myocardial Infarction Arrhythmia Trial Pilot Study. Circulation. 1991; 84: 550-7.
17) Reddy VY, Reynolds MR, Neuzil P, et al. Prophylactic catheter ablation for the prevention of defibrillator therapy. N Engl J Med. 2007; 357: 2657-65.
18) Haïssaguerre M, Shoda M, Jaïs P, et al. Mapping and ablation of idiopathic ventricular fibrillation. Circulation. 2002; 106: 962-7.

〈渡部徹也〉

Topic 5

iPS細胞研究の不整脈領域における展望

　ヒト人工多能性幹細胞（induced-puluripotent cell: iPS cell）は，胚性幹細胞（embryonic stem cell: ES cell）とほぼ同等の多分化能を持つ多能性幹細胞であり，高橋，山中らにより，2006年にマウス[1]，2007年にはヒトにおいて[2]，皮膚線維芽細胞からの作製が報告され，2012年のノーベル生理学・医学賞を受賞した技術である．iPS細胞は，皮膚，血液などから作製することが可能であり，「再生・移植治療」，「疾患発症機序解明研究」，「創薬領域」への応用を目指して非常に盛んな研究が行われている．

　不整脈領域における応用として，患者本人からiPS細胞を作製できる利点を生かし，イオンチャネル病などの遺伝性不整脈疾患における研究が進んでいる．初めての遺伝性不整脈に関する疾患特異的iPS細胞研究として，2010年，先天性QT延長症候群1型〔LQT1，緩徐活性型遅延整流性Kチャネル（IKs）遺伝子異常〕に関する成果が報告され[3]，以降，LQT2〔急速活性型遅延整流性Kチャネル（IKr）遺伝子異常〕，LQT3（心臓Na^+チャネル遺伝子異常），Timothy症候群（L型Ca^{2+}チャネル遺伝子異常），カテコラミン誘発性多形性心室頻拍（リアノジン受容体2遺伝子異常）などの疾患の再現，発症機序の新たな知見，薬効評価が報告されてきた．

　図1にカテコラミン誘発性多形性心室頻拍（catecholaminergic polymorphic ventricular

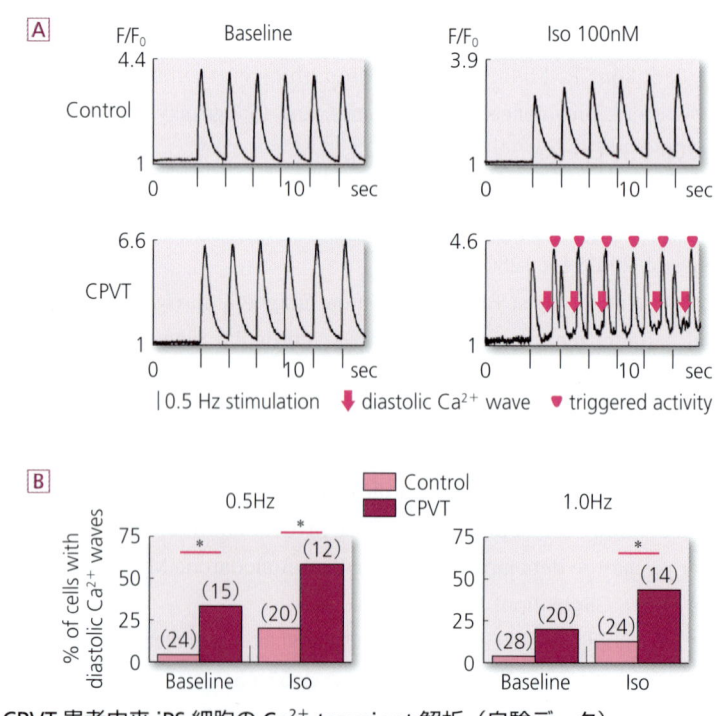

図1　CPVT患者由来iPS細胞のCa^{2+} transient解析（自験データ）
A：コントロール，CPVT-iPS細胞由来心筋細胞におけるCa^{2+} transient記録（右はisoproterenol負荷）
B：拡張期細胞内Ca^{2+}上昇を認めた細胞の割合

Topic 5 iPS 細胞研究の不整脈領域における展望

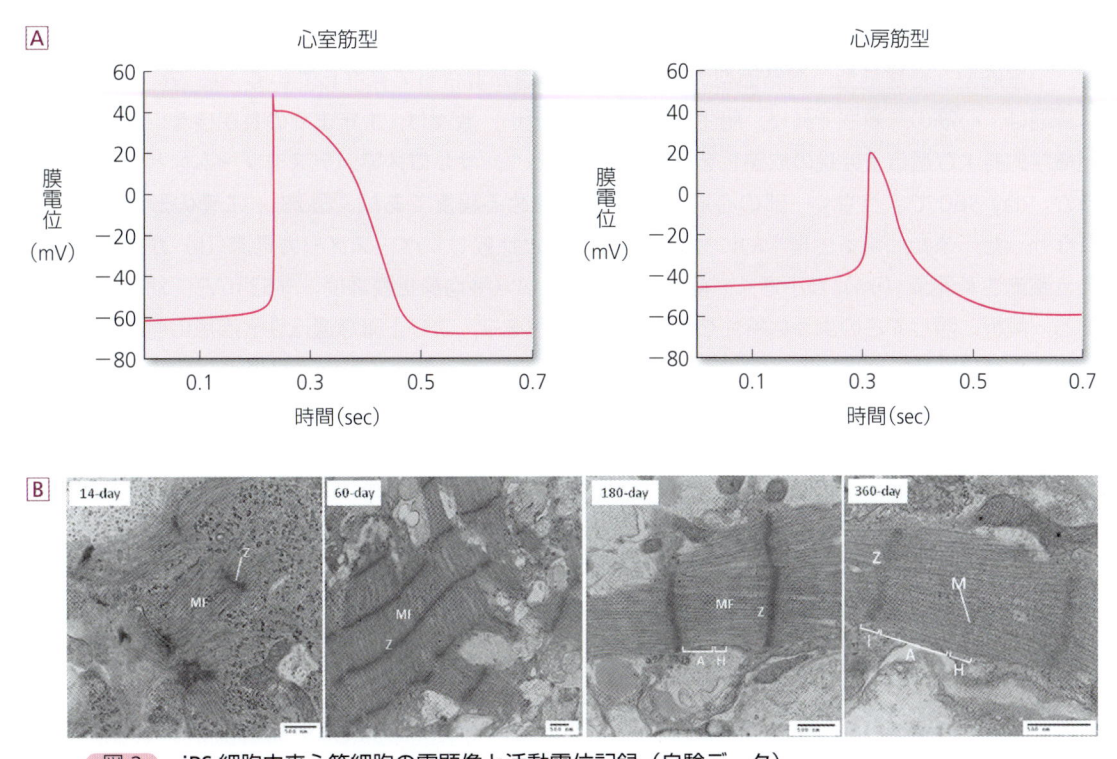

図2 iPS 細胞由来心筋細胞の電顕像と活動電位記録（自験データ）
A: iPS 細胞由来心筋細胞の活動電位記録
B: iPS 細胞由来心筋細胞の電顕写真（左から分化開始後 Day14, 60, 180, 360）．MF: myofibril, Z: Z band, A: A band, H: H band, I: I band, M: M band
（電顕像は Kamakura T, et al. Circ J. 2013; 77: 1307-14 より引用，一部改変）[4]

tachycardia: CPVT）のヒト疾患特異的 iPS 細胞研究の自験データを示す．CPVT は，運動や情動などのカテコラミン刺激によって，心室頻拍・細動による突然死を引き起こす遺伝性不整脈疾患であり，原因遺伝子として約 50〜60％に筋小胞体からの Ca^{2+} 放出に関わるリアノジン受容体（RyR2）遺伝子異常が検出される．今回，CPVT の病態解明を目的とし，運動時の失神既往，二方向性心室頻拍を認め，RyR2 遺伝子異常（p.I4587V）が検出されている患者より iPS 細胞を作製し分化心筋の解析を行った．心筋分化後，3 カ月の分化心筋の Ca^{2+} transient を計測した．計測は，15 sec の 0.5 Hz, 1 Hz 電気ペーシングを行い，イソプロテレノール 100 nM 負荷後，同様に電気的ペーシングを行い記録した．健常人 iPS 細胞由来分化心筋（201B7）では，ペーシング下，イソプロテレノール負荷にても拡張期細胞内 Ca^{2+} 上昇を認めなかったが，CPVT-iPS 細胞由来心筋細胞では，イソプロテレノール負荷後，拡張期細胞内 Ca^{2+} 上昇を認め，それに伴う triggered activity も観察された 図1A ．統計解析にて，CPVT-iPS 細胞由来分化心筋では，イソプロテレノール負荷後，拡張期細胞内 Ca^{2+} 上昇を認める細胞が有意に多かった 図1B ．拡張期細胞内 Ca^{2+} 上昇は，CPVT モデルマウスにてもみられる現象であり，CPVT の心筋細胞レベルの表現型が再現できていると考えられ，本モデルを用いた薬効評価を行っている．

一方，iPS 細胞由来分化心筋の解析に際してはいくつかの課題が存在する．心筋分化にて作製する

胚様体には非心筋細胞も含まれ，クローン間のばらつきも少なくない．また，作成される分化心筋には，心室筋型，心房筋型，洞結節型の3つの型の細胞が混ざって存在している 図2A ．最も大きな課題は，心筋の未熟さであり，胎生初期の心筋に近い．我々は，1年までの長期接着培養における組織学的および遺伝子発現の成熟化を検討したところ[4]，サルコメア，デスモゾームなどが確認されるが，day 360 でようやく一部の心筋にて M 帯を認める程度であり 図2B ，T 管の形成は認められなかった．また，電気生理学的にも成熟心筋細胞と比較し，ペースメーカ電流（I_f）が大きく，内向き整流性 K 電流（IK_1）が小さく，静止膜電位が浅い（平均静止膜電位：－63 mV），幼若な心筋である．解析に際してこのような特性を考慮する必要があり，より正確な遺伝性心疾患の再現のためには成熟化法の開発も必要である．

iPS 細胞技術は，「患者自身と同じ遺伝的背景を持つ心筋細胞」を作製，解析することができる新たな tool であり，不整脈領域への応用研究が行われている．分化心筋は成熟心筋と異なり幼若であるという問題点があるが，tool としてさらに発展し，疾患病態解明，テーラーメイド治療への応用が期待される．

文献

1) Takahashi K, Yamanaka S. Induction of pluripotent stem cells from mouse embryonic and adult fibroblast cultures by defined factors. Cell. 2006; 126: 663-76.
2) Takahashi K, Tanabe K, Ohnuki M, et al. Induction of pluripotent stem cells from adult human fibroblasts by defined factors. Cell. 2007; 131: 861-72.
3) Moretti A, Bellin M, Welling A, et al. Patient-specific induced pluripotent stem-cell models for long-QT syndrome. N Engl J Med. 2010; 363: 1397-409.
4) Kamakura T, Makiyama T, Sasaki K, et al. Ultrastructural maturation of human-induced pluripotent stem cell-derived cardiomyocytes in a long-term culture. Circ J. 2013; 77: 1307-14.

〈牧山　武〉

Case 6

左右心房中隔，大動脈弁無冠尖・右冠尖，および左室流出路からアプローチを試みるも根治しえなかった内臓逆位（右胸心）に合併した His 束近傍心房頻拍の一例

症例

- 患者：69 歳男性
- 主訴：動悸
- 現病歴：元来より完全内臓逆位を指摘されていた．2009 年 3 月頃より動悸を自覚し近医受診．心電図にて持続性心房頻拍（AT），胸部単純写真にて右胸心を認めた．複数薬剤を試みるも効果なく，心エコーにて頻拍誘発性心筋症を疑われ，2010 年 9 月アブレーション目的で入院となった．Holter 心電図では総心拍数 181,286/日で，その 99％が AT〔心拍数（HR）：平均 126/分，最大 163/分〕であった．

12 誘導心電図 図1：通常誘導での計測 図1A，肢誘導・胸部誘導を左右逆位にした心電図 B 図1B を記録した．HR 104/分の long RP'頻拍で，心電図 B 図1B ではⅡ・Ⅲ・aVF 誘導で陰性，V_1 は陰性/陽性，V_2–V_6 誘導で陰性の P 波を呈した．

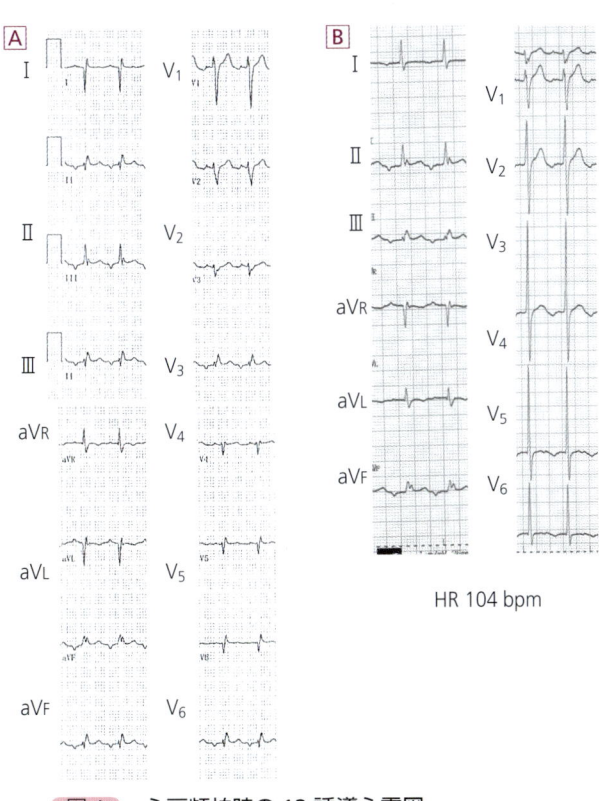

図1 心房頻拍時の 12 誘導心電図
A：通常誘導　B：肢・胸部誘導　左右逆位

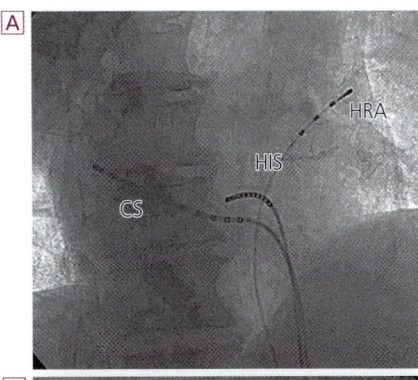

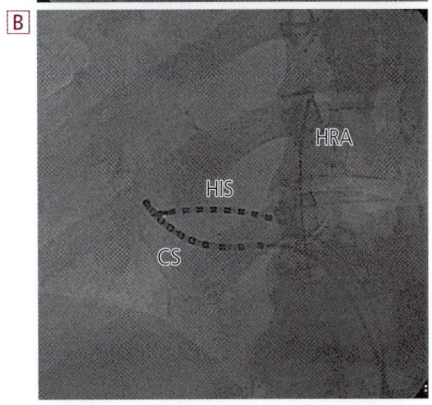

図2　心内電極カテーテルの配置と透視像
A：RAO 45 度　B：LAO 30 度

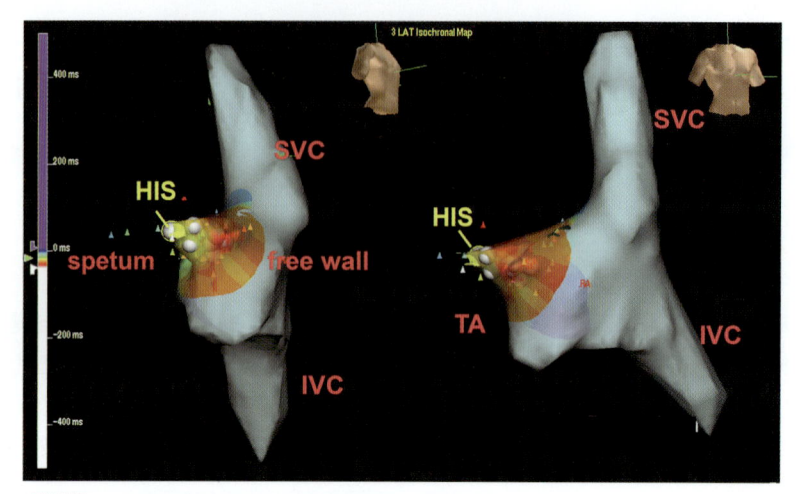

Ch.4 心室頻拍，心室細動，VPC などに対するアブレーション，外科手術

図3 心房頻拍中の解剖学的右房の activation map

経過

　逆位のため RAO 45 度，LAO 30 度に透視角度を調整し，解剖学的右房に高位心房，His 束近傍，冠状静脈洞（CS）にカテーテルを配置した 図2A, B．AT 中に 3D マッピングシステム（EnSite NavX™ St Jude Medical 社）を用いて解剖学的右房内のマッピングを行ったところ心房早期興奮部位は CS 入口部上縁から His 束周辺に広く認められた 図3．頻拍中の CS 遠位側，His 電極それぞれからの pacing 時直後の室房伝導時間を計測したところ，CS 遠位側からは 309 msec，His 電極からは 372 msec で 63 msec の差異[1]を認めた．以上の所見から，His を起源とする AT の診断とした．

　AT 中に比較的早期性が良好で His 束電位を認めない部位にアブレーションカテーテル（BlazerII™ 4 mm tip，Boston Scientific 社）で通電を行ったが無効であった 図4A．次に経大動脈的に大動脈弁尖と左室流出路のマッピングを追加し，早期性の良好な無冠尖 図4B と左室流出路中隔側 図4C での通電試みるも無効であり，最早期興奮部位であった左室流出路中隔側の通電では一過性の房室ブロックを合併した．さらに経心房中隔アプローチにて解剖学的左房中隔側を中心にマッピングを行い，左房前壁中隔に比較的早期性の良好な部位を認めたが 図4D，早期性は左室流出路，大動脈弁無冠尖より劣った．8 mm tip カテーテルやイリゲーションカテーテルへの変更も考慮したが，房室ブロック合併のリスクが高く施行せず手技を終了した．現在，ベラパミル 120 mg/日，ビソプロロール 5 mg/日で経過観察としている．

考察

　本症の通電困難な理由に，解剖学的な異常がないか，CT 画像を再検討した．逆位による構造差異は認めるが，大動脈弁・流出路・中隔壁の異常は認めなかった．

　His 束近傍起源 AT に対してのアブレーションの症例報告[2-7]では，成功通電部位は無冠尖が主で，一部右房であった．P 波からの先行度は 30〜50 msec で，無冠尖の早期性がよい傾向であった．使用したアブレーションカテーテルは 4 mm tip で，最大出力は概ね 25〜40 W，50〜55℃であった．本症例での出力は最初 20 W，45℃設定とし，無効な場合は房室ブロックが生じないことを確認しつ

Case 6 右胸心に合併したHis束近傍心房頻拍

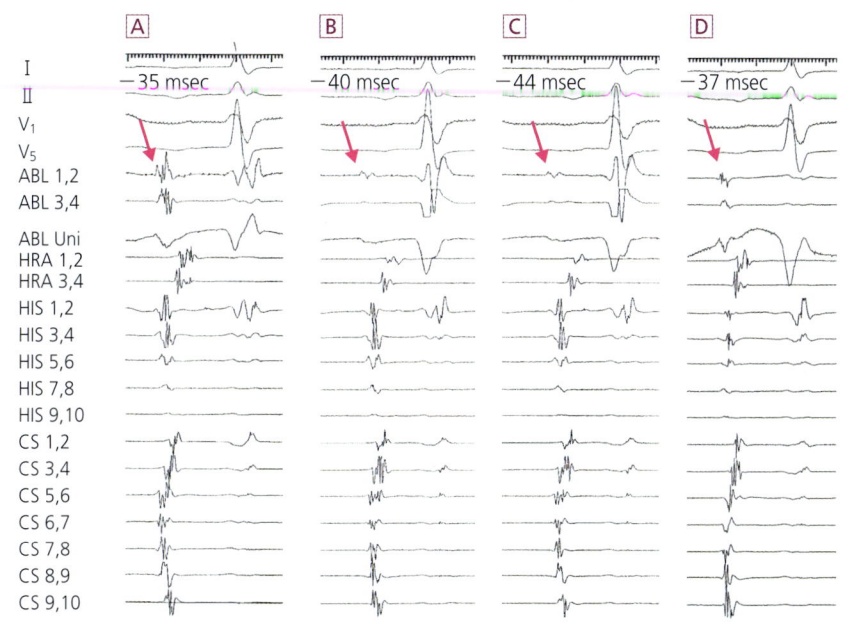

図4 アブレーション時の心内電位図
A: 右房内再早期部位．P波起始部より35 msec先行する．
B: 大動脈弁無冠尖内の再早期部位．P波起始部より40 msec先行する．
C: 左室流出路内の再早期部位．P波起始部より44 msec先行する．
D: 左房内の再早期部位．P波起始部より37 msec先行する．

つ，最大30 W，50℃まで行っていた．右心房からのアプローチで成功した報告[7]では，焼灼部位の局所電位にHis束電位を14症例中12例に認め，その通電時には接合部調律ないしは一過性房室ブロックが出現したと報告されていた．

　本症例のような前中隔起源の心房頻拍の場合，無冠尖での通電で根治できることが多いことや，房室結節の損傷を避けるためにも，最初から無冠尖での通電を試みることも考慮される．無冠尖と右房中隔との早期性の差は－30～＋10 msと幅があり，無冠尖での成功部位は相対的に広い範囲に分布するとされ[8]，NCCでのmappingをさらに入念に行うべきであったと考えた．

文　献

1) Maruyama M, Kobayashi Y, Miyauchi Y, et al. The VA relationship after differential atrial overdrive pacing: a novel tool for the diagnosis of atrial tachycardia in the electrophysiologic laboratory. J Cardiovasc Electrophysiol. 2007; 18: 1127-33.
2) Tada H, Naito S, Miyazaki A, et al. Successful catheter ablation of atrial tachycardia originating near the atrioventricular node from the noncoronary sinus of Valsalva. Pacing Clin Electrophysiol. 2004; 27: 1440-3.
3) Yamashita S, Yamane T, Matsuo S, et al. A case of adenosine sensitive atrial tachycardia originating from the His-bundle region successfully ablated from the non-coronary Aortic

Cusp. J Arrhythmia. 2010; 26: 44-9.
4) Joung B, Lee MH, Kim SS. Successful catheter ablation of atrial tachycardia originating from the non-coronary aortic sinus. Yonsei Med J. 2008; 49: 1041-5.
5) Weber R, Letsas KP, Arentz T, et al. Adenosine sensitive focal atrial tachycardia originating from the non-coronary aortic cusp. Europace. 2009; 11: 823-6.
6) Ouyang F, Ma J, Ho SY, et al. Focal atrial tachycardia originating from the non-coronary aortic sinus: electrophysiological characteristics and catheter ablation. J Am Coll Cardiol. 2006; 48: 122-31.
7) Zhou Y, Guo J, Xu Y, et al. Electrophysiologic characteristics and radiofrequency ablation of focal atrial tachycardia arising from para-Hisian region. Int J Clin Pract. 2007; 61: 385-91.
8) Wang Z, Ouyang J, Liang Y, et al. Focal atrial tachycardia surrounding the anterior septum: strategy for mapping and catheter ablation. Circ Arrhythm Electrophysiol. 2015; 8: 575-82.

〈鈴木健太郎,高木雅彦〉

心室頻拍，心室細動に対するICD治療（特にストーム）

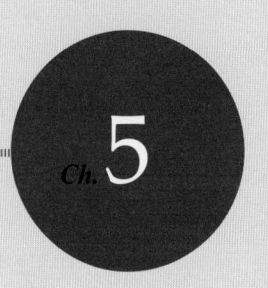

Ch. 5

Ch.5 心室頻拍，心室細動に対するICD治療（特にストーム）

1 ICDの適応:
現状のエビデンスでは明確になっていない点，今後の適応の問題について

　致死性不整脈（ventricular tachycardia: VT/ventricular fibrillation: VF）に対する非薬物療法として植え込み型除細動器（implantable cardioverter defibrillator: ICD）治療が広く臨床適応されている．その適応は二次予防から一次予防へと拡大され，致死性不整脈を有する患者の生命予後改善に貢献している．しかし致死性不整脈の既往のない低左心機能患者に対して無条件にICDを適応することには医療経済の面からも問題があると言わざるを得ず，同時に感染や不適切作動などいくつかの負の側面を有することも忘れてはならない．したがってその適応の判断に関して循環器医に求められる責任は大きい．ICD治療全般において，個々の症例における適応の判断が最も重要なプロセスの一つと言っても過言ではない．
　本稿では一次予防と二次予防の目的に分けて，代表的な臨床試験に依拠しつつ，現実的なICD適応の実際ならびに問題点について概説する．

I ICDの適応—二次予防—

AVID試験[1]

　VT/VFの既往のある患者において，二次予防としてICDと抗不整脈薬（anti-arrhythmic drugs: AADs）（主にアミオダロン）が比較された．低左心機能患者においてICD群はAADs群に比して良好な死亡率減少効果が示された 図1．
　これらの結果から，VT/VFの既往のある低左心機能患者（特にLVEF＜34％）の二次予防としてICDが必須であることが明確になった．心機能が比較的良好な場合でもVF既往患者

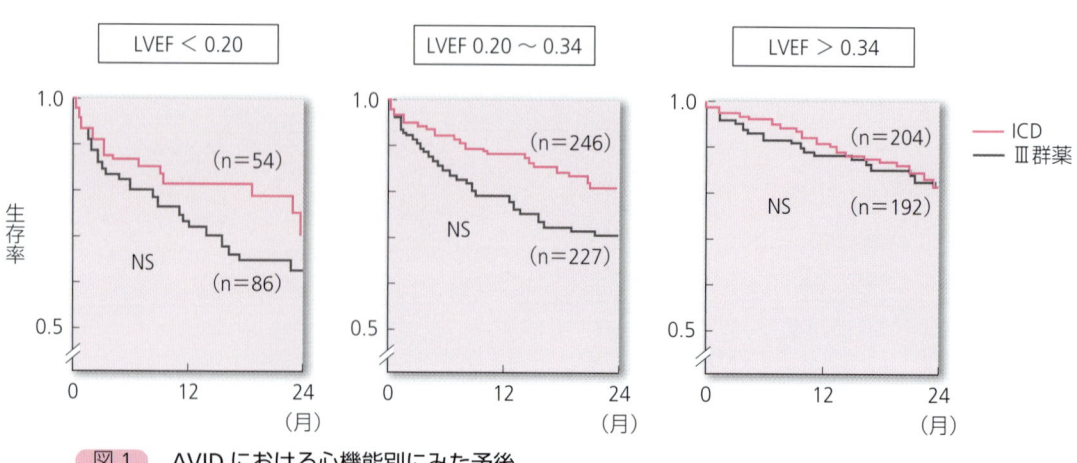

図1　AVIDにおける心機能別にみた予後

ではICDが必須であることに論を俟たないが，LVEF 35％以上の患者に関しては2群間で生命予後に差がないというデータが示されており，これに該当する血行動態の保たれるVT患者ではAADsやカテーテルアブレーションを先行して施行するという考え方もできるかもしれない．

　しかし，拡張型心筋症やサルコイドーシス，不整脈原性右室心筋症などは進行性の変性疾患であり，当初有効であった治療法が遠隔期にも有効性が維持されるとは限らない．また陳旧性心筋梗塞（OMI）では冠動脈病変に進行がなくても，器質の変化（いわゆるリモデリング）が生じることもある．また，AVIDが発表されて15年以上経つが，この間のICDの発展（本体の小型長寿命化，不適切作動の抑制，MRI対応など）は目覚ましく，ICD患者の予後はさらに改善されている可能性がある．したがって，致死的VT/VFの既往を有し，その発生基盤が完全に除去できず，永続的に存在すると考えられる場合は，いかなる心機能であっても原則としてICD治療を患者に推奨すべきである．ただし，患者によって様々なライフスタイル，価値観，死生観があり，当初はICD植え込みに関する同意取得が困難な場合もある．時間経過とともにICDの受け入れに前向きになる患者も多く，家族の支援を得ながら理解を求める．

II　ICDの適応—一次予防—

虚血性心疾患に対するICDの一次予防効果

MADIT II 試験[2]　図2

　MADIT IIは陳旧性Q波心筋梗塞後（LVEF<30％）の患者に対するICDの一次予防効果をみたものであり，ICD群（742例）は通常の心不全治療群（490例）に比して総死亡率を31％低下させ，ICDの効果が示された．また，この集団について長期的追跡調査を行った結果がその後発表され，8年の観察期間において当初を上回る総死亡率の改善（34％）が確認された．

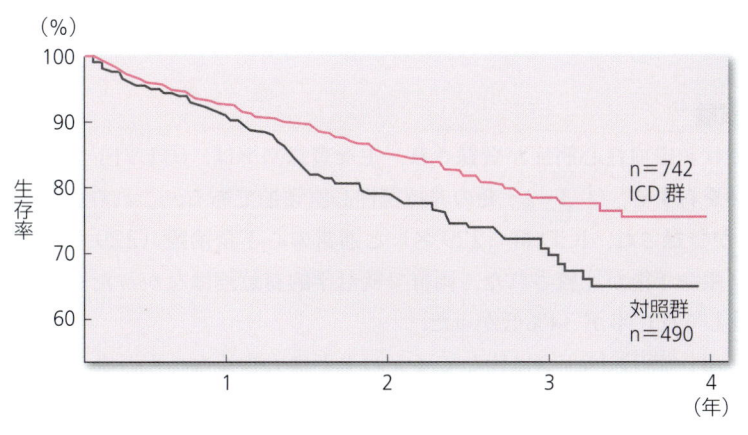

図2　MADIT II 試験

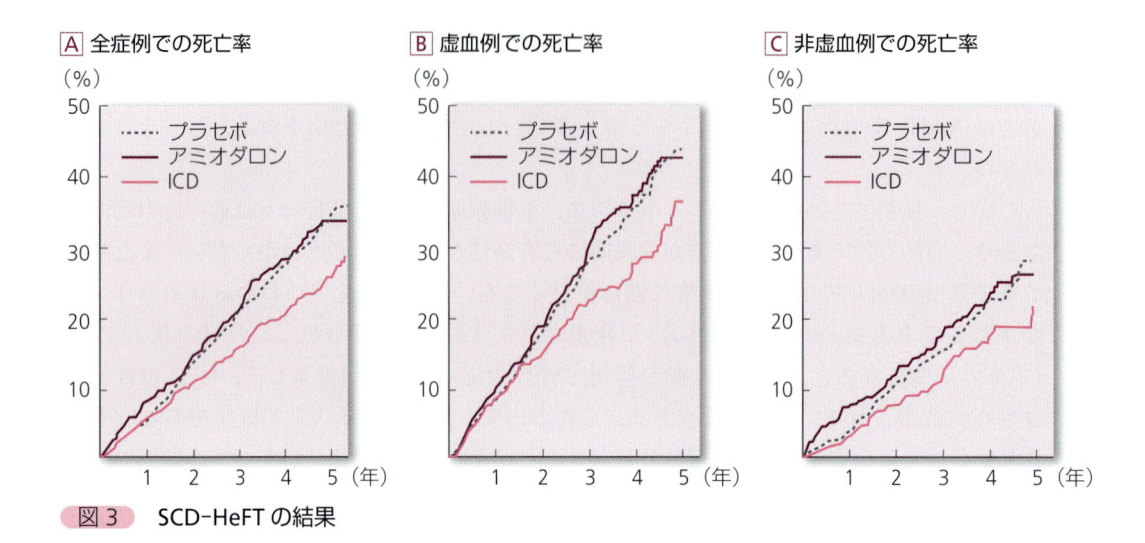

Ch.5 心室頻拍，心室細動に対する ICD 治療（特にストーム）

A 全症例での死亡率　B 虚血例での死亡率　C 非虚血例での死亡率

図3　SCD-HeFT の結果

非虚血性心筋症に対する ICD の一次予防効果

SCD-HeFT 試験[3]

　虚血，非虚血の原因を問わず，低左心機能（LVEF＜35％）を呈する心不全患者（NYHA Ⅱないし Ⅲ）において，ICD 群と薬物治療群で全死亡率が比較された．合計 1,676 名がプラセボ群，アミオダロン群，ICD 群の 3 つに無作為に均等割り付けされた．総死亡率を比較した予後曲線では，ICD 群の死亡率が最終的にはプラセボ群に比較して有意に低下した（相対危険回避率 23％）．基礎疾患別の観察では，非虚血，虚血にかかわらず ICD の効果が同等に示された（ただし，基礎疾患別の解析では統計的有意性に至らず）．アミオダロンの有効性はいずれの群でも示されなかった 図3．

　本試験において，心不全を有する低左心機能患者に対してはその基礎心疾患にかかわらず ICD の予後改善効果が示された．本邦では非虚血性心疾患に起因する VT/VF 患者の占める割合が多く，特に拡張型心筋症に伴う心不全，低左心機能患者（LVEF＜35％）への ICD の予後改善効果が示された意義は大きく，本邦において ICD の適応がより積極的に推奨されるようになる一因となった．

DEFINITE 試験[4]

　本試験では非虚血性心筋症が登録され，主な登録基準は，① LVEF ≦ 35％，②症候性の心不全の既往を有する，③ 3〜15 発の非持続性心室頻拍である．これらの 3 項目を満たす患者（458 名）が登録され，ICD 群（229 名）と通常の心不全治療（229 名）とに無作為に振り分けられ，生命予後が比較された．両群で統計学的有意差はなかったものの，ICD 群は通常治療群に比して死亡率が 34％低かった．

　MADIT-Ⅱ，SCD-HeFT に比してインパクトは大きくないが，非虚血性心筋症のみを対象として ICD 一次予防の効果をみた唯一の臨床試験として重要である．

本邦における心機能低下患者の予後とICDの適応

　前述のような臨床試験結果からICD適応は拡大されてくると思われるが，海外のエビデンスにその判断を依存している限り，本邦にこの結果をそのまま適応してよいかという問題は常に論議の的となる．その理由として本邦では非虚血性心疾患に伴うVT/VF症例が多く存在することや，虚血性心疾患患者の予後が比較的良好で突然死が少ないことがあげられる．

　昭和大学の丹野らは，MADIT-Ⅱの登録基準に合致した心筋梗塞後患者（ICDは適応されていない）90例を平均30カ月間追跡した結果，生存率はMADIT-ⅡのICD群と同程度に良好で，突然死はわずかに2例であったと報告している[5]．MADIT-Ⅱのコントロール群の3年生存率は69％であったのに対して，本邦における報告では30カ月後の生存率は90％と良好であり，大きな乖離が存在している．この結果に依拠するとMADIT-ⅡのICD適応基準はそのままではわが国において良好に機能するとは考えにくい．したがって，本邦においてはより重症な心不全（LVEF＜25％またはNYHAⅡないしⅢ），EPSでのVT/VF誘発，非持続性VTの確認，QRS拡大などをハイリスク患者の層別化の手段として追加する必要があるかもしれない．

Ⅲ Brugada症候群に対する適応

　心肺停止やVT/VFの証明がなされていないBrugada症候群に対するICDの適応に関しては多くの臨床家が常に頭を悩ませている問題である．症例の多くは30〜50代の働き盛りの男性であり，その喪失の社会的インパクトは大きく，突然死の予防に最大限の努力を惜しんではならない．しかし，無症候性Brugada症候群における突然死の年間発生率は約0.5％とされており，無差別的なICD適応を許容するほど高くはない．加えて突然死ハイリスク群を抽出できる明確な評価方法が未だ確立されていないという現状で我々はジレンマを抱えたままである．

　VT/VFが証明されていないBrugada症候群患者に対するICDの適応は，わが国のガイドラインに準じると，①1型（coved型）を呈する（薬剤負荷後でもよい），②失神の既往を有する，③若年での突然死や症候性Brugada症候群の家族歴を有する，④EPSでのVF誘発である．①は必須条件であり，その他の3項目のうち2項目以上を満たす際にはクラスⅡaの適応としている　表1　．しかし薬剤誘発性1型Brugada症候群の予後は良好だとする報告や，家族歴やVFの誘発性はリスク要因ではないことを示す欧米のデータもある．

　それではVT/VFが証明されていないBrugada症候群患者を目の前にしてどのような対応を取るべきなのだろうか．筆者らが取っている方針について述べる　図4　．

1. 2型（Saddle back型）Brugada心電図（第3肋間での胸部誘導を含む）で上記②失神と③家族歴を認めない場合は，突然死のリスクは高くないことを説明し，過剰な不安を与えないように心がける．その後は機会あるごとに心電図を記録し，自然経過での1型が記録されないかどうかを経過観察する．②のみの場合は失神発生時の詳細な病歴聴取と立位負荷試験にて迷走神経緊張性失神を否定し，Ⅰc群抗不整脈薬負荷試験陽性の場合はEPSを考慮する．③のみの場合はⅠc群抗不整脈薬負荷試験を行い，陽性であればEPSを考慮す

Ch.5 心室頻拍,心室細動に対する ICD 治療（特にストーム）

表1　Brugada 症候群に対する ICD 適応（ガイドライン）

- 心肺停止や VT/VF の証明

・あり → ICD 適応へ　・なし →
　　　　　　　　　　　※Ⅰ型（coved 型）を呈する
　　　　　　　　　　　1. 失神の既往を有する
　　　　　　　　　　　2. 若年での突然死や症候型 Brugada 症候群の家族歴を有する
　　　　　　　　　　　3. EPS で VF の誘発

上記※は必須条件であり，その他 2/3 項目以上で class Ⅱa の適応としている．

→ただし実臨床において，心電図や失神の内容が曖昧であったりなど，その適応判断に悩むことも多い．

```
        Ⅱ型（saddle back 型）Brugada 心電図を認めるケース
                    │
        ┌───────────┴───────────┐
  失神歴 and/or 家族歴（＋）      失神歴・家族歴（−）

  Ic 負荷試験陽性であれば，Ⅰ型    機会あるごとに心電図を記
  （coved 型）と同等の対応へ．    録して経過観察．過剰な不
  失神歴のみ有し，状況が曖昧な     安を与えないように配慮
  際には立位負荷試験にて迷走神
  経緊張性失神を除外する
```

```
        Ⅰ型（coved 型）Brugada 心電図を認めるケース
                    │
    ┌───────────────┼───────────────┐
 失神歴 and   失神歴 or         失神歴・家族歴（−）
 家族歴（＋）  家族歴（＋）

 ICD 適応へ   EPS 陽性であれば   ICD 受け入れ可能で
              ICD 適応へ         あれば EPS
                                 EPS 陽性であれば
                                 ICD 適応へ
```

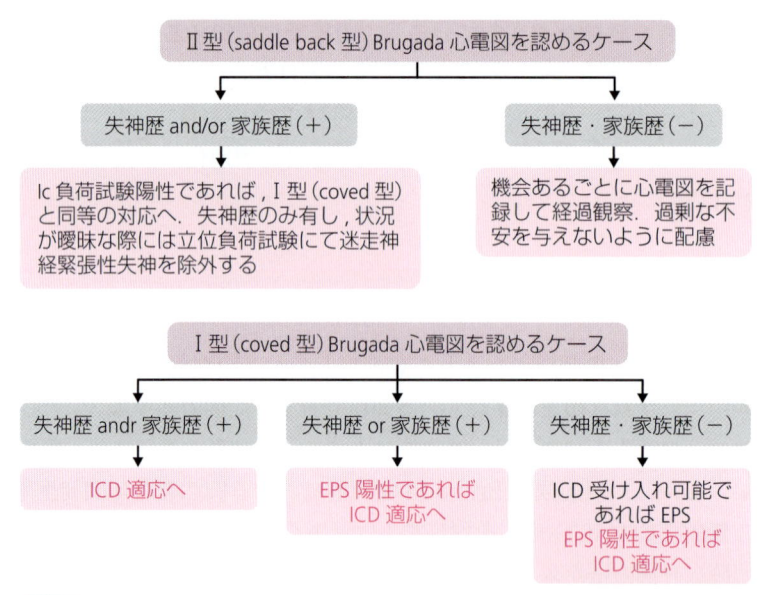

図4　我々の施設における VT/VF の証明されていない Brugada 症候群に対する ICD 適応の実際（フローチャート）

る．いずれも EPS が陽性であれば ICD を勧める．②と③の双方を認めた場合，Ⅰc 群抗不整脈薬負荷試験が陽性であれば ICD を勧める．

2. 自然発生の1型（Coved 型）Brugada 心電図（第3肋間での胸部誘導を含む）で②と③の双方を認める場合は ICD を勧める．②または③のいずれかの場合は EPS を行い，VF が誘発されれば ICD を勧める．無論，失神の原因として迷走神経緊張性失神の否定は必須である．②も③も認めない場合は ICD が受け入れられていれば，EPS を行い，陽性であれば ICD を勧める．

3. 上記のごとく，1型 Brugada（薬剤負荷後を含む）において，①と②のいずれかを有する場合，③EPS の役割が重要になるわけだが，筆者らは EPS を行う際に，VF が誘発された場合は ICD が強く推奨されるであろうことをあらかじめ充分に説明し，本人の ICD に関する受け入れを促しておく．ICD や EPS を受容できない場合は，患者の抱える多様な社会

的背景や，容易に推し量れない死生観があることなども理解し，無理な侵襲的手技は行わず，最終的に患者が選択した方針を可能な限り支持すべきであろう．

Ⅳ wearable cardioverter defibrillator（着用型自動除細動器；WCD）

　ICD 適応の判断に数カ月の時間を要し，突然死のリスクが短期的に高いと判断される症例においては WCD が有用である．特に心筋梗塞後早期の患者や最近診断された拡張型心筋症（抗心不全薬の治療によって心不全症状が改善するかどうか評価できていない）が対象になり，数カ月の経過後に ICD 適応の是非が判断される．また，感染による ICD 抜去後など，時間をおいて再手術が好ましい場合にも使用される．患者は睡眠中も含めて常時 WCD を着用し，取り外すのは入浴・シャワー時のみとなっている．心電図は常時監視され，致死性不整脈を検出すると，充電が開始される．充電中からショック送出されるまでアラームが鳴り，患者の意識がある場合には自らショック回避ボタンを押すことによりショックを延期することができる．装着時間や感知された不整脈の情報は無線で送信され，リアルタイムで患者の状況を監視できる．

　ICD 取り出しなど特別な事情がない限り，固定した病状（突然死リスク）を有する患者に対して WCD は原則として適応にならない．しかし，患者自身が ICD 植え込み意志を決定するまで数カ月を必要とする場合，その間のリスク回避を目的とした使用法はありうる．

おわりに

　ICD の適応を決定する際には，既存のエビデンスとそのレベルについての知識を基盤として，患者や家族のおかれた背景や死生観，時には ICD の負の側面（感染，不適切作動など）や費用対効果度などを総合的に判断する姿勢が重要である．一方，いくつかの重要なエビデンスが確立された後のデバイスの発達（サイズの小型化，MRI への対応，ショック低減を試みる設定条件の工夫，遠隔モニタリングによる早期のイベント発見など）は目覚ましく，患者にとってより受け入れられやすい治療法となっている．このようなデバイスの恩恵を，それを必要としている患者に，過不足なく速やかに提供することは我々循環器医の使命でもある．本章が日常診療でのデバイス適応判断の一助となれば幸いである．

文献

1) The Antiarrhythmics versus Implantable Defibrillators (AVID) Investigators. A comparison of antiarrhythmic-drug therapy with implantable defibrillators in patients resuscitated from near-fatal ventricular arrhythmias. N Engl J Med. 1997; 337: 1576-83.

2) Moss AJ, Zareba W, Hall WJ, et al; The Multicenter Automatic Defibrillator Implantation Trial Ⅱ (MADIT Ⅱ) Investigators. Prophylactic implantation of a defibrillator in patients with myocardial infarction and reduced ejection fraction. N Engl J Med. 2002; 346: 877-83.

3) Bardy GH, Lee KL, Mark DB, et al. Amiodarone or an implantable cardioverter-defibrillator for congestive heart failure. N Engl J Med. 2005; 352; 225-37.

4) Kadish A, Dyer A, Daubert JP, et al. Prophylactic defibrillator implantation in patients with non-ischemic dilated cardiomyopathy. N Engl J Med. 2004; 350: 2151-8.
5) Tanno K, Miyoshi F, Watanabe N, et al. Are the MADIT-Ⅱ criteria for ICD implantation appropriate for Japanese patients? Circ J. 2005; 69: 19-22.

〈小竹康仁，栗田隆志〉

Topic 6
ICD の適応となる患者の自動車運転について

　平成26年6月から道路交通法が改正・施行され，政令が定める「一定の病気」を有する患者の運転免許について，免許の拒否・保留・取り消しまたは停止となることが定められた．詳細は日本不整脈学会，日本医師会が公表している文書・ガイドラインをご参照いただきたいが[1,2]，ほとんどの紙面はICD植え込み後の患者についての記述に割かれている．ここでは十分に触れられていない，「不整脈に起因する失神例の運転免許」について記述する．

ICD 植え込みを行わないと運転できない状況

　「自動車の運転ができなくなるという理由で○○さんが ICD 植え込みをしないって言っています」というような状況があるとの発言がときどき学会場で聞かれた．そのような発表の場ではしばしば的外れの議論がなされており，ICD の必要性について医師やコメディカルスタッフが十分に説明する必要がある，などといった討論に終始していた記憶がある．十分な説明が必要であることはもちろんである．本当は以下のような観点の認識が共有されるべきであったが，多くの意見交換の場では，"植え込むのはかわいそうだ，患者の精神的ケアが必要だ"といった情緒的，感傷的なレベルにとどまっていたことは大いに反省するべきである．

　一次予防はともかく，不整脈が原因となっている失神患者でいわゆる二次予防の場合，ICD の植え込みがなされないと，自動車運転はできない，ということを十分に認識するべきである．不整脈が原因となって失神を繰り返す患者が適切な治療を受けることなく，通学路を自動車で走っている状況を考えてみていただきたい．今回，以下のような状況では公安委員会への届け出を考慮するとされたが[1]，かかる状況では，従来から，自動車運転をすべきでない旨，患者に指導しておくべきであった．すなわち，「あなたは頻脈性不整脈が原因でいつ失神してしまうかわからない病状です．ICD の植え込みを行えば，植え込み後に一定条件を満たせば運転ができるが，植え込まない限り，永久に運転できません」という説明をすべきであった．徐脈による失神に対するペースメーカも同様である．

　不整脈学会が公表した，「道路交通法改正」の概要についての資料4 表1 によると，「不整脈に起因する再発性の失神があり，それに対してペースメーカも ICD も植込まれていない二次予防のクラスＩ適応患者」が自動車運転を控えておらず，担当医が説明を行っても改善しない場合，公安委員会への届け出を考慮するとなっている[1]．注記には，届け出を考慮する参考例，となっているが，重大事故につながる可能性を最小限にするため，漫然と放置してはならないだろう．自施設に通院しなくなれば"野放し"の状態になる可能性があるため，ある程度の介入を行っても運転を控えないようなら公安委員会へ届け出るべきであろう．

　ICD による二次予防のクラスＩ適応患者は 表2 のように定められている[3]．表2 の項目2.(4)には，薬物治療やカテーテルアブレーションについての付記があるが，このような治療を行って，どのような状態になれば長期にわたって再発しない，少なくとも失神につながるような再発がないか，ということは明確にされていない．そのため現段階では，厳しく考えれば，どのような治療を行っても，器質的心疾患を合併する単形性心室頻拍の既往があれば，ICD による二次予防を必要とす

263

Ch.5 心室頻拍，心室細動に対するICD治療（特にストーム）

表1 「不整脈に起因する失神例」および「ICD（CRT-D）植込み例」において，公安委員会への届出を考慮する状況

下記①または②に該当する患者[注1]が自動車運転を控えておらず，担当医が法的規制を含め運転を控えるよう説明を行うも，なおも自動車運転を控えていない場合[注2]，もしくはICD（またはCRT-D）植込み患者が，運転業務を職業とする職業運転手や中型・大型自動車運転を行っている場合[注2]には，担当医は公安委員会への届出を考慮する．

① ICD（またはCRT-D）植込み後に，医師から自動車運転を控えるよう指導を受けている運転制限期間内の患者
② 不整脈に起因する再発性の失神があり，それに対してペースメーカもICDも植込まれていない二次予防のクラスI適応患者[注1, 3]

注1）届出を考慮する上での参考例
注2）失神症状やICD作動の有無は問わない
注3）日本循環器学会「不整脈の非薬物治療ガイドライン（2011年改訂版）」に準じる
（日本不整脈学会．「道路交通法改正」の概要についてより）[1]

表2 ICDによる二次予防

Class I：
1. 心室細動が臨床的に確認されている場合
2. 器質的心疾患に伴う持続性心室頻拍を有し，以下の条件を満たすもの
(1) 心室頻拍中に失神を伴う場合
(2) 頻拍中の血圧が80 mmHg以下，あるいは脳虚血症状や胸痛を訴える場合
(3) 多形性心室頻拍
(4) 血行動態の安定している単形性心室頻拍であっても，薬物治療が無効または副作用のため使用できない場合や薬効評価が不可能な場合，あるいはカテーテルアブレーションが無効あるいは不可能な場合

〔循環器病の診断と治療に関するガイドライン（2010年度合同研究班報告）．不整脈の非薬物治療ガイドライン（2011年改訂版）．http://www-j-circ.or.jp/guideline/pdf/JCS2011_okumura_h.pdf（2015年1月閲覧）より〕[3]

るべきであろう．アブレーション後や薬物治療中の評価法についてのさらなる研究が進み，十分な根拠を持って，ICDによる二次予防が不要な症例が明らかにされることが望まれる．

文献

1) 日本不整脈学会．「道路交通法改正」の概要について．http://www.jhrs.or.jp/pdf/com_device201405_01.pdf
2) 日本医師会．道路交通法に基づく一定の症状を呈する病気等にある者を診断した医師から公安委員会への任意の届出ガイドライン．http://www.jhrs.or.jp/pdf/com_device201409_01.pdf
3) 循環器病の診断と治療に関するガイドライン（2010年度合同研究班報告）．不整脈の非薬物治療ガイドライン（2011年改訂版）．http://www.j-circ.or.jp/guideline/pdf/JCS2011_okumura_h.pdf

〈奥山裕司〉

Ch.5 心室頻拍，心室細動に対するICD治療（特にストーム）

2 ストーム症例への総合的治療戦略

　植え込み型除細動器（implantable cardioverter defibrillator: ICD）の植え込み増加に伴い，再発する心室性頻脈の管理が循環器内科医に求められている．突然死の二次予防目的に植え込んだ症例のうちの50〜70％が2年以内にICD作動を経験し，そのうちの10〜20％が複数回のICD作動，いわゆるエレクトリカル・ストーム（以下ストーム）を発症する[1]．突然死の一次予防としてICDを植え込みされた症例では，二次予防と比べストームの発生率は4％程度と少ない[2]．また虚血性心疾患と非虚血性心疾患でもストームの発症頻度は異なり，拡張型心筋症を含む非虚血性心疾患では，ストームの発症は28％と高いことが報告されている[3]．またストームの発症は，QOLの悪化とともに，生命予後の悪化にもつながることが報告されており，厳重な管理が必要である．この項ではストーム症例への総合的治療戦略を述べる．

I ストームの定義

　現在のところ，ストームについては報告者によって異なる定義が用いられているのが現状である．例えば，①24時間で3回以上のICD作動，②5分以上の間隔をおいて，24時間で3回以上の心室性頻脈の出現，③ICDにより停止する心室性頻脈が，24時間で少なくとも3回以上出現している[3]，④ICD作動後5分以内に少なくとも1心拍は洞調律に復帰するが，すぐに心室頻拍が再発するものなど，様々である．上記の内，現在最も汎用されているストームの定義は，「24時間で3回以上の，抗頻拍ペーシングによる加療も含む，心室性頻脈の出現」である[4]．
　また，心室頻拍の心拍数が低いため，ICDのプログラムされた治療域に入らず持続する心室頻拍や，心室性頻脈のICDによる停止閾値上昇そのものはストームとはみなされない．

II ストームの臨床的意義

生命予後に与える影響

　多くの研究は，ストームを発症した症例は予後不良であることを示唆している．二次予防目的のICD植え込み症例を対象としたAVID研究では，ストーム症例の38％がフォローアップ期間中に死亡し，ストームを発症しなかった症例群では死亡が15％と大きな違いを生じていた．このためストームの発症は，左室駆出率（ejection fraction: EF）とともに，死亡の独立した危険因子であり，ストーム発症の3カ月以内に死亡の危険性が高いことを報告した[5]．二次予防目的の他の報告では，ストーム発症症例の53％が3年以内に死亡しており，ストー

ムを発症しなかった症例の死亡率が14％であったのに比べて，有意に死亡率が高いことを報告した[6]．また一次予防目的でICD植え込み施行した症例においても，ストームは予後に影響することが示唆されている．MADIT-II研究では，ストームを発症した症例では，ストーム発症後3カ月の死亡の危険性は，ストームのない症例に比べ17倍とされている[7]．

基礎心疾患を非虚血性心疾患症例に限定しても，ストームは死亡率を上昇させることが報告されている．Banschらによると，非虚血性心疾患でストームを発症した症例の死亡率と心移植率は，ストームのない症例に比べ，54％と非常に高いとされている[3]．さらにICDの適切作動ではなく，不適切作動ですら，死亡率を上昇させうる傾向が報告されている（ハザード比1.57; p=0.06）[4]．

ストームと死亡率の上昇が関連していることはほぼ間違いない事実であるが，ストーム自体が死亡率を上昇させるのか，病態自体の増悪を示すものなのかは不明である．低心機能や腎不全，心筋虚血，感染，電解質異常や加齢などがストーム発症の危険因子である．そしてAryaらの報告では，25％以下のEFと120 msec以上のQRSの延長がストームの危険因子であり，多くの症例がストーム発症後3カ月以内に死亡し，基礎心疾患の多くが非虚血性心疾患であったことから，ストーム発症そのものが基礎疾患の進行を示している可能性を述べている[9]．

一方，ストーム自体が直接死亡に寄与している可能性も指摘されている．ストームの明らかな原因が特定されるのは10～25％程度であり，発症前と基礎疾患の病態の明らかな変化はみられない症例も多い．このため，繰り返す心室性頻脈の出現やICDショックは心筋障害を惹起し，細胞内カルシウム過負荷からさらなる心室性頻脈を招くのではないかと考えられる．そして繰り返すショックによる心筋障害から心不全の増悪を招き，死亡率を上昇させると推察されている[10]．

このようにエレクトリカル・ストームは死亡の危険因子であることは明らかとなりつつあるが，これらのエビデンスに血行動態の安定した，特に抗頻拍ペーシングで停止するような単形性持続性心室頻拍は含まれていない．このタイプの心室頻拍が危険因子となるかどうかは今後の研究の待たれるところである．

QOLに与える影響

また，ストームは，入院回数を増加させ，QOLを著しく低下させる．SHIELD研究では，ストーム発症は3.1倍の入院の増加をもたらし[1]，繰り返すICD作動は患者の身体的あるいは精神的な制限を与え，そのストレスは家族にも及び，心的外傷後ストレス障害（post-traumatic stress disorder: PTSD）となる[8]．

III ストームの治療

ストーム発生時の対応は心室性頻脈の治療に準ずる．無脈性の頻拍が持続している場合はadvanced cardiac life support（ACLS）を開始する．使用する抗不整脈薬としては，禁忌がなければアミオダロンとβブロッカーの静脈内投与が推奨される．鎮静を施行することも効

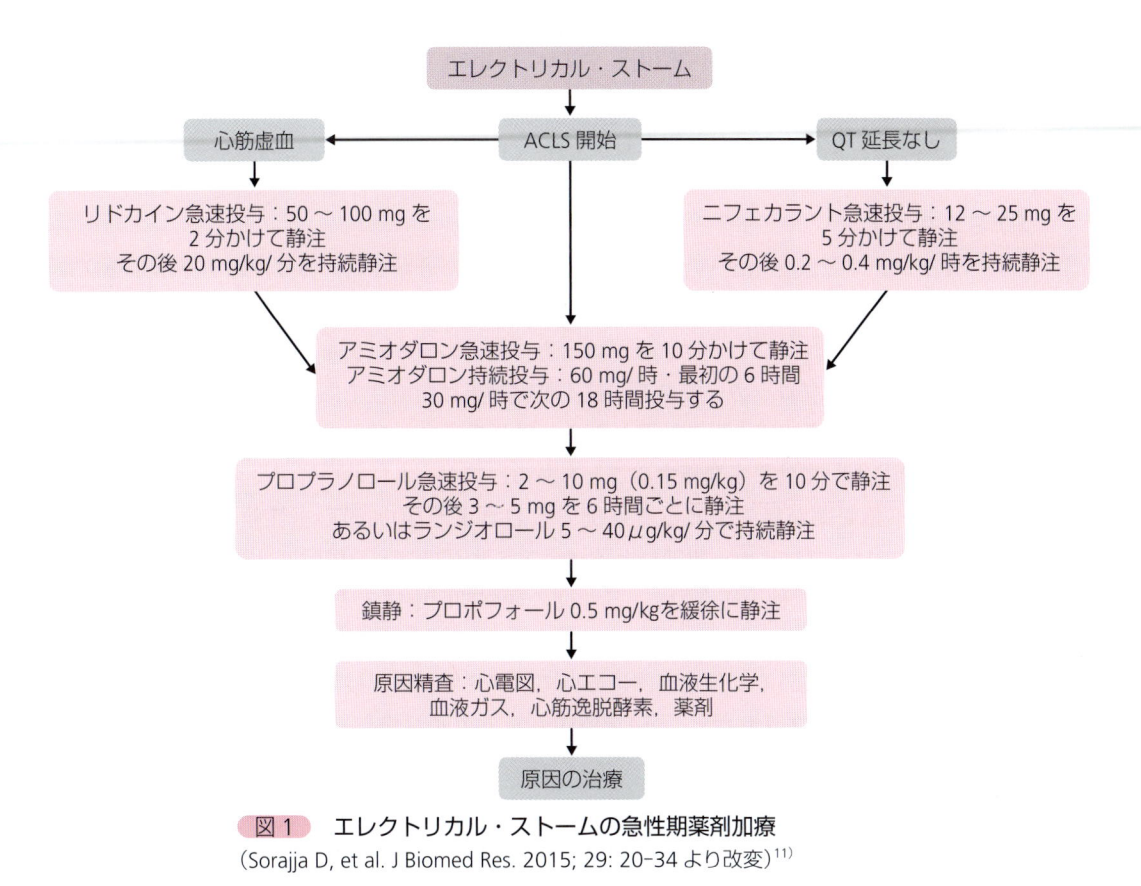

❷ ストーム症例への総合的治療戦略

```
                    エレクトリカル・ストーム
                              │
        ┌─────────────────────┼─────────────────────┐
    心筋虚血 ←──────── ACLS 開始 ────────→ QT 延長なし
        │                     │                     │
  リドカイン急速投与：          │            ニフェカラント急速投与：
  50〜100 mg を                │            12〜25 mg を
  2 分かけて静注               │            5 分かけて静注
  その後 20 mg/kg/分を          │            その後 0.2〜0.4 mg/kg/時を
  持続静注                     │            持続静注
        │                     │                     │
        └─────────────────────┼─────────────────────┘
                              ▼
            アミオダロン急速投与：150 mg を 10 分かけて静注
            アミオダロン持続投与：60 mg/時・最初の 6 時間
                    30 mg/時で次の 18 時間投与する
                              ▼
      プロプラノロール急速投与：2〜10 mg（0.15 mg/kg）を 10 分で静注
              その後 3〜5 mg を 6 時間ごとに静注
          あるいはランジオロール 5〜40 μg/kg/分で持続静注
                              ▼
            鎮静：プロポフォール 0.5 mg/kg を緩徐に静注
                              ▼
            原因精査：心電図，心エコー，血液生化学，
                  血液ガス，心筋逸脱酵素，薬剤
                              ▼
                          原因の治療
```

図1 エレクトリカル・ストームの急性期薬剤加療
（Sorajja D, et al. J Biomed Res. 2015; 29: 20-34 より改変）[11]

果的である．鎮静は患者の苦痛を除去し，内因性カテコラミン放出を抑制し，ストームをコントロールできる可能性を高める．前述のごとく，ストームの多くは明らかなトリガーを有しないが，原因検索はきわめて重要である．心筋虚血の存在，心不全の有無，電解質異常，徐脈，抗不整脈薬の副作用（torsade de pointes など），発熱などの全身疾患などについて検索する．原因に対する治療で 10〜25％の症例はストームを回避できる[1]．カテーテルアブレーションなどによる侵襲的加療も効果的であるが，実臨床ではまず薬剤投与での管理を試みることが現実的であろう．図1 にこれまでの報告から推奨されるストーム加療のアルゴリズムを示す[11]．

薬物治療

① βブロッカー

交感神経興奮はストームを招来し，そしてストーム自体が交感神経を賦活化し，さらなる心室性頻脈を誘発する．したがって，ストーム発生時の急性期において経静脈的βブロッカーは最も基本的な治療法である[13]．本邦では静注用のβブロッカーはプロプラノロール，エスモロール，ランジオロールなどが使用可能であるが，従来からのプロプラノロールは半減期 2 時間であるのに対し，半減期が 2 分程度の超短時間作用型のランジオロールは交感神経 β_1 心

臓神経に選択性が高く，効果的で使用しやすい．Miwa らの報告では，Ⅲ群薬を内服しているのにもかかわらずストームを発症した 42 症例に対し，ランジオロールの静注は 33 症例（79％）において有効であったと報告している[14]．

②アミオダロン

アミオダロンは Vaughan-Williams 分類のⅢ群薬に分類され，カリウムチャネルをブロックし，活動電位持続時間の延長による心筋不応期の延長作用を有する[15]．さらにアミオダロンはナトリウムチャネルブロック，βブロッカーやカルシウムチャネルブロックの作用も併せ持つマルチチャネルブロッカーである．抗不整脈効果は脂溶性であることから徐々に発現し，投与開始後 10 週程度で最大限の効果となるとされる．ローディング中に心室性頻脈が再発しても，慢性期において効果を発揮することもある．ストームにおいてアミオダロン静脈内投与は，他の抗不整脈薬が無効であった症例でもおおよそ 40％の心室性頻脈を抑制する[16]．OPTIC 研究ではβブロッカー単独群と比べ，アミオダロンとの併用は 38％から 10％へ ICD 作動を減少させた[17]．他の研究でも，5 年間の観察期間中にアミオダロンでは 53％の心室性頻脈の抑制率であったが，他の抗不整脈薬では 12％程度であったと報告されている[18]．そして心室性頻脈による院外心肺停止症例において，アミオダロン投与は入院までの死亡率を減少させ（44％ vs 34％プラセボ），入院加療中もリドカイン投与と比べて生存率を上昇させた（28％ vs 15％ リドカイン）[19]．

アミオダロンの長期使用による副作用はよく知られている．徐脈，甲状腺機能異常，肝機能障害，間質性肺炎，皮膚および眼障害である．CIDS 研究では，5.6 年の観察期間中に副作用の発症は 82％にのぼるとされ，副作用は血中濃度が 2.5 mg/L 以上になると増加すると報告されている[20]．これらの副作用などからアミオダロンを中止せざるを得ない症例は 23％に及び，有用であるが長期使用の困難な薬剤ともいえる．

リドカイン

リドカインはⅠb 群のナトリウムチャネルブロッカーであり，従来から急性心筋梗塞などの急性期虚血性心疾患における心室性頻脈によく使用されてきた[21]．しかし，頻拍の停止効果はアミオダロンよりも劣り，院外心肺停止患者に対しては効果が期待できないとされている．ただし，ストームに陥った患者に遭遇し，一刻も早く抗不整脈薬を使用したい場合にシリンジ入りの製剤（リドクイック®）は早急な対応に便利であり，投与を試みてよい．この場合，同薬剤が無効であることを想定し，次の薬剤としてアミオダロンやニフェカラントの準備も行っておくべきである．また QT 延長症候群タイプ 3 にも，その QT 短縮作用から有用である[22]．副作用の出現は用量依存性であり，振戦や眠気，ときに全身痙攣などである．多量に使用する場合は徐脈と心静止に注意する．

ソタロールとニフェカラント

ソタロールとニフェカラントは Vaughan-Williams 分類でⅢ群薬に分類され，カリウムチャネルをブロックし，再分極を延長させ（QT 延長），抗不整脈効果を発揮する．ソタロー

ルは非選択的なβブロッカーの作用も併せ持つ．OPTIC 研究では，ソタロール投与はβブロッカー単独群と比べ，12カ月のフォローにて ICD 作動を抑制する傾向を示した（2.3% vs 7.4%）[17]．他の二重盲検試験では，ソタロール 160 mg/日の内服投与により 34％の症例で心室頻拍が誘発不能となり，その後 26 カ月のフォローで 2 例（8％）の心室性頻脈の再発をみたのみであった[23]．これらのデータは，ソタロールはβブロッカー無効の心室性頻脈でも有用である可能性を持っていることを示している．ニフェカラントは遅延整流カリウムチャネル，一過性外向きカリウムチャネル，内向き整流カリウムチャネル，ATP 感受性カリウムチャネルなどをブロックする純粋なカリウムチャネルブロッカーであり，活動電位持続時間を延長させることで抗心室性頻脈作用を発揮する．陰性変力作用を持たないため，心機能低下例にも使用できる．静脈内投与可能で，半減期も短い．Washizuka らの報告では，鎮静とβブロッカーが無効であったストーム症例の 60％においてニフェカラントの使用はストームを抑制した[24]．ニフェカラントが薬効を発揮すれば必然的に QT 延長が生じるため，ある程度の QT 延長は許容するべきであるが，著明な延長時や，延長は軽度でも徐脈を伴っている場合などは torsade de points が発生する確率が高まるので注意を要する．

他の薬剤

①イソプロテレノール

前述のとおり，一般的な心室性不整脈にとって交感神経賦活はストームを増悪させる原因となるが，Brugada 症候群による心室細動のストームに関してはきわめて有効である．イソプロテレノールは同症候群において，L 型カルシウムンチャネル電流を増加させ，ST の上昇を改善させ，心室細動を抑制する[25]．

②マグネシウム

低カリウム，低マグネシウムによる多形性心室頻拍，torsade de pointes に有用である．マグネシウムは L 型カルシウムチャネルに拮抗し，早期再分極を抑制することで抗不整脈作用を持つ．低カリウムなどの補正には時間を要するため，即効性のあるマグネシウムが時にストームの抑制に有用である．

③オーバードライブペーシング

上記薬剤によりストームが抑制できない場合，オーバードライブペーシングが有効である場合がある．しかしペーシングの効果は一時的なもので，心筋虚血の血行再建を待つ間やカテーテルアブレーションまでの待機中に主に使用する．原因を除去しないうちにペーシングを中止するとストームを再発することが多い．ジギタリス中毒，低カリウム，房室ブロックからのポーズによる torsade de pointes などにもペーシングは有効である．右室ペーシングのみではストーム抑制に至らなくても，両心室ペーシングあるいは心室 3 点ペーシングがストーム抑制に有効である報告などがある[26]．

④カテーテルアブレーション

　ストーム症例の不整脈の多くはリエントリー性の単形性持続性心室頻拍である[1]．このため，カテーテルアブレーションのよいターゲットになりうる．マッピング技術の進歩から，経験ある施設では，心室頻拍のアブレーションは比較的安全に施行できる．近年2つのランダム試験の結果が発表され，ストームの予防としてアブレーションが有効であることも証明されつつある．どちらも基礎心疾患は陳旧性心筋梗塞症例で，二次予防としてICD植え込みが施行された症例群であるが，Reddyらの研究では予防的にアブレーションを施行した群と無投薬にて経過観察した2群間で，アブレーション群は大幅にICD作動を減少させた（9％ vs 31％，p=0.007）[27]．一方，VTACH研究では，両群にアミオダロンは投与されているものの，ICD作動はアブレーション群において0.2回/年に対し，投薬のみでは3回/年とアブレーション群に大幅に減少を認めた（p=0.013）[28]．

　またアブレーションはストームを低減または予防し，生命予後を改善させる可能性も言及されている．単一センターの前向き研究では，1～3回のアブレーション施行により89％の症例が臨床的な心室性頻脈が誘発不能となり，22カ月の長期観察期間中，92％がストームを発症せず経過したと報告された[29]．ただし，ストームに対するアブレーションの有効性を報告している研究のほとんどが虚血性心疾患を対象としたものであり，非虚血性心疾患に対する有効性は明らかではない．

　症例経験の多い施設からの報告であるが，ストームに対するアブレーションは79～94％の高い成功率であり，合併症率は比較的低く（5～13％），ストームの再発率も低い（8～12％）という良好な成績が報告されている．

　ストームは緊急処置を要する病態であるが，早期にアブレーションを含めた侵襲的介入をすべき，とのエビデンスは今のところ多くない．通常は薬物治療が第一選択となるべきだが，薬物などの保存的治療が無効であれば，重篤化する前に侵襲的な治療を遅滞なく行う姿勢も重要である．早期のアブレーションを支持する前向き研究はないが，後ろ向き研究では，いたずらに薬剤投与を続けるよりも早期にアブレーションを施行した症例の予後がよいとの報告もある[30]．薬剤治療と比較したランダム化試験は今のところ存在せず，アブレーション含めストームへの積極的な侵襲的治療が，遠隔生命予後を変えうるかどうかは今後に残された課題である．

結語

　エレクトリカル・ストームは臨床での経験によって定義されたものであり，必ずしも科学的根拠に依拠したものではないが，死亡率の上昇やQOLの低下につながる重篤な病態といえる．ストームに際しては，それを引き起こすトリガーの特定，保存的治療の選択とその優先順位，アブレーションを含めた侵襲的治療の必要性とその時期の判断など，多岐にわたる迅速な決断を要求される．この困難な状況を乗り切るには複数の領域にわたるエキスパートによる集学的な治療や今後のエビデンスの構築が必要となる．

文 献

1) Hohnloser SH, Al-Khalidi HR, Pratt CM, et al. Electrical storm in patients with an implantable defibrillator: incidence, features, and preventive therapy: insights from a randomized trial. Eur Heart J. 2006; 27: 3027-32.
2) Moss AJ, Zareba W, Hall WJ, et al. Prophylactic implantation of a defibrillator in patients with myocardial infarction and reduced ejection fraction. N Engl J Med. 2002; 346: 877-83.
3) Bansch D, Bocker D, Brunn J, et al. Clusters of ventricular tachycardias signify impaired survival in patients with idiopathic dilated cardiomyopachy and implantable caridoverter defibrillators. J Am Coll Cardiol. 2000; 36: 566-73.
4) Credner SC, Klingenheben T, Mauss O, et al. Electrical storm in patients with transvenous implantable cardioverter-defibrillator: incidence, management and prognostic implication. J Am Coll cardiol. 1998; 32: 1909-15.
5) Exner DV, Pinski SL, Wyse DG, et al. Electrical storm presages nonsudden death: the antiarrhythmics versus implantable defibrillators (AVID) trial. Circulation. 2001; 103: 2066-71.
6) Gatzoulis KA, Andrikopoulos GK, Apostolopoulos T, et al. Electrical storm is an independent predictor of adverse long-term outcome in the era of implantable cardioverter defibrillator therapy. Europace. 2005; 7: 184-92.
7) Sesselberg HW, Moss AJ, McNitt S, et al. Ventricular arrhythmia storms in postinfarction patients with implantable cardioverter defibrillators for primary prevention indications: a MADIT-II substudy. Heart Rhythm. 2007; 4: 1395-402.
8) Dunbar SB, Dougherty CM, Sears SF, et al. Educational and psychological interventions to improve outcome for recipients of implantable cardioverter defibrillator and their families: a scientific statement from American Heart Association. Circulation. 2012; 126: 2146-72.
9) Arya A, Haghjoo M, Dehghani MR, et al. Prevalence and predictors of electrical storm in patients with implantable cardioverter-defibrillator. Am J Cardiol. 2006; 97: 389-92.
10) Zaugg CE, Wu ST, Barbosa V, et al. Ventricular fibrillation-induced intracellular Ca^{2+} overload causes failed electrical defibrillation and postshock reinitiation of fibrillation. J Mol Cell Cardiol. 1998; 30: 2183-92.
11) Sorajja D, Thomas M, Shen WK, et al. Optimal antiarrhythmic drug therapy for electrical storm. J Biomed Res. 2015; 29: 20-34.
12) Clausen H, Pflaumer A, Kamberi S, et al. Electrical storm in children. Pacing Clin Electrophysiol. 2013; 36: 391-401.
13) Deneke T, Lemke B, Mugge A, et al. Catheter ablation of electrical storm. Expert Rev Cardiovasc Ther. 2011; 9: 1051-8.
14) Miwa Y, Ikeda T, Mera H, et al. Effects of Landiolol, an Ultra-Short-Acting β_1-selective Blocker, on Electrical Storm Refractory to Class III Antiarrhythmic Drugs. Circ J. 2010; 74: 856-63.
15) Kotake Y, Kurita T, Akaiwa Y, et al. Intravenous amiodarone homogeneously prolongs ventricular repolarization in patients with life-threatening ventricular tachyarrhythmia. J Cardiol. 2015; 66: 161-7.
16) Levine JH, Massumi A, Scheinman MM, et al. Intravenous amiodarone for recurrent sustained

hypotensive ventricular tachyarrhythmias. Intravenous Amiodarone Multicenter Trial Group. J Am Coll Cardiol. 1996; 27: 67-75.

17) Connolly SJ, Dorian P, Roberts RS, et al. Comparison of beta-blockers, amiodarone plus beta-blockers, or sotalol for prevention of shocks from implantable cardioverter defibrillators: the OPTIC study: a randomized trial. JAMA. 2006; 295: 165-71.

18) Greene M, Newman D, Geist M, et al. Is electrical storm in ICD patients the sign of a dying heart? Outcome of patients with clusters of ventricular tachyarrhythmias. Europace. 2000; 2: 263-9.

19) Dorian P, Cass D, Schwartz B, et al. Amiodarone as compared with lidocaine for shock-resistant ventricular fibrillation. N Engl J Med. 2002; 346: 884-90.

20) Bohari F, Newman D, Greene M, et al. Long-term comparison of the implantable cardioverter defibrillator versus amiodarone: eleven-year follow-up of a subset of patients in the Canadian Implantable Defibrillator Study (CIDS). Circulation. 2004; 110: 112-6.

21) Macmahon S, Collins R, Peto R, et al. Effects of prophylactic lidocaine in suspected acute myocardial infarction. An overview of results from the randomized, controlled trial. JAMA. 1988; 260: 1910-6.

22) Blaufox AD, Tristani-Firouzi M, Seslar S, et al. Congenital long QT 3 in the pediatric population. Am J cardiol. 2012; 109: 1459-65.

23) Boriani G, Lubinski A, Capucci A, et al. A multicenter, double-blind randomized crossover comparative study on the efficacy and safety of defetilide vs sotalol in patients with inducible sustained ventricular tachycardia and ischemic heart disease. Eur Heart J. 2001; 22: 2180-91.

24) Washizuka T, Chinushi M, Watanabe H, et al. Nifekalant Hydrochloride suppresses severe electrical storm in patients with malignant ventricular tachyarrhythmias. Circ J. 2005; 69: 1508-13.

25) Watanabe A, Fukushima Kusano K, Morita H, et al. Low-dose isoproterenol for repetitive ventricular arrhythmia in patients with Brugada syndrome. Eur Heart J. 2006; 27: 1579-83.

26) Itoh M, Yoshida A, Takei A, et al. Electrical storm after cardiac resynchronization therapy suppressed by triple-site biventricular pacing and atrioventricular nodal ablation. Heart Rhythm. 2012; 9: 2059-62.

27) Reddy VY, Reynolds MR, Neuzil P, et al. Prophylactic catheter ablation for the prevention of defibrillator therapy. N Engl J Med. 2007; 357: 2657-65.

28) Kuck KH, Schaumann A, Eckardt L, et al. catheter ablation of stable ventricular tachycardia before defibrillator implantation in patients with coronary heart disease (VTACH): a multicenter randomized controlled trial. Lancet. 2010; 375: 31-40.

29) Carbucicchio C, Santamaria M, Trevisi N, et al. Catheter ablation for the treatment of electrical storm in patients with implantable cardioverter-defibrillators: short-and long-term outcomes in a prospective single-center study. Circulation. 2008; 117: 462-9.

30) Frankel DS, Mountantonakis SE, Robinson MR, et al. Ventricular tachycardia ablation remains treatment of last resort in structural heart disease: argument for earlier intervention. J Cardiovasc Electrophysiol. 2011; 22: 1123-8.

〈元木康一郎，栗田隆志〉

Case 7

合併する心室性不整脈に対照的な反応がステロイド投与急性期に観察された心臓サルコイドーシスの2例

心臓サルコイドーシスに合併する心室性不整脈に対するステロイド治療の効果については，一定の見解はない[1, 2]．今回，我々は，ステロイド投与急性期に合併する心室性不整脈で，対照的な反応が観察された心臓サルコイドーシスの2例を経験したので報告する．

症例1―患者：61歳，女性．主訴：動悸　図1

サルコイドーシス性ブドウ膜炎の既往あり，2009年，完全房室ブロックでペースメーカ植え込みを施行したが，心病変所見に乏しく経過観察となった．2011年頃より心室性期外収縮（PVC）が徐々に増加し，2013年，運動負荷試験中に心室頻拍（VT）が出現し，緊急入院となった　図2．心エコーで下壁局所壁運動低下と中隔基部の壁菲薄化を認め，サルコイドーシスの病勢悪化による心筋障害合併が疑われた．^{18}FDG-PET等で心臓サルコイドーシス診断基準[3]を満たしたため，プレドニゾロン30 mg/日を開始し，以後漸減した．開始直後より，PVC出現頻度は低下し，1カ月後の運動負荷試験でもVTは出現しなかった．^{18}FDG-PETの集積も消失し，現在までVTなく経過している．

症例2―患者：50歳，女性．主訴：労作時呼吸苦，前失神症状

肺サルコイドーシスで経過観察中に，2枝ブロック，PVCが出現し，心エコーで心室中隔基部の壁肥厚が判明し，入院となった．間欠的な完全房室ブロックだったが，血行動態は安定していた．心臓MRI，^{18}FDG-PETにて心臓サルコイドーシスと診断確定した　図3．プレドニゾロン30 mg/日開始

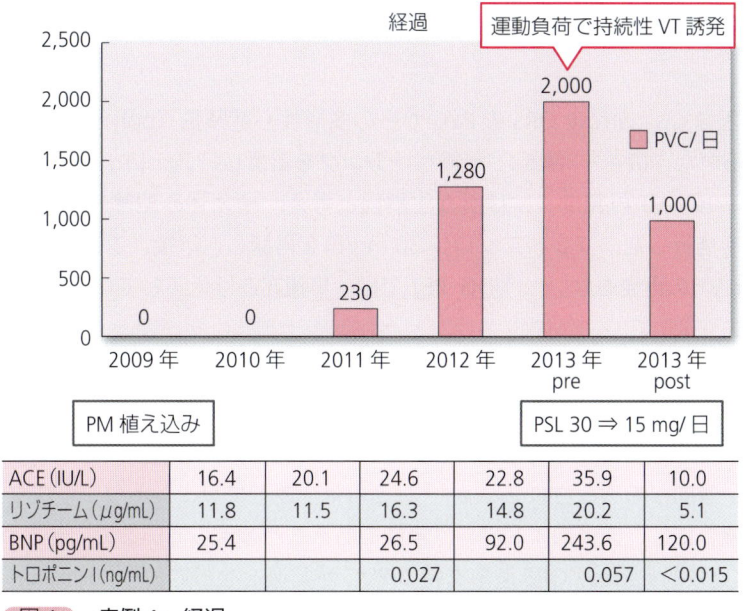

	2009年	2010年	2011年	2012年	2013年 pre	2013年 post
PVC/日	0	0	230	1,280	2,000	1,000
ACE (IU/L)	16.4	20.1	24.6	22.8	35.9	10.0
リゾチーム (μg/mL)	11.8	11.5	16.3	14.8	20.2	5.1
BNP (pg/mL)	25.4		26.5	92.0	243.6	120.0
トロポニンI (ng/mL)			0.027		0.057	<0.015

(2009年: PM植え込み，2013年: 運動負荷で持続性VT誘発，PSL 30 ⇒ 15 mg/日)

図1　症例1：経過

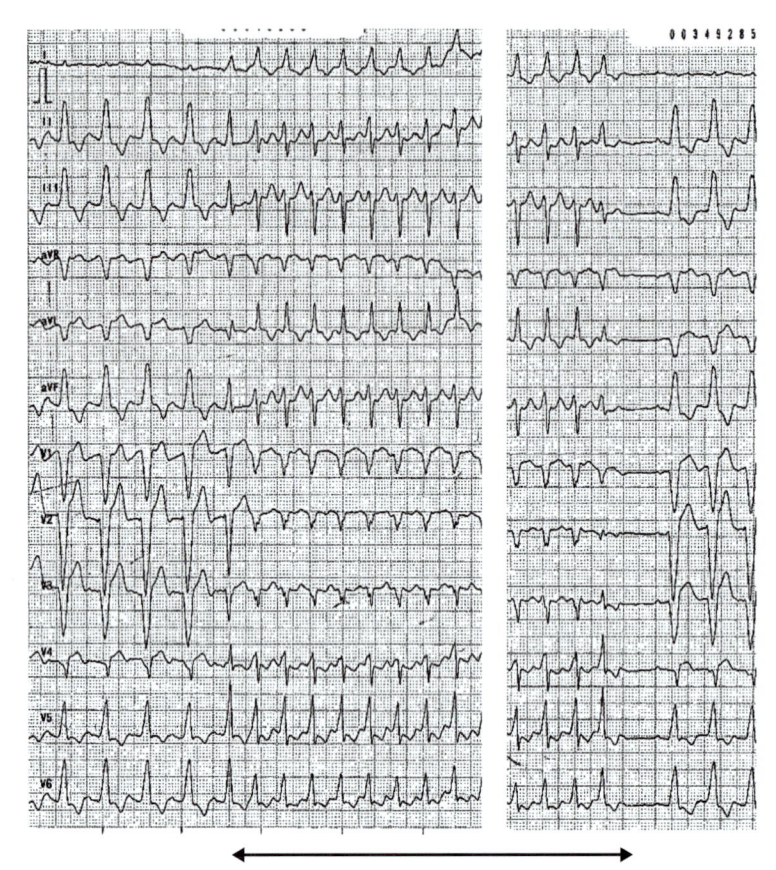

Ch.5 心室頻拍，心室細動に対する ICD 治療（特にストーム）

図2 症例1：トレッドミル運動負荷試験で誘発された持続性心室頻拍
心拍数 170 bpm 程度で比較的 narrow な QRS で左脚ブロック/左軸偏位型，ペースメーカの心内電位で室房伝導が 2：1 の持続性心室頻拍が確認された．約 40 秒間で自然停止した．

当日に，特に誘因なく，narrow QRS の PVC からの多形性心室頻拍（polymorphic VT）や下位心室調律の亢進がみられた 図4 図5 ．一時ペーシングを留置し，ステロイド投与が誘因と考え，一旦中止した．その後，VT 再発なく，徐脈が主誘因と考え，植え込み型除細動器ではなく，ペースメーカ植え込みを施行した．プレドニゾロン 30 mg/日を再開し，以後，ブロックの改善はなかったが，polymorphic VT の再発もない．^{18}FDG-PET では，集積亢進は低下している．

考察

心サルコイドーシスに合併する不整脈に対するステロイドの効果については，房室ブロックは活動期に発生しやすいためステロイド有効例が多いが，VT 発現時は非活動期，心機能低下後でステロイドの効果が乏しい傾向があるとされている[4,5]．これは，すでにリエントリーが成立するほど心筋線維化が進行した場合には，ステロイド投与は無効であることを示しているのであろう．症例 1，2 ともに，VT 出現は比較的 narrow QRS 波形を持つ PVC が契機となっており，His-Purkinje 網の関与が示唆されるが，ステロイド投与にて軽快したことから，リエントリー性よりも炎症や浮腫による異常

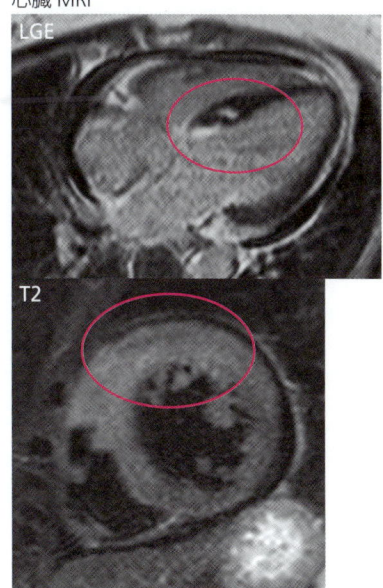

Case 7 サルコイドーシスにおける心室性不整脈とステロイド投与

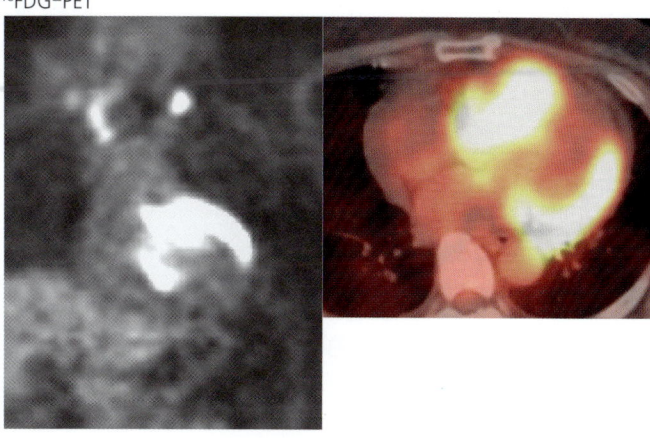

図3 症例2：心臓サルコイドーシスの画像
心臓MRIでは前壁と中隔基部の壁肥厚あり，同部位にT2で高信号，一部遅延造影効果あり，浮腫を伴う心筋障害と評価した．^{18}FDG-PETでは中隔基部中心に集積亢進を認めた．

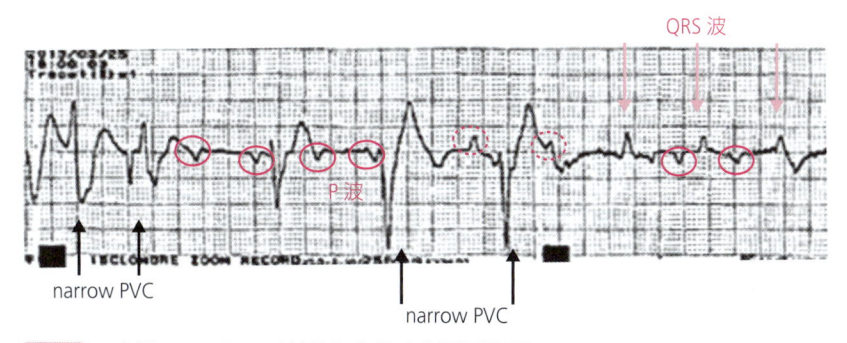

図4 症例2：ステロイド投与直後の心電図記録
心室性期外収縮のショートランから軸の偏位する多形性心室頻拍様の所見を呈し，間欠的房室ブロック間に下位心室調律のaccelerationが散見された．

自動能亢進が主たる原因と考えた．症例1は，約4年前の完全房室ブロック出現時は，比較的活動性は低く，病変も限定していたと推定されるが，PVCが増加した時期より活動性が徐々に高まっていたと考えられた．投与時期の遅れが危惧されたが，幸いステロイドが著効したことから，組織障害はまだ軽度であったのであろう．一方，症例2では，伝導障害発症時の活動性が高かったと推定され，ステロイド導入時期は妥当だったと考えるが，炎症が高度で，ステロイドによる強力な抗炎症効果や局所浮腫改善が一過性に異常自動能亢進を増強させ，高度徐脈により心室不応期が著しく不均一であったことも相まって，一過性のpolymorphic VTを引き起こした可能性がある．心サルコイドー

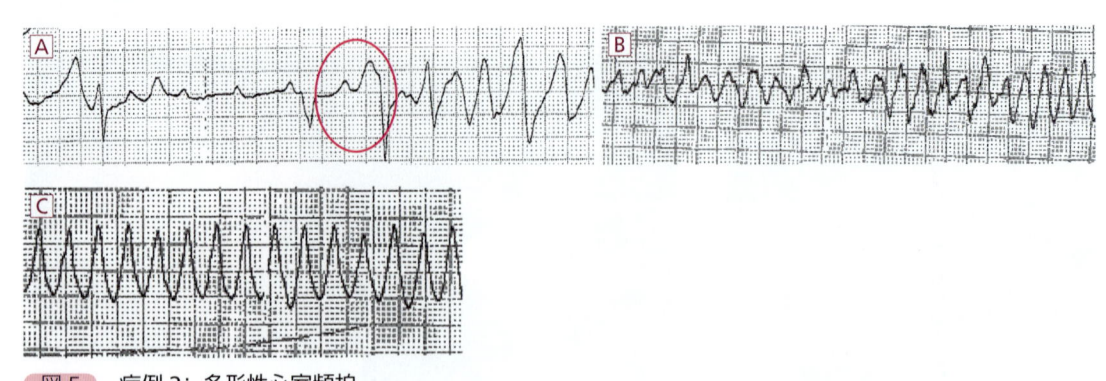

Ch.5 心室頻拍，心室細動に対するICD治療（特にストーム）

図5 症例2：多形性心室頻拍
比較的 narrow な QRS の R on T を契機に，Torsade de pointes 様の多形性心室頻拍が出現し，心拍数約 300 bpm の rapid な単形性心室頻拍に移行した後，自然停止した．

シスの不整脈に対して，ステロイド投与する際には，投与急性期の一時的な悪化も考慮した管理が必要と考える．

文 献

1) サルコイドーシス治療に関する見解 2003. 日サ会誌. 2003; 23: 105-14.
2) Yazaki Y, Isobe M, Hiroe M. Prognostic determinants of long-term survival in Japanese patients with cardiac sarcoidosis treated with prednisone. Am J Cardiol. 2001; 88: 1006-10.
3) サルコイドーシスの診断基準と診断の手引き 2006. 日サ会誌. 2007; 27: 89-102.
4) 草野研吾，伴場主一，高谷陽一，他．心臓サルコイドーシスにおける不整脈の検討．日サ会誌. 2010; 30: 83-5.
5) Yodogawa K, Seino Y, Ohara T, et al. Effect of corticosteroid therapy on ventricular arrhythmias in patients with cardiac sarcoidosis. Ann Noninvasive Electrocardiol. 2011; 16: 140-7.

〈岡野光真，春名徹也〉

Case 8
アミロイドーシスに合併した致死的不整脈

▍概説

　心アミロイドーシスは主に免疫グロブリン軽鎖が原因となる AL アミロイドーシスの臨床症状の一つとして発現する．そして，心アミロイドーシスは心筋障害または刺激伝導系の障害を起こし，その予後はきわめて不良である．今回，心アミロイドーシスによる伝導障害から脚枝間リエントリー性心室頻拍を発症した一例を経験したので報告する．

▍症例提示

　症例：70 代男性．主訴：失神．既往歴：特記事項なし．家族歴：母に心拍数 190 前後の不整脈指摘あり（詳細不明）．心筋症・突然死なし．現病歴：元来高血圧で近医通院中．夕方トイレに向かう途中突然失神発作あり，その後も気分不良が持続するため救急要請．救急車内モニターで持続性心室頻拍を認め，精査加療目的に当科救急搬送となる．内服薬：アテノロール 25 mg，トリクロルメチアジド 2 mg．現症：JCS1，BP 62/36 mmHg，HR 180 拍/分，SpO₂ 99％，胸部では心雑音・Ⅲ音・Ⅳ音を聴取せず，肺音清．四肢末梢は暖かく，浮腫なしで，その他に特記すべき所見認めず．

▍来院後経過

　来院時 12 誘導心電図 図1 では左脚ブロック型＋上方軸の wide QRS tachycardia を認めた．血行動態が不安定であったことからカルディオバージョンを行い，頻拍停止に成功した 図2 ．心エコー検査では左房拡大（左房径 50 mm）を認め，E/E' 41 と拡張能の低下が示唆されたが，左室壁運動低下なく左室収縮能は正常（EF 68％）で，左室拡大や壁肥厚も認めなかった（左室拡張末期径/収

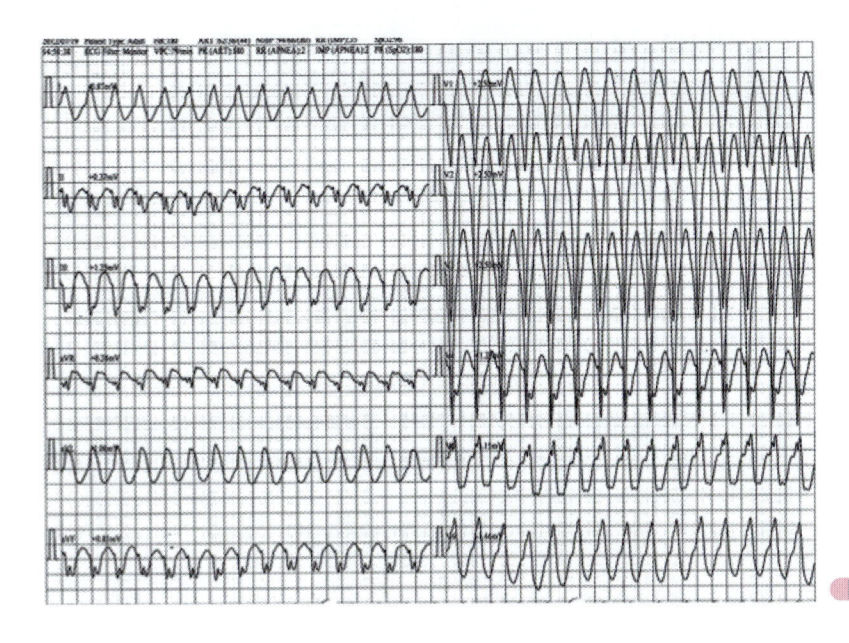

図1　来院時心電図

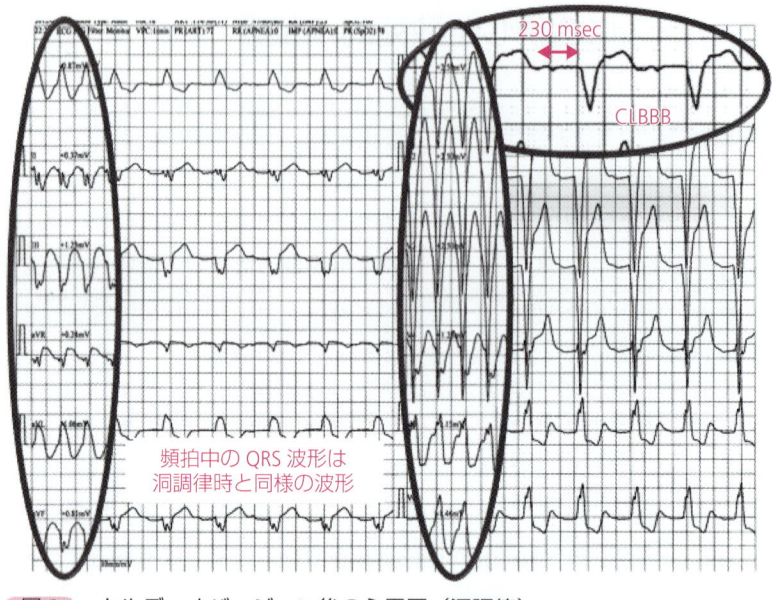

Ch.5 心室頻拍，心室細動に対するICD治療（特にストーム）

図2 カルディオバージョン後の心電図（洞調律）

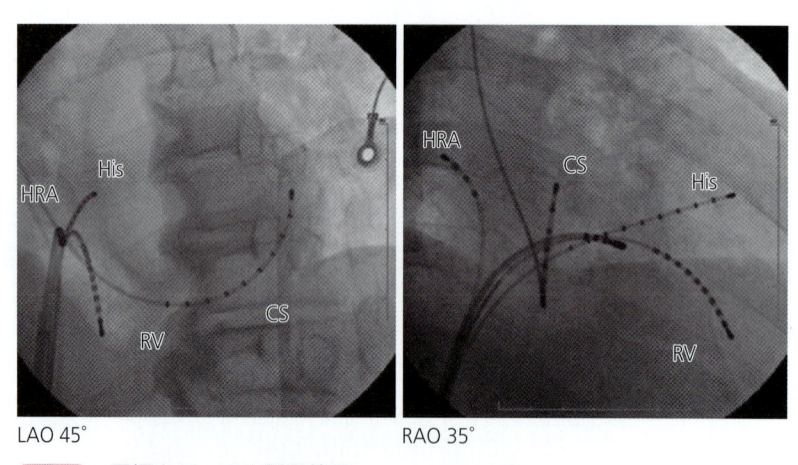

図3 電極カテーテル配置位置

縮末期径 51/31 mm，左室中隔壁厚/後壁厚 9/9 mm）．冠動脈造影では有意狭窄を認めなかった．BNP 744 pg/mL と上昇していたが，洞調律化した後は血行動態は安定し，症状も消失した．入院後，再度同波形の VT が出現した．アデノシン三リン酸を使用したが無効であったため，再度カルディオバージョンを行い頻拍停止させた．左室収縮能は保たれているが，VT 中の波形から脚枝間リエントリー性心室頻拍を疑い，電気生理検査・アブレーション施行の上で二次予防に植え込み型除細動器（ICD）植え込みの方針とし，第5病日に電気生理検査を施行した．

　入室時心電図はⅠ度房室ブロック，完全左脚ブロックであった．電極カテーテルを高位右房，His 記録部位，冠静脈洞，右室心尖部，右室に留置した 図3 ．右室ペーシングでは室房伝導を認めな

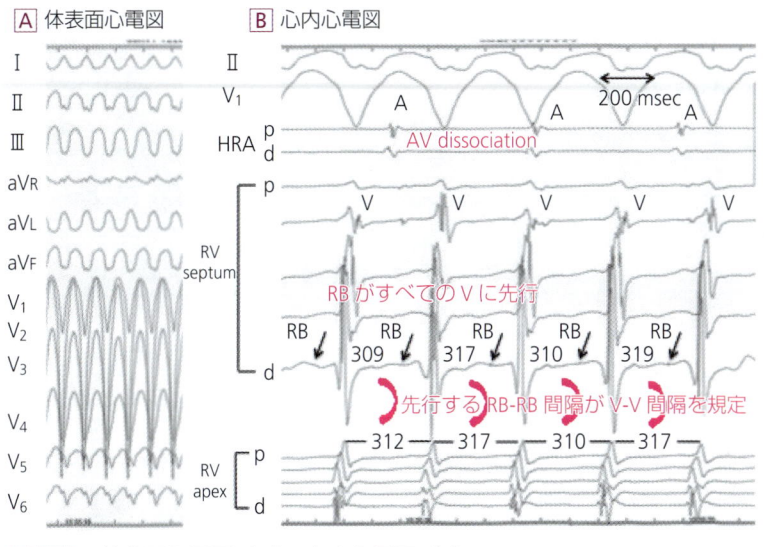

Case 8 アミロイドーシスに合併した致死的不整脈

図4 体表面心電図（A），心内心電図（B）

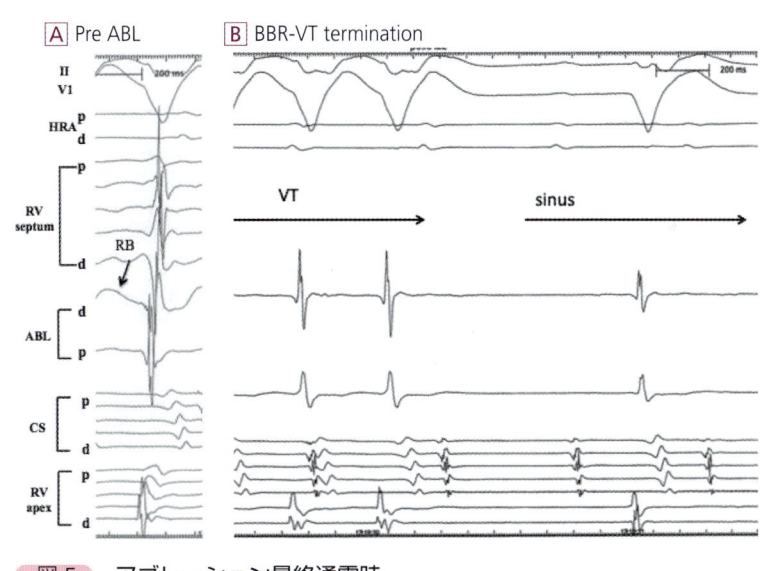

図5 アブレーション最終通電時

かった．心房からの頻回刺激では VT は誘発不能であったがイソプロテレノール負荷下の心室頻回刺激（周期 300 msec）で VT（TCL 320 msec）が誘発された．VT 中の心内心電図ではすべての QRS 波に先行する右脚電位（RB）が記録でき，VV 間隔の変動は RB-RB 間隔の変動に規定されていた 図4 ．以上より脚枝間リエントリー性心室頻拍と診断し，右脚電位を指標にアブレーションを施行した．その後 VT は誘発不能となった 図5 ．術後 2：1 房室ブロック 図6 となったため一時的にペースメーカを留置し経過観察したが，自己脈の回復は認められなかった．VT 再発がないことを確認し，第 8 病日に ICD 植え込みを行い，退院となった．

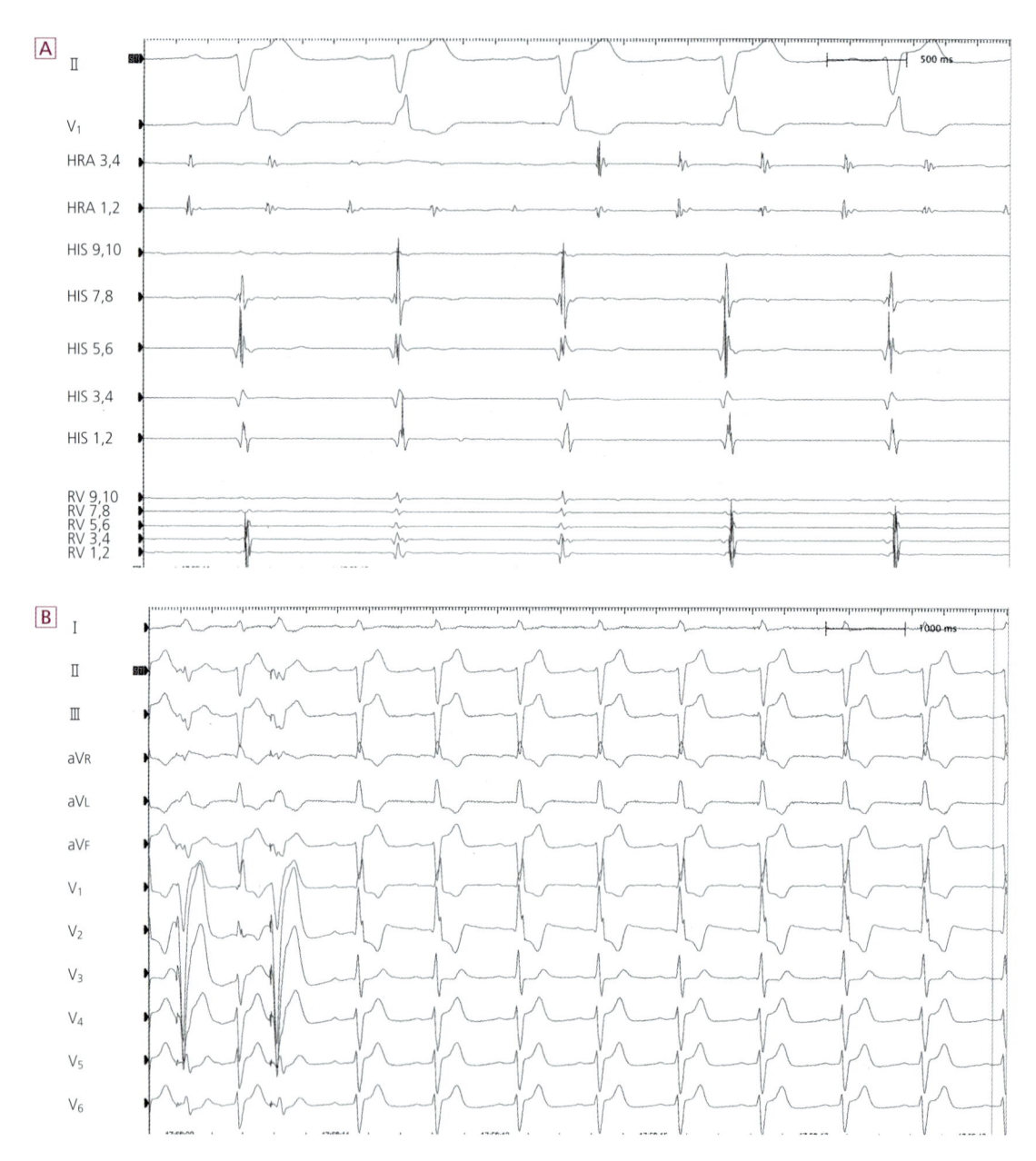

Ch.5 心室頻拍，心室細動に対するICD治療（特にストーム）

図6 術後の心内（A）および体表面心電図（B）

退院後経過

　その後，術後6カ月後に拡張障害を主因とする心不全にて再入院となった．入院時心エコー検査にて拡張不全に加え心筋肥大を認めたため，二次性心筋症の精査をしたところ，Bence Jones 蛋白陽性，免疫電気泳動，心筋生検などより心アミロイドーシスと確定診断した（骨髄生検より形質細胞腫と確定診断）．種々加療を行ったが，最終的に肺胞出血，心不全から死亡された．

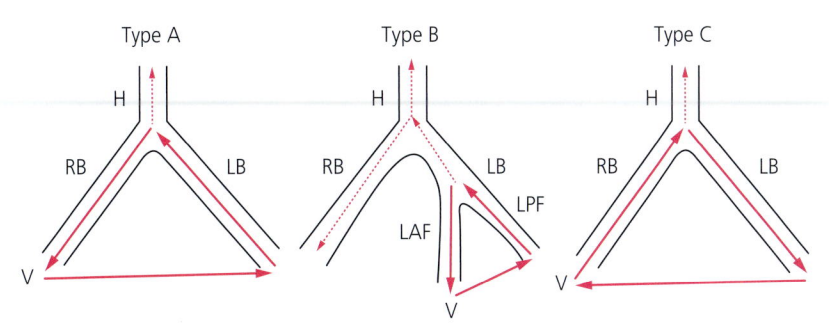

図7 脚枝間リエントリーの3タイプのシェーマ[5]
typeAは左脚ブロック型，typeB, Cは右脚ブロック型でtypeBは束枝間ともいわれる．
LAF: left anterior fascicle, LB: left bundle-branch, LPF: left posterior fascicle, RB: right bundle-branch

考察

脚枝間リエントリー性心室頻拍は右脚と左脚，心室中隔を回路に含むマクロリエントリー性頻拍 **図7** であり，持続性心室頻拍の約6～40％を占めるとされている[1,2]．一般的に拡張型心筋症や弁膜症術後など基礎心疾患を有するものが多い[1,2]が，本症例のように心アミロイドーシスに合併した症例の報告はない．

診断は下記によってなされる．
- V-H延長を伴う再現性のある頻拍
- 各Vの前にHまたは脚電位が先行し，HV間隔は洞調律時より延長
- 先行するH-H（RB-RB or LB-LB）がVV間隔を規定
- His-Purkinje系のblockによる頻拍の停止　　など

なお，本症例では確認していないが，右室心尖部ペーシングからのPPIは脚枝間リエントリー心室頻拍の場合，心室頻拍の頻拍周期と比べ30 msec以内の延長にとどまることも有用な所見とされる[3]．

治療は抗不整脈薬では不十分でアブレーションが第一選択である[4]．通電は通常は右脚（解剖学的に左脚より細く，分岐程度も左脚ほど高くなく，また心内膜側を走行しているために比較的容易に離断可能）に対して行われるが，ペースメーカを要する高度伝導障害が約0～30％発症しうる[4,5]．ペースメーカ植え込みを避けるために左脚に対するアブレーションの成功例も報告されているが[6,7]，左脚は解剖学的に右脚より複雑なネットワークを形成しているため，施行自体が困難，または左脚の通電後も異なった枝を上行する頻拍の出現が懸念される[8]．また，少数で後ろ向きの観察研究しかないが，アブレーションが成功しても拡張型心筋症，低心機能より心不全死（8～30％）を起こすリスク，脚枝間リエントリー性以外でもVTが再発するリスク（2～25％），突然死するリスク（6～8％）があるため[6,9]，多くはICDまたはCRT-Dの適応を考慮すべきとされている．本症例では，右脚アブレーションにより高度伝導障害を呈するリスクがあったが当初から二次予防目的でICDを植え込む予定であったこと，下行大動脈の蛇行を伴う70代の高齢患者で，左室へアプローチに難渋することが予想されたことから，右脚へのアブレーションを選択した．

文 献

1) Caceres J, Jazayeri M, McKinnie J, et al. Sustained bundle branch reentry as a mechanism of clinical tachycardia. Circulation. 1989: 79: 256-70.
2) Balasundaram R, Rao HB, Kalavakolanu S, et al. Catheter ablation of bundle branch reentrant ventricular tachycardia. Heart Rhythm. 2008; 5 (6 Suppl): S68-72.
3) Merino JL, Peinado R, Fernandez-Lozano I, et al. Bundle-branch reentry and the postpacing interval after entrainment by right ventricular apex stimulation: a new approach to elucidate the mechanism of wide-QRS-complex tachycardia with atrioventricular dissociation. Circulation. 2001; 103: 1102-8.
4) Cohen TJ, Chien WW, Lurie KG, et al. Radiofrequency catheter ablation for treatment of bundle branch reentrant ventricular tachycardia: results and long-term follow-up. J Am Coll Cardiol. 1991; 18: 1767-73.
5) Lopera G, Stevenson WG, Soejima K, et al. Identification and ablation of three types of ventricular tachycardia involving the His-Purkinje system in patients with heart disease. J Cardiovasc Electrophysiol. 2004; 15: 52-8.
6) Blank Z, Dhala A, Deshpande S, et al Bundle Branch Reentrant Ventricular Tachycardia: Cumulative Experience in 48 Patients. J Cardiovasc Electrophysiol. 1993; 4: 253-62.
7) Schmidt B, Tang M, Chun KR, et al. Left bundle branch-Purkinje system in patients with bundle branch reentrant tachycardia: lessons from catheter ablation and electroanatomic mapping. Heart Rhythm. 2009; 6: 51-8.
8) 三山博史, 横式尚司, 渡邉昌也, 他. 複数の頻拍波形を認め Electroanatomical Mapping ガイド下に左脚後枝へのアブレーションを行った脚枝間リエントリー性心室頻拍の1例（原著論文/症例報告）. 臨床心臓電気生理. 2011; 34: 139-47.
9) Mehdirad AA, Keim S, Rist K, et al. Long-term clinical outcome of right bundle branch radiofrequency catheter ablation for treatment of bundle branch reentrant ventricular tachycardia. Pacing Clin Electrophysiol. 1995; 18: 2135-43.

〈田中彰博〉

Ch.5 心室頻拍，心室細動に対するICD治療（特にストーム）

3 植え込み型除細動器の突然死予防効果と諸問題

I 植え込み型除細動器の突然死予防効果

　米国では年間30〜40万人程度の突然死があり，特に心臓突然死の8割以上が虚血性心疾患関連であることが報告されている．わが国では，相対的に突然死が少なく，また背景心疾患も虚血関連は相対的に少ないと推定されているが，独自の試験によってICDの心臓突然死の予防効果は検証されていない．背景心疾患，人種，保険制度が異なる海外の試験結果をわが国の患者に適応できるかどうかは今後も検討を継続する必要がある．

突然死一次予防のためのICD

　欧米では虚血性心疾患関連の心臓突然死が多いことから，心筋梗塞後の症例については豊富なデータがある．その中で左室駆出率が30％以下のQ波心筋梗塞を対象として，ICDの生命予後改善効果をみたMADIT-II（Multicenter Automatic Defibrillator Implantation Trial II）試験が代表的なものである[1]．Holter心電図所見や電気生理検査の結果を組み入れ基準に入れなかったことが特徴である．平均20カ月の観察期間で，ICD群で有意な死亡率低下が観察された（－31％）．本試験については平均8年の長期観察結果も報告されており，ICD群では中長期にわたって生命予後改善が対照群に比べて認められた（－34％）[2]．一方，わが国の同様の背景を持つ虚血性心疾患患者では米国ほど心臓突然死が生じないことが報告されており，ICDの利益は相対的に少ないことが想定される．そのため日本のガイドラインでは，より心臓突然死リスクが高いと想定される患者を選択するため心不全症状，非持続性心室頻拍，電気生理検査結果を考慮した適応が示されている[3]．電気生理検査での心室頻拍などの誘発性は心臓突然死予測にあまり役立たないというMADIT-IIのサブ解析もあり，ICDの適応を決める際にどれほどの重みとなるかについては今後の検討課題の一つである[4]．

　非虚血性心疾患患者を対象とした試験は相対的に乏しい．代表的な2つの試験においてICD群では対照群に比べ死亡率が低い徴候はみられるものの，統計的有意差に至るほどではなかった[5,6]．日本のガイドラインでは，虚血性心疾患と同様に，より心臓突然死リスクが高いと想定される患者を選択するための制限が加えられている．欧米のような無作為化研究は現実的ではないとしても，詳細な観察研究による生命予後改善効果についての検証を本邦でも行うべきであろう．また本邦で主要な一次予防ICDの対象疾患の一つであるBrugada症候群を対象に，対照群を置いたICDの生命予後改善効果を検証した研究はないことから，今後一次予防の植え込み基準（突然死の家族歴＋電気生理検査での誘発によってClass IIaとなったものなど）についての詳細な前向き調査が必要であろう．

突然死二次予防のための ICD

欧米において心室頻拍/心室細動/心停止の既往がある患者を対象に3つの大規模試験が実施された[7-9]．一次予防のように虚血・非虚血を分けて行った試験はない．いずれもアミオダロンを対照治療として総死亡の低下が ICD で得られるかどうかが検討されたが，単独では AVID 試験でのみ死亡率の低下が観察された[7]．3つの試験のメタ解析の結果では，対照群に比して総死亡が 27％減，不整脈死亡が 51％減という成績であった．本邦では対照群を置いた試験は実施されていない．ICD が作動するような心室性不整脈がすべて心臓突然死に至るとは限らないため，ICD 作動ではなく，生存率をみる本邦での検討が必要であろう．

II 海外のデータでも未だ不足しているエビデンスがあること

上述のように日本の ICD 適応については海外の大規模試験の結果を基本的に踏襲して定められている．海外での大規模試験でもこれまであまり扱われなかった問題については当然エビデンスの不足がある．まず高齢者の問題があげられる．多くの試験では 80 歳以上の患者の登録数は少なく有効性について十分な検証がなされていない．60 歳あるいは 65 歳以上と以下の患者群（試験によって高齢者の定義が異なる）で ICD による死亡率の軽減効果について検討したメタ解析によると，若年者では ICD が明らかに死亡率を減少させた（−35％）．高齢者でも全体としては死亡率の減少（−25％）が観察されたが，試験ごとのばらつきが大きかった[10]．また女性については大規模試験への登録が少ないため十分な検討がなされていない．メタ解析では女性患者における ICD の突然死一次予防効果は男性患者に比べ小さい可能性が指摘されている[11]．そのほか ICD 植え込み時期の問題がある．急性心筋梗塞後の心臓突然死一次予防を目的とした ICD 植え込みの時期については，1 カ月以降あるいは 3 カ月以降とするガイドラインの記述があるが，さらなるエビデンスが必要であろう．多数例で wearable ICD の作動状況を明らかにすることで至適時期についての示唆が得られる可能性がある．

III ICD ショックは予後を悪化させるのか？

ICD ショックが予後を悪化させるのかどうかについて最終決着はついていないが，現在のところ ICD ショックそのものが生命予後の悪化に関わっている可能性が高いと推定されている．

SCD-HeFT 試験では，ICD ショック適切作動または不適切作動があった患者は，なかった患者のそれぞれ約 6 倍または 2 倍の死亡率であった[12]．MADIT II 試験でも，類似の傾向があり，適切・不適切にかかわらず ICD ショック作動があった患者は，なかった患者のそれぞれ 3.4 倍または 2.3 倍の死亡率であった[13]．これらの結果は ICD ショックが心機能を悪化させることなどを介して生命予後を悪くする，あるいは ICD ショックが作動することはより重篤な背景疾患の存在を反映するものである，といった 2 通りの解釈が可能である．もちろん両者の因子が複合している可能性もある．

3 植え込み型除細動器の突然死予防効果と諸問題

　現実的な検証方法として，ICDショックの作動と生命予後について，以下のようなICDの治療設定を行った3群で比較する試験（MADIT-RIT試験）が行われた[14]．一次予防目的でICDまたはCRTDが植え込まれた1,500人の患者を，通常設定群，治療遅延設定群（作動までの待機時間を伸ばした設定），高心拍数設定群（VFゾーンのみ設定群）に無作為に割り付けた．その結果，後2者の治療設定群では，通常設定群に比べ，適切ショック作動の減少は有意差には至らなかったが，不適切ショック作動は有意差を持って大きく減少した．特に高心拍数設定群では有意差を持って死亡率低減（55％減）が得られた．MADIT-RIT試験の結果はICDショックそのものが生命予後の悪化に関わっている可能性を示唆するものである．最近実施されたメタ解析においても，レートの高い頻拍のみを治療対象にする，あるいは作動までの待機時間を長くするといった治療低減設定が死亡率および不適切作動を有意に減少させることが確認されている[15]．

　一方，AFの停止を目的として実施したDCショック，ICD植え込み時の除細動テストとしてのDCショック，オーバーセンシングに起因する不適切なショック作動は死亡率の増加と関係しなかったという報告もある[16,17]．これらはショックそのものが予後を悪化させるというよりも，ショックが入ることが重篤な背景疾患の存在を反映するものであることを示唆する．いずれにせよICDショックは患者の生活の質を明らかに低下させるため，臨床現場ではできうる限りICDショック作動を回避するよう，ICD設定の最適化，抗不整脈薬/カテーテルアブレーションの併用（ただしこれらの併用が生命予後まで改善させるという証拠はない）などを行って，ショック低減を図るべきであろう．

IV　ICDショック後の評価と対策

　ICDショック作動があった場合，単回のショックで特段の臨床症状などの変化がなければ，1週間以内の外来受診による評価が行われる．心不全患者で心不全の悪化兆候，失神，狭心症，頻回作動があれば，緊急受診を要する[18]．

　不適切作動の原因で最も多いものは頻脈性心房細動をはじめとする上室性頻拍である．アミオダロンとβ遮断薬の併用で不適切作動を減らせることが示されている[19]．オーバーセンシングが不適切作動の原因のこともある．T波のオーバーセンシングは運動や電解質レベルに関わる一過性のこともある．プログラムの変更（検知感度，心室波感知後の不応期の設定など）で対処できない場合には，リード位置矯正やセンシング専用リードの追加を要する．離断，移動，漏電などのリード異常によるオーバーセンシングでは，感知を止め，慎重な心電図モニタリングを行いつつ早急にリード矯正あるいは置換を実施する．

　植え込み後の3年間で22〜35％の患者が適切作動を経験する．ICDのVFゾーンで認識される頻拍の一部はレートが速い心室頻拍であり，抗頻拍ペーシングで停止する可能性がある．最近のデバイスではVFゾーンでの検知が行われた場合，ICDショックのための充電中に抗頻拍ペーシングを試みることができる（antitachycardia pacing during charging）．ICDショックのタイミングを遅らせることなく，頻拍停止の得られる可能性があるため積極的に本機能を使用する．また当然のことながら，標準的心不全治療（ACE阻害薬，β遮断薬

など）の徹底を図る．ICDの設定や薬物治療（抗心不全薬，アミオダロン＋β遮断薬）ではICD作動を抑制できない場合には，カテーテルアブレーション治療も選択肢となる[20]．ICDショックの蓄積によって著しい心不全悪化が引き起こされるような状況では，今後は左室補助人工心臓や心移植が適応されることも想定される．

　ICD植え込みによって，生活の質が低下するというのは正しいのであろうか．ICDのショック作動によって著しい心不全悪化が引き起こされるような状況では，健常人や他の疾患患者と比べれば低下しているであろうが，真に比較すべきは，ICDを植え込まず常に突然死の危険性を有している患者との比較である．ICD植え込み後の精神的な生活の質は，ICD植え込み患者の方がアミオダロン内服中の患者よりも良好であったとの報告もある[21]．ICDショックは当然生活の質を落とすため，ショック頻度を低減させる様々な対策を取る必要があることは言うまでもない．その上で，ICDによって突然死に対する最善の方策がとられていることを理解してもらうよう心掛ける．

文　献

1) Moss AJ, Zareba W, Hall WJ, et al; Multicenter Automatic Defibrillator Implantation Trial II Investigators. Prophylactic implantation of a defibrillator in patients with myocardial infarction and reduced ejection fraction. N Engl J Med. 2002; 346: 877-83.

2) Goldenberg I, Gillespie J, Moss AJ, et al. Long-term benefit of primary prevention with an implantable cardioverter-defibrillator. An extended 8-year follow-up study of the multicenter automatic defibrillator implantation trial II. Circulation. 2010; 122: 1265-71.

3) 循環器病の診断と治療に関するガイドライン（2010年度合同研究班報告）．不整脈の非薬物治療ガイドライン（2011年改訂版）．http://www.j-circ.or.jp/guideline/pdf/JCS2011_okumura_h.pdf

4) Daubert JP, Zareba W, Hall WJ, et al. Predictive value of ventricular arrhythmia inducibility for subsequent ventricular fibrillation in Multicenter Automatic Defirillator Implantation Trial (MADIT) II patients. J Am Coll Cardiol. 2006; 47: 98-107.

5) Kadish A, Dyer A, Daubert J, et al; Defibrillators in Non-Ischemic Cardiomyopathy Treatment Evaluation (DEFINITE) Investigators. Prophylactic defibrillator implantation in patients with nonischemic dilated cardiomyopathy. N Engl J Med. 2004; 350: 2151-8.

6) Bardy GH, Lee KL, Mark DB, et al; The Sudden Cardiac Death in Heart Failure Trial (SCD-HeFT) Investigators. Amiodarone or an implantable cardioverter-defibrillator for congestive heart failure. N Engl J Med. 2005; 352: 225-37.

7) A comparison of antiarrhythmic-drug therapy with implantable defibrillators in patients resuscitated from near-fatal ventricular arrhythmias. The Antiarrhythmics versus Implantable Defibrillators (AVID) Investigators. N Engl J Med. 1997; 337: 1576-83.

8) Connolly SJ, Gent M, Roberts RS. et al. Canadian implantable defibrillator study (CIDS): a randomized trial of the implantable cardioverter defibrillator against amiodarone. Circulation. 2000; 101: 1297-302.

9) Kuck KH, Cappato R, Siebels J, et al. Randomized comparison of antiarrhythmic drug therapy with implantable defibrillator in patients resuscitated from cardiac arrest: the Cardiac Arrest Study Hamburg (CASH). Circulation. 2000; 102: 748-54.

10) Santangeli P, Di Biase L, Dello Russo A, et al. Meta-analysis: age and effectiveness of prophylactic implantable cardiverter-defibrillators. Ann Intern Med. 2010; 153: 592-9.

11) Ghanbari H, Dalloul G, Hasan R, et al. Effectiveness of implantable cardioverter-defibrillators for the primary prevention of sudden cardiac death in women with advanced heart failure. Arch Intern Med. 2009; 169: 1500-6.

12) Poole JE, Johnson GW, Hellkamp AS, et al. Prognostic importance of defibrillator shocks in patients with heart failure. N Engl J Med. 2008; 359: 1009-17.

13) Daubert JP, Zareba W, Cannom DS, et al. Inappropriate implantable cardioverter-defibrillator shocks in MADIT II. Frequency, mechanisms, predictors, and survival impact. J Am Coll Cardiol. 2008; 51: 1357-65.

14) Moss AJ, Schuger C, Beck CA, et al. Reduction in inappropriate therapy and mortality through ICD programming. N Engl J Med. 2012; 367: 2275-83.

15) Tan VH, Wilton SB, Kuriachan V, et al. Impact of programming strategies aimed at reducing nonessential implantable cardioverter defibrillator therapies on mortality, a systematic review and meta-analysis. Circ Arrhythm Electrophysiol. 2014; 7: 164-70.

16) Bhavnani SP, Kluger J, Coleman CI, et al. The prognostic impact of shocks for clinical and induced arrhythmias on morbidity and mortality among patients with implantable cardioverter-defibrillators. Heart Rhythm. 2010; 7: 755-60.

17) Elayi CS, Whitbeck MG, Charnigo R, et al. Is there an association between external cardioversions and long-term mortality and morbidity? Insights from the Atrial Fibrillation Follow-Up Investigation of Rhythm Management Study. Circ Arrhythm Electrophysiol. 2011; 4: 465-9.

18) Sears SF, Shea JB, Conti JB. How to respond to an implantable cardioverter-defibrillator shock. Circulation. 2005; 111: e380-2.

19) Connolly SJ, Dorian P, Roberts RS, et al. Comparison of β-blockers, amiodarone plus β-blockers, or sotalol for prevention of shocks from implantable cardioverter defibrillators. The OPTIC study: a randomized trial. JAMA. 2006; 295: 165-71.

20) Carbucicchio C, Santamaria M, Trevisi N, et al. Catheter ablation for the treatment of electrical storm in patients with implantable cardioverter-defibrillators. Circulation. 2008; 117: 462-9.

21) Mark DB, Anstrom KJ, Sun JL, et al. Quality of life with defibrillator therapy or amiodarone in heart failure. N Engl J Med. 2008; 359: 999-1008.

〈奥山裕司〉

Case 9
CRT-D 植え込み時 high DFT を呈した拡張型心筋症の一例

症例

　症例は 57 歳男性．主訴：発作性夜間呼吸困難，既往歴：特記すべきことなし．突然死の家族歴なし．生活歴：喫煙 10 本×35 年，機会飲酒であった．

　現病歴：2008 年 10 月に発作性夜間呼吸困難にて近医受診し心不全と診断され（BNP 2,000 pg/mL），入院となった．心エコーにおいて著明な dyssynchrony を伴い，左室駆出率（EF）は 25％と低下していた．冠動脈造影を行ったところ異常を認めず，その他精査を行ったところ明らかな原因がなく，拡張型心筋症と診断された．利尿薬を中心とした治療で NYHA Ⅲ まで改善していた．低心機能，徐脈，左脚ブロックがみられ，心不全が残存しており CRT-D 植え込み目的のため当院紹介入院となる．入院時現症：身長 174 cm，体重 62.2 kg，心音でⅢ音，Ⅳ音聴取され，NYHA Ⅲ であった．BNP は 386 pg/mL で，クレアチニンの軽度上昇がみられ，慢性心不全に合致した所見であった．入院時 12 誘導心電図においては HR 43 の洞調律，完全左脚ブロックを呈し QRS の幅は 200 msec であった 図1．

　胸部 X 線写真では，心陰影の拡大はないものの肺血管陰影は増強しており 図2，経胸壁心エコー図上 Dd/Ds＝71/66 mm，IVS/PW＝10/10 mm，EF 26％，dyssynchrony（＋），MR mild，AR（−），TR trivial PG＝29 mmHg LA，LV dilatation（＋）と心機能は著明に低下しており，dyssynchrony も認められた．また，心房，心室ともに拡大がみられた．

　本症例は，薬物治療下で NYHA Ⅲ の心不全があり，左室駆出率の低下（EF 25％），QRS 幅延長

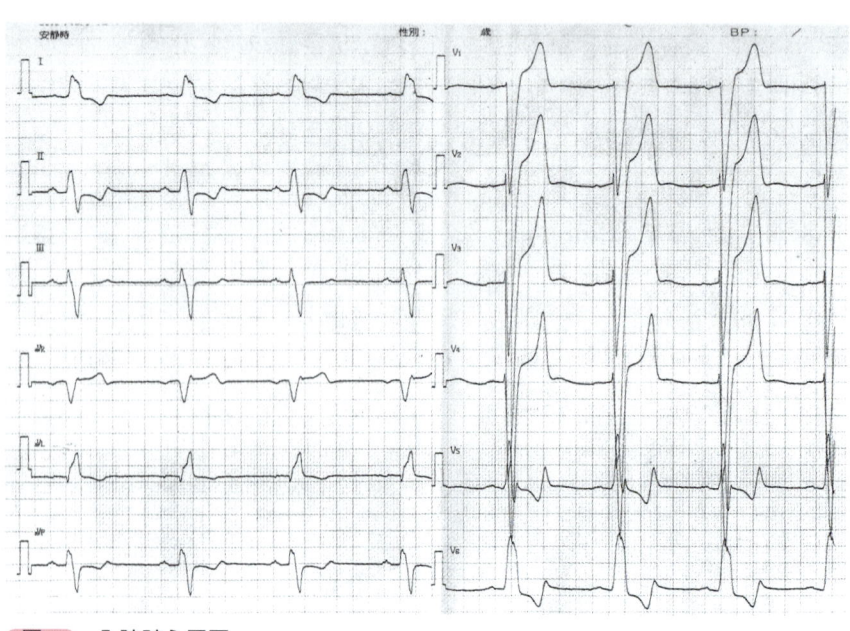

図1　入院時心電図

Case 9 high DFT を呈した拡張型心筋症

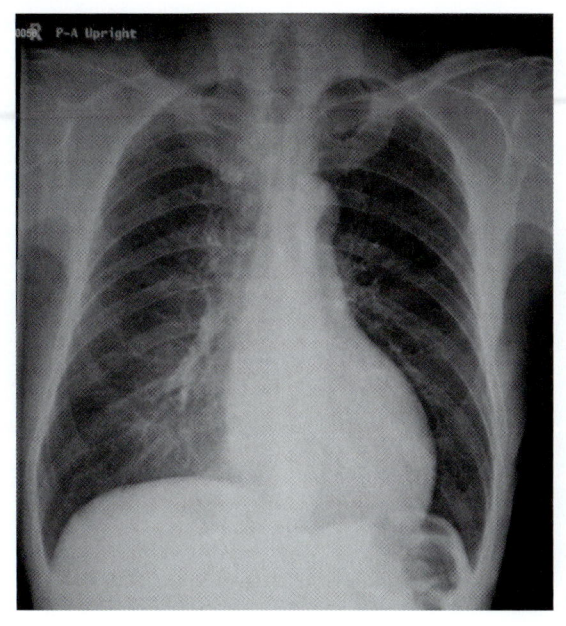

図2 入院時胸部X線写真

（200 msec）といった基準を満たしていることから，CRT-Dの適応と考えられ，植え込み手術を行った．St. Jude Medical 社製アトラス＋HFとデュラータ dual coil lead を用い，除細動リードは右室心尖部，左室リードは lateral vein に各々挿入した．右室心尖部リードはこれ以上深く挿入できない位置にあり除細動コイルの位置は特に問題なく挿入されていると考えた 図3．

　植え込み時に除細動テストを施行した．当施設では10Jの安全域をもって2回連続成功を条件としていた．Nominal 設定は65％チルト：パルス幅 5.4 msec/5.4 msec であった．最大出力の10Jの安全域を得るために693V（25J）で設定し，Shock on Tで心室細動（Vf）を誘発したが，693Vでは除細動できなかった．最大出力では，Vfが停止した．そのため，コイル抵抗に準じた至適パルス幅設定に変更するプログラム（DefT レスポンス）を使用し再度テストを行った．コイル抵抗44Ωであり，まず一般的な患者のタウ値であるブロック1：パルス幅 4.0/3.0 msec で設定したが，やはり最大出力830Vでしか停止せず，ブロック2：パルス幅 3.5/2.0 msec での設定で1回目成功も2回目は除細動に失敗した．次にSVCコイルをOFFしテストを行ったが，ブロック1：パルス幅で 5.0/3.0 msec では最大出力でも停止せずバイフェージックの体外式除細動器150Jで停止した．あわせて5回のVf誘発と10回の電気的除細動を施行したためこれ以上の術中試験は心不全の増悪が懸念され中止した．後日再度除細動テストを行った．植え込み時に唯一除細動できたブロック2で再度テストを行ったが，最大出力でしか停止できなかったため，ブロック2のまま極性を変更し誘発試験をしたところ2回連続で10Jの安全域をもって除細動に成功した．本症例は high DFT（除細動閾値）症例と考えられた．その後 CRT-D による心臓再同期の効果を認め，血圧上昇，血清クレアチニン値も改善し自覚症状は NYHA II 度まで改善した．

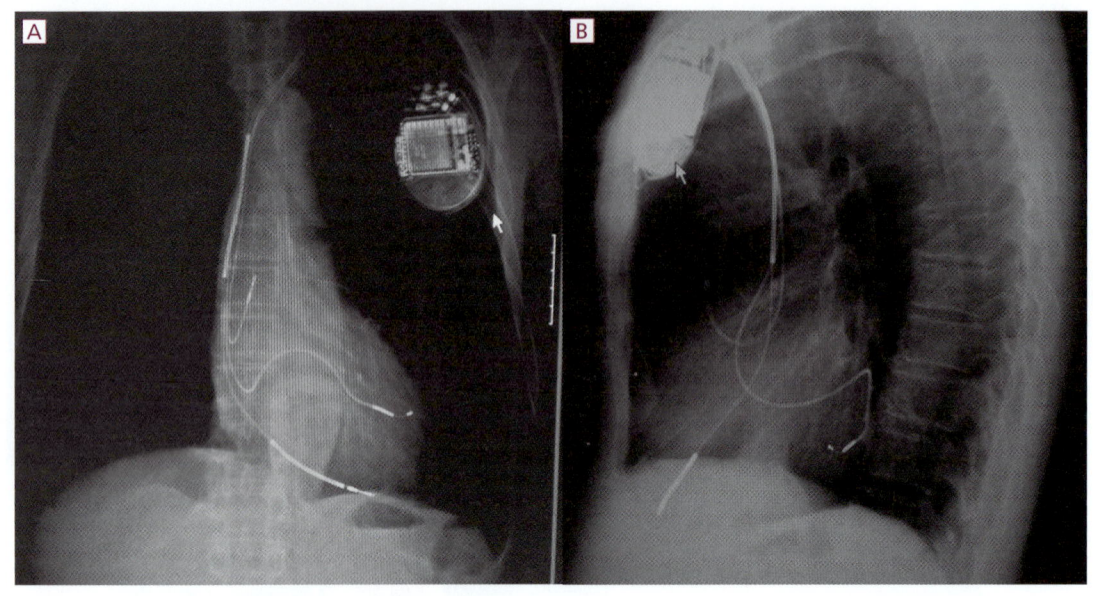

Ch.5 心室頻拍，心室細動に対する ICD 治療（特にストーム）

図3 CRT-D 植え込み後胸部 X 線写真

考察

　除細動閾値の高いいわゆる high DFT 症例の疫学に関して考察する．Epstein ら[1]は，1,946 人の症例で除細動テストを行い 4.6％の症例が＞25 J であったと述べており，Pain Free Study[2]では 646 症例中で除細動閾値が＞20 J であった症例は 1.7％，また，Russo ら[3]は，1,139 症例中 10 J のセーフティーマージンが得られなかった症例は 6.2％みられたと述べている．当院の 152 症例で 10 J のセーフティーマージンが得られなかった症例は 6.6％であった．疫学的には，high DFT の定義は様々であるが，high DFT の患者は 5％程度存在すると報告されている．

　また，過去の報告では，アミオダロン内服中の症例[4,5]，コカインの常習症例[6]，シルデナフィル内服例[7]，Brugada 症候群症例[8,9]において high DFT が多く，また，NYHA Ⅲ 度以上の重症心不全例で QRS 幅が広い症例は high DFT であったと報告されている[10]．

　本症例ではアミオダロン等の内服はなかったが，NYHA Ⅲ 度であり QRS 幅が広い症例であった．術前より high DFT である可能性が考えられたため，high DFT に対応できるオプションがより豊富な SJM アトラス＋HF を選択した．

　high DFT 症例に対する手順として，①気胸の有無を調べる，②より高出力デバイスに変更し再テスト，③ RV coil の位置を調整する，④極性を変更する，⑤ Waveform を調整する，⑥コイル抵抗が 40 Ω 以下なら SVC コイルを off する，⑦皮下 array を追加する，⑧奇静脈，冠静脈洞，左鎖骨下，左腕頭静脈，右室流出路などへ追加コイルを挿入する，⑨薬剤の調整を行うことが推奨されている[11]．

　本症例では気胸を認めず，RV coil の位置は適切と考えられ，DeFT レスポンスを使用し waveform の調整を先に行い，コイル抵抗 44 Ω であったため SVC コイルを off としたが無効であった．最終的に極性を変更し除細動に成功した．推奨される方法の順番どおりに極性を先に変更すれば除細動テス

ト回数が減らせた可能性がある．

　CRT-D 植え込み時 high DFT を呈した拡張型心筋症の一例を経験した．術前より high DFT となる可能性を考慮し，その対策法を熟知した上で植え込みを行うことが必要と考えられた．

文　献

1) Epstein AE, Ellenbogen KA, Kirk KA, et al. Clinical characteristics and outocome of patients with high defibrillation thresholds. Circulation. 1992; 86: 1206-16.
2) Mark SW, Paul JD, Michael OS, et al. Prospective randomized multicenter trial of empirical antitachycardia pacing versus shocks for spontaneous rapid ventricular tachycardia in patients with implantable cardioverter-defibrillators; pacing fast ventricular tachycardia reduces shock therapies (Pain FREE Rx II) trial results. Circulation. 2004; 110: 2591-6.
3) Russo AM, Sauer W, Gerstenfeld EP, et al. Defibrillation threshold testing: is it really necessary at the time of implantable cardioverter-defibrillator insertion? Heart Rhythm. 2005; 2: 456-61.
4) Shukla HH, Flaker GC, Jayam V, et al. High defibrillation thresholds in transvenous biphasic implantable defibrillators: clinical predictors and prognostic implications. Pacing Clin Electrophysiol. 2003; 26: 44-8.
5) Pelosi F Jr, Oral H, Kim MH, et al. Effect of chronic amiodarone therapy on defibrillation energy requirements in humans. J Cardiovasc Electrophysiol. 2000; 11: 736-40.
6) Epstein AE. Baseball, crackers, green dust, nose candy, and snow cones: cocaine, defibrillation, and ICDs. J Cardiovasc Electrophysiol. 2007; 18: 726-7.
7) Shinlapawittayatorn K, Sungoon R, Chattipakorn S, et al. Effects of sildenafil citrate on defibrillation efficacy. J Cardiovasc Electrophysiol. 2006; 17: 292-5.
8) Sacher F, Probst V, Iesaka Y, et al. Outcome after implantation of a cardioverter-defibrillator in patients with Brugada syndrome: a multicenter study. Circulation. 2006; 114: 2317-24.
9) Watanabe H, Chinushi M, Sugiura H, et al. Unsuccessful internal defibrillation in Brugada syndrome: focus on refractoriness and ventricular fibrillation cycle length. J Cardiovasc Electrophysiol. 2005; 16: 262-6.
10) Nagai T, Kurita T, Satomi K, et al. QRS prolongation is associated with high defibrillation thresholds during cardioverter-defibrillator implantations in patients with hypertrophic cardiomyopathy. Circ J. 2009; 73: 1028-32.
11) Mainigi SK, Callans DJ. How to manage the patient with a high defibrillation threshold. Heart Rhythm. 2006; 3: 492-5.

〈辰巳裕亮〉

心不全に対するデバイス治療

Ch. 6

Ch.6 心不全に対するデバイス治療

1 心不全に対する CRT の適応

　cardiac resynchronization therapy（CRT；心臓再同期療法）は，1994 年に Cazeau らが拡張型心筋症の心不全に四腔ペーシングが著効した例を報告したのが最初の試みとされている[1]．この CRT のパイオニアといえる報告を契機として，数多くの CRT に関連した研究が進められた．加えて，CRT 専用リードやガイディング・カテーテルなどの植え込み用デバイスの開発も急速に進み，2001 年には，Multisite Stimulation in Cardiomyopathy Trial（MUSTIC）が施行され[2]，CRT の臨床的有用性が確認された．CRT の適応は，今後も重要な臨床試験結果が報告されるごとにアップデートされていくと考えられるが，現時点（2015 年）での，本邦における CRT の適応は，不整脈の非薬物治療ガイドライン（2011 年改訂版；表 1 表 2）の中で，心臓再同期療法（CRT-P）と両室ペーシング機能付き植え込み型除細動器（CRT-D）とに分けて述べられており，European Society of Cardiology（ESC）も 2012 年に，ESC Guidelines for the Diagnosis and treatment of acute and chronic heart failure の中で[3] CRT についての最新のガイドラインを提示している．

　しかしながら，この現在の CRT ガイドラインに則って，CRT 植え込みを施行しても，臨床的有用性が認められるのは 50〜70％程度にとどまるとされ[4]，CRT の大きな問題となっ

表 1　心臓再同期療法（CRT-P*）

Class I：
 1. 最適の薬物治療でも NYHA クラスⅢまたは通院可能な程度のクラスⅣの慢性心不全を呈し，左室駆出率 35％以下，QRS 幅 120 msec 以上で，洞調律の場合

Class Ⅱa：
 1. 最適の薬物治療でも NYHA クラスⅢまたは通院可能な程度のクラスⅣの慢性心不全を呈し，左室駆出率 35％以下，QRS 幅 120 msec 以上で，心房細動を有する場合
 2. 最適の薬物治療でも NYHA クラスⅢまたは通院可能な程度のクラスⅣの慢性心不全を呈し，左室駆出率 35％以下で，徐脈に対してペースメーカが植込まれ，または予定され，高頻度に心室ペーシングに依存するかまたはそれが予想される場合

Class Ⅱb：
 1. 最適の薬物治療でも NYHA クラスⅡの慢性心不全を呈し，左室駆出率 35％以下で，徐脈に対してペースメーカの植込みが予定され，高頻度に心室ペーシングに依存することが予想される場合

Class Ⅲ：
 1. 左室駆出率は低下しているが無症状で，徐脈に対するペースメーカの適応がない場合
 2. 心不全以外の慢性疾患により身体機能が制限されたり，余命が 12 か月以上期待できない場合

*ペーシング機能のみの CRT
〔循環器病の診断と治療に関するガイドライン（2010 年度合同研究班報告）．不整脈の非薬物治療ガイドライン（2011 年改訂版）．http://www.j-circ.or.jp/guideline/pdf/JCS2011_okumura_h.pdf（2015 年 1 月閲覧）より〕

表2 両室ペーシング機能付き植込み型除細動器（CRT-D）

Class I：
1. 最適の薬物治療でも NYHA クラスⅢまたは通院可能な程度のクラスⅣの慢性心不全を呈し，左室駆出率 35％以下，QRS 幅 120 msec 以上，洞調律で，植込み型除細動器の適応となる場合

Class Ⅱa：
1. 最適の薬物治療でも NYHA クラスⅢまたは通院可能な程度のクラスⅣの慢性心不全を呈し，左室駆出率 35％以下，QRS 幅 120 msec 以上，心房細動を有し，植込み型除細動器の適応となる場合
2. 最適の薬物治療でも NYHA クラスⅡの慢性心不全を呈し，左室駆出率 30％以下，QRS 幅 150 msec 以上，洞調律で，植込み型除細動の適応となる場合
3. 最適の薬物治療でも NYHA クラスⅢまたは通院可能な程度のクラスⅣの慢性心不全を呈し，左室駆出率 35％以下ですでに植込み型除細動器が植込まれ，または予定され，高頻度に心室ペーシングに依存するかまたはそれが予想される場合

Class Ⅱb：
1. 最適の薬物治療でも NYHA クラスⅡの慢性心不全を呈し，左室駆出率 35％以下，植込み型除細動器の植込みが予定され，高頻度に心室ペーシングに依存することが予想される場合

Class Ⅲ：
1. 左室駆出率は低下しているが無症状で，植込み型除細動器の適応がない場合
2. 心不全以外の慢性疾患により身体機能が制限されたり，余命が 12 か月以上期待できない場合

〔循環器病の診断と治療に関するガイドライン（2010 年度合同研究班報告）．不整脈の非薬物治療ガイドライン（2011 年改訂版）．http://www.j-circ.or.jp/guideline/pdf/JCS2011_okumura_h.pdf（2015 年 1 月閲覧）より〕

ている．このような CRT 無効例（non-responder）の原因として，①患者選択の問題，②リード植え込みの問題，③植え込み後の問題，④ CRT の効果判定の問題があげられている[5, 6]．本項では，患者選択の問題を主に扱い，現在の心不全に対する CRT の適応を裏づけているエビデンスについて概説し，現在の CRT 適応からの適応拡大もしくは縮小の可能性について言及する．

I CRT のメカニズムから適応を考える

　CRT のメカニズムは，従来，electrical delay（電気的伝導遅延）が存在する心不全（心機能低下）症例において，electrical delay により生じている mechanical dyssynchrony（機械的心臓非同期），つまり，① intra-LV dyssynchrony（左心室内非同期），② interventricular dyssynchrony（両心室間非同期），③ atrioventricular dyssynchrony（心房心室内非同期），これら 3 者のすべてを，もしくはその一部を，適切なペーシング方法で再同期もしくは最適化することで，心収縮の非効率を是正し，心拍出を増大させると説明されてきたが，最近では，他の要因も推定されている[7, 8]．また，CRT のメカニズムの基盤と考えられてきた electrical delay と mechanical dyssynchrony の関係についても，実は，常に同時に存在するとは限らず，時として生じる両者の不一致が，CRT の理解を複雑にする原因になっている．現時点では，CRT が最終的に心不全（心機能低下）に有効に作用する機序は，実際には 図1 のごとく複雑で，electrical delay と mechanical dyssynchrony の間，ま

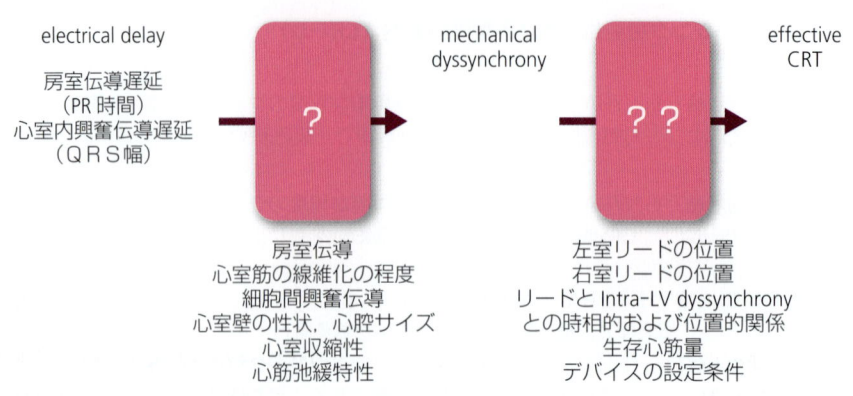

図1 electrical delay, mechanical dyssynchrony & effective CRT（効果的な心臓再同期療法）の関係

た，mechanical dyssynchrony と有効な心臓再同期化の間に，それぞれ，black box が存在しているともたとえられている[9]．そして，これらの black box には，それぞれに多くの臨床的な変数が関わっていると予想されるため，CRT の適応を検討するには，これらの black box の存在を認識しておく必要がある．

II 主な無作為化比較対照試験における CRT の患者選択の変遷と問題点

ここでは CRT に関連する代表的な臨床試験結果を簡単に紹介し，これらの試験での患者選択条件の変遷とそれらの選択条件が，現在の CRT の適応として採用されていった経緯について言及する．

MUSTIC study（2001）

CRT の臨床的有用性を明らかにした初めての無作為化比較対照試験である．MUSTIC study では，左室拡張末期径が 60 mm 以上に拡大し，QRS 幅が 150 msec 以上で，左室駆出率 35％以下の NYHA Ⅲ 以上の重症心不全例という具体的な CRT 患者選択基準が提示された．以後の試験では，この基準をもとに選択基準の調整が試みられてきた．この試験では，両室ペーシングの on/off による cross-over 法で，CRT が有意に心不全入院を減少させ，運動耐容能指標も改善することが報告された．

MIRACLE（2002）

2002 年に報告された MIRACLE study[10] でも，対象は MUSTIC と同様に NYHA Ⅲ 以上の重症心不全であったが，左室拡大の有無は問われなくなり，QRS 幅も 130 msec 以上となり患者対象が拡大されている．この試験では，通常心不全薬物治療群をコントロールとした比較対照試験で，CRT は，QOL の改善，6 分間歩行距離の延長，左室駆出率の改善等の臨床的指標を有意に改善した．しかしながら，MIRACLE では，CRT による各種の臨床的指標の

改善という臨床的反応（clinical response）は示されたが，生存率や入院率といった臨床的転帰（clinical outcome）への影響を明らかにできなかった．

COMPANION（2004）

COMPANION[11]は，2004年に報告された大規模臨床試験で，重症心不全に対するICD機能付きCRT（CRTD）群，ICD機能の付かないCRT（CRTP）群，通常心不全治療の3群の比較対照試験で，重症心不全症例のQRS幅は120 msec以上とさらに対象拡大されている．この試験の重要さは，ICD機能付きCRT（CRTD）が，通常心不全治療に対して，初めて有意な生存率改善を示した点である．このような情報提供がされる一方で，CRT単独で，生存率の改善が得られるかどうかという新たな問題点が提示された．

CARE-HF（2005）

CARE-HF[12]は，2005年に報告された大規模臨床試験で，先述の問題点に答える内容となった．この試験では，CRTPでも，通常心不全治療に対して，重症心不全症例の全死亡において，36％のrisk reductionをもたらすことが報告された．この研究では患者選択基準に，QRS幅拡大（120 msec以上）に加え，intra-LV dyssynchronyが心エコー上検出されるという条件が追加された．electrical delayだけでなく，実際にintra-LV dyssynchronyの存在を条件にした点が特徴的であった．当時，Yuらの報告により[13]，intra-LV dyssynchronyは，narrow QRSの心不全症例においても，高頻度に存在すると報告されていたため，narrow QRSの心不全症例においても，心エコーなどによりintra-LV dyssynchronyが確認できれば，CRTの効果が期待できるという可能性が提示された

RethinQ（2007）

2007年，この可能性を問うようにRethinQ study[14]が報告された．この試験では，重症心不全例において，narrow QRSだがエコー上intra-LV dyssynchronyが確認された症例を対象として，CRT群と通常心不全治療群とで，臨床指標や自覚症状の改善度が比較検討された．実際のQRS幅はコントロール群で106±13 msec，CRT群107±12 msecで，結果は，CRT群ではコントロール群と比較して最大酸素摂取量に有意な改善はなく，臨床的転帰でNYHAクラスにわずかに改善がみられたにとどまった．この試験では，intra-LV dyssynchronyが確認されてもnarrow QRSである場合にはCRTの効果は得られにくいという結果が初めて提示された．

PROSPECT（2008）

その後も，心エコー指標によるintra-LV dyssynchronyの検出がCRTの治療予測に役立つという単一施設からの報告がいくつかみられたが[15, 16]，2008年，12種類の心エコー指標によるintra-LV dyssynchronyの検出，評価が，CRTの臨床的有用性の有無や臨床転帰の予測につながるかどうかの多施設研究であるPROSPECT study[17]が公表された．この試験では，中央の代表施設が各施設のエコー撮像のトレーニングを行った上に，撮像されたデータ

の分析も担当するというシステムが採用されたにもかかわらず，単一の心エコー指標ではCRT有効例を予測検出することは困難であると結論づけている．加えて，取得された心エコーデータのいくつかを代表施設において，同時に再評価すると，それぞれの計測値およびその解析結果は，施設間において大きくばらついたため，心エコーによるintra-LV dys-synchronyの検出自体の信頼性にも疑問が投げかけられることとなった．

REVERSE（2008）

CRTの有効な症例をより効果的に抽出しようという試みの一方で，対象を拡大しようという動きもみられた．REVERSE study[18]は，2008年の報告で，今までの試験とは異なり，CRTの対象が，重症心不全症例から，左室駆出率低下（EF 40%以下）はあるものの心不全既往のあるNYHA IかNYHA IIの軽症心不全例に変更され，CRTの心不全への早期治療介入の可能性を探索するものとなった．CRTのon/offによるcross-over法による比較対照試験で，CRTによる早期治療介入がQRS幅120 msec以上の軽症心不全においても心不全入院の減少という臨床的転帰の改善を示した．さらに，CRTの臨床的反応（治療効果）を，LV reverse remodelingの反映である左室内腔の減少，つまり左室収縮末期容積の変化で評価している点が興味深い．CRTの治療効果として，自覚症状の変化，最大酸素摂取量の増加，左室駆出率の上昇等の臨床指標よりも，CRT植え込み後の左室収縮末期容積の15%以上の減少が，その後の臨床転機の改善にもつながっているというものである．ただし，この左室収縮期末期容積の減少がなくても，良好な臨床的転帰が得られるケースが少なくないことも指摘されているため，この指標がCRTの絶対的な効果判定指標ではないことも認識しておく必要がある．

MADIT-CRT（2009）

2009年のMADIT-CRT[19]も，その試験対象は，左室駆出率30%以下の低心機能例ではあるが，以前のCRTの臨床研究では除外されたNYHA I，IIの軽症心不全例で，QRS幅は150 msec以上と限定された．このような対象症例においても，CRTは通常薬物治療に対して，心不全発症に41%のrisk reductionをもたらし，CRTにより臨床転帰改善が得られることが示唆された．ただし，軽症例でCRTが有効であるためには，QRS幅は150 msec以上とより高度なelectrical delayが必要とされた．また，この研究のサブ解析では，QRS幅の延長だけでなくQRS波形の意義が検討され，左脚ブロック症例ではQRS幅を130 msec以上としてもCRTの臨床的有用性は高かったが，右脚ブロックや非定型心室内伝導障害を含むとQRS幅が150 msec未満の症例ではCRTは無効であることが明らかにされた．

RAFT（2010）

2010年のRAFT study[20]では，左室駆出率30%以下，QRS幅120 msec以上のNYHA II～IIIの心不全症例を対象とした，ICD単独群とCRTD群での臨床的転帰についての比較対照試験で，CRTD群はICD単独群よりも心不全入院，全死亡について，それぞれ25%，32%のリスク軽減をもたらすことが明らかにされた．つまり，CRT自体により，軽症～中等症

心不全症例においても，臨床的転帰改善をもたらすことが確認された．しかしながら合併症は，CRTD 群では ICD 単独群に比べ，植え込み関連の合併症（ポケット感染 2.4％，リード脱離 6.9％，冠状静脈解離 1.2％）が有意に多かった．CRT は軽症例にも臨床的には有用であるが，時に合併症による不利益を念頭におき，臨床的有用性がそれを上回ることを術前に確認しておく必要性が示唆された．

III 今後の新たな CRT 適応拡大または現在の CRT 適応の縮小の可能性について

ここでは，現在のガイドラインでは言及されておらず，以前の比較対照試験等で，むしろ除外されていた，①心房細動例，② narrow QRS 例，③心収縮性が保たれている心不全例，3 つのグループについて，CRT の対象として，拡大される可能性について言及する．

心房細動例

心房細動は，心不全の重症度が上がるほど合併率が上昇するため，CRT 適応の問題だけでなく，CRT 植え込み後の管理上も大きな問題である．特に，持続性心房細動例では，mechanical dyssynchrony の一つである atrioventricular dyssynchrony は，洞調律化しない限り補正できない，また，頻脈時には両室ペーシング率が低下しやすいため，まずは，洞調律化を試みることが検討されるべきである．ただし，心房細動において，洞調律維持が困難あるいは期待できない場合は，前向き研究のメタ・アナリシスでも確認されているように，CRT の効果は洞調律例に比べ減弱する．しかしながら，心房細動アブレーションによる持続性心房細動の積極的な洞調律化や房室ブロック作成術を含む厳密な心拍数コントロールを行い，良好な両室ペーシング率が得られれば，CRT の効果は期待できると予想されるため，今後，適応拡大がありうるグループと考える．

narrow QRS の心不全症例

CRT の作用機序が，ペーシングによる mechanical dyssynchrony の補正，再同期化であるという根拠から，また，50％近くの心不全症例おいて，QRS 幅に関係なく intra-LV dyssynchrony が検出されることが報告されているため，従来から CRT の適応拡大について議論がされているグループである．PROSPECT study の項でも言及したように，以前は，心エコーによる mechanical dyssynchrony の検出の再現性や客観性の問題があるとされたが，最近の器具の進歩や解析方法の改良より，再現性，精度ともに上昇し，intra-LV dyssynchrony を検出できる可能性がある．そのような状況において，2013 年，ECHO-CRT study[21] が報告された．

この試験では，左室駆出率 35％以下の低左心機能の NYHA III～IVの重症心不全例で，QRS 幅 130 msec 以下の症例に対して，intra-LV dyssynchrony をカラーコード組織ドップラー法もしくは Speckle tracking 法にて確認し，CRTD 植え込みを行った後に，CRT on/off 群に分け，比較検討した試験であった．結果として，CRT on すると，全死亡，心不全入院が CRT off で経過観察する群を有意に上回ったため，試験は中途中止とされた．つま

Ch.6 心不全に対するデバイス治療

り，重症心不全の narrow QRS 例では CRT は臨床転帰を改善せず，左室ペーシングによる心室性不整脈出現を増加させ，ICD の不適切作動を増加させたため，予後を悪化させたと報告された．しかしながら，同時期に報告された虚血性心疾患を原因疾患とする軽症から中等症心不全の narrow QRS 症例を対象にした The Narrow-CRT Study[22] では，intra-LV dyssynchrony を有する虚血性心疾患例に限れば，臨床的転帰の改善が得られると報告された．これらの試験の結果の discrepancy については，ECHO-CRT 試験では，虚血性心疾患の占める割合が 50％と少なめであったことなどがあげられるが，図2 に示すように，もう一つの black box の存在が影響したのではないか，つまり，intra-LV dyssynchrony の存在が確認されても，現在の盲目的な後側壁 CS 分枝への電極留置では，その dyssynchrony が実際に補正されて有効な CRT として作用するかどうかは不明である．今後は各種画像モダリティにて，intra-LV dyssynchrony の正確な部位診断と CRT によるその補正確認ができれば，一部の narrow QRS 症例にも CRT 適応が拡大される可能性があると考える．

この問題について，興味深い自験例を紹介する．

症例

症例は 40 歳代，男性，非虚血性心疾患で，図2 のごとく NYHA II で，左室拡張末期径が 80 mm，左室駆出率 14％，心エコーにて明瞭な intra-LV dyssynchrony を認めたが，QRS 幅は 112 msec であった．本邦のガイドラインでは CRT 推奨ではないが，著しい左心

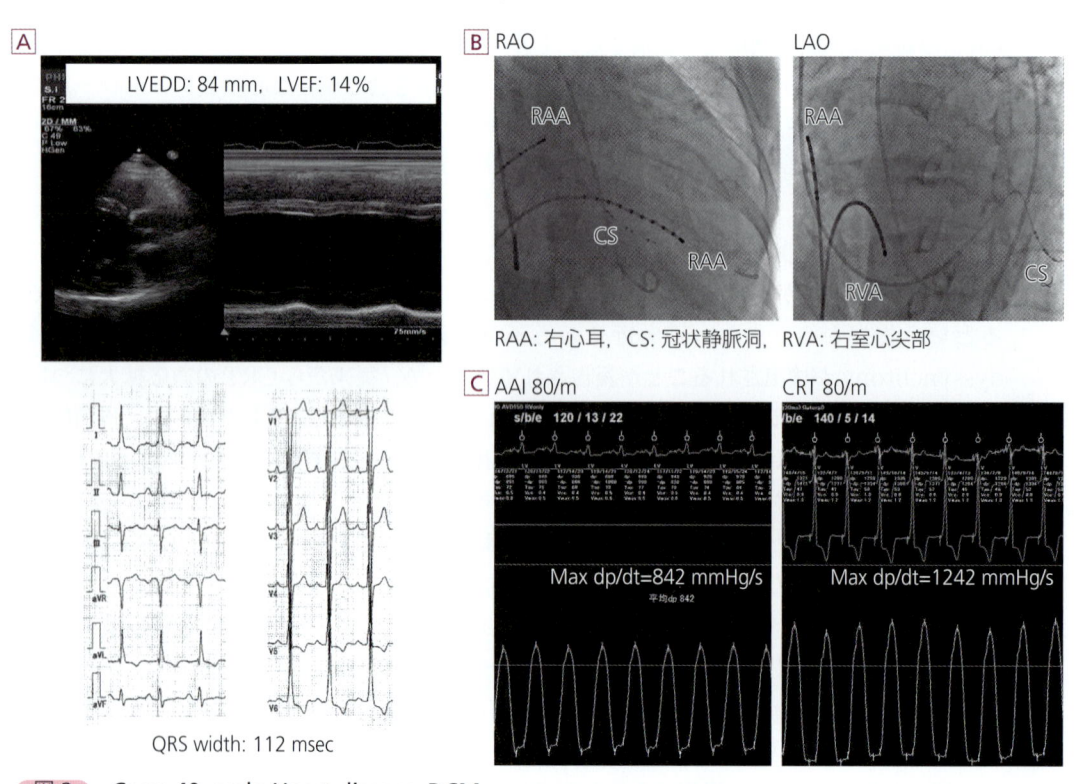

図2 Case: 40, male Heart disease: DCM

❶ 心不全に対する CRT の適応

A　植え込み前　　植え込み1W後　　植え込み6Mo後

B　心電図のCRT植え込み後の変化
QRS width: 112 msec --> 104 msec

C　心エコー所見のCRT植え込み後の変化
植え込み前　　植え込み直後　　6 Mo後

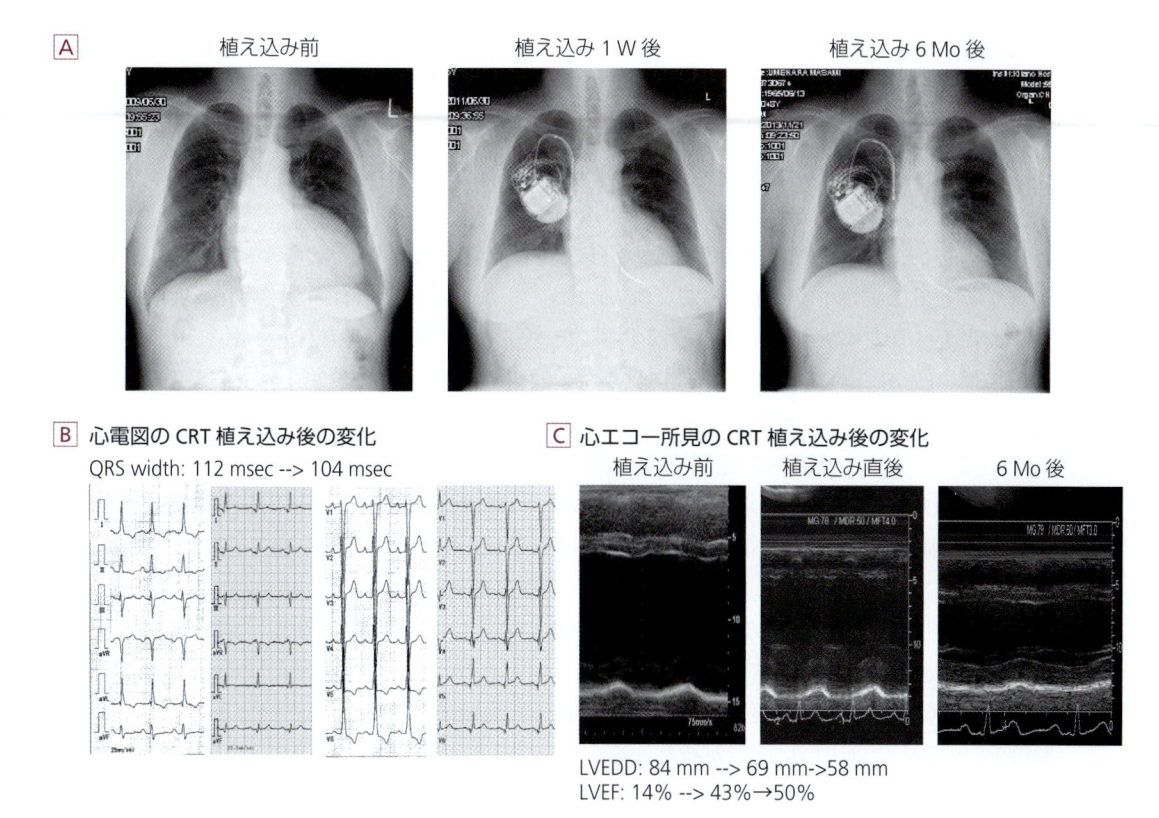

LVEDD: 84 mm --> 69 mm->58 mm
LVEF: 14% --> 43%→50%

図3　CRT植え込み前後の臨床経過

　機能低下があり，心不全症状が増悪すれば予後不良が予想され，40歳代と若年で，intra-LV dyssynchronyが明瞭であったため，CRT植え込みを検討した．しかしながら自覚症状が軽度で，機器植え込みに難色を示されたため，試験的な擬似両室ペーシング（CRT）にて血行動態改善が確認できるならCRTの効果は高いと説明し，両室ペーシング検査（CRT study）を施行することとなった．図2Aのごとく，ガイドワイヤー先行のモノレール型電極カテーテル（インターカテペーシングカテーテル：日本クレセント社）を用いて冠状静脈の後側壁枝に電極を留置し，右心房，右室心尖部にも電極カテーテルを留置し，試験的CRTを行った．図2Bに示すように，AAI 80/分，CRT（atrial pace-LV/RV pace）80/分の条件において，左室心内圧をモニターし，max LV dp/dt（平均）を求めたところ，CRT（LV先行25 msec）において，AAI時よりも，明らかに50％以上増加したため，CRTは有効に作用すると判断し，CRTD植え込みを説得し，施行した．植え込み直後より血圧も上昇し，図3に示すごとく経過良好で，左室駆出率は著しく改善し，左室収縮期末期容積も30％以上の減少が得られた．本例は，intra-LV dyssynchronyがCRTで有効に補正された結果，左室収縮効率が改善し，慢性期にreverse remodelingが生じたと考えられた．このようなCRT studyをすべての症例に行うことは困難だが，我々は，intra-LV dyssynchronyが事前確認されるが植え込みに躊躇されるケースでは，このような方法を用いて有効なCRT作動を確認し，植え込み決定の判断材料にすることは有用と考えている．

心機能が保たれた拡張不全型心不全症例（heart failure with preserved ejection fraction: HFPEF）

心収縮能が正常もしくは比較的保たれた HFPEF の予後は，収縮不全型心不全症例（heart failure with reduced ejection fraction: HFREF）と変わらないことが知られているが，その治療として，現段階で確立されたものはない[23]．

通常の HFREF 例において，CRT が有効な例では収縮指標の改善がみられるが，拡張機能に対する効果はまだ十分な結論に達していない．しかしながら，有効な CRT により左室弛緩が早期に促され左室拡張期流入が改善することが知られており，Doltra らは，CRT 施行後，収縮指標の改善が得られなくても，自覚症状の改善や心不全入院の抑制等の臨床転帰の改善が得られる症例において，CRT による拡張機能の改善効果が寄与している可能性があると報告している[24]．一方，HFPEF 症例では，QRS 幅が広い症例は稀であるため，通常 CRT の対象になる可能性は低いと考える．しかしながら，HFPEF 例でも 25〜33％程度と比較的高率に，QRS 幅とは関係なく心臓長軸方向において intra-LV dyssynchrony が記録されることが報告されている[25,26]．このような HFPEF 症例における intra-LV dyssynchrony も CRT により改善する可能性があることが報告されている[27]．ただし，HFPEF における intra-LV dyssynchrony が CRT にて有効に補正されるかどうかは，HFREF 例と同様に，今後いくつかの臨床試験の蓄積が必要であろう[28]．HFPEF 治療は，現在，確立しておらず，CRT の HFPEF へ適応には大いに期待が持たれる．

最後に

CRT については，数多くの臨床試験やその結果のメタ・アナリシスなど，文献は数限りない．このような過剰なまでの多くの情報の中から，現在の CRT 植え込みガイドラインは，代表的な臨床試験に基づいて，標準的な植え込み適応が示されており，これに大きく外れる適応は現段階ではないであろう．個人的には，今後，画像診断にて同定した mechanical dyssynchrony が CRT にて有効に補正されるかどうかが植え込み前に確認可能となれば，CRT の有効率の改善，CRT の適応拡大が進む可能性があると考える．

文 献

1) Cazeau S, Ritter P, Bakdach S, et al. Four-chamber pacing in dilated cardiomyopathy. Pacin Clin Electrophysiol. 1994; 17: 1974-9.
2) Cazeau S, Leclercq C, Lavergne T, et al. Effects of multisite biventricular pacing in patients with heart failure and intraventricular conduction delay. Multisite Stimulation in Cardiomyopathies (MUSTIC) study. N Engl J Med. 2001; 344: 873-80.
3) McMurray JJ, Adamopoulos S, Anker SD, et al. 2012 ESC Guidelines for the Diagnosis and treatment of acute and chronic heart failure. Eur Heart J. 2012; 33: 1787-847.
4) Birnie DH, Tang AS. The problem of non-response to cardiac resynchronization therapy. Curr Opin Cardiol. 2006; 21: 20-6.
5) Jaffe LM, Morin DP. Cardiac resynchronization therapy: history, present status, and future directions. Ochsner J. 2014; 14: 596-607.

6) Foley PWX, Leyva F, Prenneaux MP. What is treatment success in cardiac resynchronization therapy? Europace. 2009; 11: 58-65.
7) Waggoner AD, Faddis MN, Gleva MJ, et al. Improvements in left ventricular diastolic function after cardiac resynchronization therapy are coupled to response in systolic performance. J Am Coll Cardiol. 2005; 46: 2244-9.
8) Zucchelli G, Soldati E, Di Cori A, et al. Role of intraoperative electrical parameters in prediction reverse remodeling after cardiac resynchronization therapy and correlation with interventricular mechanical dyssynchrony. Europace. 2010; 12: 1453-9.
9) Kass DA. Cardiac Resynchronization Therapy. J Cardiacvasc Electrophysiol. 2005; 16: S35-41.
10) Abraham WT, Fisher WG, Smith AL, et al. Cardiac resynchronization in chronic heart failure. Multicenter InSync Randamized Clinical Evaluation Trial (MIRACLE). N Engl J Med. 2002; 346: 1845-53.
11) Bristow MR, Saxon LA, Boehmer J, et al. Cardiac resynchronization therapy with or without heart failure. Comparison of Medical Therapy, Pacing, and Defibrillation in HF Trial (COMPANION). N Engl J Med. 2004; 350: 2140-50.
12) Cleland JG, Daubert JC, Erdmann E, et al. The effect of Cardiac resynchronization on morbidity and mortality in heart failure. Cardiac Resynchronization-HF trial (CARE-HF). N Engl J Med. 2005; 352: 1539-49.
13) Yu CM, Lin H, Zang Q, et al. High prevalence of left ventricular systolic and diastolic asynchrony in patients with congestive heart failure and normal QRS duration. Heart. 2003; 89: 54-60.
14) Beshai JF, Grimm RA, Nagueh SF, et al. Cardiac-resynchronization therapy in heart failure with narrow QRS complexes (RethinQ study). N Engl J Med. 2007; 357: 2461-71.
15) Bleeker GB, Holman ER, Steendijk P, et al. Cardiac resynchronization therapy in patients with a narrow QRS complex. J Am Coll Cardiol. 2006; 48: 2243-50.
16) Yu CM, Bax JJ, Gorcsan J III, et al. Benefits of cardiac resynchronization therapy for heart failure patients with narrow QRS complexes and coexisting systolic asynchrony by echocardiography. J Am Coll Cardiol. 2006; 48: 2251-7.
17) Chung ES, Leon AR, Tavazzi L, et al. Results of the Predictors of Response to CRT (PROSPECT) trial. Circulation. 2008; 117: 2608-16.
18) Randomized trial of cardiac resynchronizaion in mildly symptomatic heart failure patients and in asymptomatic patients with left ventricular dysfunction and previous heart failure symptoms (REVERSE). J Am Coll Cardiol. 2008; 52: 1834-43.
19) Moss AJ, Hall WJ, Cannom DS, et al. Cardiac-resynchronization therapy for the prevention of heart failure events. Multicenter Automatic Defibrillator Implantation with Cardiac Resynchronization Therapy trial (MADIT-CRT). N Engl J Med. 2009; 361: 1329-38.
20) Tang AS, Wells GA, Talajic M, et al. Cardiac-resynchronization therapy for mild to moderate heart failure. Resynchronization-Defibrillation for Ambulatory HF trial (RAFT). N Engl J Med. 2010; 363: 2385-95.
21) Ruschitzka F, Abraham WT, Singh JP, et al. Cardiac resynchronization therapy in heart failure with a narrow QRS complexes. N Engl J Med. 2013; 369: 1395-405.

22) Muto C, Solimene F, Gallo P, et al. A randomized study of cardiac resynchronization therapy defibrillator versus dual-chamber implantable cardioverter-defibrillator in ischemic cardiomyopathy with narrow QRS: The NARROW CRT study. Circ Arrhythm Electrophysiol. 2013; 6: 538-45.
23) Lam CS, Donal E, Kraighter-Krainer E, et al. Epidemiology and clinical course of heart failure with preserved ejection fraction. Eur J Heart Fail. 2011; 13: 18-28.
24) Doltra A, Bijnens B, Tolosana JM, et al. Effect of cardiac resynchronization therapy on left ventricular diastolic function: implications for clinical outcome. J Cardiac Fail. 2013; 19: 795-801.
25) Wang J, Kurrelmeyer KM, Torre-Amione G, et al. Systolic and Diastolic Dyssynchrony in patients with diastolic heart failure and the effect of medical therapy. J Am Coll Cardiol. 2007; 49: 88-96.
26) Yu CK, Zhang Q, Yip GWK, et al. Diastolic and systolic asynchrony in patients with diastolic heart failure. J Am Coll Cardiol. 2007; 49: 97-105.
27) Tan YT, Wenzelburger FW, Sanderson JE, et al. Exercise-induced torsional dyssynchrony relates to impaired functional capacity in patients with heart failure and normal ejection fraction. Heart. 2013; 99: 259-66.
28) Donal E, Lund HF, Oger E; KaRen Investigators. Baseline characteristics of patients with heart failure and preserved ejection fraction included in the Karolinska Rennes (KaRen) study. Arch Cardiovasc Dis. 2014; 107: 112-21.

〈春名徹也〉

Ch.6 心不全に対するデバイス治療

2 植え込み時の技術的問題（リード誘導，感染も含め），ペーシング閾値高値の場合への対処

心臓再同期療法（cardiac resynchronization therapy: CRT）および両室ペーシング機能付き植え込み型除細動器（cardiac resynchronization therapy defibrillator: CRT-D）は同期不全を伴う薬剤抵抗性心不全に有効である．近年はより早期の心不全患者に関する有効性も示されている[1-3]が，合併症なく手術を終えることが前提であることはいうまでもない．CRTデバイスの植え込みは，ペースメーカや植え込み型除細動器（implantable cardioverter defibrillator: ICD）の手術よりも時間を要し，CRT特有の手技に伴う問題も存在する．またペースメーカやICDからのアップグレード症例の場合はさらに手術を難しくする要素を持っている．手技をより確実に，安全に行うことが求められるとともに，将来を見据えたデバイス本体およびリードを選択することもあわせて必要である．ここでは代表的な問題点について解説する．

I 血腫

CRTやCRT-Dの植え込み手術を予定されている患者では，心房細動や左室血栓による脳梗塞の予防のため抗凝固療法が施行されている場合がある．また，虚血性心筋症の症例では抗血小板薬の併用もなされている．心不全で植え込み時に静脈圧の高い場合もある．

ワルファリンを周術期にヘパリンに置換する方法は以前よく行われていたが，近年はワルファリンのヘパリン置換は血腫形成を有意に増加させることが示されている[4]．我々の施設においてもワルファリン使用例においては術前のPT-INRが1.6～2.0あたりとなるように調節し，ヘパリン置換をすることなく手技を施行している．アスピリンに関しては，原則として内服を継続したままで施行している．問題となるのは薬剤溶出性ステントをすでに留置した患者であるが，例えば冠動脈主幹部などに留置されている場合は，急性閉塞のリスクが内服を中止するメリットを上回ると判断し，アスピリン・クロピドグレルといった2剤の抗血小板薬でも内服を継続し手術を施行している．止血難渋例においては心臓血管外科医とともに止血処置を行っている．そして，創部における遅発性血腫の予防を目的として，局所圧迫を必ず数日間継続するよう努めている．

また，リードを穿刺法で挿入する場合，リード刺入部からの出血も懸念される．特に左室リードを挿入するシースが9～10 Frであるのに対し，左室リードは4～6 Frであり，その隙間からの出血を十分止血する必要がある．シースをピールアウトする前に周囲組織にタバコ縫合用の糸をかけておくと止血が容易であり，再出血の可能性が低くなる．

II 感染

　CRT-Dに関しては，ペースメーカよりも有意にデバイス感染の割合が増えると報告されている[5]．CRT-Dの手術はペースメーカと比べて手術時間を要することも原因の一つであるが，デバイス本体の大きさ，患者の体格，抗血小板薬・抗凝固薬の内服などが関連する．デバイス本体がペースメーカよりも大きいので，我々はポケットが小さくなりすぎることを予防する目的で手術開始前にしっかりマーキングをするようにこころがけている．その際にデバイス本体だけでなく，デバイスの厚みを考慮した上で，その分余裕をもってマーキングを施行することが重要である．特にデバイス本体の四隅の部分で皮膚圧迫壊死を起こすことが多いので十分に配慮する．皮下組織が薄い場合は，大胸筋と小胸筋の間にポケット作成を施行することも考慮する必要がある．

　近年，交換手術やペースメーカ・ICDからCRT・CRT-Dへのアップグレード症例が増加している．これらの手術は通常の新規手術と比べて感染のリスクが高いことが報告されている[6]．ポケットを拡大する場合に，特に切開部と遠い位置では視野の確保が困難なことが多く，止血に際しては十分に手術視野をとることが必要である．本体サイズの変化等でポケット内への収まりが悪くなる場合には，ある程度リードの剥離を必要とすることが多く，特にDF1タイプのICDリードの剥離は，癒着の程度によっては時間を要する．手術時間延長による感染リスクの増大とともに微細な出血を助長する可能性がある．無理な止血操作によりリードの被膜を損傷してしまうこともあるが，逆に不十分な止血操作は術後血腫から感染の原因ともなり得る．また，デバイス本体の周辺に大きな死腔ができてしまうと，血腫が形成された際に吸収されにくく，創部感染につながる可能性が高まると考えられる．そのため，極端に形状の違うデバイス本体の選択を避ける必要があると考えている．

III 横隔膜刺激

　左室リードからのペーシングに伴う横隔神経刺激はCRTにおける問題の一つであり，文献により異なるものの15～37％の症例に認めるとされている[7]．

　術中に横隔膜刺激が判明すればその際にリードの留置部位を変更することが可能であるが，至適な冠状静脈の枝はせいぜい1～2本でありリード留置部位の変更をためらう一つの要因となっていた．また，術中臥位の状態では出現しなかったものが，術後座位になると出現するということもあれば，急性期になかったものが，慢性期に出現することもある．ペーシング極性を変更して横隔神経刺激の回避を試みることになるが，従来のunipolarやbipolarのリードでは極性の変更に限界があった．

　4極リードの登場　図1　により，横隔膜刺激に関する問題はほぼ解決したのではないかと考えられる．現状の4極リードの冠状静脈の通過性を含めた操作性に関しても大きな問題はなく，我々の施設においては原則全例で4極リードを第一選択として使用している．

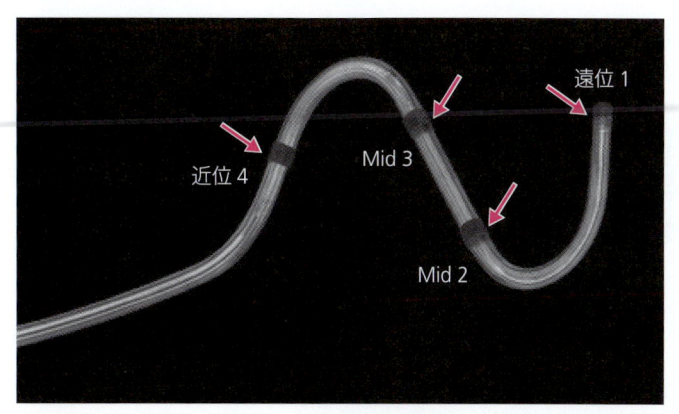

❷ 植え込み時の技術的問題（リード誘導，感染も含め），ペーシング閾値高値の場合への対処

図1 St. Jude Medical 社製左室4極リード（Quartet™）
横隔膜刺激の回避，心尖部留置を回避した至適部位でのペーシングに非常に有用である．

IV 左室リード挿入

　ターゲットとする血管が屈曲しており，左室リードの挿入が困難であるケースに遭遇する場合がある．冠状静脈本幹に留置したガイドカテーテルから 0.014 inch のガイドワイヤーを操作するのみではターゲットとする血管の遠位部までワイヤーを挿入できない場合である．その場合はターゲットとする枝の分岐角度に合わせてインナーカテーテルを選択し，まずインナーカテーテルを目的とする血管に挿入した状態で 0.014 inch のガイドワイヤーを進め，そのガイドワイヤーに沿わせながら左室リードを挿入していくことでリード挿入が可能となる．

V 左室ペーシング部位

　左室リードの留置部位に関して，左室心尖部へのリード留置はリードの固定はよいものの，予後の改善効果が乏しいことが示されている[8, 9]．従来の unipolar や bipolar のリードの場合は，心尖部ペーシングを避けるために浅くリードを留置した場合にリード位置移動（dislodgement）が生じる可能性が高く，冠状静脈洞の枝の選択に難渋することもあった．しかしながら，4極リードを用いることで，仮に先端は心尖部に留置されても近位側（3・4番目の電極）でのペーシングにより心尖部ペーシングを回避することが可能である 図2．ただし，心基部側のペーシング閾値は心尖部と比べて高いことが多く場合によっては電池寿命の著明な短縮につながることもある．それゆえ，左室ペーシング閾値などを含め総合的に判断して4極リードのペーシング部位を決定する必要がある．

VI 左室ペーシング閾値上昇

　左室ペーシング閾値の許容範囲に関しては，2.5 V/0.5 msec を目標としているが，解剖学

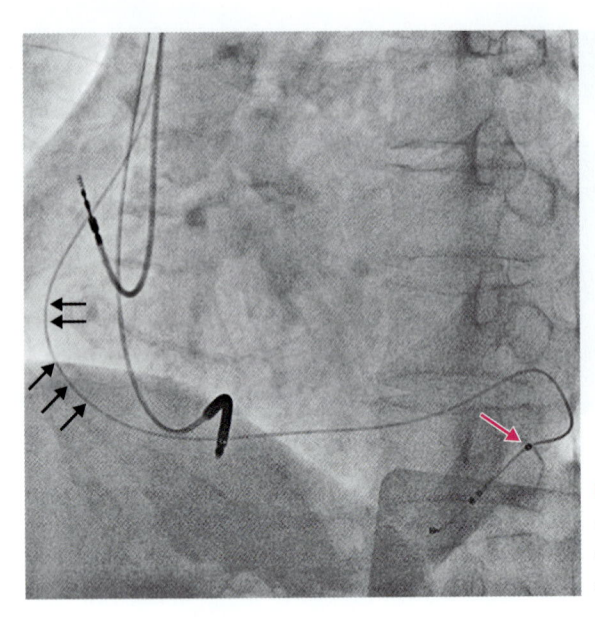

Ch.6 心不全に対するデバイス治療

図2 左前斜位（LAO）
←のように右房自由壁にリードを沿わせている．
4極リードの先端は左室心尖部に留置されているが，
ペーシングには，近位部（→）を使用している．

的に理想的な位置でペーシングするためにはペーシング閾値を多少犠牲にしなくてはいけない場合がある．その際も4極リードを用いることは，従来のunipolarやbipolarのリードよりも左室ペーシングの選択肢の幅を増やすことができるので，ペーシング出力抑制に寄与できる可能性がある．ペーシング閾値が高い症例においては電池交換の回数を減らすための電池寿命の長いデバイスも1つの選択肢となるであろう[10]．

VII 左室リード位置移動（dislodgement）

左室リードのリード位置移動（dislodgement）に関しては，右房，右室リードよりも高率に生じるとされる．リード位置移動（dislodgement）を予防するには，右房内で十分なたるみをつくることである．我々の施設では，左前斜位（left anterior oblique: LAO）にてリードが右房自由壁側を沿う程度までたるみをつけておくことを指標としている 図2 ．また，術後早期の再手術自体が，デバイス感染の予測因子であることを念頭におかねばならない．しっかりとしたリードスリーブ固定を心がけることも忘れてはならない．

VIII 左室リード抜去

リード抜去の最も多い原因は感染であるが[11]，リード断線などで不要となったリードを抜去したいというケースもある．左室リードは，リード先端の癒着は軽微なことが多く，リード抜去は比較的容易にできることが多い[12,13]が，抜去時に冠状静脈内に血栓が付着し，左室リードの再挿入が困難となることが多いので，感染例でなければ，非機能リードは安易に抜去せずリードを追加のみにとどめることが望ましいケースも多い．また，抜去に際し非常に問題

となるのは，アクティブ固定型の左室リードを用いていた場合である．リード先端の羽を広げることで太い冠状静脈の枝にもリードを安定させることができるが，この羽の部位の癒着は相当に強く，リード抜去がきわめて困難になる．現在のアクティブ固定型のリードは最終選択肢と考えるべきであり，使用するリードの必要性とリード抜去時のリスクを十分吟味して使用するべきである．

おわりに

CRT の植え込み手技に関しては確立しており，手技に習熟することは合併症を減らし，患者の予後改善や QOL をより一層高めることにつながるものと考えられる．さらに現在は 4 極リードの登場に伴い，横隔膜刺激の回避や至適部位へリードを挿入・留置できる可能性が高まった．さらに，遠隔モニタリングを活用した心不全管理が広く普及し，心不全管理が新たな局面に発展することを期待している．

文献

1) Linde, C, Abraham WT, Gold MR, et al. Randomized trial of cardiac resynchronization in mildly symptomatic heart failure patients and in asymptomatic patients with left ventricular dysfunction and previous heart failure symptoms. J Am Coll Cardiol. 2008; 52: 1834-43.
2) Moss AJ, Hall WJ, Cannom DS, et al. Cardiac-resynchronization therapy for the prevention of heart-failure events. N Engl J Med. 2009; 361: 1329-38.
3) Tang ASL, Wells GA, Talajic M, et al. Cardiac-resynchronization therapy for mild-to-moderate heart failure. N Engl J Med. 2010; 363: 2385-95.
4) Birnie DH, Healey JS, Wells GA, et al. Pacemaker or defibrillator surgery without interruption of anticoagulation. N Engl J Med. 2013; 368: 2084-93.
5) Greenspon AJ, Patel JD, Lau E, et al. 16-year trends in the infection burden for pacemakers and implantable cardioverter-defibrillators in the United States 1993 to 2008. J Am Coll Cardiol. 2011; 58: 1001-6.
6) Nery PB, Fernandes R, Nair GM, et al. Device-related infection among patients with pacemakers and implantable defibrillators: incidence, risk factors, and consequences. J Cardiovasc Electrophysiol. 2010; 21: 786-90.
7) Biffi M, Exner DV, Crossley GH, et al. Occurrence of phrenic nerve stimulation in cardiac resynchronization therapy patients: the role of left ventricular lead type and placement site. Europace. 2013; 15: 77-82.
8) Singh JP, Klein HU, Huang DT, et al. Left ventricular lead position and clinical outcome in the multicenter automatic defibrillator implantation trial-cardiac resynchronization therapy (MADIT-CRT) trial. Circulation. 2011; 123: 1159-66.
9) Thébault C, Donal E, Meunier C, et al. Sites of left and right ventricular lead implantation and response to cardiac resynchronization therapy observations from the REVERSE trial. Eur Heart J. 2012; 33: 2662-71.
10) Alam MB, Munir MB, Rattan R, et al. Battery longevity in cardiac resynchronization therapy implantable cardioverter defibrillators. Europace. 2014; 16: 246-51.

11) Wilkoff BL, Love CJ, Byrd CL, et al. Transvenous lead extraction: Heart Rhythm Society expert consensus on facilities, training, indications, and patient management: this document was endorsed by the American Heart Association (AHA). Heart Rhythm. 2009; 6: 1085-104.
12) di Cori A, Bongiorni MG, Zucchelli G, et al. Large, single-center experience in transvenous coronary sinus lead extraction: procedural outcomes and predictors for mechanical dilatation. Pacing Clin Electrophysiol. 2012; 35: 215-22.
13) Hamid S, Arujuna A, Khan S, et al. Extraction of chronic pacemaker and defibrillator leads from the coronary sinus: laser infrequently used but required. Europace. 2009; 11: 213-5.

〈南口　仁〉

Ch.6 心不全に対するデバイス治療

3 デバイス設定の最適化について

　心臓再同期療法（cardiac resynchronization therapy: CRT）は，同期不全を呈する心不全に対する治療として確立されている．しかしながらQRS幅を中心とした現在の適応基準では約3割程度にノンレスポンダーが存在することが問題である[1]．ノンレスポンダーの要因としては，左室リードが至適部位に留置されていないこと，累積両室ペーシング率の低値なども要因としてあげられるが，AV delay，VV delayの至適化が十分になされていないことが非常に大きな要因として考えられている　図1　[2]．確実に心室ペーシングが行われ，かつ至適なAV delay，VV delayの設定を行うことが望まれている．

I　心エコー図によるAV・VV delayの設定

AV delay

　AV delayの設定が不適切である場合には，最大10〜15%の心拍出量低下が生じると考えられているが，CRTが薬物療法と比べQOLや心不全入院率を改善させるのみならず，生命予後を改善させることを示したCARE-HF試験[3]，MIRACLE試験[4]といった大規模試験において，至適AV delayの値はパルスドプラ法を用いた左室流入波形より算出している．

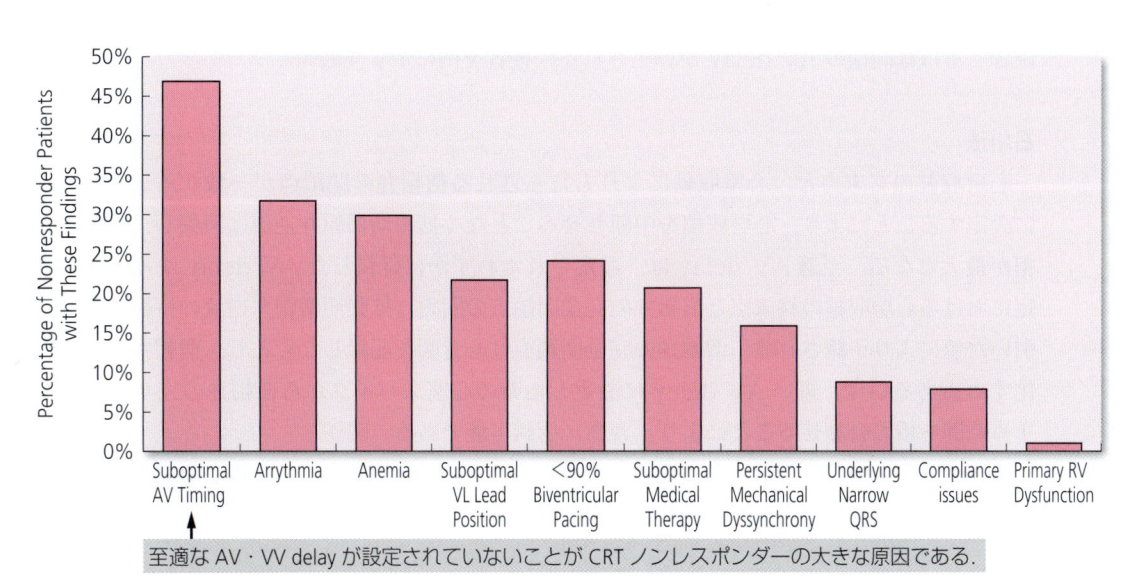

図1　CRTノンレスポンダーの原因

至適なAV・VV delayが設定されていないことがCRTノンレスポンダーの大きな原因である．

Ch.6 心不全に対するデバイス治療

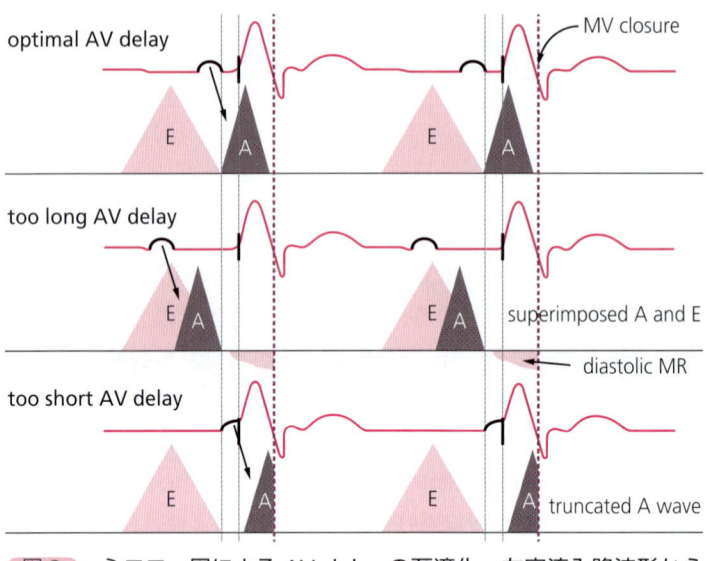

図2 心エコー図による AV delay の至適化―左室流入路波形からの設定―

　AV delay は短いほど左室拡張期流入時間が長くなるが，短すぎると左房からの流入中に左室収縮が開始してしまう．一方で AV delay を過度に延長させると QRS 波の出現が遅れ，それに引き続く心周期の E 波の出現も遅れるため，E 波と A 波が重なり拡張期流入時間が短縮する．また AV delay の延長により心室収縮が遅れると，僧帽弁の完全閉鎖も遅れるため拡張期僧帽弁閉鎖不全症の原因ともなりうる．そのため左室収縮に伴う僧帽弁閉鎖が左室流入を中断しない範囲で左室拡張期流入時間が最大となる AV delay が最も理想的となる 図2 図3 ．至適 AV delay を求める方法として，Ritter 法[5]や石川法[6]があるが，結果的には両者ともほぼ同様の AV delay が算出される．後者を例に示す 図4 ．

石川法

　心房収縮の終末点と，心室収縮によりもたらされる僧帽弁の閉鎖点が一致する AV delay に設定することにより，心房収縮を中断させることなく拡張期僧帽弁逆流は消失し，拡張期時相が最大となる．至適 AV delay は，設定されたわずかに延長した AV delay から，その設定における心房収縮の終末点と僧帽弁の完全閉鎖点の間隔（拡張期僧帽弁逆流の持続時間）を引いた値により予測される．僧帽弁の完全閉鎖点は心音図を記録しなくとも，僧帽弁逆流の変化する点あるいは，短い AV delay に設定した時の心室スパイクから僧帽弁の完全閉鎖に要する時間を重ね合わせることにより，容易に認識可能である 図4 ．

　Ishikawa Method＝［わずかに延長した AV delay］－［その設定における心房収縮の終末点と僧帽弁の完全閉鎖点の間隔（拡張期僧帽弁逆流の持続時間）］

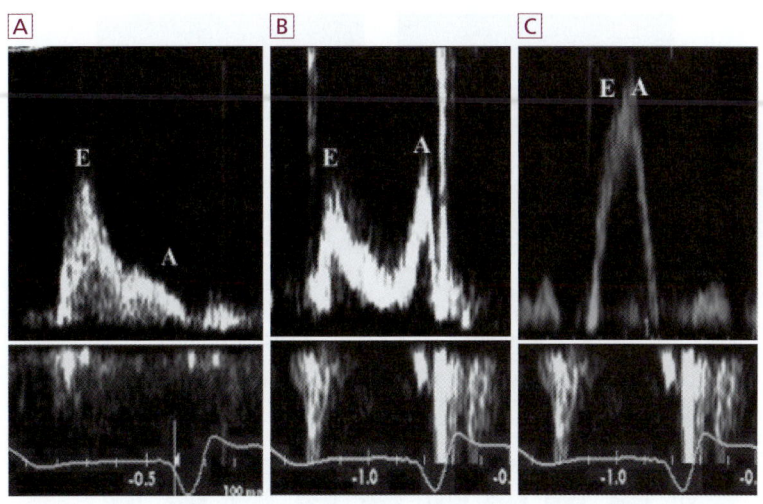

図3　心エコー図によるAV delayの至適化─左室流入路波形の具体例─
A：AV delay が短すぎる場合（A 波が中断する）
B：AV delay が適切な場合
C：AV delay が長すぎる場合（E 波とA 波が重なっている）

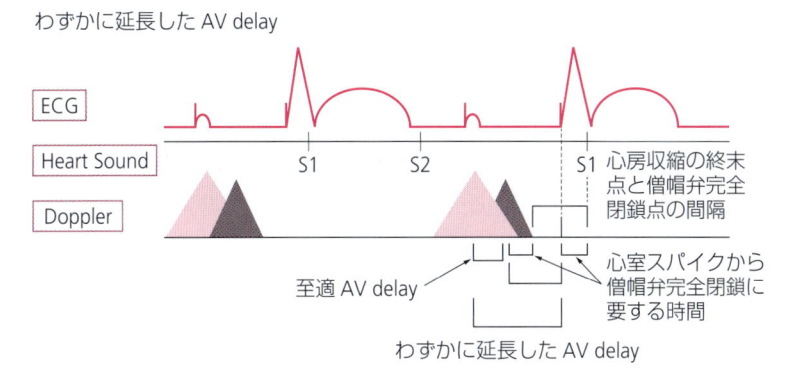

至適AV delay ＝［わずかに延長したAV delay］－［心房収縮の終末点と僧帽弁完全閉鎖点の間隔］

図4　石川法

VV delay

　VV delayに関しては，心エコー図での大動脈流出波の流速積分値から計算する1回心拍出量が最大となるよう設定する方法が推奨されている 図5 [7]．しかしながら，この指標により決定したVV delay群と両室同時ペーシング群とを3：1に無作為に割り付けした前向き試験においては急性期の血行動態には改善を認めるものの，6カ月時点での左室収縮末期容積が10％以上縮小もしくは5％以上の左室駆出率の増加と定義した心機能の改善は得られなかったとする報告もある．その理由としては患者の安静時に設定された値が，立位時や活動時には至適でなかった可能性が考えられている [8]．

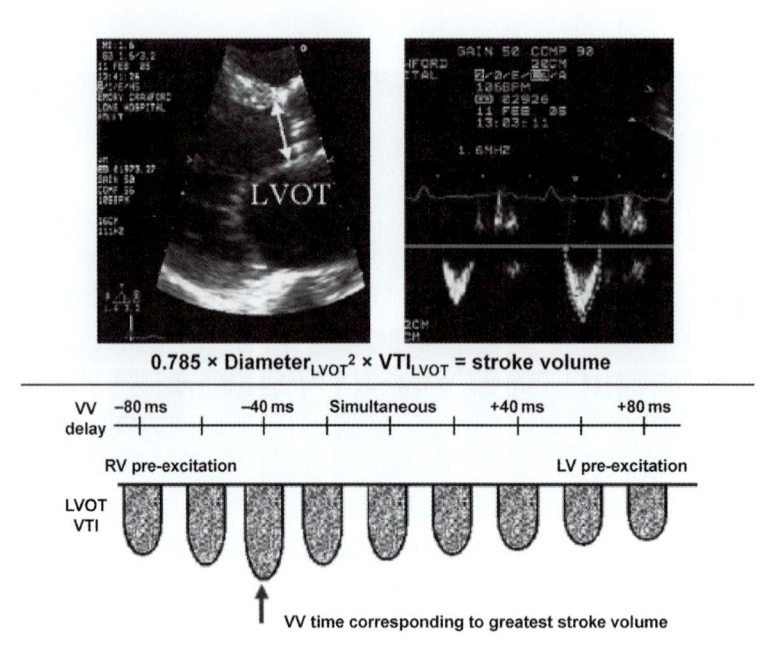

図5 心エコー図によるVV delayの至適化―大動脈流入路波形からの設定―

デバイスプログラミングによるAV・VV delayの設定

　2009年には至適AV delay，至適VV delayの自動調節機能（QuickOpt™，St. Jude Medical社）を持つCRTデバイスが本邦でも使用可能となった．本機能は心エコー図によるAo velocity integral（VTI）によるVV delayの至適化と非常に高い相関性があることが報告され[9]，この機能により左室非同期収縮の改善がもたらされるとの報告がなされている[10]．本機能はわずか2分間で設定可能であり，デバイス植え込み後の経時的変化に合わせた至適AV delay，至適VV delayの設定を簡単に行うことを可能にした点で非常に画期的な進歩であると考えられる．本機能を用いることで，心エコー図による至適化に要する労力と時間を節約でき，実際の臨床現場でも実用性がきわめて高いと期待されたが，QuickOpt™を用いたFREEDOM試験においてはその優位性は示すことができなかった[11]．

　Boston社製Smart AV delay trialにおいても同様の結果であった．980例を対象としAV delayの設定に関して，デバイスプログラミングにより至適化した群332例，エコーにより至適化した群323例，AV delayを120 msecに固定した群325例の3群に分けて比較検討した．1次エンドポイントを左室収縮末期容積，2次エンドポイントをNYHAクラス，QOLスコア，6分間歩行距離，左室拡張末期容積，左室駆出率のプロトコルで定義された改善とした．その結果，デバイスやエコーにより設定したAV delayが，120 msecに固定したAV delayと比べて有意差を認めなかったという結果であった[12]．

　また，Medtronic社製AdaptiveCRT™は，自己AV伝導時間，P波，QRS幅を自動で測定し，AV/VV delayを16時間毎に至適化する機能である．左室（LV）ペーシングは両室（BiV）ペーシングと同様に左室収縮能を改善，至適AV delayのLVペーシングは，BiV

ペーシングと比較して右室収縮機能を改善させることが報告されており[13]，この結果をもとに，1分毎に，自己AV伝導時間が正常の場合にはアダプティブLVペーシングを行い，自己AV伝導が延長している場合や頻脈時にはアダプティブBiVペーシングを選択し，最適と思われるペーシング構成に自動で切り替えることができる機能を有しており，心エコー図との相関も示されている[14]．

これまで大規模試験で検証されたデバイスプログラミング[11,12]は，上記のように臨床的な優位性を示すことができなかった．その原因として安静臥位での設定に限定されていること，経時的な至適パラメータの変化に対応していないなどが想定されていた．AdaptiveCRT™はこれらの問題点を解決するデバイスであることから，心不全入院減少，死亡率低減まで含めた臨床的優位性が得られる可能性がある．今後AdaptiveCRT™群と，CRT植え込み後に設定を固定としたAV/VV delay群との比較試験での検証が臨まれる．

文 献

1) Abraham WT, Fisher WG, Smith AL, et al. Cardiac resynchronization in chronic heart failure. N Engl J Med. 2002; 346: 1845-53.
2) Mullens W, Grimm RA, Verga T, et al. Insights from a cardiac resynchronization optimization clinic as part of a heart failure disease management program. J Am Coll Cardiol. 2009; 53: 765-73.
3) Cleland JG, Daubert JC, Erdmann E, et al; Cardiac Resynchronization-Heart Failure (CARE-HF) Study Investigators. The effect of cardiac resynchronization on morbidity and mortality in heart failure. N Engl J Med. 2005; 352: 1539-49.
4) Abraham WT, Fisher WG, Smith AL, et al; MIRACLE Study Group. Multicenter InSync Randomized Clinical Evaluation. Cardiac resynchronization in chronic heart failure. N Engl J Med. 2002; 346: 1845-53.
5) Ritter P, Dib JC, Mahaux V, et al. New method for detecting the optimal atrioventricular delay in paced in DDD mode for complete atrio-ventricular block (abstract). Pacing Clin Electrophysiol 1995; 18: 855.
6) Ishikawa T, Sumita S, Kimura K, et al. Prediction of optimal atrioventricular delay in patients with implanted DDD pacemakers. Pacing Clin Electrophysiol. 1999; 22: 1365-71.
7) Sogaard P, Egeblad H, Pedersen AK, et al. Sequential versus simultaneous biventricular resynchronization for severe heart failure: evaluation by tissue Doppler imaging. Circulation. 2002; 106: 2078-84.
8) Boriani G, Müller CP, Seidl KH, et al. Randomized comparison of simultaneous biventricular stimulation versus optimized interventricular delay in cardiac resynchronization therapy. The Resynchronization for the HemodYnamic Treatment for Heart Failure Management II implantable cardioverter defibrillator (RHYTHM II ICD) study. Am Heart J. 2006; 151: 1050-8.
9) Baker JH 2nd, McKenzie J 3rd, Beau S, et al. Acute evaluation of programmer-guided AV/PV and VV delay optimization comparing an IEGM method and echocardiogram for cardiac resynchronization therapy in heart failure patients and dual-chamber ICD implants. J Cardiovasc Electrophysiol. 2007; 18: 185-91.

10) Porciani, MC, Rao CM, Mochi M, et al. A real time three-dimensional echocardiographic validation of an intracardiac electrogram-based method for optimizing cardiac resynchronization therapy. Pacing Clin Electrophysiol. 2008; 31: 56-63.
11) Abraham WT, Gras D, Yu CM, et al. Rationale and design of a randomized clinical trial to assess the safety and efficacy of frequent optimization of cardiac resynchronization therapy: the Frequent Optimization Study Using the QuickOpt Method (FREEDOM) trial. Am Heart J. 2010; 159: 944-8.
12) Ellenbogen KA, Gold MR, Meyer TE, et al. Primary results from the SmartDelay determined AV optimization: a comparison to other AV delay methods used in cardiac resynchronization therapy (SMART-AV) trial: a randomized trial comparing empirical, echocardiography-guided, and algorithmic atrioventricular delay programming in cardiac resynchronization therapy. Circulation. 2010; 122: 2660-8.
13) Lee KL, Burnes JE, Mullen TJ, et al. Avoidance of right ventricular pacing in cardiac resynchronization therapy improves right ventricular hemodynamics in heart failure patients. J Cardiovasc Electrophysiol. 2007; 18: 497-504.
14) Martin DO, Lemke B, Birnie D, et al. Investigation of a novel algorithm for synchronized left-ventricular pacing and ambulatory optimization of cardiac resynchronization therapy: results of the adaptive CRT trial. Heart Rhythm. 2012; 9: 1807-14.

〈南口　仁〉

Ch.6 心不全に対するデバイス治療

4 心臓再同期療法はどれほどの効果があるのか？未解決の問題を含めて

　重症心不全では約3割程度の症例で，左室拡大や間質の線維化などにより心室内伝導障害をきたし，QRS幅が広く，典型的な場合は左脚ブロックパタンに近い波形を呈する[1]．それに伴って左室内の収縮同期性は失われ，非効率的な収縮パタンとなってしまう．前後乳頭筋の収縮協調性も失われると僧帽弁逆流が増加し，一層心機能を低下させる．QRS幅と心機能の間には負の相関関係があり，QRS幅が広いほど生命予後が不良であることも知られている．もちろんペーシングを行ってQRS幅を狭くすれば，もともと狭かった患者と同じ生命予後になるわけではないが，後述するように心臓再同期療法（cardiac resynchronization therapy: CRT）は対照群に比べ生命予後の改善効果があることが示されている．

I CRT（特にペーシングのみ）の効果

　CARE-HF試験によってCRTが生命予後を改善することが初めて示された[2,3]．CRT群では薬物治療群に比べ，40%（平均観察期間37カ月）の生命予後改善効果が示され，心不全死，突然死ともに減少していた．薬物治療よりも突然死を減らすとはいえ，CRT群の死因のうち32%を突然死が占めていた．そのため除細動機能を付与したCRT，すなわちCRT-Dではさらに大きく突然死を減らすと期待されたが，電気ショックそのものによる心筋傷害を介する予後悪化のためか，大きくは突然死を減らすことができないようである．COMPANION試験は，CRTとCRT-Dを直接比較した試験ではないが，除細動機能の追加によって数%しか生命予後は改善していない[4]．

II 洞調律・左脚ブロックパタンの低心機能・重症心不全症例以外で効果が期待できるか？

　本邦のガイドライン（不整脈の非薬物治療ガイドライン2011年改訂版）では，CRTのクラスIの適応は，「最適の薬物治療でもNYHAクラスIIIまたは通院可能な程度のクラスIVの慢性心不全を呈し，左室駆出率35%以下，QRS幅120 msec以上で，洞調律の場合」となっている[5]．後述するようにこの基準でCRT植え込みを行った場合でもいわゆるnon-responderが3割程度存在するとされる．さてこの適応から少し外れるような症例でのCRTの効果はどうであろうか．

　慢性心不全ではしばしば心房細動を合併する．基本調律が心房細動である慢性心不全症例でのCRTの効果についての検討は十分になされておらず，短い観察期間の試験で運動耐容能の改善と入院を減らすことが示されているのみである．そのためガイドラインでも心房細動症例はクラスIIaの推奨である．心房細動症例でCRTを適応する際には，房室伝導をしっかりと

抑制して，心室ペーシング率を確保することが必須である．観察研究では，心房細動症例でCRTを植え込んだ場合，房室ブロック作成を追加した群では洞調律群と同様の総死亡であったが，薬剤による房室伝導抑制を行った群ではより高い死亡率であったとの報告もある[6]．

　NYHAクラスⅠまたはⅡといった軽症心不全症例でのCRTの有用性も十分に確立しているとはいえない．NYHAクラスⅡでQRS幅が150 msec以上と明瞭な伝導遅延がある患者群では，CRTによって心室逆リモデリングが誘導され，心不全入院の減少，心機能の改善が期待されるが，心不全としての長期予後を改善するかどうかは不明である[7]．

　左脚ブロックパタン以外の伝導障害の場合，QRS幅が150 msec以上の症例ではCRTの効果が十分期待できる[8]．右脚ブロック症例で，特にそれほどQRS幅が広くない（120～150 msec）場合，これまでの大規模試験では登録症例が少なく明確な結論は出ていないが，同様のQRS幅の左脚ブロックパタンの患者群に比べるとresponder率は低いようである．

Ⅲ　あくまで修正できるのは電気的な問題だけ

　現在のガイドラインでは心室同期不全の指標としてQRS幅が使用されている．壁運動の同期不全が問題なのであるから，QRS幅はあくまで間接的な指標でしかないため，無視できない頻度でnon-responderが発生してしまうのであるとの考えがあった．そのため様々な心エコー図指標を用いてよりよい（non-responderが少ない）適応症例を探す試みがなされた．これまで様々なdyssynchronyの指標が検討されたが，QRS幅を超える適応指標は今のところ見つけられていない．

　ペーシングによって修正できるのは電気的な興奮だけである．QRS幅が狭いにもかかわらず，心エコー図上の収縮同期不全が生じてしまう一つの理由に，電気的な興奮が起こった後，物理的な力が生まれるまでの時間が長くかかるような状況がある．実際，QRS幅が広くない症例でも収縮同期不全がしばしば認められることが報告されている[9]．このような状況では多数点で，適切な時間差を設けてペーシングを行えば，全体の収縮同期不全を改善できる可能性はあるが，実際上2, 3点のペーシングでは，収縮同期不全を修正することはできないであろう．

　心エコー図の現状の器械・技術では，左室dyssynchronyの評価には限界があり，dyssynchronyがあるにもかかわらず，"ない"と診断してしまう可能性がある．真にdyssynchronyがないのであれば，CRTによるメリットは期待できないのであろうが，dyssynchronyがあっても，それが少数の有限のペーシングポイントしかないCRTで修正できるとは限らない．

Ⅳ　CRTにまつわるその他の問題点

　重症心不全症例のうち，CRTの適応と一般に認められている症例は約3割程度である．そのうち7割がいわゆるresponderであるとすると，CRTの効果が発揮される患者は，重症心不全症例全体の約2割程度と見積もることができる　図1．

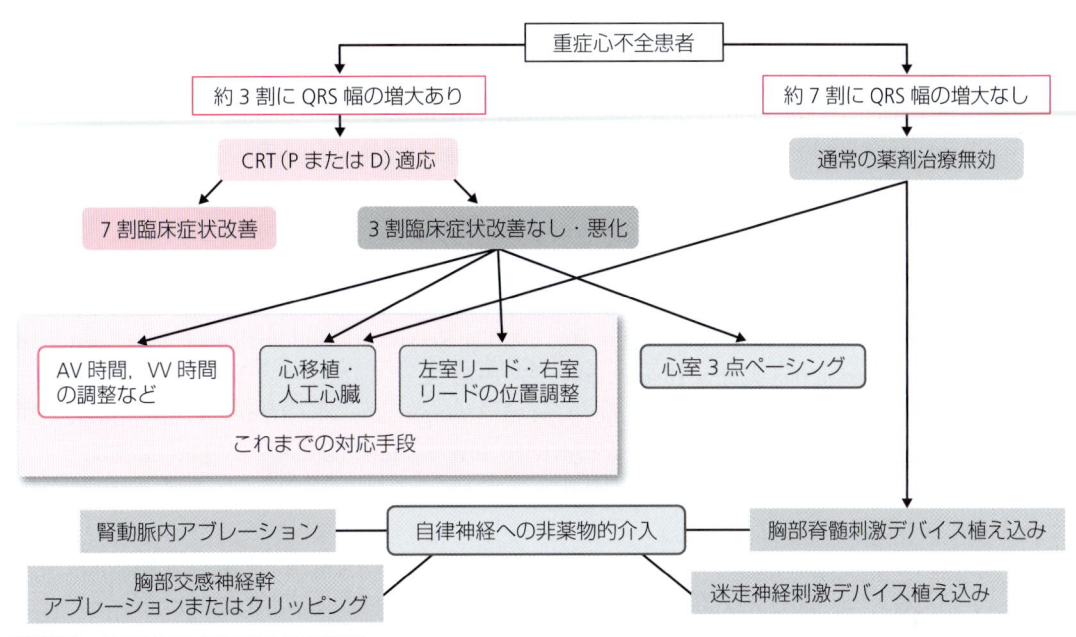

❹ 心臓再同期療法はどれほどの効果があるのか？　未解決の問題を含めて

図1　重症心不全患者の治療戦略
重症心不全患者の約3割にQRS幅の明らかな増大があり，CRT（ペーシングのみあるいはICD機能付き）が実施されると約7割の症例で症状の改善が得られる．症状の改善が得られなかった場合，心房心室ペーシング間隔（AV時間），心室間ペーシング間隔（VV時間）などの調整を行ってCRT機能を最適にする．心移植・人工心臓植え込み，リード位置の調整などが行われてきた．通常のCRTでは無効であった場合にも，心室3点ペーシングで改善が得られたとの報告もある．QRSの幅が明らかに増大していない場合，薬物治療が無効であれば，心移植・人工心臓植え込みが最終手段となる．今後自律神経への非薬物的介入が心不全治療の選択肢となることが期待される．

　responderの評価法についてもまだ様々な問題が指摘されている．多くの試験で用いられているresponderの定義は一定せず多様な方法で評価がなされている．ある試験の成績を他の試験のresponderの定義で検討し直した場合，その幅は6〜99％であったという検討もある[10]．一定の定義でresponderの評価を行わないことには，方法論の優劣は検討できない上，より適切な適応ガイドラインの作成にも支障をきたすであろう．

　また，米国からは，年齢，合併他臓器疾患，性別，民族，健康保険の種類などによって，CRTの適応率が異なるというデータも出ている[11]．本邦では民族，健康保険の種類といった因子は適応率に影響を与えていないであろうが，CRTの適応があるにもかかわらず，患者への十分な情報提供さえ行われていない場合も多々あることが想像される．β遮断薬やレニン-アンギオテンシン-アルドステロン系拮抗薬といった心不全の標準的治療のさらなる普及と合わせて，適正な使用を促していく必要があろう．

　種々の心臓疾患，心筋疾患の終末的な臨床像である重症心不全では，有意な効果がある治療を一つでも多く積み重ねていかねばならない．特に有効性の高い標準的薬物治療が確立された段階では，次の一手で大きな予後改善を得るのは難しいかもしれない．今後も様々な薬物的，非薬物的治療が開発されることが期待される．

文献

1) Baldasseroni S, Opasich C, Gorini M, et al. Left bundle branch block is associated with increased 1-year sudden and total mortality rate in 5517 outpatients with congestive heart failure: a report from the Italian network on congestive heart failure. Am Heart J. 2002; 143: 398-405.
2) Cleland JGF, Daubert JC, Erdmann E, et al. The effect of cardiac resynchronization therapy on mortality in heart failure. N Engl J Med. 2005; 352: 1539-49.
3) Cleland JGF, Daubert JC, Erdmann E, et al. Longer-term effects of cardiac resynchronization therapy on mortality in heart failure [the CArdiac Resynchronization-Heart Failure (CARE-HF) trial extension phase]. Eur Heart J. 2006; 27: 1928-32.
4) Bristow MR, Saxon LA, Boehmer J, et al. Comparison of edical therapy, pacing and defibrillation in heart failure (COMPANION) Investigators: cardiac-resynchronization therapy with or without an implantable defibrillator in advanced chronic heart failure. N Engl J Med. 2004; 350: 2140-50.
5) 循環器病の診断と治療に関するガイドライン（2010年度合同研究班報告）．不整脈の非薬物治療に関するガイドライン（2011年改訂版）．http://www.j-circ.or.jp/guideline/pdf/JCS2011_okumura_h.pdf
6) Gasparini M, Leclercq C, Lunati M, et al. Cardiac resynchronization therapy in patients with atrial fibrillation: the CERTIFY study (Cardiac Resynchronization Therapy in Atrial Fibrillation Patients Multinational Registry). JACC Heart Fail. 2013; 1: 500-7.
7) Linde C, Abraham WT, Gold MR, et al. Randomized trial of cardiac resynchronization in mildly symptomatic heart failure patients and in asymptomatic patients with left ventricular dysfunction and previous heart failure symptoms. J Am Coll Cardiol. 2008; 52: 1834-43.
8) Sipahi I, Chou JC, Hyden M, et al. Effect of QRS morphology on clinical event reduction with cardiac resynchronization therapy: meta-analysis of randomized controlled trials. Am Heart J. 2012; 163: 260-7.
9) Ghio S, Constantin C, Klersy C, et al. Interventricular and intraventricular dyssynchrony are common in heart failure patients, regardless of QRS duration. Eur Heart J. 2004; 25: 571-8.
10) Fornwalt BK, Sprague WW, BeDell P, et al. Agreement is poor among current criteria used to define response to cardiac resynchronization therapy. Circulation. 2010; 121: 1985-91.
11) Curtis AB, Yancy CW, Albert NM, et al. Cardiac resynchronization therapy utilization for heart failure: findings from IMPROVE HF. Am Heart J. 2009; 158: 956-64.

〈奥山裕司〉

付録：臨床難治性不整脈研究会，一般演題症例リスト・特別講演演題リスト

開催回数	発表日	演題名	所属	名前
1	2004/12/14	低左心機能虚血性心筋症に合併し救命し得なかった electrical storm の2例	神戸大学医学部附属病院 循環器内科	吉田 明弘
1	2004/12/14	心室頻拍による electrical storm に対し catheter ablation が有効であった陳旧性心筋梗塞の1例	大阪市立大学大学院 循環器病態内科学	西村 哲
1	2004/12/14	血行動態の破綻する multifocal VT に対して PCPS 挿入下に mapping を行った症例	大阪大学大学院医学系研究科 病態情報内科学	水野 裕八
1	2004/12/14	BBRVT と Adenosine sensitive AT を併発した心室の一例	近畿大学医学部 循環器内科	元木 康一郎
1	2004/12/14	管理に苦慮したベプリジルによる QT 延長症候群の一例 — Paraneoplastic syndrome としての QT 延長症候群？ —	田附興風会医学研究所 北野病院 心臓センター	春名 徹也
1	2004/12/14	慢性透析中にシベンゾリン中毒による心室頻拍を発症した1症例	大阪警察病院 循環器内科	岡 崇史
2	2005/6/4	持続性心房細動に対するブロックライン作成後判明した洞不全症候群で、ペースメーカー植込みを回避できなかった一例	田附興風会医学研究所 北野病院 心臓センター	春名 徹也
2	2005/6/4	カテーテルアブレーションにて根治し得なかった心房頻拍を合併した拡張相肥大型心筋症に対して AVN ablation と両心室ペーシングを施行した一例	神戸大学医学部附属病院 循環器内科	木内 邦彦
2	2005/6/4	His 束より高位に存在する右前中隔副伝導路に対し、高周波カテーテルアブレーションを施行した一例	大阪市立大学大学院 循環器病態内科学	山下 啓
2	2005/6/4	多数回の通電を要した通常型房室結節回帰性頻拍症例の検討 — 冠静脈洞造影所見からの検討 —	大阪警察病院 循環器内科	岡 崇史
2	2005/6/4	VSD 閉鎖術後に、3種類の上室性不整脈が継時的に発症した一例	近畿大学医学部 循環器内科	元木 康一郎
2	2005/6/4	投与2年半後に塩酸アミオダロン副作用と考えられる間質性肺炎を発症した拡張型心筋症の一症例	大阪大学大学院医学系研究科 病態情報内科学	水野 裕八
3	2005/12/3	電気的肺静脈隔離術中に心電図にて ST 上昇を認めた1例	近畿大学医学部 循環器内科	安岡 良文
3	2005/12/3	カテコラミン離脱困難な重症心不全に対して心臓再同期療法 (CRT: cardiac resynchronization therapy) を施行した2例	神戸大学医学部附属病院 循環器内科	木内 邦彦
3	2005/12/3	心筋内側もしくは心外膜側が起源と考えられ electrical storm のコントロールに難渋した拡張型心筋症に合併した心室頻拍の1例	大阪市立大学大学院医学系研究科 循環器内科学	辰巳 裕亮
3	2005/12/3	虚血性心筋症に合併した難治性心室頻拍の1例	大阪警察病院 循環器内科	岡 崇史
3	2005/12/3	Monofocal PVC から発生する VF に対し、PCPS 下にカテーテルアブレーションを試みた OMI の1症例	大阪大学大学院医学系研究科 循環器内科学	水野 裕八
4	2006/6/3	複数セッションを要した右心房中隔起源心房頻拍の一例	大阪警察病院 循環器内科	松井 万智子
4	2006/6/3	房室結節近傍の心房頻拍の一例	近畿大学医学部 循環器内科	元木 康一郎
4	2006/6/3	RR 間隔の規則的な変動を認めた通常型 AVNRT の一症例	大阪大学大学院医学系研究科 循環器病態内科学	岡 崇史
4	2006/6/3	Polymorphic VT による Electrical storm に対して triggered PVC に対する ablation が奏効した陳旧性心筋梗塞の一例	大阪市立大学大学院医学系研究科 循環器病態内科学	前田 恵子

開催回数	発表日	演題名	所属	名前
4	2006/6/3	たこつぼ心筋症に合併した Electrical storm に対し高頻度ペーシングが著効した一例	神戸大学医学部附属病院 循環器内科	髙見 薫
5	2006/12/2	下肢静脈三尖弁輪間の解剖学的狭部全体が高電位でアブレーションに難渋した通常型心房粗動の一例	大阪市立大学大学院 循環器病態内科学	前田 万智子
5	2006/12/2	右室流出路起源と推定される心室頻拍に対する EnSite® ガイド経皮的カテーテル心筋焼灼術の経験	大阪警察病院 循環器内科	松井 万智子
5	2006/12/2	薬剤抵抗性右室流出路起源非持続性心室頻拍に対する non contact mapping (EnSite) を用いた ablation 中に血圧低下を来した症例	神戸大学医学部附属病院 循環器内科	熊谷 寛之
5	2006/12/2	修正大血管転位術後の心房頻拍に対して Non-contact electroanatomical mapping (EnSite) system を使用した一例	大阪大学大学院医学系研究科 循環器内科学	井藤 紀明
6	2007/6/23	心エコー図の指標は発作性心房細動に対するカテーテルアブレーションの成功規定因子となりうるか？	近畿大学医学部 循環器内科	中村 貴
6	2007/6/23	陳旧性心筋梗塞に合併した難治性心室頻拍に凍結凝固術が著効を示した1例	大阪警察病院 循環器内科	松井 万智子
6	2007/6/23	Slow-Fast 型じゃに鑑別に難渋した Slow-slow 型房室結節回帰性頻拍の一例	神戸大学医学部附属病院 循環器内科	髙見 薫
6	2007/6/23	EnSite マッピングシステムによる右室流出路起源 PVC マッピングの自験例	神戸大学大学院医学研究科 循環器内科学	岡 崇史
7	2007/12/22	失神発作を来す慢性透析患者における心臓電気生理学検査の解釈に一考を要した一例	滋賀県立成人病センター 循環器科	張田 健志
7	2007/12/22	誘発に難渋した verapamil sensitive VT の一例	大阪大学大学院 循環器内科学	古野 賢司
7	2007/12/22	再発を繰り返し、特異な反応を示したベラパミル感受性心室頻拍の一例	近畿大学医学部 循環器内科	元木 康一郎
7	2007/12/22	頻拍回路の同定が困難であった特発性多形性心室頻拍 (short-coupled variant of torsade de pointes) の一例	神戸大学医学部附属病院 循環器内科	髙見 充
7	2007/12/22	除細動リード留置に難渋した修正大血管転位術後の一症例	大阪大学大学院医学系研究科 循環器内科学/先進心血管治療学寄附講座	前田 晃彦
7	2007/12/22	抗頻拍ペーシング治療によって頻回に電気ショック治療が繰り返された高血圧性心疾患症例	大阪府立急性期・総合医療センター 心臓内科・心臓血管センター	奥田 啓二
7	2007/12/22	安定した誘発条件が得られず、治療効果判定が困難で、亜急性期に再発を繰り返す非通常型房室結節性頻拍の一例	滋賀県立成人病センター 循環器内科	菅名 徹也
7	2007/12/22	ペーシングレートの変化により左側側壁と後中隔の2つの房室副伝導路を認めた AVRT の1症例	大阪警察病院 循環器内科	和田 暢
8	2008/6/14	難治再発例の slow-fast AVNRT に対するアブレーション方針について	近畿大学医学部 循環器内科	安岡 良文
8	2008/6/14	Block line の確認に CARTO が有効であった通常型心房細動の一例	大阪市立大学大学院 循環器病態内科学	古野 賢司
8	2008/6/14	Torsades de Pointes による Adams-Stokes 失神発作で入院し cardioembolic stroke の転帰をとった1症例	東大阪市立総合病院 循環器内科	石塚 周一
8	2008/6/14	拡張型心筋症に合併した心室頻拍のアブレーションに難渋した一例	大阪警察病院 循環器内科	和田 暢
8	2008/6/14	拡張型心筋症に伴う心室頻拍に対し CRT-D を施行した1例	大阪府立急性期・総合医療センター 心臓内科	古川 善郎
8	2008/6/14	急性冠症候群に併発した VF ストームの管理に塩酸モルヒネも併用した鎮静が有効であった一例	田附興風会医学研究所 北野病院 心臓センター	伊藤 秀裕

開催回数	発表日	演題名	所属	名前
9	2008/12/20	冠静脈洞内でのランダムボナーを施行しWPW症候群の1例	大阪市立総合医療センター 循環器内科	植松 圧子
9	2008/12/20	遅伝導路焼灼後，高位右房を最早期興奮部位と思わせるような心房頻拍が再発し、治療に難渋した非通常型 (slow-slow, fast-slow) 房室結節回帰性頻拍の一例	大阪警察病院 循環器内科	平田 明生
9	2008/12/20	Fast pathway の順伝導が低下している slow-fast AVNRT に対する ablation について	近畿大学医学部 循環器内科	安岡 良文
9	2008/12/20	診断・治療に難渋した上室性頻拍の1例	大阪市立大学大学院 循環器病態内科学	古野 賢司
9	2008/12/20	僧帽弁形成術後に発生した心房中隔心房粗動に対してカルトサウンドガイド下にアブレーションを施行した一例	田附興風会医学研究所 北野病院 心臓センター	安部 朋美
9	2008/12/20	アミオダロン不応性の多源性心室頻拍に対してエンサイト・ガイド・アブレーションを施行した一例	神戸市立医療センター中央市民病院 循環器内科	小堀 敦志
9	2008/12/20	Short-coupled variant of Torsade de Pointes の electrical storm に対し I_Kr 遮断薬が著効した1例	神戸大学大学院医学研究科 内科学講座・循環器内科学分野 不整脈先端治療学部門	伊藤 光哲
9	2008/12/20	不整脈源性右室心筋症に伴うべ心室細動からべ心肺停止に至った一例	大阪府立急性期・総合医療センター 心臓内科	川嶋 真佐登
10	2009/6/27	心外膜アブレーションにて救命できた右室心室頻拍ストームの1例	神戸大学大学院医学研究科 内科学講座・循環器内科学分野 不整脈先端治療学部門	吉田 明弘
10	2009/6/27	CRT-D 植え込み時 High DFT を呈した拡張型心筋症の一例	大阪市立大学大学院 循環器病態内科学	辰巳 裕亮
10	2009/6/27	分界稜付近に複数の起源を有する異所性心房頻拍の一例	大阪府立急性期・総合医療センター 心臓内科	安居 琢
10	2009/6/27	ヒス束近傍起源の心房頻拍に対してエンサイト・ガイド・アブレーションが有効だった一例	神戸市立医療センター中央市民病院 循環器内科	小堀 敦志
10	2009/6/27	診断，治療に難渋した Long RP' 頻拍の一例	田附興風会医学研究所 北野病院 心臓センター	伊藤 秀治
10	2009/6/27	洞不全症候群の原因遺伝子同定と機能解析	大阪大学大学院医学系研究科 循環器内科学/分子心血管医学	高島 成二
11	2009/11/21	持続性心房細動と心不全を合併した WPW 症候群にプロカインアミドが著効した1例	近畿大学医学部 循環器内科	元木 康一郎
11	2009/11/21	冠静脈異所性開口部近傍を起源としたた心房頻拍と房室結節回帰性頻拍を合併した一症例	大阪警察病院 循環器内科	和田 暢
11	2009/11/21	多角的なアプローチでも根治しえなかった心房中隔起源心房頻拍の一例	神戸大学大学院 循環器病態内科学	前田 恵子
11	2009/11/21	ステロイド療法にて房室伝導障害が回復したが、減量中に AIVR を認めた心サルコイドーシスの一例	東大阪市立総合病院 循環器内科	石塚 周一
11	2009/11/21	右室流出路憩室を起源とする心室頻拍を呈した一例	神戸市立医療センター中央市民病院 循環器内科	金 基泰
11	2009/11/21	心肺停止異所性発症前には診断が困難であったと推測される Brugada 症候群の1蘇生例	神戸大学大学院医学研究科 内科学講座・循環器内科学分野 不整脈先端治療学部門	松本 電重
11	2009/11/21	ペースメーカ植え込み後のリードは離れた部位を起源とする心室性期外収縮が多発した一例	大阪府立急性期・総合医療センター 心臓内科	安居 琢
11	2009/11/21	ICD リード植え込み位置に苦慮した Andersen-Tawil 症候群の一例	田附興風会医学研究所 北野病院 心臓センター	福田 旭伸
12	2010/6/19	心室細動で発症した Andersen-Tawil 症候群の一例	大阪府立急性期・総合医療センター 心臓内科	蔵本 勇希
12	2010/6/19	大動脈弁置換術後の左心機能低下例に合併した Incessant type 左室流出路起源 VT に対して，CRT-D が発作即時抑制に有効であった一例	田附興風会医学研究所 北野病院 心臓センター	安部 朋美
12	2010/6/19	ICD 交換後に合併した創感染が1年半後に再発した1例	大阪市立大学大学院 循環器病態内科学	辰巳 裕亮

開催回数	発表日	演題名	所属	名前
12	2010/6/19	ペースマッピングから exit は右室中隔と考えられたが,対側である左室中隔へのアブレーションで根治となった潜在性心筋緻密化不全を伴う心室頻拍の1例	近畿大学医学部 循環器内科	元木 康一郎
12	2010/6/19	大心静脈からのイリガーションカテーテルにて焼灼した僧帽弁輪心外膜側起源 PVC の1例	大阪警察病院 循環器内科	和田 暢
12	2010/6/19	洞調律時に著明な PQ 延長を伴う AVNRT に対し CARTO System を用いた ablation により房室ブロックを回避して根治し得た一例	神戸大学大学院医学研究科 内科学講座・循環器内科学分野 不整脈先端治療部門	藤原 竜童
12	2010/6/19	Non-PV Foci からの期外収縮により Immediate Recurrence を繰り返す持続性心房細動に対するカテーテルアブレーション	桜橋渡辺病院 心臓血管センター 内科・不整脈科	木村 電介
13	2010/12/11	左脚前枝型特発性心室頻拍時の VT を合併した限局性心震の一例	田附興風会医学研究所 北野病院 心臓センター	廣瀬 紗也子
13	2010/12/11	左右心房中隔、大動脈弁無冠尖・右冠尖、及び左室流出路からのアプローチを試みるも根治しえなかった内臓逆位(右胸心)に His 近傍心房頻拍の1例	大阪市立大学大学院 循環器病態内科学	鈴木 健太郎
13	2010/12/11	大動脈弁置換術後、複数の不安定な上室性頻拍が誘発された一例	大阪府立急性期・総合医療センター 心臓内科	川﨑 眞佐登
13	2010/12/11	遠位端可動型シース使用が奏功した ATP 感受性心房頻拍の1例	神戸市立医療センター中央市民病院 循環器内科	井手 裕也
13	2010/12/11	アブレーション終了直後にこつぼ型心筋症を発症した通常型房室結節回帰性頻拍の一例	近畿大学医学部 循環器内科	元木 康一郎
13	2010/12/11	Inferiorly located retrograde slow pathway の一例	神戸大学大学院医学研究科 内科学講座・循環器内科学分野 不整脈先端治療部門	藤原 竜童
13	2010/12/11	頻拍時と非頻拍時において異なる逆伝導特性を示した房室結節回帰性頻拍の一症例-bystander retrograde slow pathway に対する予防的通電は必要か否か	大阪警察病院 循環器内科	中西 浩之
14	2011/6/18	房室結節の jump up 現象に続いて PSVT が誘発された間欠性 WPW 症候群の1例	桜橋渡辺病院 不整脈科	増田 正晴
14	2011/6/18	非通常型房室結節リエントリー頻拍に対するアブレーションの終了条件について	神戸大学大学院医学研究科 内科学講座・循環器内科学分野 不整脈先端治療部門	木村 昌弘
14	2011/6/18	初回アブレーション6年後に右肺静脈の不整脈原性基質再獲得により再発したと考えられた発作性心房細動の一例	近畿大学医学部 循環器内科	元木 康一郎
14	2011/6/18	左脚ブロックパターンを呈する心室頻拍に対し、左室中隔からの通電が有効であった一例	大阪府立急性期・総合医療センター 循環器内科	川﨑 眞佐登
14	2011/6/18	Slow VT のコントロールに難渋した肥大型心筋症の1例	大阪市立大学大学院 循環器病態内科学	辰巳 裕亮
14	2011/6/18	ICD 植込み1カ月後に頻回作動のため急速に電池消耗しバックアップ VVI モードにいたった idiopathic left ventricular tachycardia の一例	神戸大学大学院医学研究科 内科学講座・循環器内科学分野 不整脈先端治療部門	藤原 竜童
15	2011/12/10	左側副伝導路と右側副伝導路を合併した潜在性 WPW 症候群の1例	桜橋渡辺病院 心臓・血管センター 内科・不整脈科	豊島 優子
15	2011/12/10	アブレーション後の再発で、逆伝導 slow pathway の伝導時間延長により, incessant パターンとなる頻拍性心筋症を発症した Fast-slow AVNRT の1例	田附興風会医学研究所 北野病院 心臓センター	森田 雄介
15	2011/12/10	右室心尖からのプログラム刺激で容易に誘発された房室結節回帰性頻拍の一例	大阪府立急性期・総合医療センター 心臓内科	川﨑 眞佐登
15	2011/12/10	Per-mitral flutter の誘発と isthmus block 作成の必要性について	近畿大学医学部 循環器内科	元木 康一郎
15	2011/12/10	三尖弁輪型起源 PVC の治療に難渋した一例	神戸市立医療センター中央市民病院 循環器内科	沼澤 健
15	2011/12/10	左室乳頭筋が原因と考えられた心室頻拍に対して、アブレーションを施行した2例	神戸大学大学院医学研究科 内科学講座・循環器内科学分野 不整脈先端治療部門	今村 公威
15	2011/12/10	繰り返すペースメーカ起因頻拍により VT storm に至ったと考えられた不整脈原性右室心筋症の1例	大阪市立大学大学院 循環器病態内科学	鈴木 健太郎

開催回数	発表日	演題名	所属	名前
15	2011/12/10	植込み型心電計により失神の原因を診断し得た一例	大阪大学大学院医学系研究科 循環器内科学	南口 仁
16	2012/6/2	肺静脈隔離後,QT 延長を認め Torsade de Pointes をきたした1例	大阪府立急性期・総合医療センター 心臓内科	小津 賢太郎
16	2012/6/2	左室起源心室期外収縮へのカテーテルアブレーションに CARTO SOUND MERGE が有用であった一例	神戸市立医療センター中央市民病院 循環器内科	佐々木 康博
16	2012/6/2	腎動脈塞栓を繰り返した持続性心房細動の一例	田附興風会医学研究所 北野病院 心臓センター	木村 昌弘
16	2012/6/2	Common type AFL に focal AT を合併した double tachycardia の一例	大阪市立大学大学院 循環器病態内科学	前田 恵子
16	2012/6/2	リング状カテーテルを用いた多点同時マッピングにより診断し得た AF アブレーション後に再発した心房頻拍の一例	神戸大学大学院医学研究科 内科学講座・循環器内科学分野 不整脈 先端治療学部門	木村 邦彦
16	2012/6/2	心房頻拍に対するカテーテルアブレーションにより VAD 離脱可能となった重症心不全症例	大阪大学大学院医学系研究科 循環器内科学	南口 仁
第16回 特別講演	2012/6/2	疾患特異的 iPS 細胞を用いた遺伝性不整脈疾患の病態解明	京都大学大学院医学研究科 循環器内科学	牧山 武
17	2012/12/1	左側後壁から前中隔に斜走する副伝導路が疑われた1例	大阪府立急性期・総合医療センター 心臓内科	川崎 真佐登
17	2012/12/1	心臓移植後に徐脈および頻脈発作を認めた治療を必要とした1例	大阪大学大学院医学系研究科 循環器内科学	南口 仁
17	2012/12/1	両弁置換術後の重症心不全患者に合併した electrical storm の治療に難渋した1例	大阪市立大学大学院 循環器病態内科学	前田 恵子
17	2012/12/1	肺静脈内頻拍が左房接合部を伝導する際に減衰伝導特性を認めた1例	大阪警察病院 循環器内科	岡田 真人
第17回 特別講演	2012/12/1	持続性心房細動とib室頻拍に対するボルドーアプローチ	総合病院土浦協同病院 循環器内科不整脈部門	宮﨑 晋介
18	2013/6/1	CRT-D 植え込み後,RV-Lead により横隔神経刺激をきたした1症例	大阪市立大学大学院 循環器病態内科学	坂本 祥吾
18	2013/6/1	心房細動のコントロールに難渋し,薬剤調整の過程で難治性心室細動をきたした家族性肥大型心筋症の1例	神戸市立医療センター中央市民病院 循環器内科	𥱋谷 泰彦
18	2013/6/1	合併する心室性不整脈に対照的な反応がステロイド投与急性期に観察された心サルコイドーシスの2例	田附興風会医学研究所 北野病院 心臓センター	岡野 光真
18	2013/6/1	心アミロイドーシスに合併した脚枝間リエントリー性心室頻拍の一例	大阪労災病院 循環器内科	田中 彰博
18	2013/6/1	Verapamil 感受性 VT に対するカテーテルアブレーション後に出現した Purkinje 由来 Verapamil 非感受性 VT	桜橋渡辺病院 心臓血管センター 不整脈科・循環器科	井上 耕一
18	2013/6/1	三尖弁輪起源特発性 VT の一例	大阪警察病院 循環器内科	岡田 真人
18	2013/6/1	左室起源の VT に対して,大心静脈からのアプローチが有効であった1症例	筑波大学 医学医療系 循環器不整脈学	小西 正三
18	2013/6/1	Electrical storm の治療	大阪大学大学院医学系研究科 循環器内科学	野上 昭彦
19	2013/12/14	心房細動の trigger となる非肺静脈起源心房性期外興奮のマッピングにニフェカラントが有用であった一例	大阪大学大学院医学系研究科 循環器内科学	増田 正晴
19	2013/12/14	冠静脈洞起源特発性心房頻拍の1例	神戸市立医療センター中央市民病院 循環器内科	𥱋谷 泰彦
19	2013/12/14	虚血性心筋症に対する CABG 後に発症した多形性 VT の一例	田附興風会医学研究所 北野病院 心臓センター	木村 昌弘
19	2013/12/14	肺静脈隔離ライン上の伝導遅延部位を起源とした異所性心房頻拍の一例	大阪警察病院 循環器内科	和田 暢

開催回数	発表日	演題名	所属	名前
19	2013/12/14	経皮的カテーテルアブレーションが無効であった心室不整脈の2症例	近畿大学医学部 循環器内科	元木康一郎
19	2013/12/14	心筋リードによる横隔膜刺激をきたした三尖弁置換術後の患者に対し, 冠状静脈を介して心室ペーシングを行った1例	大阪市立大学大学院 循環器内科学	辰巳裕亮
19	2013/12/14	活動電位持続時間の restitution curve（RC）と upper limit of vulnerability（ULV）の関係についての研究	神戸大学大学院医学研究科 内科学講座・循環器内科学分野 不整脈先端治療学部門	山下宗一郎
19	2013/12/14	心室細動と電気的除細動の機序に関するコペルニクス的転回	滋賀医科大学 呼吸循環器内科	芦原貴司
第19回特別講演	2014/7/24	Mechanisms of Ventricular Fibrillation and Defibrillation	Medtronic Zipes Chair of Cardiology, Director, Krannert Institute of Cardiology Chief, Division of Cardiology, Department of Medicine, Indiana University School of Medicine	Peng-Sheng Chen
第20回記念講演会	2014/7/26	Irregular Narrow QRS Tachycardia. What Is a Mechanism?	関西労災病院 循環器内科	須永晃弘
特別講演会一般演題	2014/7/26	A case of refractory non-ischemic VT: possibly originated from epicardium	大阪大学大学院医学系研究科 循環器内科学	小津賢太郎
特別講演会一般演題	2014/7/26	VT ablation: late potentials make it easy	大阪大学大学院医学系研究科 循環器内科学	水野裕八
特別講演会特別講演	2014/12/13	再発を繰り返す上大静脈起源発作性心房細動の一例	近畿大学医学部 循環器内科	元木康一郎
21	2014/12/13	心房細動アブレーションにより食道迷走神経障害をきたした2症例	桜橋渡辺病院	豊島優子
21	2014/12/13	自律神経による Breakout 部位の変動を示す洞房結節の一例	田附興風会医学研究所 北野病院 心臓センター	関原孝之
21	2014/12/13	心房頻拍回路形成に関与した左房後壁の scar の成因に, 既往の Kent ablation の関与が疑われた1例	神戸大学大学院医学研究科 内科学講座・循環器内科学分野 不整脈先端治療学部門	小西弘樹
21	2014/12/13	洞不全症候群に対するペースメーカ植え込み術に Locator が有用であった右上大静脈欠損型左上大静脈遺残の一例	大阪市立大学大学院医学系研究科 循環器内科学	柏原隼
21	2014/12/13	焼灼に難渋したLV summit 起源心室性期外収縮の一例	大阪大学大学院医学系研究科 循環器内科学	水野裕八
第21回特別講演	2014/12/13	特殊心筋疾患におけるアブレーション	東京医科大学八王子医療センター 循環器内科	里見和浩
22	2015/5/23	プログラム刺激の連結期の短縮により室房伝導が顕在化した一例	関西労災病院 循環器内科	神田貴史
22	2015/5/23	心房細動に対するアブレーション後, 10日後に巨大な穿刺部血腫を認めた1例	大阪市立大学大学院 循環器内科	坂本祥吾
22	2015/5/23	エキシマレーザ心内リード抜去システムでのペースメーカシステム抜去術中, 遊離した石灰化癒着組織が回収困難となり開心術を要した1例	大阪大学大学院医学系研究科 循環器内科学分野 不整脈先端治療学部門	小津賢太郎
22	2015/5/23	難治性心室頻拍を合併した拡張型心筋症の一例	近畿大学医学部 循環器内科	元木康一郎
第22回特別講演	2015/5/23	3Dマッピングシステムを用いた心室頻拍アプローチ	筑波大学 医学医療系 循環器内科 不整脈次世代寄附研究部門	関口幸夫
23	2015/12/12	下大静脈閉塞を合併した右房起源心房頻拍および通常型房室結節リエントリー性頻拍に対して右内頸及び肘静脈からのアプローチで根治し得た一例	大阪市立大学大学院 循環器内科学	林雄介

開催回数	発表日	演題名	所属	名前
23	2015/12/12	Antidromic AVRT の 2 例	田附興風会医学研究所 北野病院 心臓センター	木村 祐樹
23	2015/12/12	MAZE 手術による不完全なブロックラインを原因とする心房頻拍に対しカテーテルアブレーションを施行した一例	関西労災病院 循環器内科	須永 晃弘
23	2015/12/12	クライオバルーンアブレーション後に心房細動が再発した一症例	神戸市立医療センター中央市民病院 循環器内科	笠本 学
23	2015/12/12	高度刺激伝導障害を有する陳旧性心筋梗塞に合併した複数種心房頻拍の一例	神戸労災病院 循環器内科	髙原 宏之
23	2015/12/12	Narrow QRS で His 近傍に exit があるため，診断と治療に苦慮した，心サルコイドーシスによる心室頻拍の 1 例	神戸大学大学院医学研究科 内科学講座・循環器内科学分野 不整脈先端治療学部門	今田 宙志
第 23 回 特別講演	2015/12/12	細胞・組織レベルで眺めた心房細動─病態に基づく治療戦略のために─	藤田保健衛生大学 循環器内科	原田 将英

索 引

あ

アセチルコリン感受性 K$^+$ 電流	24
アップストリームアプローチ	23
後中隔副伝導路	161
アピキサバン	131, 138
アミオダロン	20, 49, 75, 76, 243, 268
アンギオテンシン受容体拮抗薬	5
維持透析	141
異常自動能亢進	275
移植心	198
一次予防	257
遺伝子組み換え第Ⅶ因子製剤	125
植え込み型除細動器	224, 229, 245, 256, 265, 283
植え込みデバイス	92
右脚ブロック+左軸偏位型の QRS 波形	239
右室流出路起源	239
運動負荷心電図	236
エドキサバン	133, 139
エレクトリカル・ストーム	265
炎症	9
横隔膜刺激	306
オーバードライブペーシング	97

か

開心術	189
開心術後心房頻拍	189
過凝固状態	120
拡張型心筋症	49
拡張後期速度	53
隔離手術	101
仮想電極	229
合併疾患	85
カテーテルアブレーション	8, 10, 49, 77, 89, 238
術後の再発	28
術後 AT	63
目的	26
カテコラミン誘発性多形性心室頻拍	248
下方アプローチ	210
カルシウム拮抗薬	12
加齢	31
冠血行再建術	144
間欠的モニタリング	28
間質性肺炎	21
感染	306
完全内臓逆位	251
乾燥人血液凝固第Ⅸ因子複合体	125
基質	4
基質修飾	33, 59
脚枝間リエントリー性心室頻拍	279
胸腔鏡ガイド下左心耳切除術	153
凝固因子	120
狭窄性病変	144
虚血性心疾患	144, 283
虚血徴候	144
軽症心不全症例	318
経皮的冠動脈インターベンション	144
稀有型 AVNRT	177
外科的アブレーション	224
血腫	305
血栓塞栓症	53, 92, 95
減衰伝導特性	163
減量	6
抗凝固療法	30, 53
高血圧	5
抗血小板薬	144
高周波デバイス	106
甲状腺機能亢進症	13
甲状腺機能障害	21
抗不整脈薬	18, 88
高齢者	84, 135, 284
根治	4
コンピュータシミュレーション	229

さ

再発予測因子	57
再発率	57
催不整脈性右室心筋症	52
左脚ブロック+右軸偏位型の QRS 波形	238
左脚ブロックパタン	317
鎖骨下静脈	197
左室乳頭筋起源心室頻拍	221
左室流出路起源	239
左心耳	151
血流の低下	54
切除	126
閉鎖手術	112
閉塞デバイス	126, 151
左房 MAZE 手術	105
サルコイドーシス	52
ジギタリス	12, 74
中毒	89
持続性心室頻拍	235, 244
持続性心房細動の生命予後	10
ジソピラミド	51
失神	196, 263
しやすさ指数	2
斜走	156, 158
重症心不全	317
出血性合併症	124
術中マッピング	225
女性	284
自律神経叢アブレーション	109
心アミロイドーシス	277
心外膜アプローチ（アブレーション）	208, 217
新規抗凝固薬	128
腎機能	128
心機能低下	244
心筋症	49
心原性塞栓	120
発症リスク	141
腎交感神経	115

心サルコイドーシス	221	僧帽弁輪拡張早期速度	53	肺静脈隔離	33, 90, 107
心耳心室間副伝導路	162	組織因子	124	バイドメインモデル	229
心室期外収縮	244	ソタロール	51, 77, 268	ハイブリッド手術	109
重症度分類	235			白内障手術	125
心室細動	229, 245	**た**		抜歯	125
心室性不整脈	117	第Xa因子	128	皮下植え込みデバイス	29
心室端	159	第XI凝固因子	150	非虚血性心疾患	283
心室内伝導障害	317	第XII因子	151	非持続性心室頻拍	235, 244
心室頻拍	235, 273	大手術	125	非常に速い活性化過程を持つ	
新鮮凍結血漿	125	大出血	124	遅延整流 K^+ 電流	24
心臓移植	196	リスク	141	肥大型心筋症	51
心臓再同期療法		体内植え込みデバイス	28	ビタミンK製剤	124
	245, 294, 305, 317	体表の小手術	125	肥満	6
心臓サルコイドーシス	273	怠薬	126	非薬物療法	13, 238
心臓電気生理検査	236	ダウンストリームアプローチ	23	評価方法	26
心臓突然死	283	多形性心室頻拍	235, 245, 274	複数副伝導路	159
腎知覚神経	115	ダビガトラン	128, 136	副伝導路	29
腎動脈内アブレーション	115	単形性心室頻拍	235	不適切作動	285
心不全	73, 294	遅延電位	216	プロテインC	120
心房筋リモデリング	231	着用型自動除細動器	261	プロテインS	120
心房細動	116, 317	中中隔副伝導路	162	ペーシング	97
危険因子	3	超遅発性再発	57	ヘパリン置換	121
根治	27	治療抵抗性高血圧	115	ベプリジル	20
発症閾値	3	低侵襲心房細動手術	107	ベルナカラント	25
発症機序	2	低電位領域	60	傍His束ペーシング	175
負荷	6	低分子ヘパリン	125	房室結節リエントリー性頻拍	
慢性化	4	適切作動	285		173, 184
モデル	102	デバイス脱落	152	房室接合部アブレーション	75
有病率	84	電気的ストーム	117	房室ブロック	13, 196
予後	86	頭蓋内出血	120	作成術	14
心房粗動	196, 200	透析	43, 142	**ま**	
心房端	159	洞調律維持	8		
心房特異的抗不整脈薬	24	道路交通法改正	263	マクロリエントリー性AT	63
心房頻拍	63, 189, 192, 200	突然死	9	末梢プルキンエ線維起源	245
ステロイド	273	ドライバー	232	マッピング	157
生活習慣	59	ドロネダロン	19, 25	慢性腎臓病	43, 141
生活の質	285	トロンビン	128	慢性心房細動	230
生命予後	317	**な**		非慢性化	26
線維化	3, 9	二次予防	256, 263	未分画ヘパリン	125
線維性心房性心筋症	53	ニフェカラント	243, 268	メッセンジャーRNA	150
線状焼灼	33, 36	脳卒中予防	123	免許	263
前中隔副伝導路	162	ノンレスポンダー	311	モードスイッチ	92
前方アプローチ	210	**は**		もやもやエコー	54
造影剤腎症	44	肺静脈	26	諸刃の剣	120
巣状興奮性AT	63	再伝導	57	**や**	
僧帽弁峡部	193				
僧帽弁輪拡張期速度	54			薬物コントロール	59

薬物相互作用		123
薬物代謝経路		86
薬物療法		11, 238

ら

リード位置移動		307
リエントリー		239
リズムコントロール		17, 23, 49, 75, 87
vs レートコントロール		77
リドカイン		268
リバーロキサバン		130, 136
瘤切除		224
両室ペーシング機能付き植え込み型除細動器		294, 305
両心耳温存 MAZE 手術		105
臨床的特徴		85
冷凍凝固		105, 224, 226
レートコントロール		11, 23, 49, 74, 87
vs リズムコントロール		77

わ

老化現象		2, 8
ワルファリン		120, 126

数字

I 度房室ブロック		180
3 剤併用群		145
3 次元マッピングシステム		190

A

activation map		201
AF begets AF		8
AF burden		6, 28, 30
AF-CHF		49
AFFIRM		49, 74
AFL (atrial flutter)		200
antisense oligonucleotide		150
antitachycardia pacing during charging		285
AT (atrial tachycardia)		200
AV delay		311
AVID 試験		256
AVNRT		173, 184

B

β遮断薬（ブロッカー）		11, 12, 44, 52, 74, 239, 267
beyond PVI		33
biatrial 法		198
bicaval 法		198
blanking period		58
box isolation		107
broad band 副伝導路		161
Brugada 症候群		259, 283

C

CARTO system		184
CAST 試験		9
Ca チャネル遮断作用		239
Ca 拮抗薬		74
CFAE (complex fractionated atrial electrogram) アブレーション		33, 34, 36, 230
CRT (cardiac resynchronization therapy)		294, 305, 317
CRT-D		288, 294, 305
CRT-P		294
CS musculature		161

D

DAPT		130
ワルファリン		145
DEFINITE 試験		258
defragmentation		34
DF (dominant frequency)		37
differential pacing 法		66, 68
dislodgement		307
DOAC		128
durable PVI		33
dyssynchrony		318

E・F・G

EAM (electroanatomic mapping)		225
Ebstein 奇形		162
ECVUE システム		38
entrainment pacing		175
ExTRa Mapping		232
FIRM 法		38
focal AT		68
GP (ganglionated plexus) アブレーション		36, 109

H

hanging drop		211
HFPEF (heart failure with preserved ejection fraction)		302
high DFT		288
His 束近傍心房頻拍		251
His-Purkinje 網		274
Holter 心電図		28
HTN3 試験		115

I・K

ICD		224, 256, 283
二次予防		264
適応		256, 257, 263
in silico		229
incisional AT		191
intrinsicoid deflection time		208
iPS 細胞		248
IRAF		59
ITT 解析		131
Kent 束		157, 174

L

LARIAT		152
late potential		214
LAVA		214
localized reentry AT		68, 71
long RP' 頻拍		168
lower loop reentry		201
Lown 分類		235
LVA (low-voltage area)		39

M

MADIT-II		257, 283
MADIT-RIT 試験		285
Mahaim 束		164
Mahaim 電位		166
MAZE 手術		101, 190, 192
MAZE III		104
MAZE IV		107
MDI (maximum deflection index)		208
mitral AFL		65

330

N

net clinical benefit	122, 135, 136
NOAC	126, 128
non-PV foci	57, 69
non-PV トリガー	37
non-responder	318

P・Q

perimitral atrial flutter	65
peri-PV foci	70
PPI (post pacing interval)	63
pseudodelta	208
PV tachycardia	70
PVI	33
QRS 幅	317

R

RACE II trial	88
radial 手術	105
RF デバイス	106
roof dependent AFL	66
rotor	37
RVA 同時ペーシング	156

S

SCD-HeFT 試験	258
slow pathway	176
slow-slow AVNRT	179
substrate modification	33

T・U・V

TTR (time in therapeutic range)	121
Tuohy 針	210
upper loop reentry	201
upstream 治療	5
Virtual Heart	229
VV delay	313

W

WATCHMAN	151
WCD (Wearable Cardioverter Defibrillator)	261
Wells の分類	200
WPW 症候群	13, 29, 156

\u3000\u3000\u3000\u3000\u3000	\u3000	**難治性不整脈診療 エキスパートのアプローチ**	©
発\u3000\u3000行	2016年3月25日\u3000\u3000初版1刷		
編\u3000\u3000集	臨床難治性不整脈研究会		
編集代表	奥山裕司		
発 行 者	株式会社\u3000中外医学社		
	代表取締役\u3000青木\u3000滋		
	〒162-0805\u3000東京都新宿区矢来町62		
	電\u3000\u3000話\u300003-3268-2701(代)		
	振替口座\u300000190-1-98814番		

印刷・製本/横山印刷(株)\u3000\u3000\u3000\u3000\u3000\u3000\u3000\u3000\u3000〈MS・KN〉
ISBN978-4-498-13640-3\u3000\u3000\u3000\u3000\u3000\u3000\u3000\u3000\u3000Printed in Japan

JCOPY <(社)出版者著作権管理機構\u3000委託出版物>

本書の無断複写は著作権法上での例外を除き禁じられています．複写される場合は，そのつど事前に，(社)出版者著作権管理機構 (電話 03-3513-6969, FAX 03-3513-6979, e-mail: info@jcopy. or.jp) の許諾を得てください．